整形美容外科学全书 Vol.14

眼睑整形美容外科学

主编　宋建星　杨　军　陈江萍

浙江出版联合集团　浙江科学技术出版社

图书在版编目(CIP)数据

眼睑整形美容外科学/宋建星，杨军，陈江萍主编.
—杭州：浙江科学技术出版社，2017.3
（整形美容外科学全书）
ISBN 978-7-5341-6329-6

Ⅰ.①眼… Ⅱ.①宋… ②杨… ③陈… Ⅲ.①眼睑—整形外科学 Ⅳ.①R779.6

中国版本图书馆CIP数据核字（2014）第262593号

丛 书 名	整形美容外科学全书
书　　名	眼睑整形美容外科学
主　　编	宋建星　杨　军　陈江萍
出版发行	**浙江科学技术出版社** 杭州市体育场路347号　邮政编码：310006 办公室电话：0571-85176593 销售部电话：0571-85176040 网　　址：www.zkpress.com E-mail：zkpress@zkpress.com
排　　版	杭州兴邦电子印务有限公司
印　　刷	浙江新华数码印务有限公司
开　　本	890×1240　1/16　　　印　张　19.25
字　　数	505 000
版　　次	2015年5月第1版　　印　次　2017年3月第2次印刷
书　　号	ISBN 978-7-5341-6329-6　　定　价　220.00元

版权所有　翻印必究

（图书出现倒装、缺页等印装质量问题，本社销售部负责调换）

责任编辑　刘　丹　王巧玲　梁　峥　　**责任校对**　赵　艳
封面设计　孙　菁　　　　　　　　　　　**责任印务**　徐忠雷

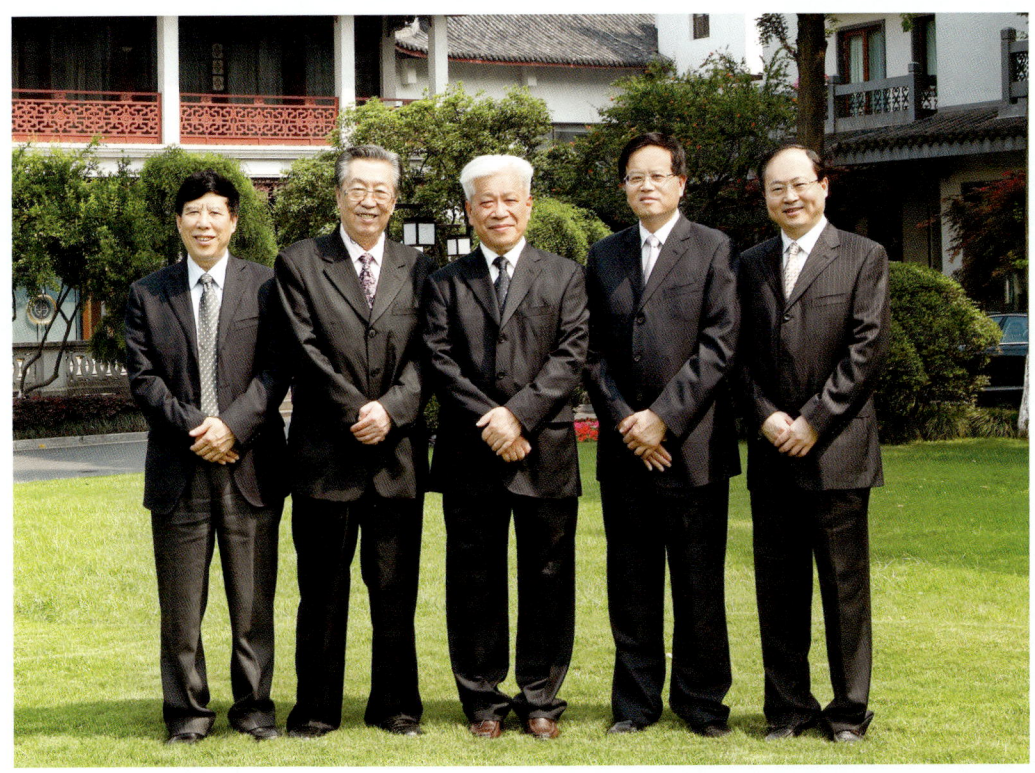

左起：艾玉峰、高景恒、王炜、张志愿、吴溯帆

《整形美容外科学全书》总主编简介

王炜（Wang Wei），1937年生。整形外科终身教授，中国修复重建外科学会、中国医师协会整形美容分会的创始和筹建人之一，*Plastic and Reconstructive Surgery* 国际编委。在皮瓣移植、手畸形、食管缺损、晚期面瘫、腹壁整形、乳房整形、面部轮廓美化、年轻化及眼睑整形等方面有40余项国际国内领先创新。带教的医师成为大部分省、市的学科带头人，为美国、英国、意大利等国培养20多名教授和医师。编著中、英文图书70余部，发表论文300余篇，获国家发明奖等20余次。

张志愿（Zhang Zhiyuan），1951年生。口腔医学博士、主任医师、教授、博士生导师，国家级重点学科——口腔颌面外科学科带头人，中华口腔医学会副会长，中国抗癌协会头颈肿瘤专业委员会主任委员。发表学术论文313篇（SCI收录68篇），主编专著10部，副主编5部、参编11部（英文2部）；以第一负责人承担部委级课题18项，以第一完成人获国家科技进步二等奖2项。

高景恒（Gao Jingheng），1935年生。1985年破格晋升正高级职称，*Plastic and Reconstructive Surgery* 国际编委。主编专著5部，主审10余部，创刊杂志2本，现仍担任卫生部主管的《中国美容整形外科杂志》主编；在显微外科及修复重建外科临床研究中获得省部级科技进步奖3项。

艾玉峰（Ai Yufeng），1948年生。原西安第四军医大学西京医院整形外科主任医师、教授、硕士生导师、主任。现任四川华美紫馨医学美容医院院长、学科带头人。发表论文100余篇，主编、参编专著30余部。

吴溯帆（Wu Sufan），1964年生。1985年浙江大学本科毕业，2003年日本京都大学博士毕业，一直工作于浙江省人民医院整形外科。发表学术论文80余篇，其中SCI收录的英文论文18篇，主编、参编图书17部。

《眼睑整形美容外科学》主编简介

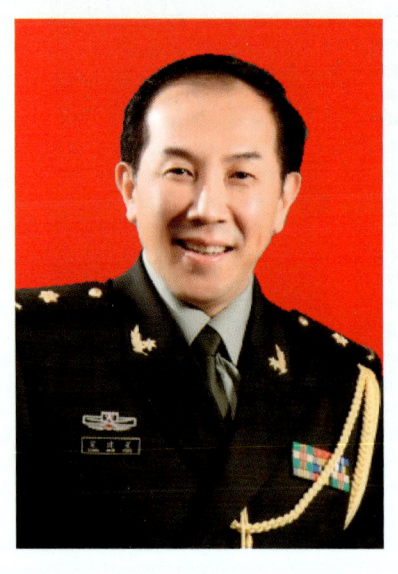

宋建星（Song Jianxing）

男,1959年10月生于北京,留法博士。1978年就读于第二军医大学,1983年本科毕业后分配到石家庄中国人民解放军白求恩国际和平医院,从事骨外科专业。1986年考入第二军医大学附属长海医院,攻读整形外科硕士学位,师从老一辈整形外科专家郭恩覃教授。1989年毕业后以优异成绩留校,在长海医院整形外科工作。1991年经我国著名医学专家陈中伟院士推荐,赴法国波尔多第二医科大学Tondu医院深造,成为国际著名的整形外科专家J. Baudet的博士研究生。历经三年寒窗苦读,于1994年成功获得法国医学博士学位,毕业论文荣获当年法国优秀医学博士论文,在学术界引起广泛好评,并应邀赴美国讲学。1994年7月归国至今,在上海第二军医大学附属长海医院整形外科工作,历任主治医师、讲师,副主任医师、副教授、硕士研究生导师,主任医师、教授、博士研究生导师。任中国医师协会美容与整形医师分会副会长、中国整形美容协会微创与皮肤整形美容分会副会长、中华医学会医学美学与美容学分会委员、中国医师协会美容与整形医师分会脂肪整形亚专业委员会主任委员、中国医师协会美容与整形医师分会微创抗衰老亚专业委员会副主任委员、卫生部美容与整形医师定期考核专家委员会委员、全军显微外科专业委员会委员、上海市医学会整形外科分会副主任委员、上海市医师协会整形外科分会副会长、澳大利亚整形美容外科学会执行委员、韩国整形美容外科学会执行委员、世界亚洲整形美容学会委员,《中华现代外科学杂志》、《中国美容整形外科杂志》、《人民军医》、《澳大利亚整形美容外科杂志》编委或常务编委等职。

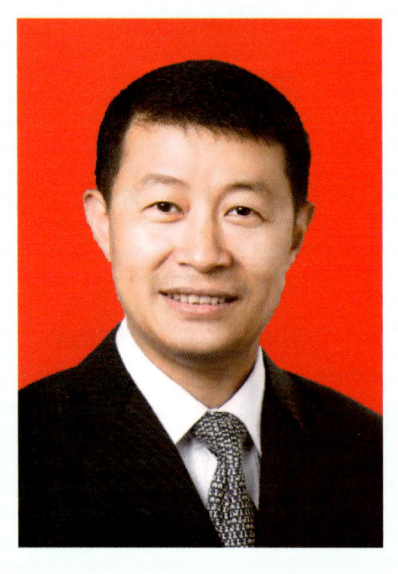

杨军（Yang Jun）

男,1969年7月出生。1987年就读于上海交通大学医学院,1993年本科毕业后分配到上海交通大学医学院附属第九人民医院。2000年考入上海交通大学医学院附属第九人民医院,攻读整形外科硕士学位,师从整形外科专家钱云良教授。2002年师从整形外科专家曹谊林教授攻读博士学位。毕业后在上海交通大学医学院附属第九人民医院整形外科工作,2004年作为访问学者在韩国光州MECCA整形外科医院工作一年,2008年作为访问学者在美国DUKE大学医学院医学中心整形外科工作一年。在上海交通大学医学院附属第九人民医院整形外科工作至今,历任住院医师、主治医师、讲师,副主任医师、副教授、硕士研究生导师,主任医师、教授、博士研究生导师。任中华医学会医学美学与美容学分会全国专业委员会常委、副组长,中国医师协会美容与整形医师分会瘢痕亚专业委员会常委,中华医学会上海市手外科协会常委,世界显微修复外科协会(WSRM)会员。

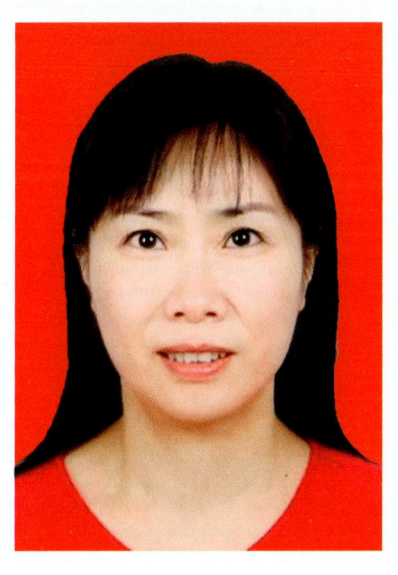

陈江萍（Chen Jiangping）

女，1965年3月生于上海，中共党员。1984年就读于第二军医大学军医系，1990年本科毕业后直接考入第二军医大学附属长海医院整形外科，攻读硕士学位，师从著名整形外科专家郭恩覃教授。1993年毕业后以优异成绩留校，在长海医院整形外科工作至今。在上海长海医院整形外科工作期间，历任住院医师、主治医师、讲师，副主任医师、副教授。任上海市医师协会整形科医师分会委员会委员，中国医师协会美容与整形医师分会脂肪整形亚专业委员会委员，中国医师协会美容与整形医师分会微创抗衰老亚专业委员会委员。

《眼睑整形美容外科学》编委会

主　编　宋建星　杨　军　陈江萍
副主编　张余光　楼晓莉
编　者　（按姓氏笔画排序）
　　　　　王　滢　上海解放军八五医院
　　　　　王一村　南京军区总医院
　　　　　王永春　上海同济大学附属东方医院
　　　　　司婷婷　中国人民解放军第117医院
　　　　　刘　菲　上海交通大学医学院附属第九人民医院
　　　　　杨　军　上海交通大学医学院附属第九人民医院
　　　　　杨　群　上海交通大学医学院附属第九人民医院
　　　　　杨东运　重庆第三军医大学西南医院
　　　　　宋建星　第二军医大学附属长海医院
　　　　　张余光　上海交通大学医学院附属第九人民医院
　　　　　陈江萍　第二军医大学附属长海医院
　　　　　陈育哲　北京煤炭总医院
　　　　　罗旭松　上海交通大学医学院附属第九人民医院
　　　　　钟雪英　第二军医大学附属长海医院
　　　　　袁　磊　上海同济大学附属东方医院
　　　　　高富雷　上海交通大学医学院附属第九人民医院
　　　　　陶　然　北京解放军总医院
　　　　　黄明欢　上海同济大学附属东方医院
　　　　　董　雷　上海解放军八五医院
　　　　　楼晓莉　第二军医大学附属长海医院
绘　图　靳倩如

总　序　《整形美容外科学全书》

一

现代中国整形外科,若以1896年发表在《中华医学杂志》(英文版)上的一篇整形外科论文算起,至今已有118年的历史。在半殖民地半封建社会的旧中国,整形外科的发展较慢。1949年新中国成立以后,整形外科有了新的发展,尤其是改革开放后,整形外科获得了真正大发展的机遇。1977年,在上海召开的"医用硅橡胶在整形外科的应用交流会"期间,笔者统计了全国全职和兼职的整形外科医师为166人,床位732张,几乎是近600万人口中,才有1名整形外科医师。2011年有人统计,全国有3000多个整形外科医院、专科、诊所,有2万多名专业医师。30多年来,整形美容医疗的就诊人数、从医人员迅速增加,中国或许是整形美容医疗发展最快的国家之一。

整形外科的快速发展是不均衡的。重点医学院校的整形美容外科专业队伍,其临床实践能力和创新研究成果,与亚洲国家或欧美国家相比,都具有较强的竞争力,特别在显微再造外科方面,处于世界领先水平。但在新建立的许多专科、诊所中,具有较高学术水平的专业人员相对较少;受过系统和正规训练,受益于国内外学术交流并在实践中积累了丰富经验的高素质医师的数量,远远不能满足学科发展的需求,编著出版整形美容外科高水平的学术专著,是学科发展刻不容缓的任务。

1999年出版的两册《整形外科学》,已成为学界临床实践、研究、晋升、研究生考试的主要参考书。新加坡邱武才教授曾介绍:"《整形外科学》是包括日本、印度、澳大利亚、新西兰在内的最好的教科书,是东方整形外科的旗舰……"他还在美国《整形再造外科杂志》上撰文推荐。近年来,随着整形美容外科不断发展,需要有更新、更专业、涵盖学科发展和创新性研究成果的学术专著问世。笔者2006年策划,2009年12月向全国同行发起编撰《整形美容外科学全书》(以下简称《全书》)的邀请,迅速得到了国内外百余位教授、学者的积极响应。2010年9月由成都华美美容医院协助承办了《全书》的编写会议,有百余位相关人员参加,会议成为编撰《全书》的动员大会,以及明确编撰要求、拟定编撰大纲的学术研讨会。如今,《全书》第一辑10分册已于2013年出版,第二辑12分册拟在2014年出版。这项编撰整形外科学术专著的巨大工程已结出了硕果。

2012年3月《全书》第一辑被列为"2012年度国家出版基金资助项目",2013年4月《全书》第二辑被列为"2013年度国家出版基金资助项目",这是整形外科学历史上的第一次,让所有参编人员在完成巨著的"长征"中增添了力量。编撰者们希望她的出版,可为中国以及世界整形美容学界增添光彩,并为我国整形美容外科的发展提供一套现代的、科学的、全面的、实用的和经典的教科书式的学术专著。这对年青一代的迅速成长和中国整形美容外科全面向世界高水平的发展都会发挥作用。正如我们在筹划编撰这套书时所讲"是为下一代备点粮草"。

二

《全书》的编撰者,有来自大陆各地的整形美容外科教授、主任医师、博士生导师、长江学者、国家首席科学家,还有来自中国台湾,以及美国、加拿大、韩国、日本、巴西等国家的学者、教授;既有老一辈专家,又有一批实践在一线且造诣深厚的中青年学者、学科带头人。笔者参加了大部分分册的编撰和编审过程,深深感谢编撰者们为编著《全书》所作出的奉献。《全书》的编撰,是一次学术界同行集中学习、总结和提高的过程,编撰者们站到本学科前沿编著了整形美容外科的过去、现在,并展望中国以及世界整形美容外科的未来。编撰者们深有体会:这是一次再学习的好机会,是我国整形美容外科向更高水平发展的操练,也是我国整形美容外科历史上一次规模空前宏大的编撰尝试。

三

在当今世界整形美容外科学界的优秀学术专著中,美国 Mathes S. J.(2006)主编出版的《整形外科学》(8分册)被认为是内容最经典和最全面的教科书式的学术专著,但它在中国发行量极少,并且其中有不少章节叙述较简洁,或有些临床需要的内容没有阐明,因此,编撰出版我们自己的《全书》,作为中国同行实践的教科书尤为迫切。

在《全书》22个分册中,除了传统的整形内容外,《正颌外科学》、《手及上肢先天性畸形》、《唇腭裂序列治疗学》、《儿童整形外科学》、《头颈部肿瘤和创伤缺损修复外科学》等专著,较为集中地论述了中外学者的经验,是人体畸形、缺损修复的指南。值得一提的是《眶颧整形外科学》和《面部轮廓整形美容外科学》分册,这是我国学者在整形外科中前瞻性研究和实践的成果。笔者1994年在上海召开的"全国第二届整形外科学术交流会"闭幕词中,号召开展"眶颧外科"和"面部轮廓外科"的研究和实践。在笔者1995年开始主持的"上海市重点学科建设"项目中,以及在全国同行的实践中,研究和推广了"颧弓和下颌角改形的面部轮廓美容整形","下颌骨延长和面部中1/3骨延长","眶腔扩大、缩小、移位和再造研究与实践",加上在眶部先天性和外伤后畸形修复再造中,应用再生医学成果和数字化技术,近20年来全国同行的数以万计的临床实践和总结,才有了《眶颧整形外科学》、《面部轮廓整形美容外科学》分册的面世。

《全书》中将《血管瘤和脉管畸形》列为分册。血管瘤、脉管畸形是常见疾病,不但损害患儿(者)的外形、功能,而且常常有致命性伤害。血管瘤、脉管畸形相关临床和基础研究,是近十多年来我国发展迅速的学科分支。对数十万计患儿(者)的治疗和研究积累,使得本分册的编撰者多次被邀请到美洲、欧洲和亚洲其他国家做主题演讲。世界著名的法国教授Marchac说:"今后我们有这样的病人,都转到你们中国去。"大量的实践和相关研究为本分册的高水平编撰打下了基础。

《肿瘤整形外科学》是一部填补空白的作品。它系统地介绍了肿瘤整形外科的基本概念、基本理论和临床实践,对肿瘤整形外科的命名、性质、范围、治疗原则和实践,以及组织工程技术在肿瘤整形外科的应用等做了详细论述。

《微创美容外科学》具体介绍了微创美容技术、软组织充填、细胞和干细胞抗衰老的应用和研究。

《全书》几乎涵盖了现今世界整形美容临床应用的各个方面,不仅有现代世界整形美容先进的基础知识和临床实践的论述,还有激光整形美容、再生医学、数字化技术、医用生物材料等医疗手段的应用指导,以及整形美容外科临床规范化、标准化研究和实践的最新成果。编撰者们力图为我国整形美容外科临床实践、研究、教育的发展建立航标。

从1996年《整形外科学》编撰起,到2014年《全书》全部出版,将历时19年,近百个单位、几百位学者参与。编撰者们参阅了中外文献几十万或百万篇,从数十万到数百万计的临床案例和经验总结中提炼出千余万字。中国现代整形外科发展的经验告诉我们,学习和创新是发展的第一要素,创新来自学习、实践和对结论的肯定与否定,经过认识→实践→肯定→否定→新认识→再实践→总结,不断循环前进。在学科前进的路途中,我们要清晰地认识自己,认识世界,要善于学习,不断创新,要有自己的语言和发展轨迹。

《全书》各个分册将陆续出版。虽然几经审校,错误和不足难以避免,恳切希望得到读者的批评和指正,以便再版时修正。

王炜

2014年4月于上海

前言 PREFACE

眼部整形美容是整形美容外科最常见的项目之一，其需求量之大、受众面之广，使得整形医师几乎天天能够遇到要求进行眼部整形美容手术的患者。常言道："眼睛是心灵的窗户。"因此眼部整形手术在整个颜面部整形手术中占有非常重要的地位，其作用远远超越"点睛"的意义。

我国眼部整形美容的历史悠久，眼部整形美容的工作量在各项整形美容项目中位居第一。目前，国内虽然已有几部关于眼部整形的专著，但是突出介绍眼部整形手术操作细节的并不多。如何让读者看了就能够明白其中的手术步骤、就能够做好眼部整形美容手术，是以往的图书还不够重视的地方。

笔者从事整形临床工作近30年，做过大量的眼部整形美容手术，在前人经验的基础上，逐渐形成了自己较有特色的技术风格，这也是本书的特色所在。

当然，该部《眼睑整形美容外科学》的编纂还汇集了近20位国内长期从事眼部整形美容外科的专家，其中既有久负盛名的老专家，也不乏后起之秀。他们经过大量临床实践工作的历练，都具有丰富的临床经验和理论知识，加上书中借鉴的大量最新的国内外参考文献，使得本书将专家特色临床经验、传统经典操作及近来的发展趋势进行了有机结合，为读者献上了精彩、实用的内容。

本书一共有20章，除了介绍一般的眼部解剖和美学标准以外，作者根据个人长期的临床实践、体会并按照循证医学的规律，重点介绍了各种眼部整形美容手术操作的基本原理、适应证、禁忌证、术式选择、手术设计、手术方法、手术注意事项、手术并发症及其预防与处理。

全书内容丰富，既有经典术式，又有各种最新术式和专家们改良的方法与技巧，基本覆盖了眼部整形美容外科学领域的全部内容，而且有许多新颖观点，理论联系实际，融科学性、先进性及实用性为一体。全书图文并茂，为手术操作及手术效果附上了较多的实例照片，重点描述了眼部整形美容手术方法，力图使内容直观易懂，便于掌握，让读者看了就明白、就可以在实践中运用，以免读者多走冤枉路，是一部值得我国眼部整形美容专业的同仁们参考和借鉴的专著。

但是本书与笔者理想中的"宝典"尚有一定差距，还需不断完善。同时书中难免存在一些不足之处，敬请广大读者给予批评指正。希望本书能够成为眼部整形美容手术医师的参考书，更希望本书能对我国整形美容医疗事业的发展起到一点促进作用。

本书的编写得到了总主编王炜教授的关心与指导，得到了浙江科学技术出版社编辑的大力支持，在此向所有辛勤劳动的参编人员及工作人员表示衷心的感谢。

宋建星

2014年11月

目 录 CONTENTS

第一章 眼部美容发展史 … 1

第一节 眼部整形美容古代史　1
第二节 眼部整形美容近代史　3
第三节 中国眼部整形美容现代史　6

第二章 眼部美学 … 16

第一节 眼部美容学参考数据　16
第二节 东、西方人眼形的解剖及形态特点　19

第三章 眼部应用解剖 … 22

第一节 眼眶　22
第二节 眼睑的应用解剖　30
第三节 结膜的应用解剖　46
第四节 泪器的应用解剖　51
第五节 眼外肌的应用解剖　54
第六节 眼球的应用解剖　61
第七节 眉的应用解剖及功能　67

第四章 眼部整形美容的基本原则和操作技术 … 71

第一节 眼部整形美容外科的任务和治疗范围　71
第二节 眼部整形美容外科的特点和要求　72
第三节 眼部整形美容外科应遵循的原则和基本操作技术　77
第四节 眼部整形美容外科术前检查和准备　79
第五节 眼部整形美容外科术后处理　81
第六节 眼部整形美容患者的心理状态和求医动机分析　83
第七节 眼部整形美容医师应具备的素质和条件　85

89 第五章 眉缺损和畸形的修复与矫治

第一节 眉缺损的修复方法　89
第二节 眉畸形的矫治　94
第三节 文眉术　95

98 第六章 睫毛缺损和畸形的修复方法

第一节 睫毛缺损　98
第二节 睫毛畸形　98
第三节 睫毛的修复方法　99

101 第七章 美容重睑术

第一节 上睑的形态类型　101
第二节 单睑、重睑形态特征和解剖结构差异　103
第三节 单睑、重睑的美学差异及重睑眼动静态美感分析　104
第四节 单睑、重睑的遗传规律　106
第五节 国人单睑、重睑的发生率　106
第六节 重睑的临床分型　108
第七节 重睑的形成机制　110
第八节 美容重睑术的适应证和禁忌证　113
第九节 美容重睑术的术前检查和准备　115
第十节 美容重睑术的术前设计　115
第十一节 美容重睑术的术式选择　119
第十二节 美容重睑术的方法介绍　121
第十三节 美容重睑术后临床效果评价方法　144
第十四节 美容重睑术效果不佳或失败的原因分析与预防　145

149 第八章 重睑术后并发症及其处理

第一节 重睑术早期常见并发症及其处理　149
第二节 重睑术后晚期不良重睑的形成原因　150
第三节 不良重睑的修复方法　151

161 第九章 眼睑皮肤松弛及鱼尾纹消除美容术

第一节 眼睑皮肤松弛整复术　161

第二节　鱼尾纹消除美容术　166

171　第十章　上睑下垂矫正术

第一节　概述　171
第二节　相关解剖和生理　171
第三节　病因和分类　172
第四节　术前检查、评估与决策　175
第五节　手术时机的选择　177
第六节　手术方案的选择　178
第七节　矫正术后的并发症　185

189　第十一章　先天性小睑裂综合征的手术治疗

第一节　概述　189
第二节　发病机制　190
第三节　临床表现和诊断　191
第四节　手术治疗　191

193　第十二章　美容性下睑眼袋整形术

第一节　概述　193
第二节　临床分型　194
第三节　处理原则、术式选择及术前准备　196
第四节　外路法整形术　197
第五节　内路法整形术　204

209　第十三章　眼袋整形术的常见并发症及其处理

第一节　淤血或血肿　209
第二节　下睑不平整　209
第三节　下睑外翻　210
第四节　常见并发症的矫正方法及进展　210
第五节　眶下睑沟及眼鼻沟凹陷畸形　213
第六节　其他少见的并发症　213

215　第十四章　睑内翻畸形矫正术

第一节　睑内翻畸形的分类与治疗　215
第二节　瘢痕性睑内翻矫正术　216

226　第十五章　睑外翻畸形矫正术

第一节　睑外翻畸形分类与治疗　226
第二节　瘢痕性睑外翻的手术治疗　229

239　第十六章　内眦赘皮矫正术

第一节　概述　239
第二节　先天性内眦赘皮的分类　239
第三节　内眦赘皮的发生率及遗传规律　241
第四节　内眦赘皮的形成原因及影响因素　242
第五节　内眦赘皮的手术时机及术式选择　243
第六节　内眦赘皮的矫正方法　245
第七节　术后并发症及其预防和处理　259

263　第十七章　外眦整形术

267　第十八章　眼睑缺损的修复

第一节　眼睑缺损的分类和修复重建目的　267
第二节　眼睑修复的基本原则　268
第三节　眼睑各层组织缺损的修复原则　269
第四节　眼睑部分缺损的修复方法　270
第五节　眼睑全部缺损的再造　275
第六节　眼球及眼睑缺失的修复　276
第七节　术后并发症　276

277　第十九章　眼睑凹陷的脂肪移植术

第一节　概述　277
第二节　脂肪移植术　277

285　第二十章　眼睑肿瘤的治疗

第一节　良性肿瘤　285
第二节　恶性肿瘤　287

第一章
眼部美容发展史

"美容"一词最初起源于古希腊,是装饰的意思。美容的概念,随着人类文明的开始、发展而不断发展。考古学研究证明,公元前几千年人类就已经开始使用各种饰物,如钻孔石、兽骨、牙等。第一个把"整形"(plastic)这个词应用到医学上的人是 Zeis 医师,他在 1838 年出版的 *Handbuch der Plastischen Chirurgia* 一书中使用这个词来描述外科医师修补或改造被疾病或外伤侵害的身体部位的能力。

中国是历史文明古国,美容及美容外科历史悠久。我国在商朝时期就有施脂、敷面的历史记载,其后也多有各种描述,如宋玉在《登徒子好色赋》中就写道:"施朱则太赤,敷粉则太白。"在汉代以前,中国就有描眼、穿耳、戴环的记录。

第一节 眼部整形美容古代史

在中国,眼部美容外科有着悠久的历史。在周朝即有黑颜画眉的记载,《韩非子集》中也说:"粉以敷面,黛以画眉。"唐朝时即有专职的美容整形外科医生,为了弥补患者眼睛的残疾、给其以外在美而运用假眼植入术,且手术已很精细,可令"置目中无所得,视之如真睛"。

一、眼部整形手术

眼部整形美容是整个整形美容行业中最有代表性的项目之一,占据着重要位置。在中国古代史上,有文字记录的最早的眼部整形美容出现在南宋时期,当时的义眼术已相当高明。据元代陶宗仪的《南村辍耕录》所载,南宋时"杭州张存,幼患一目,时称张瞎子,忽遇巧匠,为之安一磁眼障蔽于上,人皆不能辨其伪"。"巧匠"为张瞎子装假眼使"人皆不能辨其伪",可见南宋时的义眼术已达到以假乱真的程度。

二、重睑术的变迁

目前普遍认为,重睑(双眼皮)比单睑(单眼皮)更加漂亮动人,因此重睑术是眼部最常见、最具代表性的整形美容手术。但是在古代,汉族人是否也认为双眼皮比较美丽?汉族人的单眼皮是如何演变成双眼皮的?

(一)基因与种族的变化

基因学家研究表明,从生物遗传上讲,双眼皮是显性基因,而单眼皮是隐性基因。真正的汉人,即华夏族时代的汉人只有单眼皮。后来很多其他民族进入中原,特别是南方民族的融入以及西域胡人（属高加索人种）的混入，使得唐代以后的汉人双眼皮增多，汉人就不再只是单眼皮了。

在古代，特别是秦、汉以前，汉族的血统较纯，这从出土的秦俑可以得到证明。秦俑脸宽、鼻扁，而且都有一双单眼皮的凤眼，正是典型的蒙古人种。但是到了晋室东渡之后，汉族的遗传结构就不可能再像秦、汉时那么"纯粹"了。公元4~6世纪（两晋、南北朝时期），北方的游牧民族南侵，结果入侵的异族大多被汉族同化，南下避难的汉族又同化了若干南方土著民族。灿烂的大唐文明，就是这次民族大融合的结果。

（二）从仕女图看重睑的变迁

历代仕女图中所画的美女（图1-1），全都是单眼皮的，双眼皮的几乎没有。这是什么原因？单眼皮是蒙古人种的特征之一，是由于上眼睑上方的脂肪较多，形成一道皱襞，将上眼睑盖住。因此，古代的汉人理应是"纯系"的蒙古人种。

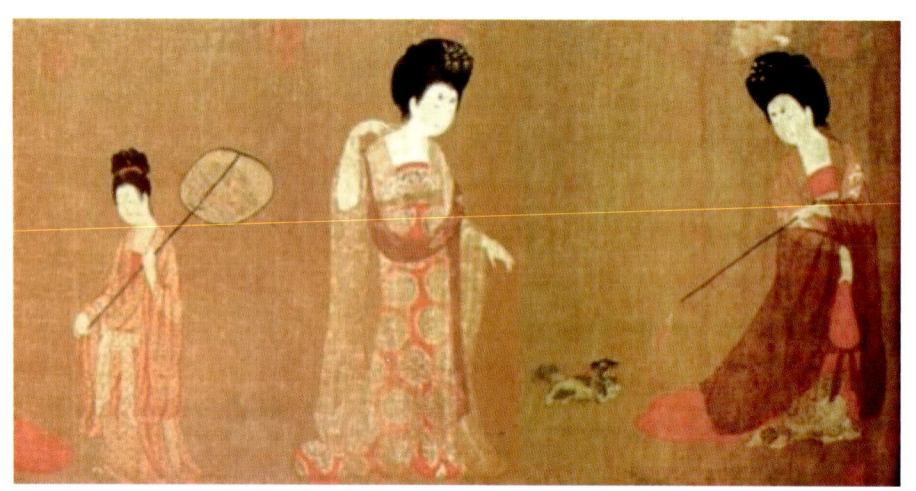

图1-1　唐·《簪花仕女图》（局部）

历代的审美观并非一成不变，如唐代崇尚浓艳丰肥，明、清崇尚纤弱轻柔，但唯一不变的是对细长凤眼和单眼皮的偏好（图1-2）。从现存最古老的一幅人物画——东晋顾恺之的《女史箴图》起，一直到清末民初，甚至到抗战以前，人们对单眼皮和细长凤眼的偏好从来没有变过。

仕女图中千篇一律的单眼皮，在晋朝和唐朝可能出于写实。当举目所见，无论男女无一不是单眼皮时，形诸丹青自然不可能出现双眼皮，这就像西方画家不会将西方人画成单眼皮是一样的。然而，宋朝以后，将美人画成单眼皮却成为一种程序。程序的形成，或出于陈陈相因，或出于长期以北方为文化中心所形成的审美观的制约。总之，在中国人的审美观未被西方的审美观影响之前，中国人对于美人的认定是有自己的标准的。

这种中国人自己的标准，大约在抗战前后被彻底摧毁。从展出的"月份牌画"中，大致可以看出中西易势的过程。月份牌画始于20世纪初的上海，是一种参用西画技法的仕女图广告画。早期月份牌画中的美女，体态较为纤弱，眼形以细长凤眼、单眼皮居多。到了后期，体态普遍较为健美，眼形则以双眼皮、大眼睛居多。转变的轨迹清晰可循。

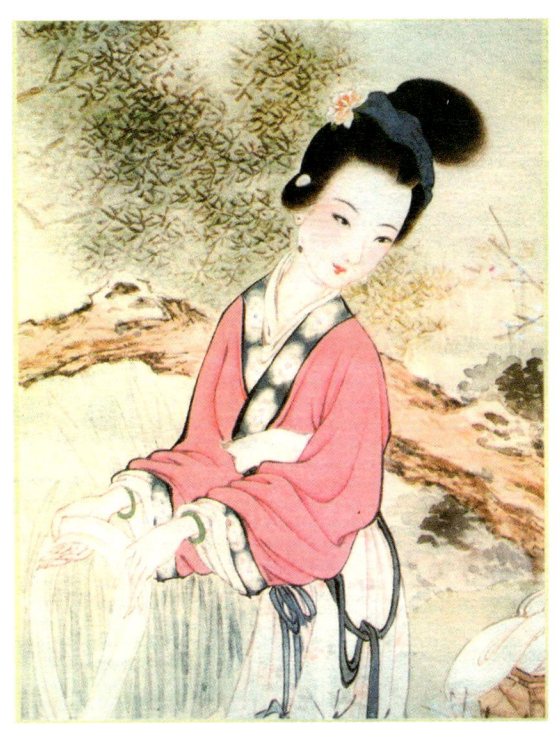

图1-2 古代妇女以丹凤眼为美

第二节 眼部整形美容近代史

近代,特别是近30年来,心灵手巧的中国整形美容外科医师,在病例众多的临床实践基础上,在眼部美容手术方面,如重睑成形术、眼袋整形术、上睑下垂矫正术等方面都取得了巨大进步。下面以重睑术为主线,叙述中国眼部整形美容近代发展史。

一、中国与世界重睑术近代史的比较

眼部整形手术是整个整形美容行业里的一项重要内容,而重睑术又是眼部整形美容中最常见、最典型的治疗项目。与欧美国家相比,重睑术在亚洲国家更为流行,其中日本是亚洲国家中开展此项手术比较早、比较系统的国家。据历史记载:

1896年,日本人K. Mikamo开始将三点穿透眼结膜的缝线技术运用于重睑成形手术。

1926年,日本人K. Uchida使用了几乎与K. Mikamo同样的方法,但是重睑线高度定在了略高的位置(7～8mm)。

1929年,日本人M. Maruo开始用手术切开的方法进行重睑手术。

1933年,日本人B. Hate的缝线方法将缝线由原来的4-0变成了5-0。

1936年,中国人杨树荫开展了大量重睑术,积累了丰富的临床经验;还自行改良术式,创造了"杨氏双眼皮术",效果极为显著,并撰写眼部整形美容的专科书籍《美眼整容新疗法》。

1938年,日本人K. Hyashi报道了在用切开法行重睑手术的同时去除睑板前眼轮匝肌的手术方法。

1947年,日本人S. Inous在用切开法行重睑术时对皮下组织及睑板与切口间组织进行了分离。

1950年，日本人 Y. Mitsui 首次将睑板前眼轮匝肌及眶隔脂肪进行切除。

1954年，菲律宾医生 B. T. Saycc 开始使用埋线法，使用 6-0 缝线。

1954年，美国整形大师 Millard 开始用切开法去除眶隔脂肪，去除 3mm 的皮肤。

1960年，美国人 L. R. Fernandez 开始了真正现代意义上的重睑术。用的都是切开法，去皮，去眼轮匝肌，打开眶隔，皱褶在皮肤与睑板间或与上睑提肌之间，用 5-0 或 6-0 的尼龙线缝合。

1960年，中国人许尚贤报道了切开法重睑术的各个步骤。

二、中国重睑术的近代发展

只有审美观念的改变——从传统的以细长丹凤眼为美的审美观转变为以大眼睑双眼皮为美的审美观，重睑术（双眼皮手术）才能够得到发展。中国近代重睑术是在民国初期得到发展的。

（一）重睑术的由来

重睑术最早是为了解决一种眼部疾病，也就是倒睫的一种手术。睁眼时眼睫毛被眼皮压在眼球上，或者天生的睫毛朝眼球方向生长而扎到眼睛，只能在眼部做个小手术解决。为了让手术切口既隐蔽又美观，就将切口选择在双眼皮线位置。手术后睫毛翘起来了，眼睛又大又漂亮，慢慢地很多眼睛正常的人也做双眼皮手术，双眼皮手术逐渐成了一种时尚。

（二）最早的专科医院

在 20 世纪 30 年代，上海有一家专门从事眼部整形美容的医院——慈光眼科医院，它同时也是中国当时唯一的眼部整形美容专科医院，拥有最早的眼部整形美容手术室（图 1-3）。慈光眼科医院的眼部美容在全国享有盛名，医院总院的地址在上海老靶子路二七六号，分院位于上海南京路六一四号永安公司斜对面大沪大楼二楼。

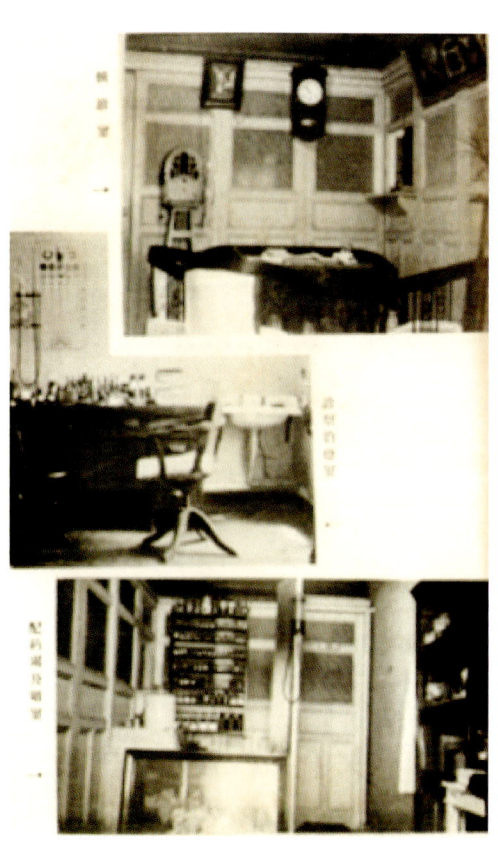

图 1-3 慈光眼科医院手术室

（三）最早的眼部整形专科医生

美眼整容专门医学士杨树荫医生，20世纪30年代在上海慈光眼科医院任职，是中国最早的美眼专科医生之一。杨医生撰写了中国最早的眼部整形外科专业的书籍。

（四）最早的眼部整形美容专科书籍

1936年8月，慈光眼科医院出版了中国最早的眼部整形美容书籍，即《美眼整容新疗法》（图1-4）。该书出版社、作者、版权页、印刷所及出版时间等一应俱全（图1-5），由上海慈光眼科医院美眼专科医学士杨树荫编著，全书共分7章，图文并茂，图片包括双眼皮术前与术后的疗效对比（图1-6），及手术室设备的照片，清晰可见。该书把中国整形美容专科书籍的历史大大提前。

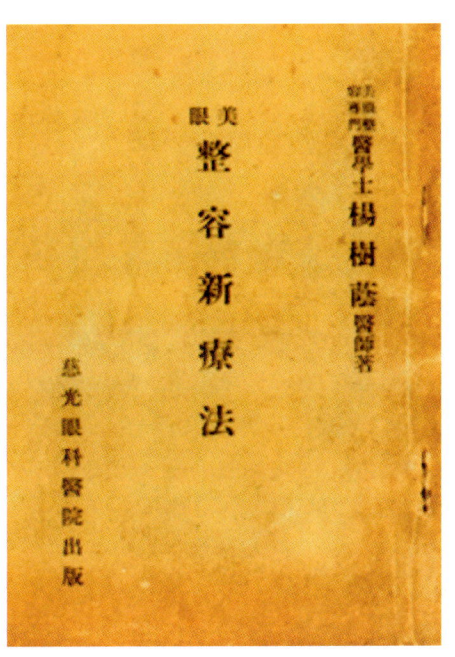

图1-4 《美眼整容新疗法》的封面

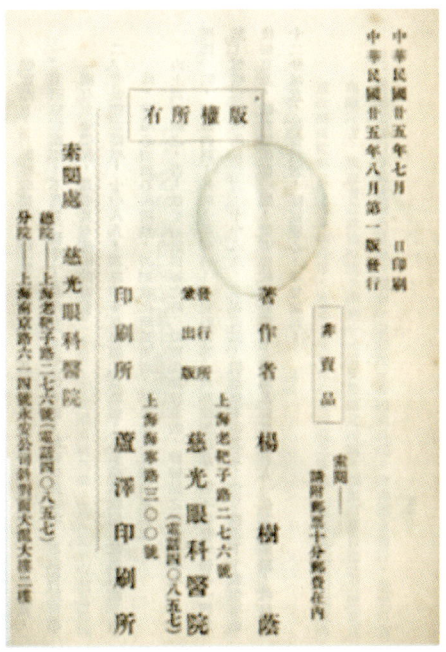

图1-5 《美眼整容新疗法》一书的版权页

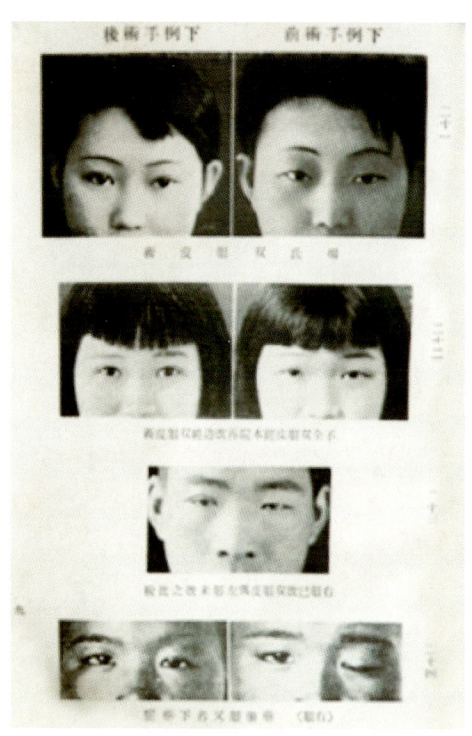

图1-6 《美眼整容新疗法》一书中附有重睑、上睑下垂等手术前后对比照片

从书籍的内容看,其用词已经非常时尚,而且具有一定的开拓市场的意识,如"美眼整容专门医学,整容师根本美容术,媸貌丑眼可藉人工补救,人巧胜天工"。

第三节 中国眼部整形美容现代史

一、概况

新中国成立以来,特别是改革开放后,人们的生活水平快速提高,东西方文化及意识形态大交融,人们爱美和崇尚美的精神需求也日益增长,整形美容已成为中国最具影响力的社会流行词汇之一,整形美容行业取得了突飞猛进的发展,其中眼部整形美容更是取得了长足的进步。

中国整形美容外科先驱者、中国工程院院士张涤生于2004年在《现代美容外科之我见》中写道:"1948年初夏,协和医院的汪凯熙教授聘请J. Webster教授再次来中国,举办了全国整形外科学习班,来自中国各著名医科大学的教授,包括朱洪荫、汪良能、李温仁教授等都参加了学习,此后在北京、西安、上海等地都开展了整形外科的工作。可以说,这个学习班是撒向全中国的一把整形外科的种子。"

1949年新中国建立以后,美容外科手术受到了严格的控制,只有对特殊需要的人群才可手术整形。20世纪60年代,经上海市文化局的特批,曾对一些著名演员进行了双眼皮、去眼袋、除皱等手术,以葆其艺术青春。

直到1978年改革开放以后,美容外科才开始逐步发展并普及到一般人群。20世纪末至今,美容外科的发展速度越来越快,美容整形已成为一股时尚热潮。

二、现代史上相关专著

（一）眼部整形美容专业书籍

1960年10月，人民卫生出版社出版了第一部眼部整形美容的专著——《眼部成形术》（图1-7），由许尚贤教授担任第一作者。《眼部成形术》的出版，对中国整形美容行业产生了相对长时间的影响，遗憾的是后来该书没有再版发行。1959年，朱洪荫教授等人编著了《成形外科学概要》。不过，这是一部整形外科的综合书籍，书中只有部分章节提到了眼部整形美容手术的相关内容。

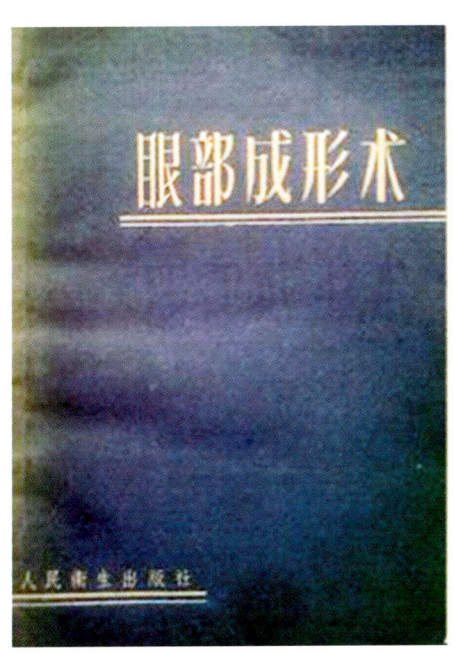

图1-7 新中国成立后第一部眼部整形美容专科书籍《眼部成形术》

（二）其他眼部整形美容相关书籍

早期出版的相关书籍有：《成形外科学概要》（朱洪荫，1959）、《实用成形外科手术学》（孔繁祜，1965）、《整复外科学》（张涤生，1979）、《中国医学百科全书——整形外科学》（朱洪荫，1986，这一分册多次印刷瞬即售罄）以及其后的《整形外科学》（汪良能，1989，也进行了5次印刷，共达19540册），这些结合国内资料的出版物均深受读者欢迎。

随后，更加注重美容外科的专业书籍席卷全国，如《实用美容外科学》（张涤生，1990）、《美容整形外科学》（宋儒耀，1990）及其两年后的增订版均深受读者喜爱。其他有关美容外科的专著出版数不胜数。国防科工委黄寺美容外科医院继《美容整形外科学》出版后，十余年内又编写出版了《美容外科应用解剖图谱》、《美容整形外科彩色图谱》以及各部位（眼、耳、鼻、乳房等）的美容外科手术学系列丛书十余册，总揽美容外科之大成。

此外，与眼部整形美容有关的学术杂志有：《中华眼科杂志》（1950）、《中国实用眼科杂志》（1983）、《中华整形烧伤外科杂志》（1985）、《中国修复重建外科杂志》（1987）、《实用美容整形外科杂志》（1989）、《中华医学美容杂志》（1995）、《中国美容医学杂志》（1991）等。

三、代表性医院的眼部整形美容史

新中国成立以后，上海交通大学附属第九人民医院（以下简称"上海九院"）整形外科的发展可以作为我国整形美容外科行业发展的典型缩影,具有代表性。笔者特邀了该院张宇光教授就上海九院整形外科眼部整形美容的历史进行了小结,全文如下:

上海九院整复外科自建科以来已走过50多年的历程,作为整形外科重要组成部分的眼部整形美容外科也在上海九院整复外科几代人的努力下得到了长足的发展。

眼部整形美容外科主要包括眼睑的整形美容以及眶颧的整形美容。早在1977年,张涤生院士主持国内首例眶距增宽症颅内外联合入路手术治疗获得成功,为我国的颅颌面外科和眼眶畸形整复的发展揭开了序幕。在1994年和1996年的全国整形外科学术会议上,上海九院整形外科提出"眶颧整形外科是眼部整形美容发展的重要内容",其后将"眶颧整形外科"列为上海九院整形外科1995~1999年上海市重点学科临床研究的重点,以及上海第二医科大学"211工程"重点学科研究之一。之后,在眶颧修复整形方面,先后有多位专家提出:①改善传统方式,针对中国人的测量标准指导眶距增宽修复手术;②确立分块截骨矫正概念,有效地矫正外伤后眶周骨畸形;③采用"袋状"皮瓣设计眼窝,增加眼窝容积,大大改善了眼球摘除术后眼窝狭窄的问题。从1977年至今,上海九院整复外科在眼部与眶颧修复重建方面取得了很多令人振奋的成绩。

对于眼部的美容外科,由于种种历史原因,建科初始,张涤生院士只是开展了小范围的美容外科手术,主要是重睑术即双眼皮手术。1978年改革开放后,特别是在近20年,随着整形外科的发展,美容外科也得到了极大的发展,作为美容外科最重要组成部分的眼部美容外科在此期间得到了长足的发展。科室指派专人负责眼部整形美容手术,在20世纪80~90年代,赵萍萍教授成为上海九院做美容手术,特别是眼部美容手术的典型代表之一。那个时期的重睑术有以下3个特点:①以切开法为主;②重睑线较宽(图1-8);③重睑术时不做内眦赘皮矫正(图1-9)。到了21世纪,眼部整形美容手术发展更加迅速,据文献报道,2001年上海九院整形外科5个月内的手术量为6683例,而眼部的整形美容手术就有2792例,占门诊手术总数的40.2%,眼部整形美容手术在整形美容外科的重要地位可见一斑。近10年来,随着生活水平的不断提高,人们对于容貌的要求也越来越高,而眼部是一个人面容的中心,门诊进行眼部整形美容手术的求美者仍在不断增加。上海九院在重睑术、睑袋成形术、内外眦成形术、眉整形术、上睑下垂矫正术以及术后再修复手术方面都进行了不断的探索与创新,对以往很多的传统术式进行了改善,提出了大量的新颖观点,为眼部整形美容外科手术的发展作出了贡献。

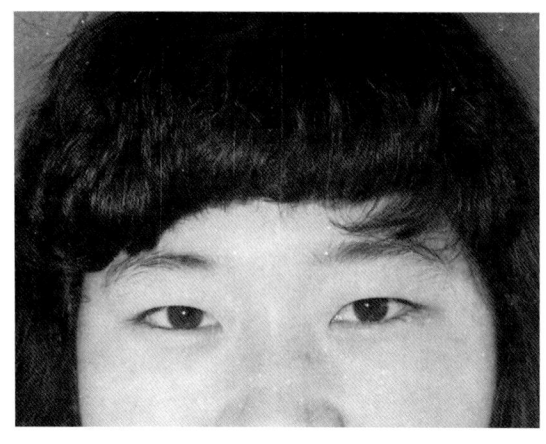 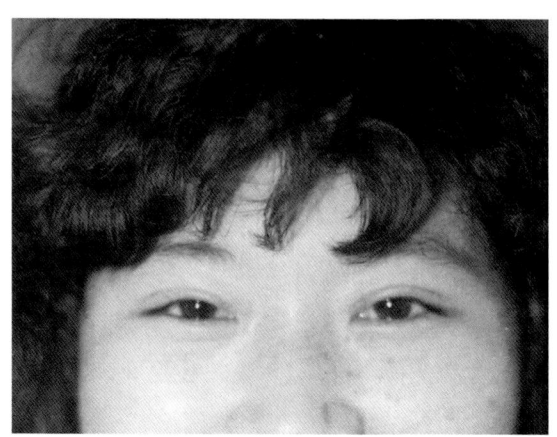

A　　　　　　　　　　　　　　B

图1-8　20世纪80年代重睑术以切开法为主,重睑线较宽
A. 术前　B. 术后

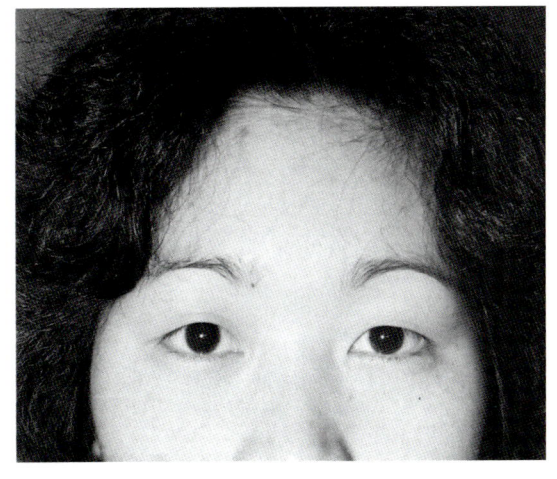 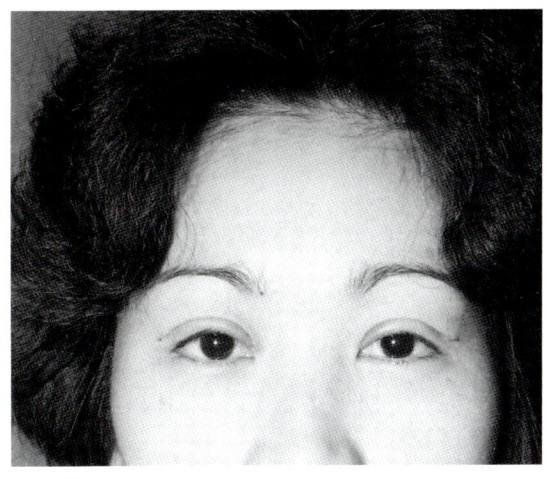

图 1-9 20 世纪 80 年代重睑术时一般不做内眦赘皮矫正
A. 术前 B. 术后

在上海九院整复外科 50 多年的发展历程中,经过张涤生院士以及我国第一代杰出的整形外科专家王炜教授等几代人的共同努力,眼部整形美容外科在整形外科领域不断发展与壮大,相信在不久的将来,上海九院整形外科的青年人将为眼部整形美容乃至整个整形外科的发展作出更大的贡献。

四、典型眼部整形美容手术的发展

(一) 重睑术

在亚洲,超过 50% 的人为单眼皮。吉民生(1958)、冯葆华(1964)、梁竹摘(1981)等都对我国眼外形生理正常值进行过调查,主要调查对象为青年学生,其结果基本与上述一致。

重睑术俗称双眼皮手术,是整形美容最常见的诊疗项目。美容重睑术方法很多,而且不断有新的方法产生。按重睑术的基本原理,目前主要分为两大类方法:①切开法,即上睑皮肤全层切开法;②非切开法,即上睑皮肤无需全层全部切开的方法,属于微创技术的概念范畴,其中包括埋线法、三点式技术、两点式技术等。还有一类非主流技术,即部分切开重睑术,在此不做赘述。切开法属于传统技术,在 20 世纪 90 年代之前是重睑术的主导技术,目前越来越流行的是微创技术。

传统的埋线法相对于切开法重睑成形术并没有本质上的改变。传说中的韩式三点埋线法也无从考证。20 世纪 80~90 年代,国内曾有大量文章描述一针、两针或三针埋线法。现代重睑成形术更注重不同人种眼睑的形态设计,重视术后长期年轻化的效果,追求更逼真的自然形态。

1 切开法 20 世纪 30 年代,上海慈光眼科医院杨树荫医师是最早应用切开法行重睑术的术者之一。70 年代以后,上海九院的赵萍萍医师做了大量切开法重睑术。随着医学科学的发展与进步,切开法重睑术也在不断地变革。1980 年以后,切开法技术已非常成熟,鲜有新技术报道,有关其并发症防治的文章也越来越多。

2 非切开法 本章所说非切开法指的是非全层全部切开上睑皮肤的方法,是一种相对微创的重睑术。最早记载非切开法重睑术的时间是 1936 年,杨树荫医生编著的《美眼整容新疗法》一书中有如下描述:"……杨医师本多年之经验,自行改良者,故称'杨氏双眼皮术',效力极为伟著。此法,与向来所行各种双眼皮术迥然相异,无须开刀,不致出血,毫无痛苦,不碍工作,一经造成,永久不变,瘢痕毫无,且极自然,与天生者毫无差异,'人巧胜天工',此'杨氏双眼皮术',可谓当之无愧!"

该方法的优点为:操作简单,术后反应轻,恢复快,术后没有明显切口瘢痕。缺点为:适应证范围小,部分形成重睑术后会自然消退。主要适用于年轻且上睑皮肤较薄、不松弛、皮下脂肪不多的单睑者。

非切开法重睑术从原理上大致可以分成两类,即连续缝线法和三点埋线法。

(1) 连续缝线法:"缝线法"重睑术的临床应用已有近百年的历史。由缝线改为埋线,其效果更趋完善,其本质基本一样。该方法远期效果不及"切开法"稳定持久,从而限制了其更广泛的应用。朱天申(1999)对其进行了改革,使该技术持续时间更长。李秋春(2003)报道了大量埋线法重睑术,取得了满意效果。

(2) 三点埋线法:宋桂霞(2008)采用三点埋线方法行重睑术1330例,临床疗效满意。最近,马懿报道了比较新的三点微切口法重睑成形术的临床应用体会。

3 高分子双眼皮 在1992年前后,"高分子双眼皮"似乎一夜之间由东北迅速蔓延至整个中国,"高分子双眼皮"的广告满天飞,有人甚至有意识地神秘化"高分子技术",致使许多正规整形美容医生如坠雾中。后来在对"高分子双眼皮"失败者的修复治疗中,逐渐发现此方法即埋线法重睑术。1996年国内某美容外科杂志曾刊出一则"高分子双眼皮"的发明人"提出打假"的"声明"。《中华医学美容杂志》1999年第2期刊出的丁帆《"高分子"重睑术埋线法失败的临床分析》一文遭到了学术界的质疑。2001年,赵军在《中华医学美容杂志》发表文章,认为"高分子双眼皮"这一名词不妥。其实,该方法就是在20世纪60年代即已风靡日本的埋线法重睑术,竟有人将其改称"高分子双眼皮",混淆了整形美容界的视听。医务工作者应使用规范的医学术语,在术前应给求术者科学、准确、实事求是的解释,不应故弄玄虚、哗众取宠,迷惑消费者。

(二) 内眦赘皮矫正术

在亚洲单睑人群中,内眦赘皮发生率超过70%,其中韩国人和日本人的发生率甚至高达50%~90%。内眦赘皮的存在不仅影响了眼睛整体的自然美观,而且会对重睑术后的重睑效果造成影响,甚至形成"圆眼畸形"外观。所以,内眦赘皮的矫正在改善眼睛外观中占有十分重要的"画龙点睛"作用。

1 内眦赘皮的解剖 内眦赘皮又称蒙古皱襞,是指通过内眦部垂直向下的皮肤皱襞,其特征为正常内眦角常被赘皮掩盖。赘皮遮挡部分视线,有时造成假性内斜视,睑裂变短,两内眦间距显宽;如果是重睑,也会因为赘皮遮盖而成为"半双",有碍眼外形美观。

最早认为内眦赘皮是由于眼内眦部皮肤过多产生的,因此早期内眦赘皮矫正术都是只针对皮肤所做的文章。为探索内眦赘皮的成因,国内有学者进行了大量解剖学研究。宋建星、赵宏武等通过对尸体的眼眶和睑部解剖发现,内眦赘皮是因上下睑眼轮匝肌于内眦韧带起始处错位、错构所致,且伴有皮下组织增厚。张余光等通过尸体解剖发现,其眼轮匝肌在内眦部均有蹼状肌束的形成。可见,内眦赘皮的形成不单是从外观看到的只是表面皮肤的皱褶,其深部层次眼轮匝肌的异常才是根本原因。所以,早期通过去除多余的皮肤及转瓣的手术方式,总是不能够得到令人满意的效果。

2 内眦赘皮矫正术的演变 内眦赘皮的矫正方法繁多,教科书介绍的常见传统术式有单纯去皮法、Z成形术、V-Y成形术、Mustarde法等。这些术式只是针对内眦处皮肤而设计的,虽然各种转瓣法仍在临床上有所应用,但设计复杂、术后易复发以及难以避免的瘢痕使其难以令患者和医师满意。

其中，Mustarde法是比较经典的内眦赘皮矫正方法，也是最早传入中国的技术。但是其术后的明显瘢痕使得临床医师在使用时心存忌惮。

后来通过解剖研究，临床医师认识了内眦赘皮产生的基础，内眦赘皮矫正术才有了根本性的革新，其技术特点由原来的调整皮肤，改为对周围眼轮匝肌和软组织的松解和调整，将内眦皮肤及眼轮匝肌固定于深层，以避免内眦瘢痕的形成。张力是产生瘢痕的最大因素，充分松解内眦处，重构眼轮匝肌，并将内眦韧带与鼻侧腱膜固定可以有效减少瘢痕的形成。2001年，宋建星综合了各方面的因素，采用鼻侧腱膜固定法矫正内眦赘皮，预防术后瘢痕形成的效果显著。该方法具有如下特点：横行切开赘皮后，顺皮肤纹理修剪上下多余猫耳朵。与新内眦点缝合时，将内眦韧带固定于鼻侧腱膜，可以有效减小局部皮肤伤口的张力，避免瘢痕的形成。杨群（2003）根据内眦赘皮形成的解剖因素以及临床手术经验，在传统术式的基础上对其进行改良和创新，采用W成形矫正内眦赘皮并取得了满意的效果。汪晓蕾（2008）报道在行重睑成形术时做内眦赘皮矫正术的联合手术，效果满意。

（三）上睑下垂矫正术

在没有额肌参与的情况下，两眼自然睁开平视时，上睑遮盖角膜上方超过2mm，甚至部分或全部遮盖瞳孔而影响视力，这种眼睑的异常形态称为上睑下垂。

上睑下垂是眼科和整形外科的常见眼部疾病，同时对面貌产生重要影响。根据病因可以分为神经源性、肌源性、腱膜性和机械性4种不同类型的上睑下垂。大部分的上睑下垂是由于先天性上睑提肌发育不良而引起的，少部分由外伤、炎症和肿瘤所导致。一直以来，手术治疗都是矫正上睑提肌发育不良所致的上睑下垂的主要治疗手段，可以达到改善其功能和美容的效果。随着患者对术后要求的不断提高，同时为了减少术后并发症，降低复发率，整形外科医师对术式进行了不断的探索和改进。

上睑下垂形成的机制从根本上说，是由于各种先天或后天的原因使提起上睑的肌肉——上睑提肌和Müller氏肌功能减弱或丧失引起的。临床上讲的上睑下垂主要还是由上睑提肌功能减弱或丧失而引起，Müller氏肌只不过起辅助协同作用，单纯由Müller氏肌引起的上睑下垂极少见。

矫正上睑下垂的手术方法有百余种之多，但从原理分析，可归纳为4大类：①借用额肌力量的手术；②缩短或增强上睑提肌力量的手术；③借用上直肌力量的手术；④借用眼轮匝肌力量的手术。临床上绝大多数用前两种方法。

1 借用额肌力量的手术　此种类型手术的主要原理是借用额肌的力量提拉上睑，达到矫正上睑下垂的目的。利用额肌的方法有两种：一种是间接利用额肌的力量，另一种是直接利用额肌的力量。在治疗重度上睑下垂时多选用额肌瓣作为动力肌肉。

（1）间接利用额肌的方法：即以往采用丝线、阔筋膜、异体巩膜等中间物将额肌与上睑联系，由额肌收缩通过中间联系物带动眼睑将其拉起，达到矫正目的。其中以筋膜条技术应用最多。筋膜悬吊方法是Pay发明的，迄今已有80多年的历史。20世纪50年代中国的整形外科医师开始应用此方法，眼科医师孙贵敏（1954）报道应用阔筋膜悬吊固定于上直肌的方法矫正上睑下垂，取得了较好的效果。随后整形科医生也进行了类似的报道，宋业光、周丽云等（1985）应用额肌瓣作为悬吊动力肌肉进行了大量中、重度上睑下垂矫正术，取得了较满意的疗效。同年，山西省的郝铸仁教授报道了应用筋膜瓣悬吊法矫正重度上睑下垂25例的临床总结。杨大平（1992）简化了额肌筋膜瓣的悬吊方法，治疗中、重度上睑下垂患者共15例，效果满意。随后，张国成等使用筋膜条作为悬吊组织，将其与额肌进行适当固定，取得了良好的疗效。

但是，阔筋膜悬吊手术操作复杂，尤其是利用自体阔筋膜时，需在大腿外侧另作切口切取阔筋膜,增加了操作的复杂度,有时患者不愿接受;而且手术技巧要求高,一旦手术失败很难弥补。由于其效果不如直接利用额肌的手术,20世纪90年代中期以后,运用该项技术的手术数量明显减少,目前已基本被直接利用额肌的方法所替代。

(2)直接利用额肌的方法:即采用额肌组织瓣使之直接与睑板固定缝合,通过额肌组织瓣收缩运动抬举上睑,达到矫正的目的。直接利用额肌的术式虽操作复杂,但较间接利用额肌的术式效果更加可靠、理想,因此逐渐在临床中得到推广应用。利用额肌的力量矫正上睑下垂主要适用于上睑提肌功能极差或消失的重度上睑下垂者,或者条件不允许、无条件利用上睑提肌手术的患者。此外,对于其他术式失败者、外伤性和眶部手术致上睑提肌损伤严重者,只要额肌功能良好也均可使用该术式。但必须指出的是,对于上睑提肌还具有部分功能的轻、中度上睑下垂者,采用利用上睑提肌的术式更合乎生理功能。

2009年,刘彩霞报道额肌瓣手术时分别作额肌与皮下、额肌与骨膜间的分离,于眉下提起并横行切断额肌,形成不等边的额肌瓣,三针褥式缝线固定于睑板上缘,治疗了42例(53只眼睛),表明额肌瓣悬吊术治疗儿童先天性中、重度上睑下垂疗效确实、可靠。

利用额肌的手术,无论是间接还是直接利用,均因额肌收缩抬举上睑是呈直线向上提拉而与正常眼睑弧形向后上方提起运动不相符合,从而显得有所缺欠,不符合生理要求。虽临床上有许多改进额肌提拉方向、使之尽量接近上睑生理运动的方法,但多达不到理想效果。此外,手术后眼球下转时会出现比较明显的上睑不随同运动的现象,即所谓的"眼睑停滞"。1999年,黄发明对额肌筋膜瓣矫正上睑下垂产生的并发症进行了统计,结果充分说明了上述现象。

2 借用上睑提肌的手术 上睑提肌是提举上睑的主要肌肉,也是导致上睑下垂的主要因素,因此通过上睑提肌的缩短、前徙等来增强上睑提肌的力量,从而矫正上睑下垂的方法,无论从解剖角度还是从生理角度分析都是比较理想且合乎生理要求的。概括地讲,只要是上睑提肌不完全麻痹的仍有部分机能的轻、中度上睑下垂者,无论是先天性还是后天性的都可以采用此术式。

1988年,戚可名采用上睑提肌腱膜瓣治疗轻、中度上睑下垂,并对该方法进行了初步总结。2002年,王平报道应用上睑提肌腱膜折叠术矫正16例(25只眼睛)轻度先天性上睑下垂患者,取得显著疗效。

近年来也有学者提出,对于重度的上睑提肌功能完全丧失的上睑下垂,也可以采用缩短或增强上睑提肌力量的手术进行矫正,其理由是:对于上睑提肌功能完全丧失者来说,既然可以通过以提拉原理为出发点的术式(如利用额肌悬吊术)得到不同程度的矫正,那么如能将上睑提肌充分游离、缩短、前徙,至少可以获得同样的悬吊效果。其作用方向为原肌作用方向,而且肌肉多少有些弹性,理应加以利用达到矫正的目的。尽管有此推理,但临床中上睑下垂的种类多,病因各异;有的患者上睑提肌薄而无力,术中难以完整游离;且上睑提肌全长为50~55mm,其腱部占15~20mm,术中不可能过度缩短肌肉,所以该类手术的适用范围有所限制。目前多数学者认为,上睑提肌功能尚未完全消失且肌肉发育不过于菲薄的轻、中度上睑下垂者应首选加强上睑提肌力量的手术;而对于上睑提肌功能极差或消失的重度上睑下垂者,该手术的效果一般不理想,可依具体情况适当选择应用。虽然利用加强上睑提肌力量的手术矫正上睑下垂的效果比较理想而且合乎生理要求,但此手术也有不少缺点,如手术比较麻烦、术后容易发生矫正不足。对于上睑提肌发育菲薄者来说,手术不但难以进行,而且往往不易成功。

(四)眼袋矫正术

眼袋矫正术是面部年轻化的常规手术之一。与重睑成形术一样,其基本方法没有重大改变,但精细结构的塑造越来越受到重视。维持下睑缘的位置、保留下睑平坦的充盈状态、矫正眶下缘凹陷、重塑并保留"眼台"(下睑睫毛下眼轮匝肌增厚部位)、轻度下睑内翻矫正等,均是患者常见的新要求。

起初,人们认为眼袋就是脂肪过多引起的。杨树荫医师编著的《美眼整容新疗法》一书中描述如下:"下眼皮脂肪过多(俗称目肚),系下眼睑皮下之脂肪过多,以致该部向外方膨胀突起,甚至形成垂囊之状者,本症以肥壮之老年人最多,间或亦有尚在二三十岁之壮年而患本症者。"

早期眼袋手术方法一直没有太大变化,直到20世纪90年代,国际上开始流行Hamra眼袋矫正技术,随后该项技术传入中国。邢新(1999)认为:Hamra的手术方法较好,但手术创伤较大。2000～2001年期间,王炜在眶肌筋膜韧带提紧眼袋整形及下睑外翻分类与预防的研究中指出:东、西方人种上、下眼睑形态和结构有一定的区别,东方人下眼睑的眶脂肪向下眶缘凸出,而且向下睑板缘延伸,因此,对于东方人的下眼睑整形手术,大多数没有必要采用Hamra提出的"保留眶脂肪的眶下缘眶筋膜松解移位固定"的眼袋整形方法。之后,付思祺和宋建星等对眶隔的形态学结构进行了研究,发现其在眼袋形成中亦如透明薄膜,柔弱且无支撑的作用。因此,Hamra提出的"缝合眶隔膜,加强前壁"没有实际意义。因此,2007年,程健对Hamra技术进行改革,应用E-PTFE补片增强眶隔膜治疗下睑眼袋,取得了良好的整复效果。

(司婷婷　钟雪英　宋建星　杨东运)

参考文献

[1] 杨树荫.美眼整容新疗法[M].上海:慈光眼科医院,1936.

[2] 张涤生.现代美容外科之我见[J].中国美容医学,2004,13(6):645-646.

[3] 宋儒耀,宋业光.论重睑术[J].中华烧伤整形外科杂志,1985,1(1):3-8.

[4] 程健,许凤芝.东方人重睑与非重睑上睑微结构解剖[J].实用美容整形外科杂志,2001,12(2):86-88.

[5] 马懿,李秋月.三点微切口法重睑成形术的临床应用[J].中国美容整形外科杂志,2012,23(1):36-37.

[6] 李秋春,李亚萍,刘艳春.连续埋线法重睑术2350例经验总结[J].中国美容医学,2003,12(4):415-417.

[7] 朱天申,钟文慧,李芸,等."埋线法"重睑术远期效果探讨[J].中华医学美容杂志,1998,4(3):125-127.

[8] 李东,张颂.睑成形术的进展:眼睑间充质结构的重要意义[J].中国美容整形外科杂志,2009,20(8):452-453.

[9] 李征之,李素文,唐俊风.我国人眼外形正常值调查[J].实用眼科杂志,1983,3(3):182.

[10] 丁帆."高分子"重睑术埋线法失败的临床分析[J].中华医学美容杂志,1999,5(2):95-96.

[11] 赵军.规范美容外科用语——与丁帆同志商榷"高分子双眼皮"[J].中华医学美容杂志,2001,7(1):12.

[12] 张召."L"形下睑延长切口治疗内眦赘皮[J].中国美容医学,2009,18(2):246-247.

[13] 宋建星,刘军,陈江萍,等.鼻侧腱膜固定法矫正内眦赘皮[J].实用美容整形外科杂志,2001,12(2):82-84.

[14] 刘东升,梁晓健,刘春明,等."Z"成形加眦韧带固定法内眦赘皮矫正术[J].中国

美容整形外科杂志,2006,17(6):441-442.

[15] 鲁开化,艾玉峰.临床美容整形外科学[M].西安:世界图书出版公司,1998:227.

[16] 张余光,杨群,汪希,等.眼轮匝肌的解剖结构和力学方向对上睑形态的影响[J].中国实用美容整形外科杂志,2004,15(2):70-72.

[17] 赵宏武,卢范,宋建星.内眦赘皮的解剖成因探究[J].中国美容医学,2001,10(3):176-177.

[18] 高景恒.美容外科学[M].北京:北京科学技术出版社,2003:214-269.

[19] 付小卒,刘庆阳.改良内田法矫正内眦赘皮[J].中华整形外科杂志,2005,21(5):397.

[20] 刘翠云,柳向东,黎俊霞,等.改进的内眦赘皮矫治术联合重睑成形术Ⅰ期成形[J].中国美容整形外科杂志,2007,18(4):280-282.

[21] 宋建星,孙美庆,陈江萍,等.东方人内眦赘皮的解剖及治疗[J].中华医学美学美容杂志,2001,7(5):251-253.

[22] 张群,杨川.重睑术同期W成形术矫治内眦赘皮[J].中国美容医学,2003,12(1):82-84.

[23] 汪晓蕾,刘蓉蓉,张莹莹,等.重睑成形与内眦赘皮矫正的联合手术[J].中国美容整形外科杂志,2008,19(2):114-115.

[24] 孙贵敏,谢荣声.上睑下垂矫正术(阔筋膜吊联上直肌睑板法)[J].中华眼科学杂志,1954,4:245.

[25] 郝铸仁,万秀英,陈伟中,等.筋膜悬吊法矫正重度上睑下垂25例报告[J].中华整形烧伤外科杂志,1988,4(4):269-272.

[26] 宋业光,赵敏.额肌瓣转移治疗重度上睑下垂[J].中华整形烧伤外科杂志,1985,1(2):34-37.

[27] 周丽云,徐春阳,石重明,等.应用眉区额肌筋膜瓣治疗上睑下垂(附133例报告)[J].中华整形烧伤外科杂志,1985,1(2):37-41.

[28] 张国成,吴余乐,严良斌,等.筋膜条延长额肌瓣法矫治重度上睑下垂[J].中华整形烧伤外科杂志,1992,8(1):74-75.

[29] 杨大平,夏双印,王洁,等.简易额肌筋膜悬吊法治疗中重度上睑下垂[J].哈尔滨医科大学学报,1992,26(5):364-365.

[30] 刘彩霞,张漫萍,陈云飞.改良额肌瓣悬吊术治疗先天性上睑下垂[J].中国斜视与小儿眼科杂志,2009,17(3):115-116.

[31] 黄发明,陈钧,魏湛云,等.额肌筋膜瓣矫正上睑下垂并发症的统计[J].中华整形烧伤外科杂志,1999,15(1):19-22.

[32] 袁秀云,王占云.上睑下垂的治疗[J].中国实用眼科杂志,2005,23(11):13-16.

[33] 咸可名,裘鸿英.上睑提肌腱膜瓣额肌瓣悬吊矫治上睑下垂初步报告[J].中华整形烧伤外科杂志,1988,1(1):71.

[34] 王平.提上睑肌腱膜折叠术矫正轻度先天性上睑下垂[J].眼科,2002,11(1):51.

[35] 邢新,欧阳天祥,孙丽,等.眶脂肪保留和眼轮匝肌瓣悬吊法整复睑袋畸形[J].中华整形烧伤外科杂志,1999,15(2):135-137,164.

[36] 王炜,王卫峻,林晓曦,等.眶肌筋膜韧带提紧——眼袋整形的新思路[J].中华医学美容杂志,2000,6(6):5-8.

[37] 王炜.眼部整形美容的现状和前景[J].实用美容整形外科杂志,2002,13(1):1-3.

[38] 王炜,王卫峻,林晓曦,等.眶肌筋膜韧带提紧眼袋整形及下睑外翻的分类和预防[J].实用美容整形外科杂志,2001,12(6):295-298.

[39] 付思祺,宋建星,杨超.眶隔的形态学结构及其在眼袋形成中的作用[J].解剖学杂志,2010,33(4):524-526.

[40] 程健,姜方震,许凤芝,等.E-PTFE补片增强眶隔膜在东方人下睑眼袋整复中的运用[J].组织工程与重建外科杂志,2007,3(3):157-161.

第二章 眼部美学

"巧笑倩兮,美目盼兮",这是《诗经》中描述女性美丽的名句,同时也告诉我们,眼睛不但是视觉传导的功能器官,更是情感表达和传递的重要器官,因为每个人的喜怒哀乐、爱憎好恶等复杂情感,都会通过眼睛的微妙变化流露或表达出来。所以,眼睛的审美价值,在人的面部五官美学中占有极其重要的地位。

第一节 眼部美容学参考数据

一、眼部美学及与眉、鼻的关系

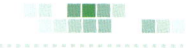

眼部的美学标准涉及诸多因素,如眼球和睑裂的比例、内外眦角的形态、睑裂的长度和高度等。除此以外,还需要考虑其与眉部、鼻部等的位置关系及相应比例、协调性等,这是由面部审美要求的整体性和统一性所决定的。

1 眼与眉的美学关系 眼和眉互相毗邻又相互衬托,在面部的静态和动态美学中起着关键性作用,汉语文学中众多的成语都与此相关,如眉清目秀、眉目如画、慈眉善目、眉开眼笑、挤眉弄眼、眉目传情等。

眼和眉的美学联系很紧密,其比例关系基本符合人体美学的黄金分割率。具体来分析,可以用6个参数作为主要衡量指标:①眉间距,双侧眉头点间的水平距离;②内眦间距,双侧内眦点间的水平距离;③眉瞳高度,眼平视前方时瞳孔中心点至其垂线上眉中心间的距离;④睑裂水平长度,内眦点至同侧外眦点垂线间的水平距离;⑤容貌睑裂水平长度,为内眦点至同侧容貌外眦点垂线间的水平距离(容貌外眦点定位为上睑缘过外眦后外延线的终末点,此段外延线稍向外下方倾斜,呈淡红色,轻微凹陷);⑥眉水平长度,眉头点至眉梢垂线间的水平距离(图2-1)。

研究证实,内眦间距与容貌睑裂长度之比约为 1:1,符合面部"五眼"的审美规律。而眉间距与内眦间距之比约为 0.617:1,容貌睑裂水平长度与眉水平长度之比约为 0.626:1,眉瞳高度与容貌睑裂水平长度之比约为 0.628:1。以黄金分割率 0.618:1 为总体参数,分别与3个近似值作比较,进行 u 检验,得出结果差异均无显著性意义。由此可知,眉眼的毗邻关系尽管存在个体差异性,但确有确定的美学规律存在,即眉和眼在局部比例和美学构成上基本符合黄金分割率,这也反映了人体美学在局部和整体上的统一性。

2 眼和鼻的美学关系 主要涉及:①鼻根与眼的毗邻及位置;②鼻宽与睑裂宽度的比例。我们通常认为,眼眉部和鼻部的审美考量,首先是眉间中点与颏部中点的连线,应该通过鼻尖最高

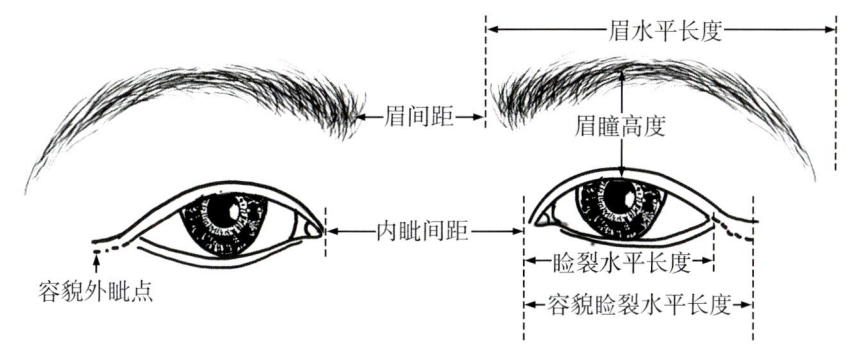

图 2-1　眼部测量标志图

点。其次,鼻根的标准起点,应该是侧面观时,从上睑皱褶水平处开始。而鼻梁线则是正面观时,两眉间内侧开始到鼻尖两侧表现点的连线。隆鼻手术时鼻根高度的估量,通常是以侧面观时,眼角膜到鼻根点约 6mm 作为参数参考。最后,鼻宽以两侧鼻翼基底外脚距离计算,应该与内眦间距相等,也即与睑裂宽度相等,约为面部宽度的 1/5。

3. 眼、眉和鼻的毗邻位置关系　一般认为,鼻翼基底和外眦连线的延长线,应与同侧眉梢相交;两眼平视时,鼻翼基底与瞳孔外侧缘连线的延长线,应与同侧眉峰相交;此外,双侧内眦与鼻根部之间各有一凹陷存在,称为鼻眶窝或内眦窝。此凹陷的形成与内眦韧带附着有关,从美学上讲,因能衬托出鼻根部具有起伏协调的曲线美,故又被称为"黄金窝"。

二、眼形分类

关于东方人的眼形分类,一直以来相关文献报道较少,至今没有出现得到大家广泛认可的分型标准。就目前已有的研究结果来看,眼形的分析研究主要侧重于两方面,一是形态学的观察和分型,二是眼部测量的统计学研究和分型。

眼睛的形态学观察和美学分型并没有统一的通行标准。我们从蒙古人种的眼形特点出发,结合生活中的观察实际,认为大致可以分为以下几种:

(一) 细长眼形

细长眼形是最常见眼形之一,平视位内眦角圆钝,外眦角稍锐利,外眦略高于内眦,睑裂细长,内窄外宽,角膜和巩膜暴露比例适中,眼睑皮肤较薄,如俗称的丹凤眼,给人清秀、妩媚的美感。

(二) 宽圆眼形

宽圆眼形为符合大众审美的标准眼形,以俗称的"杏仁眼"为代表,特点是睑裂长宽比例适当,比丹凤眼略宽,平视位角膜和巩膜暴露较细长眼形稍多,内眦角明显圆钝。

(三) 圆突眼形

这类眼形的特点为睑裂大而较圆,眼球突出感明显。俗称的"铜铃眼"、"牛眼"、"金鱼眼"等均可归入此类,平视时,常伴有巩膜露白较多。

(四) 三角眼形

上睑中、外侧皮肤明显松弛下垂或皱襞较长,从而形成底边在下方的三角眼外形。多见于老年性皮肤松弛人群,也有先天发育所导致的患者。

(五) 上斜眼形

外眦角明显高于内眦角,睑裂水平轴线向外上方倾斜,外眦角为上挑型外观,平视位观呈反"八"字形,如日常所称的"吊眼"等。

(六)下斜眼形

眼形特征与上斜眼形相反，外眦角略低于内眦角，睑裂水平轴线向外下方倾斜，形成外眼角下斜的外观，平视位观呈"八"字形。

(七)上睑凹陷眼形

这一类眼形的主要特点是眼窝深，上睑有明显凹陷外观，睑裂长宽适当或者偏小，上睑皱襞常为数条皱褶或外形不规则。

(八)小眼眼形

以俗称的"眯缝眼"为代表，睑裂较窄，内眦间距略宽，上睑皮肤偏厚或松弛，但不伴有明显上睑下垂，且先天性小眼症者除外。

眼部测量的统计学研究，主要通过测量睑裂的高度和宽度、角膜的高度和宽度、上睑和下睑的高度、上睑瞳孔距和下睑瞳孔距、上睑皱襞高度、内外眦间距、瞳孔间距等各项参数来进行数据分析。其中，主要的评估参数是睑裂的宽度（即长度）和高度。

统计学数据显示，国人睑裂的宽度为20.9～38.5mm，个体差异性较大。依据宽度值分布可以分为：①窄型，睑裂宽为20.9～27.0mm；②中型，睑裂宽为27.1～32.0mm；③宽型，睑裂宽为32.1～38.5mm。而睑裂的高度为6.3～14.3mm，个体差异性也很大，依据高度值分布可以分为：①矮型，睑裂高为6.3～8.5mm；②中型，睑裂高为8.6～11.0mm；③高型，睑裂高为11.1～14.3mm。

而结合睑裂的高度和宽度两个参数进行综合考量，则可以得出9种眼形的分型，分别为：①矮窄型：人群占比约为4.4%；②矮中型：女性大于男性，占比约为10.3%；③矮宽型：占比约为2.6%；④中窄型：占比约为1.8%；⑤中中型：此型在人群中所占比例最大，约为36.8%，也是大众审美认为比较理想的眼形；⑥中宽型：占比约为11.1%；⑦高窄型：占比约为3.0%；⑧高中型：占比约为12.7%；⑨高宽型：男性大于女性，占比约为17.3%。

三、眼部美学标准的参考数据

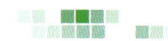

眼部美学的标准是：双眼位于面部中间，双侧形态大小对称。古人以"三庭五眼"为美。所谓"三庭"，就是将脸部纵向分为三等份，眼睛应该位于中庭上方。而"五眼"就是横向将脸部分为五等份，睑裂长度应当等于五等份之一。

上睑缘和眉弓之间的距离，东方民族大于西方高加索民族（白色人种），为20mm左右。东方民族成年人一般睑裂长27～30mm，高度在平视时为8～10mm，尽力睁眼时可达12～14mm。较为理想的睑裂长度为30～34mm，高度为10～12.5mm。一般认为睑裂横径和内眦间距相等为理想值，即内眦间距相当于一只眼的长度。两眼外眦间距为90～100mm。两眼外眦与面部侧发际间的距离应约等于睑裂宽度，一般为25～30mm。

角膜横径一般为11mm。正常眼睛的角膜部分被上眼睑覆盖，露出率在75%～80%。如小于此比例，则为上睑下垂；超越此比例，则会呈惊讶状。

巩膜内眦部横径和巩膜外眦部横径的理想值为15～20mm。如在10mm以下，则呈假性内斜视；如在20mm以上，会有假性外斜视感。

一般内眦圆钝，外眦呈锐角。内、外眦角连线和水平线的夹角，东方人一般在10°左右；西方高加索民族以5°～8°者较多见；如接近15°，外眦向外上倾斜，也称为蒙古样倾斜。

标准而又美丽的双眼睑，上睑皱襞的最高位置从内眦开始计算，应保持在5.5mm左右（图2-2）。

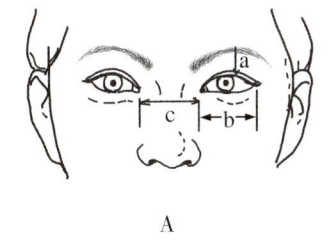 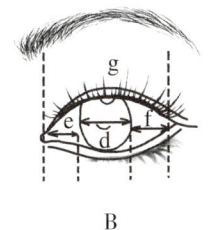 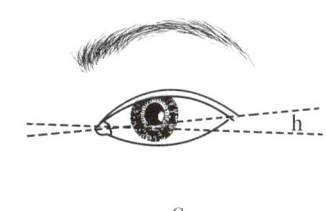

图 2-2　眼睛各部位测量

a. 上睑缘与眉弓间距离　b. 睑裂左右径　c. 两眼内眦间距　d. 角膜横径　e. 巩膜内眦部横径　f. 巩膜外眦部横径　g. 上眼睑最高点　h. 内、外眦角连线和水平线的夹角

四、什么样的眼形为美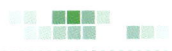

眼睛的美学分析，首要是面部整体和局部的美学统一性，眼睛和面部五官的比例及协调度是眼部审美的基本要求。就眼睛的美学类型而言，大多数人会认为大而明亮的眼睛是美的，眉眼弯弯的眼睛是美的，清澈灵动的眼睛是美的。从具体分类上讲，细长眼形是比较符合东方人种审美观的，而宽圆眼形更是大众心中的标准眼形。当然，眼睛的美学评判不能完全刻板、数字化地严格区分和界定，因为主观审美也占有极为重要的地位。所以，什么样的眼形才是美的？首先，应符合面部五官的美学协调性和统一性；其次，应符合大众认可的一般审美标准；最后，要满足个性化的审美情趣，并尊重主观差异性。

第二节　东、西方人眼形的解剖及形态特点

由于种族不同，东方人和西方白种人在眼睑解剖学上有各自的特点。因此，两者在眼形和眼睑的形态学上也存在着明显的差异。

一、东、西方人眼睑的形态和解剖学特点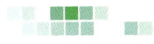

从骨组织解剖来看，西方白种人的眼眶较东方人更深、更宽大，东方人眼睑的外眦角比内眦角位置高 5°～9°。

从软组织解剖来看，东、西方人眼形的差异主要是由眶隔和上睑提肌腱膜之间的联系所决定的。西方白种人的眶隔与上睑提肌腱膜融合部位在睑板上缘的上方，限制了眶脂肪向下、向前脱垂，而且上睑提肌的大股纤维穿过眼轮匝肌与睑板前皮肤发生联系，因此西方白种人的上睑薄，且重睑深而高（图 2-3）。东方人由于眶隔和上睑提肌腱膜融合部位在睑板上缘下方，有的甚至接近睑缘处，因此眶隔向睑板前延伸，眶内脂肪向下、向前突出；同时东方人的眼眉脂肪垫比西方白种人厚，且充斥整个眼睑区域，阻止了上睑提肌的部分肌纤维与睑板前皮肤发生联系，这样就决定了东方人上睑多呈饱满而无重睑皱襞（图 2-4）。此外，在睑板、眶隔脂肪和内眦赘皮等其他方面也有着很多的不同（表 2-1）。

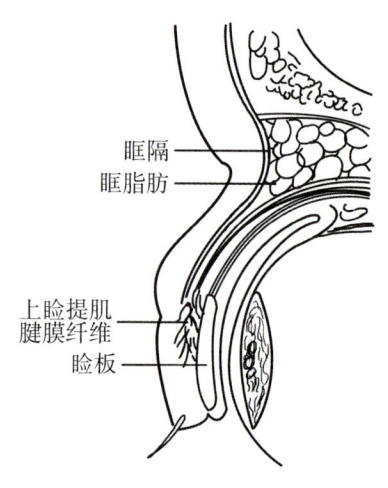

图 2-3 西方白种人上睑解剖示意图

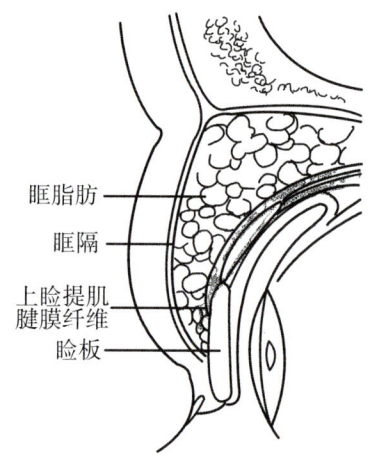

图 2-4 东方人上睑解剖示意图

表 2-1 东、西方人眼睑解剖的不同

	东方人	西方白种人
睑板	宽7~9mm、长27~30mm	宽10~12mm、长30~34mm
上睑提肌附着点	睑板上缘，很少延伸至睑板前方皮肤中	睑板上缘，大股纤维附着于睑板前方皮肤中
上睑脂肪	丰富，眶隔松弛，脂肪突出	少，眶隔紧密
内眦赘皮	50%人群有	缺少
睑裂斜向	上翘型多	水平型多
眉弓、鼻梁	低平	高耸

二、东、西方人眼部形态的差别

东、西方人眼部形态不同。典型的东方女性多是柳叶眉，眼形为外眦角高于内眦角的丹凤眼或杏仁眼，眼睑皮肤平整、稍厚、无松弛，单眼皮居多；而西方人眼部形态特点是眼睛大，睑裂宽广，上睑皮肤薄，双重睑甚至多重睑明显，眼部表情丰富（表2-2）。

表 2-2 东、西方人眼部形态的不同

	东方人	西方白种人
重睑皱襞	50%人群无	宽而深
上睑厚度	臃肿	薄，上眶区凹陷
睫毛位置	平直向下	上翘
上睑缘与眉弓的距离	较远	较近
内眦间距	较大	较小

眼部美学是一个广泛而开放的研究课题，因为不同的人种和民族具有不同的眼部形态和特征；而不同的文化和风俗，又产生了不同的审美标准和观念。哪种眼形为美，没有固定而明确的答案，但美丽的眼形仍该具有最基本的特征：双眼外形结构完美，生理功能正常，与面部其他器官相互映衬、和谐搭配。随着时代的变迁和流行文化的影响，人们的审美标准也在随之改变。目前国人

的眼部审美观念已有明显改变,从以传统的丹凤眼为美转变为以大而明亮的眼睛、富有神韵的双眼皮及眉毛与眼形的协调为美。

（高富雷　张余光）

参考文献

［1］王炜.整形外科学［M］.杭州:浙江科学技术出版社,1999:984-987.
［2］李江,艾玉峰.150名青年女性眉眼的测量学研究［J］.中国美容医学,1994,3(4):197-198,235.
［3］范松清,王年生.眼部的测量研究［J］.解剖学杂志,1993,16(6):542-545.
［4］张威,朱昌.国人眼形的美学分类与美容［J］.实用美容整形外科,1996,7(1):52-54.
［5］范先群.眼整形外科学［M］.北京:北京科学技术出版社,2009:239-241.

第三章 眼部应用解剖

第一节 眼眶

眼眶(orbit)是容纳眼球等组织的骨质腔,位于颜面鼻根部颅中间垂直线的两侧;左右对称,状如四棱锥体。尖端向后与颅内相通,眶口向前逐渐扩大,平均高度为24.9~36.7mm,宽度为38.5~39.8mm。两眶轴线交于后方,其夹角约为45°。两眶内侧壁近于平行,两眶外侧壁向外扩展约呈90°夹角,这是构成双眼在颜面部对称美的解剖学基础(图3-1)。

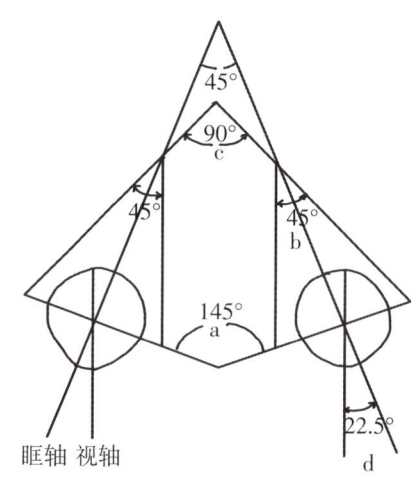

图3-1 眶壁所形成的角
a. 眶角 b. 眶内、外壁夹角 c. 两眶外壁夹角 d. 眶轴与视轴夹角

一、眼眶的骨壁

眼眶由上颌骨、腭骨、额骨、蝶骨、颧骨、筛骨和泪骨构成上、内、下、外四个壁,其上壁又叫眶顶,下壁也叫眶底(图3-2)。

(一) 眶上壁

眶上壁(superior orbital wall)也称眶顶,大致呈三角形,由额骨眶板和蝶骨小翼形成。眶上边缘钝圆,内1/3处有一眶上切迹,眶上神经、眶上血管由此通过。眶内上角距眶缘约4mm处,其圆形小凹陷为上斜肌软骨性滑车附着处。眶上外额骨颧突的后方有一平滑而宽大的凹陷,为泪腺窝,是容纳泪腺之处,并含有部分眶脂肪。眶上壁后部尖端处有一卵圆形孔,即视神经孔,视神经由此进

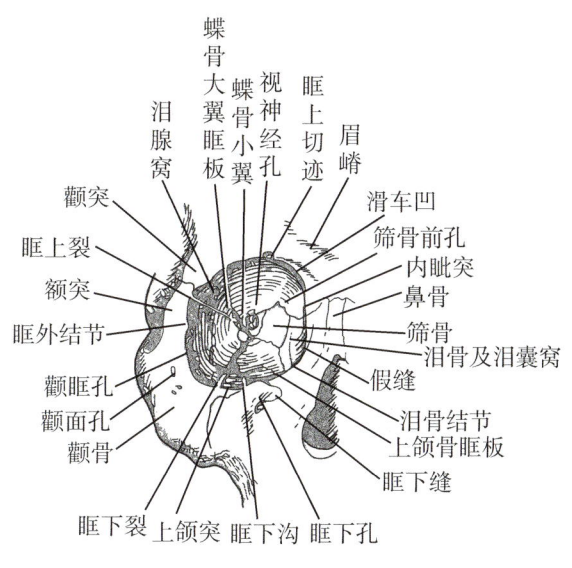

图 3-2 眼眶正面观

入颅中窝。在视神经孔周围，有一涡斗形肌腱环，是眼外肌的起始点。大部分眶上壁薄而脆弱，故在外伤时易发生骨折；老年人此部位常见部分骨质吸收，而使大脑额叶硬脑膜与眶骨膜直接接触，如通过上睑向眶内穿刺，易误穿入脑膜损伤脑组织。

（二）眶内壁

眶内壁（medial orbital wall）大体呈长方形，其壁平坦或稍突向眶腔，与正中面平行。该壁由上颌骨额突、泪骨、筛骨纸板及蝶骨体构成。壁前方由额突与泪骨形成卵圆形泪囊窝，泪囊位于其中。泪囊窝上半部与前筛窦为邻，下半部与中鼻道相接。在泪囊窝后方，为眼轮匝肌泪囊部，是眶隔及内直肌韧带附着处。壁中部为筛骨纸板，其薄如纸，仅 0.2~0.4mm 厚，所以筛骨内的感染易波及眶内，引起眶蜂窝组织炎。壁后下方与蝶窦为邻，蝶窦的炎症常累及视神经引起发炎，从而引起视力突然减退或丧失。

（三）眶下壁

眶下壁（inferior orbital wall）亦称眶底，大体呈三角形，近似眶上壁，由内向外稍向下倾斜。大部分由上颌骨的眶面形成，外侧前部由颧骨的眶面构成，后方由腭骨的眶突形成一个小的三角区。眶下壁最短，长约 47.6mm。眶下缘由上颌骨与颧骨组成，各占其一半。眶下壁有眶下沟经过，此沟由眶下裂的下内侧向前直进，前半部变成管状，在眶下缘的下方 4mm 处开口于眶下孔，眶下神经与眶下动脉通过此孔。眶下壁鼻泪管开口处外侧有一微小凹陷且粗糙骨面，是下斜肌的起点处，手术时如损伤此处，可导致复视。

（四）眶外壁

眶外壁（lateral orbital wall）呈三角形，底向前方，与正中矢状面呈 45°角。其前 1/3 由颧骨的眶面形成，后 2/3 由蝶骨大翼构成。眶外壁最为坚实，尤其是眶缘部，以此对眼球起保护性作用。壁的最后部分与颅中窝相隔，此处最薄弱，厚度仅有 1mm。眶外缘内侧面、额颧缝下 11mm 处，颧骨眶面上有一隆起结节，为眶外结节，外直肌节制韧带、眼球悬韧带、睑外侧韧带及上睑提肌腱膜均附着在此结节上。这一解剖标志对眼眶部整形美容术有着重要的临床意义。

二、眼眶的裂、孔、窝

(一) 眶上裂

眶上裂(superior orbital fissure)位于眶上壁与眶外壁之间，实为蝶骨大、小翼之间的裂隙，长约22mm，为眼眶与颅中窝之间最大的交通道。第3、4、6脑神经和第5脑神经第1支(眼神经)、眼静脉、脑膜中动脉的眶支通过此裂；由海绵窦来的交感神经及进入睫状神经之前的交感根与感觉根亦通过此裂。因此，当眶上裂受到损伤时，可出现特有的眶上裂综合征，如眼球固定、瞳孔散大及眼球突出等。

(二) 眶下裂

眶下裂(inferior orbital fissure)位于眶外壁与眶下壁之间，其后端开口于卵圆孔内，向前沉没于眶下壁的骨质中，形成管状，开口于眶下孔。经过此裂的有第5脑神经的上颌支、颧神经、蝶腭神经节的分支、眶下动脉及眶下静脉分支。

(三) 视神经孔

视神经孔(optic foramen)由蝶骨小翼两侧根部相连而成，长4～9mm，宽4～6mm。眶内开口呈卵圆形，垂直径大于水平径，颅内开口则上下扁平，中部呈圆形。管内有视神经及眼动脉通过。

(四) 筛骨前孔

由额骨及筛骨形成的前筛骨管的眶内开口即筛骨前孔(anterior ethmoidal foramen)，颅内开口于颅前窝。前筛骨管的后缘境界不清，与筛骨纸板上一沟相连接，其位置在眶上壁与眶内侧壁之间，筛骨纸板之上缘前部，距眶缘约2cm。管内有鼻睫状神经及鼻动脉通过。鼻睫状神经离眶之前发出分支——滑车下神经，支配眼内眦角周围皮肤、结膜、泪囊、泪小管与泪阜。因此，行内眦部整形术及泪囊鼻腔吻合术时，必须麻醉此神经。

(五) 筛骨后孔

后筛骨管的眶内开口即筛骨后孔(posterior ethmoidal foramen)，颅内开口于颅前窝。后筛骨管由颧骨与筛骨形成，位于筛骨纸板上缘后部，管内有筛后动脉通过。

(六) 滑车窝

滑车窝(trochlear fossa)为一骨性小凹陷，位于眶上壁与眶内侧壁的交界处，接近内角突，距眶缘约4mm。连接滑车软骨至滑车窝的韧带可发生骨化，甚至滑车环也可全部骨化，这时滑车处可有一小棘，上斜肌肌腱即附着于此。医师应熟悉这一标志，在行眼眶整形或眶内肿物摘除术时，切勿损伤此标志，以免造成永久性复视。

(七) 泪腺窝

泪腺窝(fossa of lacrimal gland)位于眶上壁外侧与眶外侧壁交界处，在颧骨颧突的后方，为一平滑而宽大的凹陷，当泪腺悬韧带特别发达时，其表面可粗糙不平。泪腺窝内不仅容纳泪腺，也含有部分眶脂肪。眶脂肪主要位于泪腺窝后部。泪腺窝的下界为眶顶与眶外侧壁的连接部，相当于颧额缝的脊。当眼球向内下方突出时，应考虑泪腺处的异常。

(八) 泪囊窝

泪囊窝(fossa of lacrimal sac)位于眶内侧壁的前部，由上颌骨的额突及泪骨构成。此窝呈卵圆形，大小不等，成人平均高度约为13mm，宽为7～9mm。泪囊位于此窝中。泪囊窝上界不明显，下方接鼻泪管，境界比较清楚。泪囊窝的深度约为5mm，向上逐渐变浅。泪囊窝的上半部与前筛突为邻，下半部与中鼻道为邻。泪囊窝的骨壁组成变异甚多，行泪囊鼻腔吻合术时应注意其变化。

三、眶缘及附近的重要解剖标志

(一)眶缘

1 眶上缘(superior orbital limbus) 眶上壁(眶顶)的最前方为眶上缘,全部由额骨形成。由内至外可分为内侧角突、额弓及额骨的颧突三部分。由于其边缘钝圆、突出接近眼球前极的垂直面,故对眼球起着保护作用。眶上缘内 1/3 与外 2/3 交界处有眶上切迹,眶上壁外前方、眶缘之后有一较大的凹陷为泪腺窝。

2 眶内缘(medial orbital limbus) 眶内侧壁以鼻腔和鼻骨为邻,不像其他的眶壁有明确的眶缘。可以认为,从上至下眶内缘由额骨的内侧角突和上颌骨额突的泪前嵴组成,上部钝圆移行于鼻。上颌骨的额突与泪骨形成了泪囊窝,泪前嵴与眶下缘连接处的微小隆起称为泪结节,亦称为眶结节,是眶隔和内眦韧带附着处,眼部整形美容术时应注意此标志。

3 眶下缘(inferior orbital limbus) 眶下缘由上颌骨和颧骨组成,稍高于眶底,分别占其内、外侧的一半。颧颌缝在眶下缘中央,常呈一结节。有时颧骨缘可达泪前嵴,构成全部眶下缘,偶尔上颌骨可形成眶下缘的绝大部分。眶下缘亦比较坚厚,与眶上缘一样均较突出,对眼球起着保护作用。在眶下缘中部,颧额缝向下 4mm,为眶下管的开口处,称眶下孔。

4 眶外缘(lateral orbital limbus) 由额骨颧突和颧骨组成,颧骨的眶面形成了特别坚厚的眶外缘,眶外缘上方是特别隆突的额骨颧突,与眶上缘共同起着保护眼球的作用。由于眶外缘位于眼球赤道部平面之后,从而颞侧视野得以扩大,但也容易遭受外来暴力,造成对眼球的损伤。

(二)眶缘附近的重要解剖标志

1 眉嵴 由额骨形成的眶上缘前上方的隆起即眉嵴。两侧的眉嵴会合于中线的眉间,两眉间为鼻根上方的隆起,两侧眉嵴对称,从而形成了双眼眉毛分布的对称美。男性眉嵴和眉间大于女性。

2 额结节 额结节是额骨垂直部位的圆形隆起,是颅面部容貌美不可分割的一部分,在眶上缘上方约 5cm 处。女性额结节显著,婴儿更突出,两侧额结节对称。

3 眶上切迹(孔) 眶上缘内 1/3 与外 2/3 交界处有一骨性凹陷性切迹,即眶上切迹。切迹处有骨膜性韧带呈桥状跨过,约有 25% 的人此韧带骨化,切迹骨化,甚或形成一长 5~15mm 的骨管,眶上神经及眶上血管由此通过。眶上神经支配额部、上睑及结膜,进行包括额肌在内的上睑整形美容术时,应在此处阻滞麻醉眶上神经。

4 眶下孔 在眶下缘颧颌缝下 4mm 处,眶下管的开口即眶下孔,常呈卵圆形朝向前下方,其上缘锐利呈半月形,下缘不清,偶尔可形成多个眶下孔。眶下神经和眶下血管通过此孔,支配下睑、鼻外与上唇及其相应区的皮肤。在该范围内的整形美容术应阻滞麻醉此神经。

5 泪前嵴 由上颌骨的额突形成,为泪囊窝的前界,一般很容易触摸到。上部界限不清楚,下部则很明显。与眶下缘相延续处常微隆起呈结节状,即泪结节。行泪囊鼻腔吻合术时应牢记这种解剖关系与标志。

6 眶外侧结节 在眶外缘中部稍后的内侧面、额颧缝下方 11mm 处,颧骨眶面上有一骨性小隆起,称眶外侧结节,即 Whitnall 氏眶外侧结节。在此结节上附着有外直肌的节制韧带、眼球悬韧带、睑外侧韧带及上睑提肌腱膜。因此,进行眼部整形美容术,特别是上睑下垂矫正术时,不能忽视此标志。

7 鼻骨 鼻骨在两侧眶内缘中间的前方,嵌顿在上颌骨的额突上,其下方是鼻软骨。有的鼻骨特别隆起,可形成高鼻梁。先天性梅毒患者可形成塌鼻。鼻骨在颜面部容貌美中起着重要作用,对特别低下鼻梁可行隆鼻术。

四、眶内容物

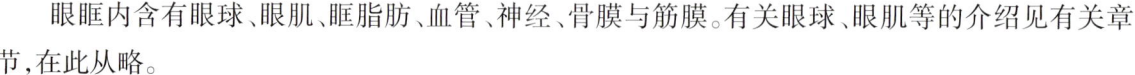

眼眶内含有眼球、眼肌、眶脂肪、血管、神经、骨膜与筋膜。有关眼球、眼肌等的介绍见有关章节,在此从略。

(一) 眶骨膜

眶骨膜为一层致密而有韧性的筋膜组织,覆盖在整个眶腔内骨壁的表面上,与骨壁之间联系疏松。实际上,在骨壁与骨膜之间存在着一个潜在的腔隙,腔隙内的积血、脓液和肿物很容易将骨壁与骨膜分开。但是,在眶缘、骨缝、眼眶各裂孔、泪囊窝、泪腺窝和滑车凹处,骨膜与骨面之间附着牢固,不易分离。上述特点在眶内容物剜出时能清楚地体现出来。

眶骨膜在眶上裂、视神经孔、前后筛骨管与硬脑膜相延续。在视神经管内眶骨膜分为两层,外层衬在眶壁上,内层包绕视神经,向后与硬脑膜相延续,向前与巩膜相融合。在视神经管眶内开口附近,眶骨膜呈环状增厚,是眼外肌的起点及附着处,称为总腱环。在环的上、下两方特别增厚扩大,形成上、下两腱。上腱称Lockwood氏腱,起于蝶骨体,是上直肌及部分内、外直肌起源处;下腱称泰氏腱,附着于蝶骨小翼上,为下直肌及部分内、外直肌起源处。在眶上裂处,眶骨膜形成一个增厚的膜组织,覆盖着眶上裂,但留有神经、血管穿过的通道。

在泪后嵴的眶骨膜分为两层,一层衬于泪囊窝的骨壁上,另一层覆盖在泪囊表面。泪囊窝骨壁上的眶骨膜向下与鼻泪管处的骨膜相延续。在眶缘处的眶骨膜增厚形成一嵴状,称缘弓,成为眶缘与眶隔的分界线。眶骨膜可发生骨化,尤其是覆盖在泪后嵴及眶下管处的骨膜容易发生骨化。眶骨膜的血液供应来自眶的各动脉,其神经支配一说来自蝶腭神经节的交感神经支,一说受睫状长神经支配。

(二) 眶筋膜

眶筋膜包括眼球筋膜、眼肌鞘膜及其延伸等部分。

1 眼球筋膜 眼球筋膜又称 Tenon 氏筋膜囊。眼球筋膜囊是一层很薄的纤维组织膜(图3-3),前方起自角膜缘,后方止于视神经周围,将眼球大部分包绕着。

角膜缘部的眼球筋膜菲薄,在角膜缘后1~2mm处与巩膜组织紧密融合,在其他处则以疏松的结缔组织与眼球、眼肌和结膜相联系。眼球筋膜在下方增厚,形成眼球吊床,被称为Lockwood氏韧带,对眼球起着固定和支托的作用。

眼球筋膜囊在后方被视神经及其四周的神经和血管穿过。在赤道部稍后被涡状静脉贯穿。前方又被6条眼外肌穿过,并返折向后形成包绕眼肌的鞘膜,像手套的指套一样套着眼外肌。在行斜视手术时,如要暴露眼肌,则必须剪开此处的筋膜。

眼球筋膜内面与巩膜表面接触,两者之间有一潜在的腔隙称球筋膜下腔或巩膜上腔,进入眼内的神经、血管均通过此间隙。手术时麻药注入此间隙内可达到较好的止疼效果。

眼球筋膜在赤道前部逐渐进入结膜下结缔组织中,以疏松结缔组织与结膜相联系。

2 眼球悬韧带 眼球筋膜囊的下方部分增厚,在眼球下方形成吊床样韧带,即为眼球悬韧带,又被称为Lockwood氏韧带(图3-4)。下直肌与下斜肌交叉重叠处肌鞘的一部分相互融合增厚,共同参与了韧带的形成。眼球悬韧带向两侧延伸扩展,与内外直肌肌鞘相延续,水平向附着于眼眶外壁的颧骨眶结节和眼眶内壁的泪骨附近,具有支托和固定眼球位置的作用。即使眼眶下壁骨折塌陷,眼球悬韧带也能维持眼球处于正常位置,使其不沉落下陷。

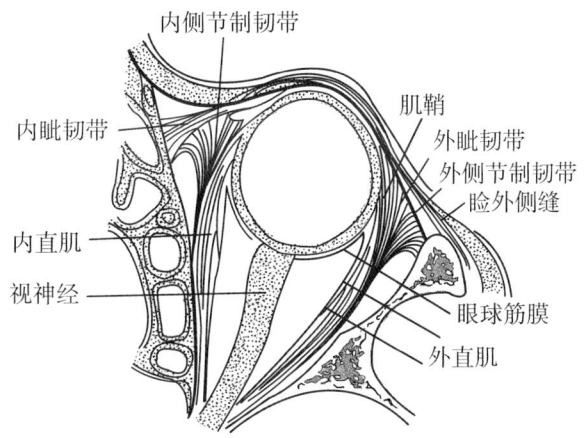

图 3-3 眼球筋膜和节制韧带

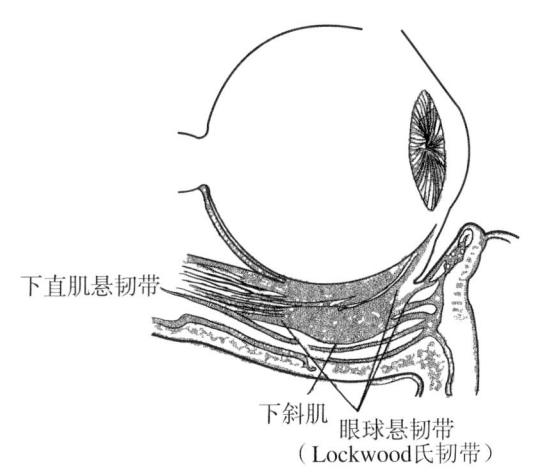

图 3-4 眼球悬韧带

3 眼外肌肌鞘与节制韧带

（1）眼外肌肌鞘：又称眼外肌筋膜，是指包围眼外肌的筋膜，并与眼球筋膜相融合。眼外肌穿过眼球筋膜囊（Tenon 氏囊）进入球结膜下腔向前附着于巩膜上。在眼外肌穿过眼球筋膜囊处，该囊筋膜又返折向后，像指套样包绕眼外肌向后伸展直到肌肉起点处，这部分筋膜称为眼外肌肌鞘。

（2）节制韧带（check ligaments）：又称翼状韧带。它是眼外肌肌鞘向前、向外延伸的部分，一端与肌鞘连接，另一端延伸向周围眶骨膜、穹隆部及内、外眦部韧带扩展而形成节制韧带，因肌肉不同而有所差异。

内直肌鞘膜系带向内附着于泪骨上；外直肌鞘膜发出的韧带向外扩展延伸附着于颧骨眶外侧结节。对眼球运动在一定程度上起到限制作用，故又称为内、外侧节制韧带。内、外直肌的鞘膜韧带明显而宽大，发育良好，而内直肌的鞘膜较外直肌的更加强韧。

上直肌没有内、外直肌那样的节制韧带，但上直肌鞘与上睑提肌肌鞘紧密相连，并有纤维延伸到结膜上穹隆，使两肌在生理上有协同作用，当上直肌收缩、眼球上转时，上眼睑也随之上举。

下直肌肌鞘与下斜肌肌鞘以及 Lockwood 氏韧带融合在一起，支托眼球下方。下直肌肌鞘扩展部在下直肌和下斜肌之间向前，入结膜下穹隆和下睑结膜深层，与结膜之间有下睑平滑肌相隔，最后附着于睑板和眼轮匝肌之间。故下直肌能借此作用到下睑，在下直肌收缩、眼球下转时，也使下睑向下移位，同时具有将移动性的穹隆部结膜支撑在正常位置的作用。

上斜肌鞘膜的系带向上与滑车联系，在靠近滑车处上斜肌腱与 Whitnall 氏韧带有共同的筋膜联系。

下斜肌的节制韧带起自距该肌起始处8～10mm处的肌前缘,斜向前颞下方,是一较宽的筋膜纤维网,而不是一个非常明确的韧带,附着于眶下壁的外侧。

4. 眶筋膜的生理功能和临床意义

(1) 眼球筋膜囊将眼球包绕,形似一个关节囊,眼球在囊内可向各方向自由转动。但由于筋膜囊在前面与眼球和眼肌相附着,并有纤维组织联系于巩膜上,因此眼球在囊内只可做轻微转动,而当眼球在较大范围内转动时,眼球和筋膜囊则一起在眶脂肪中运动。此外,筋膜囊把眼球与眼眶隔开,对防止出血、感染在眼球与球后眼眶之间的互相蔓延起到屏障作用。

(2) 眼球筋膜囊、Lockwood氏韧带和节制韧带共同具有支托和固定眼球位置的作用,在眼肌收缩时起对抗作用,使眼球不致后退内陷。

(3) 遏制眼外肌的过度收缩和松弛,制止眼球过度转动偏斜,使眼球运动平稳而有节制。

(4) 临床上做眼外肌手术时,必须先切开结膜,再切开眼球筋膜囊,才能暴露出肌腱。行眼外肌后退减弱肌力手术时,必须把节制韧带充分分离剪断,才能获得较好的手术效果。节制韧带发育异常为隐斜的常见原因。

(三) 眶脂肪

眶脂肪填充在其他组织没填充的所有眶腔间隙中。从眶中央的视神经周围到周边眶壁,从后端的眶尖到前方的眶隔后方都有眶脂肪分布。有时眶脂肪还将眶隔向前推或疝出而使眼睑呈现出丰满、臃肿的外观。眶脂肪对眶内组织有保护作用。

脂肪由囊膜围成大小不同的脂肪叶,从囊膜发出中隔向内作为脂肪小叶的分界。叶间隔是软而有血管的组织,又易含水而膨胀,炎症或出血可沿中隔扩散。眶脂肪又可分为中央部眶脂肪和周边部眶脂肪。

1. 中央部眶脂肪 环绕于视神经周围,位于肌锥之内,是疏松的组织。当眼球转动时,使视神经及其周围的血管、神经等易于活动。

2. 周边部眶脂肪 位于眶骨膜和四条直肌之间,前方达眶隔部,被一层透明的薄膜包绕,膜又发出细纤维延续到眶骨膜。周边部眶脂肪因位于四条眼外肌之外的间隔区,故形成四叶,每一叶的后部延续着眶脂肪的中央部,前部的深面与肌间膜和眼球筋膜囊接触,前部的浅层脂肪包裹着部分眼外肌,四周与眶骨膜延续,前方与眶隔膜延续。

眼球四周有眼外肌,从眼外肌筋膜向眶缘稍后的眶壁发出扩展部。眼球和眶缘之间被这些扩展部组织和上、下斜肌分隔成5个孔隙,通过这些孔隙,眶脂肪向前与眶隔膜接触(图3-5)。这些间

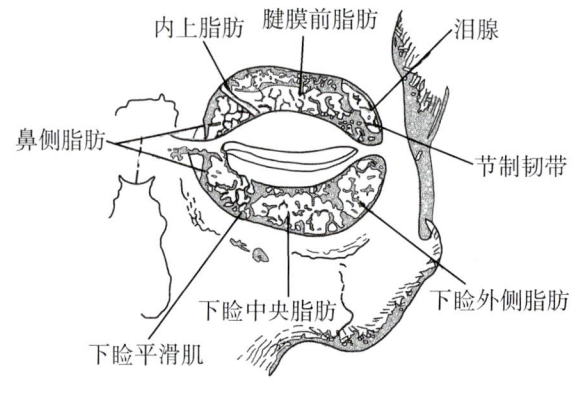

图3-5 眶隔去除显示眶脂肪

隙分别为：

（1）在上睑的两处。

1）上孔间隙：位于眶顶和上睑提肌之间，内上脂肪可通过此孔隙而形成眶隔后脂肪团。

2）内上孔隙：为垂直卵圆形，位于上斜肌返折腱和内直肌节制韧带之间。内上脂肪可通过此孔隙脱出。在老年人的上睑内眦上方往往可见睑局部向前隆起突出，状如花生米，就是此原因所致。

（2）在下睑的三处。

1）内下孔隙：也呈卵圆形，位于内直肌节制韧带、下斜肌起端及泪囊三者之间。

2）下孔间隙：略呈三角形，位于下斜肌及其弓状扩展部与眶底之间。

3）外下孔隙：较小，位于外直肌节制韧带和下斜肌弓状扩展部之间。

由于上述局部解剖特点，眶腔与眼睑深部之间既分隔又相互沟通，而眶隔膜则是将两者隔开的重要屏障组织。在上睑，眶隔膜主要与眶脂肪接触。泪腺、上睑提肌、上斜肌等组织与眶隔之间也有眶脂肪。

在上睑与上斜肌滑车和睑内侧韧带之间（相当于内上孔隙及其附近）及眶顶和上睑提肌之间，倘若因生理性原因或因眶隔病理性萎缩、变薄，眶隔后脂肪可向睑部突出隆起或疝出，从而形成眼睑丰满、臃肿的外观（肿眼泡）；或由于睑皮肤、肌肉、眶隔松弛、眶脂肪增加等诸多原因使眼睑形成袋状臃肿、突起、下垂，临床上称之为睑脂肪袋（眼袋），在中老年人眼睑部尤其常见。

临床上在行超力型（肿眼泡）美容重睑术、眼袋矫正术等手术时，应特别注意眼睑的上述解剖特点，妥善做好眶脂肪等的处理，否则术后难以达到满意的效果。

五、眼眶与副鼻窦的关系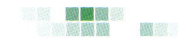

眼眶的内侧壁、上下壁和眶后与副鼻窦毗邻，相互关系密切（图 3-6）。副鼻窦的疾患往往侵入眶内，造成眶内炎症或眼球突出。

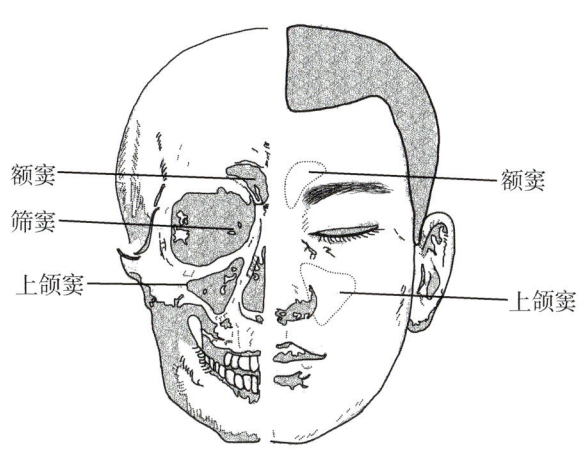

图 3-6　眼眶与副鼻窦的关系

（一）额窦

额窦在眼眶的前上方颧骨前部的两板之间，其大小差异极大。额窦被中隔分成左、右两个窦腔，中隔常偏向一边，使两窦腔大小不一。窦的周边部也有小的隔板，形成小房。有时额窦可向外扩展至颧突；当中隔明显偏向一侧时，窦腔可以呈一个裂隙状。额窦后壁薄而无板障，为颅前窝的前壁，将窦腔与额叶、脑膜分开，有血管穿过此壁进入硬脑膜下腔，故额窦炎可侵入颅内。额窦前壁即颧骨外板含有板障,骨髓炎蔓延时,前壁较后壁易受波及。额窦的底与眶相隔,额窦的炎症或肿瘤可从上方波及眼眶。额窦经过漏斗(或鼻额管)开口于中鼻道,邻近前筛窦和上颌窦的开口,因此一窦感染易波及他窦。

(二) 筛窦

筛窦位于两眼眶内侧壁之间,系多房性腔隙。筛窦内可分为前、中、后三组筛房,彼此之间不相交通。前筛房有1~3个,由额骨、泪骨与上颌骨形成,并与泪囊窝为邻,开口于中鼻道。中筛房有4~8个,由筛骨形成,以纸板与眶隔开,向上开口于中鼻道,向下开口于筛骨泡。后筛房有3个,位于筛骨、蝶骨及腭骨内,向内与视神经管的内界为邻,多开口于上鼻道内,也可与蝶窦、上颌窦交通。由于筛骨纸板薄如纸,所以筛窦炎常引起眶蜂窝组织炎。

(三) 上颌窦

上颌窦位于眼眶下方,系上颌骨内一个锥形空腔。锥底为鼻外侧壁的一部分;尖端在颧骨下方,有一小孔开口于中鼻道。上颌窦的前壁向外下方倾斜,翻转上唇即可看到。后壁朝向颞下窝。下壁由牙槽突形成,位置在鼻下方约12.5mm处。窦的上壁由上颌骨的眶面形成,骨壁仅有0.5~1mm厚,其中含有眶下神经与血管走行的眶下沟或眶下管。由于这种解剖关系,上颌窦内的肿瘤易侵入眶内。

(四) 蝶窦

蝶窦位于眼眶后部,系蝶骨体内的一对骨小腔,常有一中隔将其分开。蝶窦开口于上鼻道最高处,其下方为后鼻孔,前方开口于筛窦,外侧为海绵窦。蝶窦上方为脑垂体与视神经,与视神经管之间的骨壁极薄,仅0.5mm,有时甚或缺如,故蝶窦内的炎症常累及视神经,可致球后视神经炎,使视力突然下降或丧失。

第二节 眼睑的应用解剖

眼睑(eyelid,palpebra)是覆盖在眼球前部的能灵活运动的帘状保护组织,分为上、下两部分。中医学称其为上、下胞睑,俗称眼皮。眼睑是眼球前方的皮肤皱褶,有保护眼球、防止异物和强光损伤眼球及避免角膜干燥的作用,眼睑有缺损或外翻畸形时,必须尽早矫治。眼睑分上、下两部分,上睑较下睑大而宽。上、下睑缘间的空隙称为睑裂。成年人的睑裂长27~30mm,宽度在平视时为8~10mm,尽力睁眼时可达12~14mm。上睑最高处在中、内1/3交界处,下睑最低点在中、外1/3交界处。正常人在自然睁眼原位注视时,上睑缘位于瞳孔上缘与角膜上缘之间的中点水平,即上睑缘覆盖10~2点钟处、角膜上缘1.5~2mm。

一、眼睑的功能

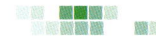

1. 是眼球前面的防护屏障,保护眼球免受外伤。
2. 能协助瞳孔调节进入眼内的光线,防止强光刺激损伤。
3. 睡眠时眼睑闭合,阻断光线进入眼内,以保证充分休息。
4. 眼睑的瞬目作用既能湿润角膜使其免于干燥,又能不断清除结膜囊内的灰尘及细菌,同时还具有促进泪液排流的作用。
5. 眼睑的形态与容貌美、情感的表达有密切关系。

二、眼睑的外形标志

眼睑的外形标志有沟纹、皱襞、眦角、睑裂、睑缘、睫毛等(图3-7)。

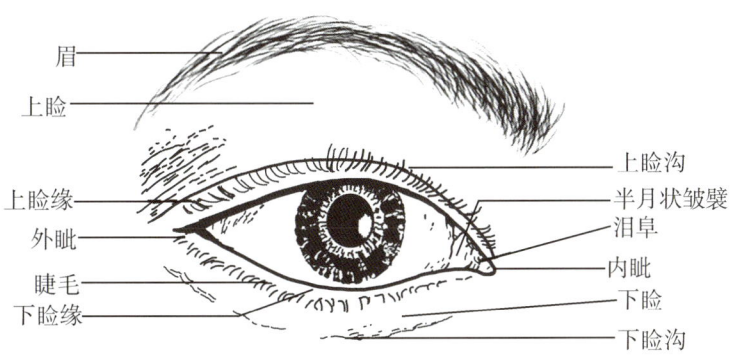

图 3-7 眼的外部标志

(一)眼睑的沟纹、皱襞

上睑较宽大,其上界为眉毛下缘,与眶上缘大致相符。下方形成上睑缘,内侧与鼻根部相续并与下睑会合形成内眦部,外侧与颞部相续与下睑会合形成外眦部。

下睑下界移行于面颊部,无明显的分界,与眶下缘大体一致。上方形成下睑缘,内、外侧分别与上睑会合形成内、外眦部。

上睑由于有特殊的上睑提肌,所以它的活动幅度较下睑大得多。当睁眼平视时,上睑缘位于角膜上缘下2mm左右处,而下睑缘恰在角膜下缘水平。闭眼时上睑几乎遮盖全部睑裂暴露部分,而下睑只是稍稍向上。

从应用解剖角度分类,眼睑可以分为前、后两叶。前叶由皮肤、皮下组织和肌层构成,后叶为睑板和结膜。两叶间为肌下疏松组织,手术时沿此层剥离,很容易将两叶劈开。按组织结构分类,眼睑可分为皮肤、肌层、纤维层和睑结膜。

1 皮肤、皮下组织 眼睑皮肤是全身最薄、最柔软的皮肤,尤其是上睑,仅约0.3mm厚,表皮角化少,真皮为富有弹性的结缔组织,乳头小。真皮内有汗腺、皮脂腺、神经、血管和淋巴管等。皮下组织薄而疏松,无或有少量脂肪。因而外伤或手术后,眼睑容易出现水肿和淤血。眼睑处于人体外露部位,所以皮肤的皱褶老化也最容易在眼睑部位显露。

眼睑皮下组织层疏松且缺乏脂肪组织,借纤维组织束和下方的肌肉层相连,此层由疏松的蜂窝结缔组织构成,故可使眼睑皮肤在肌肉表面上自由滑动。由于疏松,故易形成水肿、气肿、血肿,有些疾病,如心脏、肾脏疾病皮下水肿时,往往在眼睑上首先表现出来。

2 肌肉 眼睑肌肉主要为眼轮匝肌、上睑提肌和Müller氏肌。眼轮匝肌为骨骼肌,环睑裂平行排列,受面神经支配。此肌起于内眦韧带,呈椭圆形在上、下睑围绕睑裂,再会合于外眦韧带的前方。肌肉收缩使眼睑闭合,如面神经额支和颧支损伤或麻痹,眼睑不能闭合,容易发生暴露性角膜炎。在眼睑上作切口,也应以与眼轮匝肌走行方向一致为宜。如垂直切割,创缘裂开较宽,术后瘢痕明显。

眼轮匝肌可分为眶、眶隔前和睑板前三部分。眶部眼轮匝肌位于眶缘表面,主司睑裂紧闭。睑板前部眼轮匝肌在内段分深、浅两头,浅头与睑板联合组成内眦韧带,止于前泪嵴;深头在泪囊后方,止于后泪嵴,称为睑板张肌(即Horner肌),它使眼睑与眼球密贴并维持眶鼻沟的深度。

上睑提肌主司提上睑作用,受动眼神经支配,起于眶尖肌肉总腱环的上方,沿眼眶上壁与上直肌之间向前呈扇形伸展,末端呈宽阔的纤维腱膜止于睑板前方及上缘,部分纤维穿过眼眶隔膜,与眼轮匝肌同止于上睑皮肤中。

上睑提肌收缩,睑板前方眼睑皮肤随之上提,形成上睑皱襞,俗称双眼皮。由于种族解剖结构上的差异,西方人几乎 100%存在上睑皱襞,而东方人的出现率较低。上睑提肌麻痹可导致上睑下垂。上睑下垂的患者是无上睑皱襞的。

Müller 氏肌呈扁带状,宽约 15mm,长约 12mm,起自上睑板上缘上方约 12mm 处的上睑提肌深部肌纤维之间,止于上睑板的上缘。下 Müller 氏肌也称下睑板肌,肌肉较小,起自下直肌鞘,向上延伸止于球结膜和下睑板。Müller 氏肌受颈交感神经支配,收缩时可使睑裂开大。它还有协助提上睑的作用,即使是严重的上睑下垂病例,Müller 氏肌往往还能起一定作用。当此肌兴奋时,可增宽睑裂 3mm 左右,所以对于老年性上睑下垂和 Horner 综合征(又称交感性上睑下垂)者,即上睑提肌肌力在 8mm 以上且下垂量在 1.5～2mm 的病例,可以作睑板-结膜-Müller 氏肌切除术(Fasenella-Servat 手术)或 Müller 氏肌结膜切除术。Putterman 通过组织学检查认为此手术是通过缩短 Müller 氏肌而获得效果的。

肌下疏松组织为帽状腱膜下疏松组织的延续,其中有睑板缘血管弓和感觉神经走行。

3 纤维层 眼睑纤维层由眶隔和睑板组成。眶隔是致密结缔组织,下端连睑板,上端与眶缘的骨膜相连,将眶和眼睑隔开,如有出血可互不干扰。眶隔有限制眶内脂肪移入眼睑和防止炎症扩散的作用。司眼肌运动的神经也分布在此层内。眼球位于眼眶内,四周均有脂肪组织衬垫,起保护及缓冲作用,即使最消瘦的人,眼球周围的脂肪量仍近于正常。眶内脂肪在眼球前部,其周边部通过眼外肌之间的 5 个孔道与眶隔接触。

随着年龄的老化,眶周组织、眶隔膜、眼轮匝肌及皮肤等组织会出现松弛及退行性变化,眼球上、下部分的脂肪通过眼外肌之间的孔道膨出,在下眼睑外部,皮肤形成袋状突出,称为睑袋。上斜肌在上方将脂肪分成内侧及中央两部分,外侧是泪腺。下斜肌在下睑把脂肪分隔成内侧及中央两部分,外侧脂肪球位置较深,位于眼球前方底部。上、下两个内侧脂肪球为内眦韧带所分隔。

睑板也是致密结缔组织,并有弹性纤维。睑板外形与眼睑相适应,上睑板较大,长约 29mm,中部宽 10mm,两侧边缘较窄,仅 1mm 宽。下睑板较小,中部宽约 10mm。睑板内有睑板腺,分泌富含脂肪的分泌物,可以防止黏着和避免角膜干燥。睑板的内、外端分别借内、外眦韧带固定于内、外眦水平的眶缘上。眶隔和内、外眦韧带统称为睑筋膜,睑板即借此与眶骨骨膜相连。正常外眦角呈锐角,如外眦韧带断裂,睑裂横径缩短,则外眦角变圆钝。内眦角正常呈圆钝,如内眦韧带断裂,可见内眦向外、向前移位,内眦到鼻中线的距离增宽,泪囊区隆起。

4 睑结膜 睑结膜由睑部、穹隆部及球结膜三部分组成,位于眼睑最内层,与睑板连接紧密,故不易剥离。睑结膜与穹隆部结膜及球结膜相连续,总称结膜。穹隆部结膜是睑结膜向眼球反折的移行部分,结构较疏松,伸缩性较大,在成形手术中可被利用为修复组织。全部结膜所形成的腔隙称为结膜囊。

5 眼睑血管 眼睑血管来源于面动脉系统和眶动脉系统。前者来自颈外动脉,有面动脉、颞浅动脉及眶下动脉。后者来自颈内动脉的分支眼动脉,有鼻背动脉、额动脉、眶上动脉与泪腺动脉。由眼动脉及泪腺动脉分出的内外两侧上、下睑动脉,在眼轮匝肌及睑板之间相互吻合,形成 3 个动脉弓,即上、下睑缘动脉弓和周边动脉弓。睑缘动脉弓距睑缘 3mm,位于睑板和眼轮匝肌之间的肌下疏松组织内。周边动脉弓较小,沿睑板上缘走行,故又称睑板上弓。静脉与动脉伴行。睑板前方的静脉回流入内眦静脉及颞浅静脉,睑板后方的静脉汇入眼静脉。

6. 神经　眼睑的运动神经主要为：眼轮匝肌由面神经颞支和颧支支配；上睑提肌由动眼神经支配；Müller 氏肌由交感神经支配。感觉神经为三叉神经的分支，主要有眼神经及上颌神经分出的眶上神经、滑车上神经、滑车下神经和眶下神经。

由于受眼眶骨缘高低、眼睑皮肤纹理、肌肉走行方向及种族、遗传等的影响，人类的上、下眼睑形成许多沟纹和皱襞（图 3-8）。

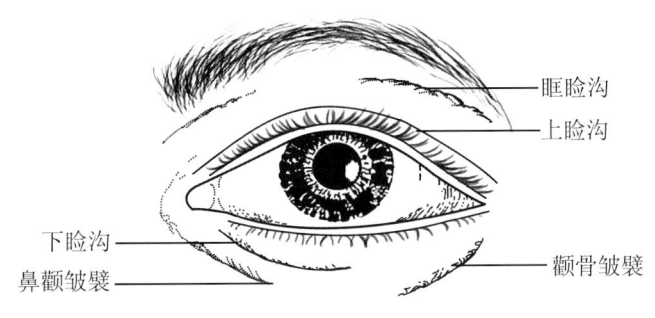

图 3-8　睑部的沟纹、皱襞

1. 上睑眶睑沟（额睑沟）　在眉下即眶上缘下方，有一凹陷，称眶睑沟。此沟在闭眼时稍浅或不显，睁眼时变深、变明显，儿童及青年人因皮肤张力较大，皮下组织丰满，眶睑沟较浅，而中老年人，特别是面容消瘦的人，皮下组织少而松弛，此沟较深。黄种人较浅，白种人眶睑沟较深而明显，这与欧美人的眼窝较深及鼻骨、眶骨的高度有关。

2. 上睑重睑沟（上睑沟）　此沟系由上睑提肌的纤维穿过眼轮匝肌，附着于皮下形成，一般距上睑缘 4～8mm。开睑时，由于上睑提肌收缩，将重睑沟以下的皮肤与睑板向上方牵拉提举，而重睑沟以上的皮肤则下垂、折叠，悬垂其前形成上睑皱襞，即重睑皱襞（双眼皮）。上睑提肌纤维附着线位置越高，重睑沟越深，形成的重睑皱襞越宽、越明显。反之，如附着线靠近睑缘或上睑提肌发育不好，或不能附着于睑皮肤，则重睑沟不显或缺如，上睑无皱襞形成，则称单睑（单眼皮）或出现所谓"内双"。有人上睑有多条不规则重睑沟存在，上睑外形则形成多皱襞（多重睑）。

重睑沟存在与否及其位置、形态直接影响上睑外形，与美容重睑手术有密切的关系，在眼部整形美容外科中具有重要意义。

3. 下睑沟　相当于下睑板的下缘，距下睑缘 3～4mm 处，隐约可见一条浅沟，相应也可形成一下睑皱襞，但一般不明显。

4. 鼻眶窝（内眦窝）　眼睑内眦与鼻梁之间形成的凹陷，称内眦窝（鼻眶窝），又称"黄金窝"。此窝的存在使鼻根部具有起伏协调之曲线美，若此窝消失或变平坦则对容貌美影响极大。临床上此处常是泪囊手术的切口处。此外，此处为颜面静脉进入内眦形成眦角静脉的部位，手术时须注意，防止误伤。

5. 下睑颧沟　由外眦向下内走行，为下睑疏松组织与颊部致密组织结合处的标志，相当于眶下缘部位。此处也可能出现皱襞，称颧骨皱襞，年老者较明显，在此皱襞上方可形成下睑眼袋。

6. 下睑鼻颧沟　位于鼻颧之间，眶下缘处，相当于眼轮匝肌与上唇四头肌之交界处，为颜面动、静脉进入内眦动、静脉行径之标志。此处出现的皱襞称鼻颧皱襞。

7. 鱼尾纹（鸡爪样皱纹）　从外眦向外下方常连续着一条小的沟纹，为上睑缘的连续线，小沟四周有鸡爪样的皱纹围绕，系眼轮匝肌收缩的结果，中老年人明显。

8. 内眦赘皮（内眦皱襞）　上、下睑交界处为内、外眦。内眦圆钝，包围着一个肉状突起，称为泪阜，它是变态的皮肤组织。朝向泪阜的上、下睑缘各有一泪点，为泪小管的进口处。外眦呈锐角，闭眼时内眦向上，外眦朝下；张眼时外眦向上，比内眦高1.5～2mm。在内眦角前方常见一条垂直的皮肤皱襞，称为内眦赘皮，在东方民族多见，故也称蒙古襞(Mongolia plica)，为遮盖内眦部垂直向的半月状皮肤皱褶，常由上睑向内眦部延续形成，皆为双侧性，它遮盖了内眦的正常外形和一部分视野。儿童时期鼻低平者尤为显著，随着年龄的增长和鼻梁的发育可逐渐消失，所以与鼻骨的扁平程度有关。内眦赘皮与种族差异有密切关系，最常见于中亚、北亚、东亚等地的蒙古人种，而欧洲人、澳大利亚人、非洲人等没有或极少存在。在我国，据调查，内眦赘皮约占人群的53.66%，其中男女间差异不大。还有一种少见的内眦赘皮系由下睑向上延续至内眦部，称为倒向性内眦赘皮。Komoto综合征患者一般都存在倒向性内眦赘皮。内眦赘皮的存在不但影响睑形美观，而且在行美容重睑术时若不给予适当处理，术后形成的重睑外形欠佳，达不到理想效果。

眼睑除上述的沟纹、皱襞外，随着年龄的增长，还可能出现皱纹、眼袋以及皮肤松弛、下垂等特征。

(二) 眦角、睑裂

1 眦角 眼睑的游离缘叫睑缘。上、下睑缘在鼻侧会合形成内眦，也称大眦，略呈钝圆的马蹄形。上、下睑缘在颞侧会合形成外眦，也称小眦，外眦呈锐角，眼睁大时夹角约为60°，平视时为30°～40°。

内眦部由于深部有内眦韧带附着于鼻眶骨，故在内眦与鼻根之间形成一个凹陷区称为内眦窝(鼻眶窝)，此窝的存在对容貌起着重要作用。外眦角距外眶缘约5mm，距额颧缝约10mm。外眦部常有鱼尾状皱纹形成，中老年人明显，是面部整形术中一个备受关注的区域。内眦与眼球之间的球结膜形成一半月状皱襞称结膜半月状皱襞，相当于低等动物的第三眼睑，此皱襞与内眦皮肤间被围成一个低陷区，称为泪湖。泪湖中近半月状皱襞处又有一隆起之肉样结构称泪阜。泪阜大小也因人而异，上面生有少数细软的毳毛。由于内眦赘皮的存在，泪阜常被遮盖。

临床上常根据被遮盖程度而将内眦赘皮进行分级。0级：无内眦赘皮。1级：皱襞微显，稍微盖住泪阜。2级：皱襞中等，盖住泪阜一半。3级：皱襞甚显，泪阜几乎或全被盖住。

内外眦角之间的连线称为睑裂轴(横轴)，代表睑裂的长度，其倾斜度(即内、外眦角位置高度)直接影响睑裂形态，和眼形美关系密切。

2 睑裂 上、下睑之间形成的间隙称睑裂，是由上、下眼睑的游离缘所围成的横椭圆形暴露区。睑裂的高度、长度、倾斜度及形态对眼形美及容貌影响极大(图3-9)。闭眼时睑裂略呈内高外低的水平弯曲状，睑缘泪部保持水平位，中央段稍向下弯，外段稍向下倾斜。睁眼时在水平线上，多外眦较内眦稍高。上睑缘最大的弯曲部位是在中、内1/3交界处。睑裂的形态取决于上、下睑缘间的距离与内、外眦间的长度，两者均因年龄、性别、种族以及个体而有差异。

睑裂高度指平视正前方时两睑缘间的最高距离，国人高度平均为7～12mm。可分为细窄型、中等型和高宽型，三种类型里中等型的睑裂高度较美。睑裂的长度指内、外眦角间的连线，国人平均为25～30mm，与面宽比例符合"五眼"者为美，过短则形成小睑裂，过长则形成大睑裂，均不美观。

睑裂的倾斜度是指睁眼平视时睑裂横轴的倾斜度，是由内、外眦角的位置高低决定的。一般也可分为三种类型：内、外眦在同一水平线上的平行型，内眦高于外眦的内高外低型，内眦低于外眦的内低外高型。通常认为外眦较内眦略高者较美。据统计，国人水平位最多，约占82.06%；内低外高者次之，占13.23%；内高外低者最少，占4.71%。

一般男性睑裂稍大于女性，成人大于儿童，西方人睑裂略大于东方人。初生儿及儿童的睑裂较成人虽小，但就睑裂与面部大小相比，睑裂相对要大。其长度与高度相比，高度相对较大。

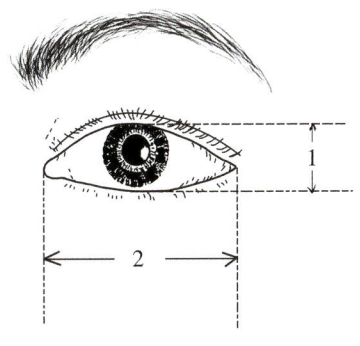

图 3-9　睑裂高度、长度
1. 高度　2. 长度

睑裂的长度随年龄增长而增加,10~20 岁之间增长较快,至 30 岁前后睑裂的长度最大,40 岁以上反而变小。而睑裂高度在 10~20 岁之间几乎没有什么变化。由于眼球的发育成熟,角膜上、下缘均被睑缘遮盖一部分,故成人的睑裂最狭而长,至老年由于皮肤松弛,角膜上部被眼睑遮盖的部分变宽,角膜下缘反而露出于睑裂。

在正常状态下,睑裂略开时可见到角膜,角膜两侧暴露于睑裂,角膜上下被眼睑稍遮盖。初生儿睁眼时,上睑缘常超过角膜上缘,下睑缘则多在角膜下缘稍上方,故小儿的睑裂显得短而圆。由于小儿眼球尚未充分发育,整个角膜都可在睑裂中暴露,看不见泪阜及半月状皱襞,故呈现出一种人小眼睛大的外观(图 3-10)。

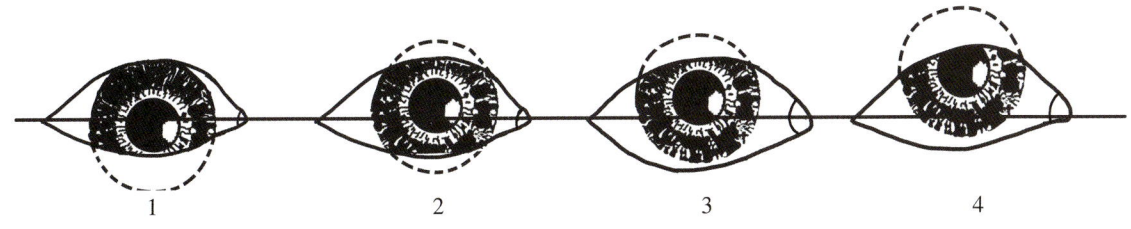

图 3-10　睑裂与角膜的关系
1. 新生儿　2. 儿童　3. 成人　4. 老人

除睑裂长度、高度、倾斜度与眼形美、容貌美关系密切外,人类的两侧内眦距离、外眦距离也影响面容各部结构之间的协调。国人双内眦间距离平均为 30~32mm,如若相当于睑裂长,面部横向比例符合"五眼"则显美。外眦间距平均为 90~100mm,若与面宽比例符合黄金分割率则显美。

(三) 睑缘、睫毛

1 睑缘　上、下眼睑的游离缘叫睑缘。睑缘宽约 2mm,长 25~30mm,表面光滑,可分前、后两缘,或称前唇、后唇。前唇钝圆,以睑缘皮肤为界。后缘锐利,紧贴眼球,其内侧以睑结膜为界。前、后两唇有一灰白色线为界,此线称睑缘灰线或缘间线。如沿此线切开、分离,可将眼睑劈分为前、后两叶。前叶包括皮肤、皮下组织、肌肉;后叶包括睑板及睑结膜。因此在临床上,缘间线对许多眼睑手术非常重要,常是手术切口标志线。

睑缘前唇生有睫毛。睑缘后唇的正前方有睑板腺开口,在睑板腺开口与睫毛根部之间正是睑缘灰线所在位置。近内眦部上、下睑缘各有一乳头隆起,中央有一小孔,称上、下泪小点,为上、下泪小管的开口,系泪液排泄路的起点。

2 睫毛　睫毛系生长于睑缘前唇、排列成 2~3 行且短而弯曲的粗毛。睫毛在上睑者略向上翘，下睑者略向下卷。上、下睑缘睫毛似卫士排列在睑裂边缘，有遮光及防止灰尘、异物、汗水进入眼内，协同眼睑对角膜、眼球的保护等作用，故被称为"眼的哨兵"。

此外，细长、弯曲、乌黑、富有活力的睫毛对眼形美，以至整个容貌美也具有重要的作用，因此，睫毛，特别是上睑睫毛已成为人类，尤其是女性的面部重要修饰部位之一。

上睑的睫毛多而长，通常有100～150根，长度平均为8～12mm，稍向前上方弯曲生长；下睑睫毛短而少，有50～80根，长6～8mm，稍向前下方弯曲。睫毛倾斜度因人而异，国人上睑睫毛的倾斜度睁眼时为110°～130°，闭眼时为140°～160°；下睑睫毛的倾斜度睁眼平视时为90°～120°。上、下睑中央部睫毛较长、较多，内眦部最短。睫毛毛囊神经丰富，故睫毛很敏感，触动睫毛可引起瞬目反射，有保护作用，毛囊周围有变态之汗腺（Moll氏腺）和皮脂腺（蔡氏腺，Zeis氏腺），它们的排泄管开口于睫毛毛囊中。

睫毛的平均寿命为3～5个月，且不断更新，拔去睫毛后一周即可长出1～2mm的新睫毛，约经10周可达到原来的长度。日常生活中，常有一些父母为婴幼儿拔除睫毛，以期望长出长而黑的漂亮睫毛，这种做法是不科学的，因"拔睫并不能助长"，甚至会造成感染而引起意外。

在行重睑术时，一方面要注意重睑的形态，同时还要注意睑缘弧度、位置及睫毛的倾斜度，切不可因手术而造成睑内翻、外翻、成角、睫毛位置异常等并发症。手术分离切口下唇皮下组织时，切勿损伤睫毛根部，否则可导致睫毛脱落或乱生。

三、眼睑的组织结构

人类的上、下眼睑局部组织结构大致相同，但因上、下眼睑生理功能存在差异，故两者解剖组织结构也不完全相同。

（一）上睑的组织结构

如图3-11所示，主要组织结构包括皮肤、皮下组织、眼轮匝肌、肌下蜂窝组织、纤维层、上睑提肌、睑结膜等。

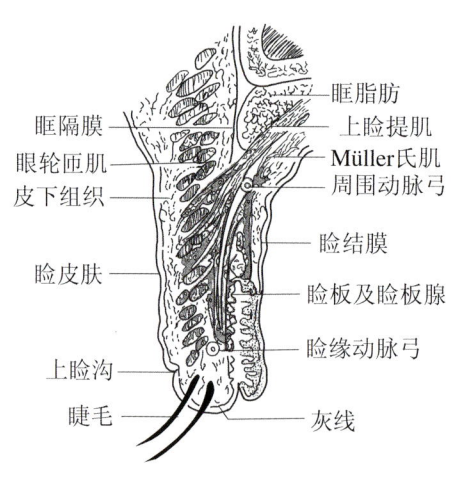

图3-11 眼睑的组织结构

1 皮肤层 眼睑的皮肤是人体最薄的皮肤之一，其厚度约为0.6mm，细嫩而富于弹性，易于移动和伸展，容易形成皱褶。眼睑的表皮层厚约0.1mm，真皮层厚0.3～0.5mm，睑缘部皮肤稍厚些。在其真皮层内含有丰富的神经、血管、淋巴管和特别丰富的弹性纤维，从而使眼睑皮肤特别富于弹性，可以延伸很长，为收缩和放松留有充分余地，有利于眼睑灵活、轻巧地运动。人到老年，弹性纤维变性,眼睑皮肤因弹性减退而松弛变长,出现睑皮肤松弛症。鉴于眼睑皮肤的上述特征,在行重睑术定点画线时,不应将上睑皮肤过于绷紧,应在上睑微闭下视时进行操作,而且两侧必须在相同条件下进行,否则会出现误差,影响术后重睑形成效果。此外,内、外眦部的弹力纤维与内、外眦韧带相互联系,这些特点在行上睑手术时都具有重要意义。

2 皮下组织 这层特别疏松又缺乏脂肪组织,借纤维组织束和下面的肌肉层相联系,由疏松的蜂窝结缔组织构成,可使眼睑皮肤在肌肉表面自由滑动。由于疏松,故易形成水肿、气肿、血肿,有些疾病,如心脏、肾脏疾病皮下水肿时,往往在眼睑上首先表现出来,原因在此。

3 眼轮匝肌层 眼轮匝肌(图 3-12)是眼睑的括约肌,位于皮下组织之下,为环状走行的扁平肌,肌纤维的走行方向是以睑裂为中心,环绕上、下睑及眶缘走行,形似一个扁环。肌肉收缩和松弛时滑动于睑板之前。眼轮匝肌可分为睑部与眶部两个部分。眶部轮匝肌纤维大部分起于内眦韧带,大致绕眶缘走行,环绕一周仍终止于原韧带处;一部分纤维附着于颞部、颊部皮肤;还有一部分纤维进至眉部皮下、额肌的前方,与额肌交织在一起。睑部轮匝肌的肌纤维也起于内眦韧带及其邻近骨壁,分别沿上、下睑绕睑裂,呈两个半圆形而共同终止于外眦韧带。

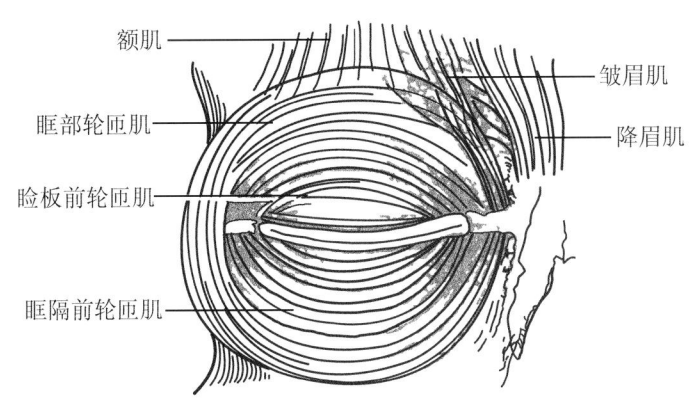

图 3-12 眼轮匝肌的解剖关系

睑部轮匝肌因部位不同又分睫部(缘部)、睑板前、眶隔前及泪囊部轮匝肌。眼轮匝肌司闭眼运动,但在眶部与睑部有所不同。眶部轮匝肌受面神经支配,为随意肌,收缩时力量较强大,可使皮肤形成许多皱襞和条纹,此部肌纤维是为加强睑部肌纤维的闭睑作用,所以眶部收缩时,睑部轮匝肌也必收缩。睑部轮匝肌受双重神经支配,除随意运动外,还有反射性的闭睑运动,其收缩仅可使睑裂轻度闭合,如睡眠时的闭目、平时的瞬目运动以及防御性、反射性闭睑等。此两部可同时发生,也可单独发生麻痹或痉挛。睑部轮匝肌的痉挛可引起睑内翻,而眶部轮匝肌痉挛收缩则可能引起睑外翻。

由于眼轮匝肌的走行及张力关系,临床上如睑部有与肌肉走行方向一致的创伤或小的切口时,即使不缝合,也多能自行闭合。而睑皮肤的垂直性创口或切口容易裂开,影响愈合。因此行睑部手术时,其皮肤切口应取与肌纤维走行一致的方向。

眼轮匝肌为重要的面部表情肌,采用切开法行美容重睑术或做其他眼睑手术时,虽可将部分睑部轮匝肌切除,但不可过多,以免影响美观及引起睑裂闭合不全等并发症。此外,在行重睑术时,作切口下唇皮下缘部肌处理时也应格外小心,以防损伤睫毛毛囊根部,造成睫毛乱生或脱落等。

4 肌下蜂窝组织层 与皮下蜂窝组织层相似,居眼轮匝肌与睑板之间,向上与头皮的腱膜下层相通。在此层平面上睑缘有一灰线,用刀沿睑缘灰线很容易将眼睑劈为前、后两部分。在此层中有上睑提肌的纤维经过,一部分纤维向前穿过轮匝肌,另一部分附着于上睑板前面的中、下 1/3 附近。支配眼睑的主要神经也在此层,故临床手术时,麻药宜注射到眼轮匝肌的下面此层中。

下睑的肌下蜂窝组织层位于眶隔之前的隔前间隙中,而上睑相应的间隙因有上睑提肌存在被分为睑板前间隙(也称腱膜后间隙)和眶隔前间隙。睑板前间隙较小,其中容有周边部眼睑动脉弓,手术时注意勿损伤,否则易造成出血。间隙的前界是眼轮匝肌和上睑提肌腱膜,后界是睑板和 Müller 氏肌,上端相当于 Müller 氏肌在上睑提肌的起始处,下端以上睑提肌在睑板前附着处为界。眶隔前间隙在垂直切面下呈三角形,前界是眼轮匝肌,后界是眶隔和穿过眼轮匝肌的上睑提肌腱膜纤维,上面是隔前脂肪垫。

5 纤维层　为构成眼睑的支架组织,由较厚的中央部睑板和较薄的周边部眶隔组成。

(1) 睑板:上、下眼睑各一块,作为眼睑的支架,使眼睑保持一定的形状和坚度,由致密的结缔组织、丰富的弹力纤维以及高度发育的睑板腺构成。正常睑板前凸后凹,上睑板较大,呈半月形。睑缘处横长约为 29mm,中央宽 7~10mm,厚度为 1mm。我国男性上睑板中央为 7~9mm 宽者占 82.5%,女性 6~8mm 宽者占 88.5%。睑板内含有发达的睑板腺,与睑缘垂直排列,是变态的皮脂腺,上睑板腺有 30~40 个,下睑板腺有 20~30 个,其分泌物对眼起润滑、保护作用。睑板可分为前、后两面,游离缘、附着缘及内、外两端。

睑板的前面稍凸,与眼轮匝肌之间有疏松的蜂窝组织,因而肌肉在睑板上收缩不受影响。上睑板前面有上睑提肌,该肌部分纤维附着在睑板前中、下 1/3 处,一部分纤维则向前穿过眼轮匝肌附着在睑皮肤下(在皮肤表面形成重睑沟)。当肌肉收缩时,睑板及重睑沟以下皮肤被提起,使眼睑睁开,同时在皮肤表面形成重睑皱襞。若提肌纤维发育不好,则上睑不能提举,引起上睑下垂,若没有部分纤维附着于皮下则不能形成重睑,上睑形态表现为单睑(单眼皮)。

睑板的后面因眼球而呈凹形,有睑结膜紧密附着。睑板的游离下缘增厚形成睑缘主体。睑板上缘变薄,向周边逐渐与眶隔融合延续。上睑板上缘有平滑肌(Müller 氏肌)附着。睑板的内、外两端由强有力的睑内、外侧韧带附着于眶骨缘。

(2) 眶隔膜:眶隔起自眶缘,向下中央部连续于上睑提肌腱膜和睑板,两侧附着至睑内、外眦韧带。此外,一部分眶隔随上睑提肌向前,一部分沿肌肉上面向后返折。

眶隔并不是一种固定而坚硬的组织,而是参与眼睑所有运动、可活动的纤维薄膜。眶隔上方、外侧较下方、内侧厚而坚固。上睑外侧的眶隔像增厚的腱膜,向内逐渐变薄。上睑眶隔较下睑眶隔厚而紧张有力,眶隔将眼睑与眼眶分开,隔之后形成一间隙,称眶隔后间隙,有眶脂肪存在。眶隔的薄弱部分是它深层眶脂肪疝出的部位,这种现象在老年人或肿眼泡者中常见。眶隔膜也并不是一个完整无缺的结缔组织膜,它被许多进出眼眶的血管、神经所穿过,但眶隔仍是隔开眼睑和眼眶的重要屏障,在一定程度上能阻止炎性渗出物或出血在两者之间互相蔓延。

一般认为,上睑皱襞(重睑)的形成与眶隔和上睑提肌腱膜融合部偏下有关,融合部若低,眶隔及其后间隙内脂肪位置则低,因而阻挡了上睑提肌纤维穿过,不能向前附着于皮肤,则形成不了重睑。东方人融合部位偏低,多在睑板上缘水平线下,故单睑多;而西方人融合部位高,多在睑板上缘上方,因而多为重睑。眶隔后间隙内容物性状特点也与重睑形成关系密切。

国内王鹤鸣等研究,将眶隔后间隙内容物性状特点分成三型(《中华整形烧伤外科杂志》1986 年第 4 期)。

1) Ⅰ型:纤维型。间隙的下半部有较多的纤维组织,并将眶隔与上睑提肌腱膜连接在一起,纤维组织的分布可超过睑板上缘,间隙上半部无眶脂肪突入或稍突出眶缘。

2) Ⅱ型:脂肪型。眶脂肪突入间隙,向下越过睑板上缘至睑板前方。此类患者上睑外观形态丰满。

3）Ⅲ型：混合型。间隙上半部有眶脂肪突入，下半部有少量纤维组织连接。上、下半部内容物的延伸范围均不超过睑板上缘（图3-13）。

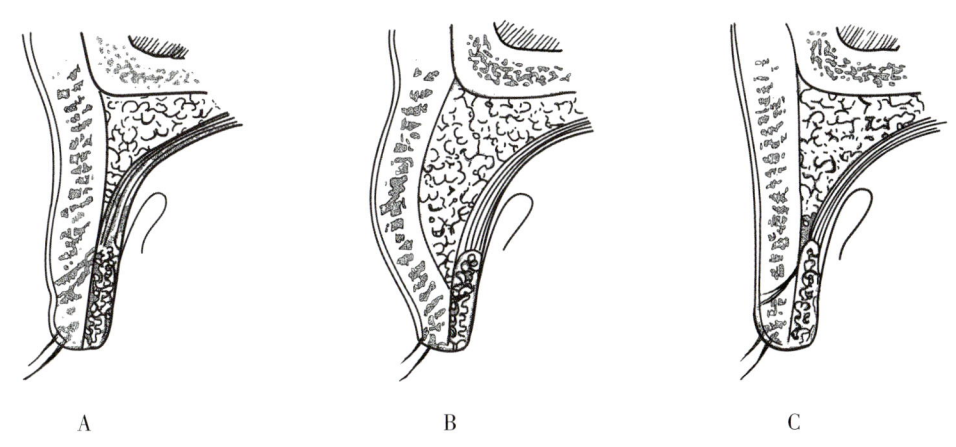

图3-13　眶隔后间隙分裂示意图
A．Ⅰ型（30%）　B．Ⅱ型（50%）　C．Ⅲ型（20%）

上睑外形与眶隔后间隙分型的关系是：单睑者以脂肪型多见，重睑者以纤维型多见。该研究还发现，国人重睑者提肌腱膜与眶隔融合部位均高于单睑者，眶脂肪一般不突入眶隔后间隙或轻度突入，但融合部位多在睑板上缘以下（77.7%），这低于西方人，因此提肌纤维至皮肤附着线偏下，故国人的重睑皱襞较低（多距睑缘4～6mm），而西方人较高（距睑缘7mm以上）。

单睑者融合部位更低，且大多有眶脂肪突至睑板前面，阻碍了提肌纤维至皮肤的附着，而不能形成重睑线。

上述局部解剖特点和理论研究为临床工作提供了重要的依据，并指导和提醒我们在采用切开法为单睑者施行美容重睑术时应注意对眶隔后脂肪的处理，这对于保证皮肤与提肌腱膜、睑板牢固愈合、改变过度臃肿的上睑外观、提高手术成功率都是非常重要的。

6 上睑提肌　上睑提肌（图3-14～图3-17）属横纹肌，起自眶尖部总腱环，沿眶上壁和上直肌之间呈水平位向前进行，在眶隔之后约10mm（相当于上穹隆结膜顶点）处形成腱膜，以下以垂直位呈扇形按全部上睑方向散开，构成上睑的重要组成部分。在眶缘以内上睑提肌形成腱膜以前，即在肌部和腱部交界处，肌肉表面的筋膜增厚，形成束状横行条带，向内止于滑车及其附近骨壁，向外

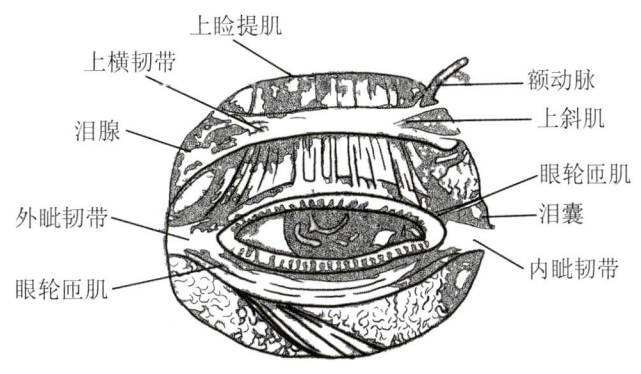

图3-14　上睑提肌的解剖关系（正面）

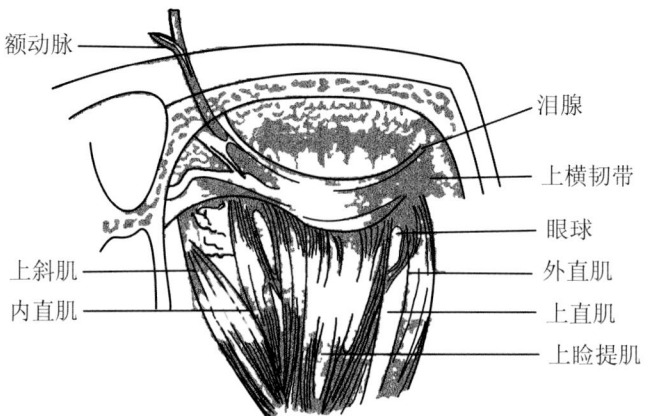

图 3-15　上睑提肌的解剖关系（后上）

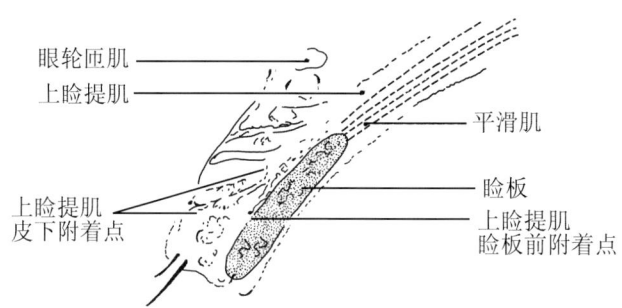

图 3-16　上睑提肌附着点

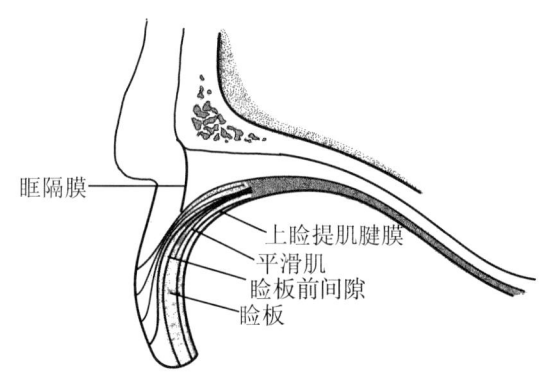

图 3-17　上睑提肌与平滑肌走行

止于泪腺和外侧眶缘，此带称节制韧带（Whitnall 韧带）。其作用一是对上睑提肌起着支持和悬吊作用；二是改变上睑提肌收缩力的方向，使之由后前向转为上下向，有利于上睑上提；三是提肌肌腹与腱膜移行部的标志。

（1）一部分纤维通过眼轮匝肌，附着在上睑皮下重睑沟，故该肌收缩时上睑形成重睑皱襞。其附着部位越高，重睑沟距睑缘的距离越远，重睑越宽。倘若上睑提肌没有穿过眼轮匝肌，或因上睑提肌发育不良等因素而不能附着于上睑皮下则不形成重睑，表现为单睑形态。

（2）一部分纤维附着于睑板前面及其下部。

（3）腱膜扩展部的内外两端称作"角"。外角附着到眶外侧结节和睑外眦韧带的上缘；内角较薄弱，附着到额泪缝和睑内眦韧带。

（4）还有一部分借助于肌肉筋膜鞘附着到上穹隆部结膜。上睑提肌全长 50～55mm，腱膜部分长15～20mm,腱膜向外侧扩展部分止于眶外侧缘的颧结节,形成外角。向内侧扩展的腱膜止于后泪嵴,形成腱膜的内角。在行上睑提肌缩短术时,内、外角应予剪断。上睑提肌腱膜在睑板上缘下附近与眶隔膜下方融合在一起,两者之间形成眶隔后间隙,间隙内有眶脂肪存在。提肌腱膜和眶隔膜融合位置高低及隔后间隙类型与重睑和单睑的形成关系密切。

提上睑肌属横纹肌,受动眼神经支配。其主要作用是收缩时使上睑向上、向后弧形运动,达到开睑的目的,同时利于重睑皱襞的形成。它的对抗肌是眼轮匝肌。

7 Müller 氏平滑肌(Müller's muscle) Müller 氏平滑肌是很薄小的平滑肌,上、下睑各一,肌肉在眶隔深层。上睑的平滑肌较宽,以15～20mm 宽起始于穹隆部结膜后方上睑提肌深面的肌纤维中,经上睑提肌腱膜与结膜之间伴随上睑提肌向前下方走行,止于睑板上缘。垂直长约10mm。肌肉本身构成睑板前间隙的后界。此肌受交感神经支配,来自海绵窦交感神经丛,经动眼神经的睫状神经分布到肌肉中,其作用是协助上睑提肌开大睑裂。在惊恐、愤怒时此肌收缩,使睑裂明显开大,麻痹或受炎症侵袭时,可导致上睑呈轻度下垂状态。甲亢患者的上睑退缩,被认为与此肌的强力收缩有关。

8 睑结膜 附着于眼睑后面,系眼睑最里面的一层结构。睑结膜可分为睑缘部、睑板部和眶部。

(1)睑缘部为皮肤和结膜本身之间移行的部分,向后连续于睑板部。距皮肤结膜移行部约2mm 有一浅沟,即睑板沟,为血管穿过睑板进入结膜的部位,异物也易存于沟中。

(2)睑板部是一层薄而透明且富于血管的部分,附在睑板的内侧面,与睑板紧密附着而难以分离。

(3)眶部睑结膜位于睑板上缘和穹隆部结膜之间,与其下面的 Müller 氏平滑肌疏松相连,表面有些水平皱褶,以利于眼睑运动。一些上睑手术可从此部位作切口将 Müller 氏肌与结膜分开。

(二)下睑的组织结构

1 下睑的解剖层次 可分两个区域描述,经下睑板层次包括下睑皮肤、皮下组织、睑板前轮匝肌、肌下蜂窝组织层、下睑板、下睑结膜。经下睑板以下层次(经下睑眶隔膜层次)包括皮肤、皮下组织、眶隔前轮匝肌、肌下蜂窝组织层、下睑眶隔、眶后脂肪、睑球筋膜、下睑板肌、结膜。

2 下睑主要组织结构(图 3-18) 下睑皮肤、皮下组织、轮匝肌、肌下蜂窝组织、下睑板、睑结

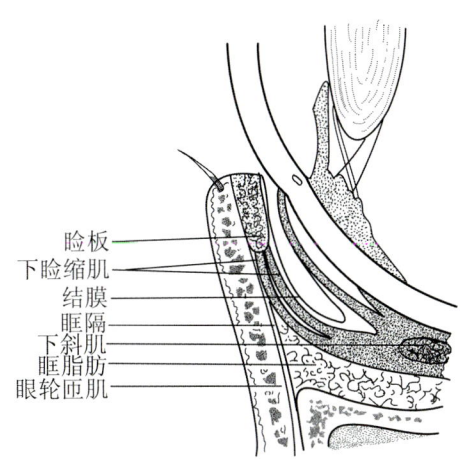

图 3-18 下睑主要组织结构

膜其组织结构基本同上睑相关层次。在下睑肌下蜂窝组织层之后,依不同部位其后层结构有所不同。在下睑板区层次,其后为下睑板和睑结膜。在眶隔区层次,其后结构较为复杂,一般临床医师不太熟悉,故重点叙述如下。

(1) 下睑眶隔膜位于眶隔前轮匝肌深面,下睑眶隔与上睑眶隔共同形成眼睑和眼眶之间的屏障,具有防止眶脂肪前突和阻止炎症、出血蔓延扩散等重要临床意义。

下睑眶隔膜较上睑薄弱,起自眶下缘的缘弓与骨膜相连续;在外侧,眶隔膜位于浅层,在睑外侧韧带的前面;在内侧,居深层,附着于泪前嵴,与睑内侧韧带的深部关系密切。其上方约在睑板上缘下方5mm处同下睑缩肌融合为一体,并与下睑板联系。

下睑眶隔上方深面为下睑腱膜。下睑腱膜是筋膜囊睑部,它与下斜肌和下直肌鞘相联系。止于下睑板下缘前部,其前与眶隔膜相融合。下睑腱膜深面为下睑板肌,即下睑 Müller 氏肌,它起始于下斜肌和下直肌的肌鞘相交处,向前到结膜下穹隆部,分为两小叶,一叶止于下睑板下缘,另一叶止于球结膜。此外,筋膜还有纤维附着于下穹隆结膜。

所谓下睑缩肌,就是这些筋膜、腱膜和 Müller 氏肌的总称。

下睑缩肌的后面则与下睑眶部结膜相贴,图3-18中将此处各层分开画出便于识别,活体中它们则紧密相贴。

眶隔约在睑板下缘下方5mm处向上与下睑缩肌融合,向下则两者分开,形成间隙,球下眶脂肪即位于其中。

(2) 下睑眶脂肪。若从前面将上、下眼睑切除,再去掉眶隔,可见到眼球四周有眼外肌包绕,并以眼外肌鞘膜向眶壁发出扩展部。在眼球与眶缘之间,被这些扩展部和上、下斜肌隔成5个孔隙(在下睑有3处,即内下孔、中央孔及外下孔)。眶脂肪通过这些孔隙向前与眶隔相接触。

下睑球下眶脂肪一般分为3团。位于中央及外侧的脂肪团呈典型奶黄色,颗粒较大,结构松软。而内侧脂肪团质较紧密呈黄白色,小叶间隙结缔组织的血供丰富,往往有较粗血管。

在下睑各层组织正常的情况下,一般眶脂肪均不超过眶下缘,但在下睑皮肤、肌肉、眶隔膜变性、松弛的情况下,尤其是中老年人,与下睑眶隔接触的眶脂肪体往往通过3个孔隙部位向下方呈脊瓦状脱垂,其中央部眶脂肪突出最为明显,并经常重叠于内侧眶脂肪体外侧部的前方,并高出超过眶下缘,外观上形成典型的下睑眼袋形态。

四、眼睑的血管、淋巴管和神经分布

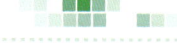

(一) 眼睑的动脉

眼睑动脉(图3-19,图3-20)来源于两个系统:一是来自颈外动脉的面动脉、颞浅动脉、眶下动脉;二是来自颈内动脉的眼动脉分支,有鼻背动脉、额动脉、眶上动脉、泪腺动脉。

通常每个眼睑各有两个动脉弓,一是睑缘动脉弓(也称下弓),二是周围动脉弓(也称上弓)。

鼻背动脉分支形成睑内侧动脉,有上、下两支,分布于上睑的称上睑内侧动脉,分布于下睑的称下睑内侧动脉。进入眼睑后,在每一眼睑内又各分两支:一为较大的睑缘支,一为较小的周围支。两支分别沿睑板下、上缘走行,并与外侧由泪腺动脉分出的相应的睑外侧动脉分支吻合,形成睑缘动脉弓和周围动脉弓。

睑缘动脉弓较大,分布在距眼睑游离缘约3mm处,位于睑板与缘部轮匝肌之间,紧靠睫毛毛囊附近。

周围动脉弓较小,位于睑板上缘附近,在上睑提肌与眼轮匝肌之间。

各动脉弓又各自发出细小动脉相互吻合,还与颞浅动脉、面动脉或眶下动脉等分支吻合,形成

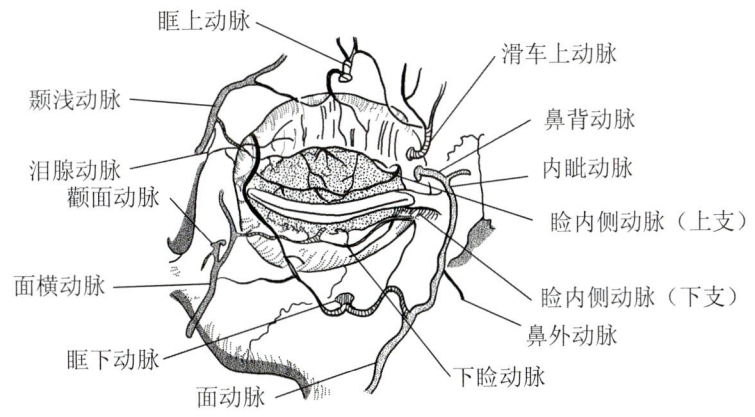

图 3-19　眼睑及面颊部动脉

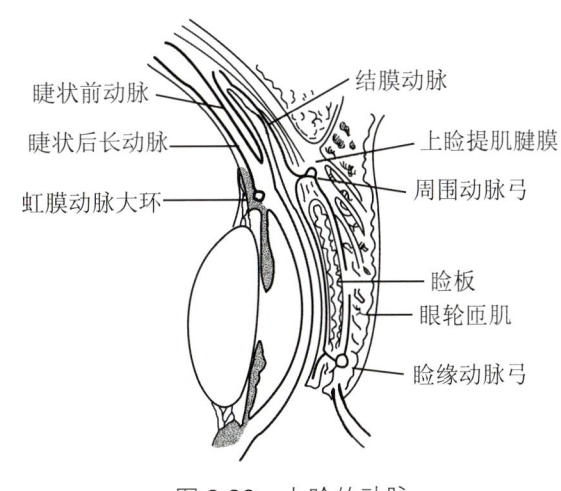

图 3-20　上睑的动脉

睑板前、后动脉血管丛。睑板前动脉丛供应睑板前各种组织和睑板腺,睑板后动脉丛则营养睑结膜等。

总之,眼睑的动脉多,血液供应丰富,故临床上行眼睑游离植皮,只要不感染均能成活,失败者罕见。同理,若有眼睑创伤,切勿轻易剪除,而应尽量保留缝合,一般均能成活。另一方面在行眼睑手术时则易损伤血管而引起出血,形成血肿。故在手术时,特别在行切开法重睑术时应注意尽量避免损伤上、下两条动脉弓及较粗大血管,以免引起出血、血肿而影响操作或术后效果。

(二) 眼睑的静脉

眼睑静脉(图 3-21)按其回流路径可分为浅部与深部两个系统。

浅部静脉位于睑板之前,回流到面前静脉和颞浅静脉。深层位于睑板之后,汇入眼眶静脉,回流到海绵窦;或经面深部静脉和翼状丛再回流到海绵窦。

上述深、浅两个系统在内眦部会合成内眦静脉。内眦静脉向上接受额静脉、眶上静脉的回血,向下则直接和面静脉相续,最后注入颈内静脉。

在眼睑组织内,眼睑静脉也形成和动脉同名而位置相当的静脉弓。

由于眼睑部静脉无瓣膜,且相互间自由会合,故当眼睑有炎症或化脓性感染时,细菌可由此直接进入眼眶静脉而汇入海绵窦。这也是眼睑、面部患毛囊炎、疖肿时切忌挤压的原因,否则可导致炎症扩散,引起眶蜂窝组织炎、海绵窦血栓形成、颅内感染、菌血症或败血症等严重后果。

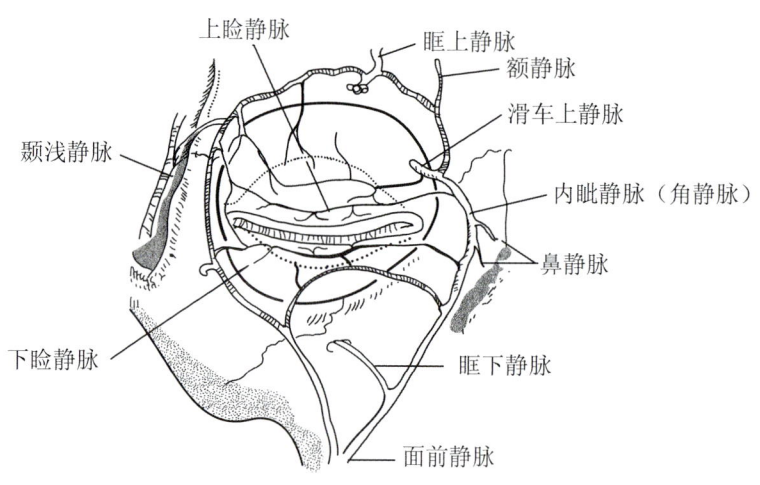

图 3-21　眼睑及面颊部静脉

(三) 眼睑的淋巴管

眼睑的淋巴管(图 3-22)分为两个系统。浅层者位于睑板前,接收皮肤及眼轮匝肌的淋巴回流;深层者在睑板后,接收睑板和结膜等的淋巴回流。

眼睑的淋巴汇入两套淋巴结。一为内侧组,将眼睑内测淋巴沿面静脉汇入颌下淋巴结。二为外侧组,浅丛将上睑外 3/4 及下睑外侧部汇入耳前的腮腺淋巴结;深丛则将上睑、结膜的全部及下睑的外 1/3 汇入腮腺深部淋巴结。耳前和颌下两组淋巴结最后汇入颈深淋巴结。

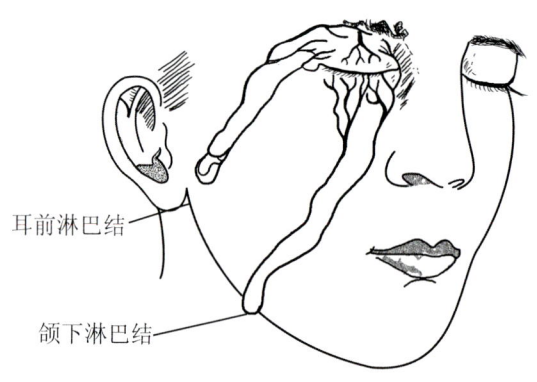

图 3-22　眼睑的淋巴引流

(四) 眼睑的神经分布

眼睑的神经(图 3-23,图 3-24,图 3-25)包括运动神经、感觉神经和交感神经。

1　运动神经　眼睑的运动神经有两个来源。

一是动眼神经分支(上支),支配上睑提肌,主管上睑的提升。动眼神经麻痹则上睑不能抬起,造成上睑下垂。由于动眼神经还同时支配上、下、内直肌及下斜肌和瞳孔括约肌等,故动眼神经麻痹时,除上睑下垂外,还可伴有眼球相应运动障碍及瞳孔扩大等症状。

二是面神经,通过茎乳孔出颅后,分出许多终支。其中颞支分布于眼轮匝肌的上部、额肌、皱眉肌等,颧支分布于眼轮匝肌的下部,支配眼轮匝肌,主管眼睑闭合以及额肌、眉部运动。面神经麻痹时可致睑裂闭合不全甚至眼睑外翻,痉挛时可致眼睑痉挛。

2　感觉神经　眼睑的感觉神经来自三叉神经的第一支眼神经和第二支上颌神经。

(1) 眼神经:系三叉神经最小分支。自半月神经节发出后进入海绵窦,沿外壁前行在窦前方

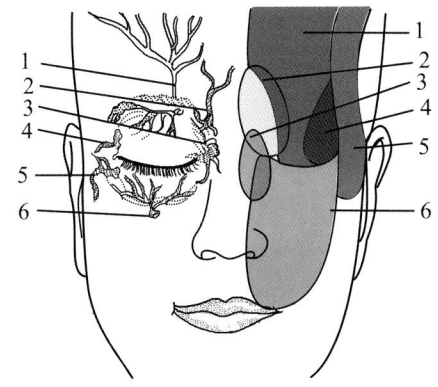

图 3-23 眼睑及其周围感觉神经分布
1. 眶上神经 2. 滑车上神经 3. 滑车下神经
4. 泪腺神经 5. 颧神经分支 6. 眶下神经

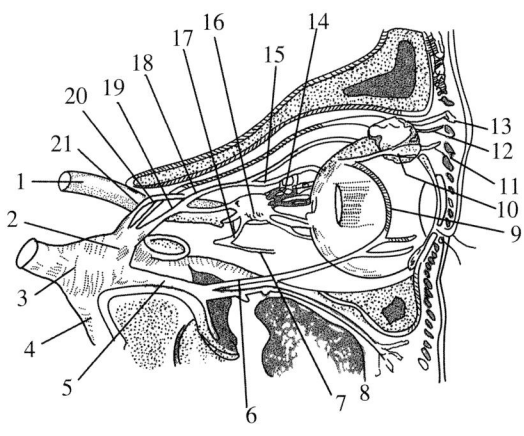

图 3-24 三叉神经眼支、上颌支、下颌支及睫状神经
1. 视神经 2. 眼神经 3. 半月神经节 4. 下颌神经 5. 上颌神经
6. 颧神经 7. 动眼神经下斜肌支 8. 眶下神经 9. 泪腺神经与颧神经间联络支 10. 泪腺神经 11. 滑车下神经 12. 滑车上神经
13. 眶上神经 14. 睫状短神经 15. 睫状长神经 16. 睫状神经节
17. 睫状神经节运动根 18. 睫状神经节感觉根 19. 鼻睫状神经
20. 额神经 21. 泪腺神经

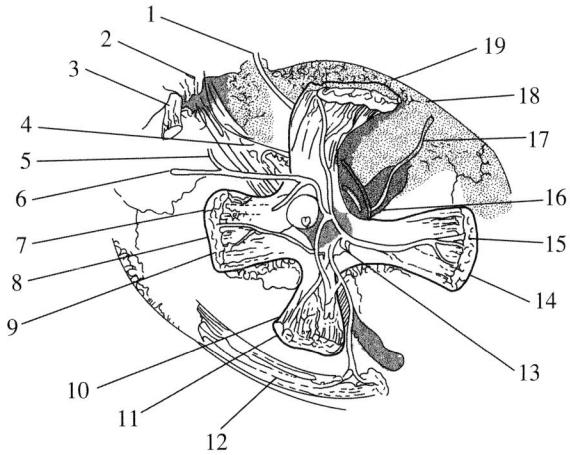

图 3-25 上睑提肌、眼外肌神经支配
1. 眶上神经 2. 滑车 3. 上斜肌 4. 滑车神经 5. 筛前神经 6. 滑车下神经 7. 睫状长神经 8. 内直肌 9. 视神经 10. 下直肌 11. 睫状神经节 12. 下斜肌 13. 动眼神经下支 14. 外展神经 15. 外直肌 16. 动眼神经上支 17. 泪腺神经 18. 上直肌 19. 上睑提肌

又分为3支,经眶上裂入眶。

1）泪腺神经:除支配泪腺外,还分支到上睑外侧皮肤并与上颌神经的颧颞神经有交通支。

2）额神经:可分为眶上神经和滑车上神经。分布于额部、头顶、眉部、上睑、内眦鼻根部皮肤中。

3）鼻睫神经（也称鼻神经）:其分支有筛前神经、滑车下神经、睫状神经节长根、睫状神经等。主要司全眼球的感觉,一部分则分布于鼻部。其中滑车下神经有细支分布到内眦部。

（2）上颌神经:系三叉神经第二支。由眶上裂入眶后易名为眶下神经,经眶下沟进入眶下管前行,最后于眶下孔出现在面部。其终支分布于下睑、鼻、面颊、上唇等处皮肤以及上颌牙齿与齿龈的黏膜。

一般上睑由眶上神经及内侧的滑车上、下神经的分支,外侧的泪腺神经的分支支配。下睑主要由眶下神经支配,内、外眦部也由滑车下神经及泪腺神经分支支配。

神经的主支主要分布于眼轮匝肌与睑板之间,从此处发出的细支向前到皮肤,向后则到睑板、睑板腺和结膜。

行眼睑手术时,麻药应注入肌下蜂窝组织中才能充分发挥作用。

3. 交感神经　眼睑的交感神经纤维主要来源于海绵窦的交感神经丛,经眼动脉的睑支分布到眼睑各部,支配睑部血管、腺体、Müller氏肌,而后者还可能接受从翼管神经来源的交感神经纤维支配。

第三节　结膜的应用解剖

一、结膜

结膜(conjunctiva)为一层柔软光滑而具有一定弹性的薄层半透明的黏膜,因其连接眼球与眼睑,故又称结合膜。它覆盖在上、下眼睑的内面,在穹隆部转弯覆盖于眼球的前部,终止于角膜缘周围。闭眼时由结膜形成的囊腔即结膜囊。结膜按其覆盖的部位不同,大体上可分为以下几个部分（图3-26）。

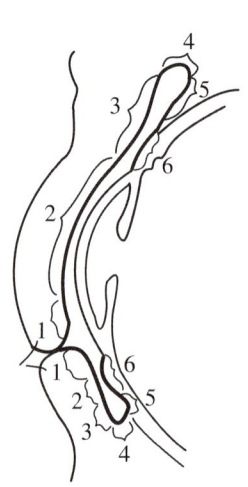

图3-26　结膜
1. 睑缘部结膜　2. 睑板结膜　3. 眶部结膜
4. 穹隆部结膜　5. 球结膜　6. 角膜缘部结膜

(一) 睑结膜

覆盖于眼睑内表面部分的结膜,称为睑结膜(alpebral conjunctiva),只有翻转眼睑后才能看得到。进一步说,睑结膜又分为睑缘部、睑板部和眶部。

1. 睑缘部结膜(marginal conjunctiva) 为睑缘皮肤与黏膜的移行区(灰线),相当于睑板腺开口的睑后方2~3mm处。该处有一浅沟,即睑板下沟,是睑缘动脉弓血管分支穿过睑板进入结膜的部位,结膜异物常留存于此沟内。有时还在此沟处切断睑板,进行内翻矫正术。睑缘部结膜上皮形似表皮,由五层非角化的扁平上皮细胞组成。最深一层上皮是像表皮一样的高柱状细胞,浅层为数层多边形细胞。此处结膜类似口腔黏膜。泪点开口于睑缘部结膜的内眦部。

2. 睑板部结膜(tarsal conjunctiva) 即一般所称的睑结膜部分,这是一层薄而透明且富有血管的黏膜,因而显示为红色或淡红色。临床上观察其颜色,可作为是否具有贫血的指征。由于透明,在睑板结膜下常能透见呈条状、彼此平行排列的睑板腺。睑结膜与睑板连接紧密,很难使两者分离,因而不能取此处的结膜作为移植片去掩盖暴露的创面。上、下睑板部结膜在组织结构上有所不同,上睑睑板处结膜上皮分为两层,浅层为高柱状细胞,深层为立方形细胞,接近穹隆部结膜时,在两层细胞之间有一层多边形细胞插入。下睑睑板结膜上皮由3~4层立方形细胞组成,有时可出现五层上皮细胞,由这一部分结膜开始出现了分泌黏液的杯状细胞。

3. 眶部结膜(orbit conjunctiva) 位于睑板上缘与穹隆部之间,与其下的Müller氏平滑肌疏松相连。此部结膜组织比较粗糙、疏松,当眼睛运动时表面出现水平向皱褶,睁眼时最深,闭眼时则消失。

(二) 穹隆结膜

穹隆结膜(fornix conjunctiva)为连接睑结膜与球结膜之间的可移动部分,其结膜组织最厚、最松弛,呈一连接的环状凹陷性囊袋,只在内眦侧由泪阜与结膜半月皱襞所隔断。穹隆结膜可分为上、下、内、外四个部分。上穹隆结膜达眶缘水平,距角膜上缘8~10mm,上穹隆较下穹隆深,其结膜和上睑提肌肌腱及上直肌肌腱邻近。行整形美容术时,如误伤此部分,就可能引起上睑下垂。下穹隆结膜与眶下缘很接近,距角膜下缘8mm,其结膜和下直肌肌腱及下斜肌肌腱相融合,由于上述解剖关系,当肌肉收缩时,可使穹隆部结膜凹陷加深,闭眼时穹隆部仍留有一个腔隙而不消失。内侧穹隆与结膜半月皱襞相连接,这一部分的穹隆最窄,是唯一不形成口袋样的穹隆部。由于该部结膜比较狭小,如眼肌手术或外伤缝合不当而损失太多结膜,可引起这部分结膜畸形,导致溢泪,并可引起眼球运动障碍。外侧穹隆结膜向外方超过外眦,距角膜缘14mm,穹隆深约5mm。该部结膜最富裕,是移植结膜取材的常用部位。

穹隆结膜上皮类似睑结膜,各由3~4层上皮细胞组成,表层细胞为锥形,中间为多角形,基底细胞呈方形或柱状。在结膜上皮间有单细胞的黏液腺杯状细胞分泌黏液,对角膜有保护作用。当这种细胞由于严重烧伤等遭到大量破坏时,尽管泪腺完好,眼球表面有眼泪湿润,但有时因得不到黏液的保护,仍可发生结膜干燥症。穹隆部结膜下组织更为疏松,扩展能力强,使眼球得以自由运动而不受眼睑的限制。此部结膜下含有Krause氏副泪腺与Müller氏肌纤维,血管极其丰富,在下穹隆部还可见一丰富的静脉网。

(三) 球结膜

球结膜(bulbar conjunctiva)是结膜中最薄而且又非常透明的部分,它覆盖着眼球前部的1/3,按部位可分为巩膜部球结膜和角膜缘部球结膜。前者在透明结膜的下面即是白色的巩膜,人们常说的"白眼珠"即由此而来。此部球结膜与其下方的组织结合疏松,能随眼球的运动而移动。结膜炎时,充血的结膜血管可随结膜的移动而移动,以此可与睫状充血常规鉴别。球结膜富有弹性,用镊子很容易将其拉起行结膜下注射。患有严重的结膜水肿时,球结膜可突出于睑裂之外。

角膜缘部球结膜距角膜缘 3mm 以内,此处球结膜、眼球筋膜和巩膜相互紧密融合在一起,手术时常在此固定眼球。如在此切开球结膜,可连同眼球筋膜一起切开。在眼球表面,由于结膜下组织疏松而又富于弹性,受伤时有回旋余地而不易破裂,即使破裂的伤口也很容易愈合,因此,经由结膜和巩膜进入的眼内异物常因不易发现伤口而被误诊。

球结膜上皮由穹隆结膜渐次移行而来,覆盖于球结膜表面,直达角膜缘。其特点是上皮的腺样成分减少,杯状细胞远离穹隆部渐次消失。角膜缘的上皮基底层像皮肤一样常含有色素,在睑裂的暴露部位,球结膜上的色素常集结为色素斑。在结膜下巩膜导管所在处,葡萄膜的色素可经此导管出现于结膜下。睑裂部的球结膜由于经常暴露于空气中,致使老年人在近角膜缘处常出现黄褐色隆起的睑裂斑,过去认为是脂肪变性,实则为结膜下的"弹力纤维"变性,亦即胶原变性的一种,并非真正的弹力纤维变性。翼状胬肉实属于结膜下组织的一种退行性病变,如"弹力纤维"增殖变性、胶原纤维及血管壁的玻璃样变性等,类似睑裂斑的病理改变。因此,翼状胬肉被认为是在睑裂斑的基础上发生的,此病有强烈的增殖和复发倾向。

二、结膜半月皱襞

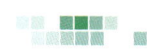

结膜半月皱襞(semilunar plica of conjunctiva)系球结膜的一个三角形皱褶,位于内眦部泪阜的外侧,因形似半月而得名。其宽度约为 2mm,以其游离凹面朝向角膜。其下角可达下穹隆部,外侧游离缘为 2mm 左右深的凹陷。同球结膜分开,是泪水积存之处。当眼球向内转时凹陷出现,而向外侧注视时,则凹陷消失。结膜半月皱襞相当于低等动物的瞬膜或第三眼睑,因其血管丰富而色泽淡红。其组织结构与球结膜相同,但上皮增厚,由 8～10 层柱状上皮细胞构成;上皮细胞间杯状细胞特别丰富,可为浅表性呈群集分布,有一排泄管开口于表面。半月皱襞中的结缔组织很疏松,丰富的间质中含有脂肪组织和平滑肌,偶尔有软骨存在。其平滑肌与 Müller 氏肌相当,受交感神经支配。

三、泪阜

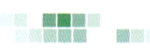

泪阜(lacrimal caruncle)位于半月皱襞的内侧,从胚胎角度看,实际上是下睑的一部分,高约 5mm,宽约 3mm,状如红色肉样的卵圆形小体,表面盖以无角化的复层鳞状上皮,上皮内含有皮脂腺,与睑板腺和睑缘的 Zeis 氏腺相当,这是内眦部常有白色分泌物的解剖依据。表面有很细的毛发,有 15～20 根,与皮肤不同之处在于泪阜内含有 Krause 氏腺。

泪阜连接于结膜半月皱襞上,内直肌鞘的纤维进入其深部,由于纤维的牵引关系,当眼球向外方注视时,可使泪阜明显隆起;当眼球内转时泪阜则下陷,即使内直肌截腱术后亦然。泪阜基质内的结缔组织中含有少许平滑肌纤维,与内直肌有联系;其结缔组织与眶隔及内侧节制韧带相连,故在行翼状胬肉切除时不能误伤泪阜。泪阜的血液供应丰富,淋巴注入颌下淋巴结,接受滑车神经支配。

泪阜的生理功能有:①使眼睑闭合完全;②防止异物进入泪点内;③与结膜半月皱襞形成泪湖,有吸引泪液的作用;④闭睑时压迫泪小点与泪小管,开睑时形成负压,从而促使泪液畅流。

四、结膜的腺体

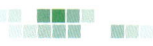

结膜的腺体主要有 Krause 氏腺、Wolfring 氏腺、Henle 氏腺、Manz 氏腺等(图 3-27)。

(一) 种类

1. Krause 氏腺 Krause 氏腺为一种副泪腺,位于上、下穹隆部结膜处,也见于泪阜部。上睑有

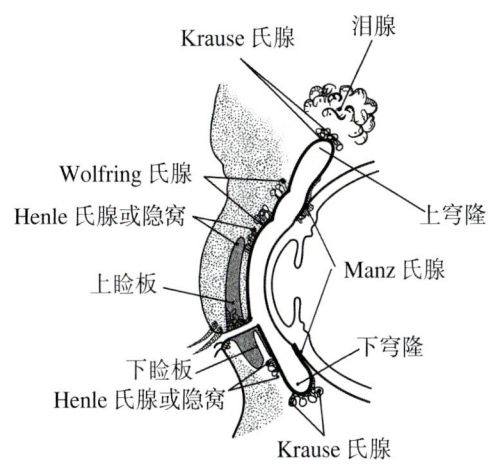

图 3-27 结膜与结膜的腺体

腺体 42 个，下睑有 6~8 个，其排泄管结合成一大导管后，开口于穹隆部结膜。

② Wolfring 氏腺　Wolfring 氏腺也是一种副泪腺，组织结构与 Krause 氏腺相同，上睑有腺体 2~5 个，位于睑板上缘中部，睑板腺末端附近；下睑有 2 个，位于下睑板上端。

③ Henle 氏腺　位于睑结膜上，并非真正的腺体。

④ Manz 氏腺　为一种囊状或泡状腺，位于角膜缘处的球结膜上。

⑤ 杯状细胞（goblet cells）　结膜各部均可见到，唯穹隆部结膜特别多见，尤其是在下穹隆部及结膜半月皱襞处最多。

（二）功能

Krause 氏腺、Wolfring 氏腺等的主要功能是分泌泪液，对角膜和结膜起着与泪腺分泌的泪液一样的湿润和保护作用。杯状细胞的作用是分泌黏液，参与角膜前泪膜的形成，以黏滑的功能对结膜和角膜起着泪液不能替代的保护作用。

五、结膜的血管

结膜的血管十分丰富，其特点是静脉多于动脉，既有动、静脉的直接交通，又有静脉和静脉、动脉和动脉的吻合。

（一）动脉

供应结膜的动脉有三个来源（图 3-28）。

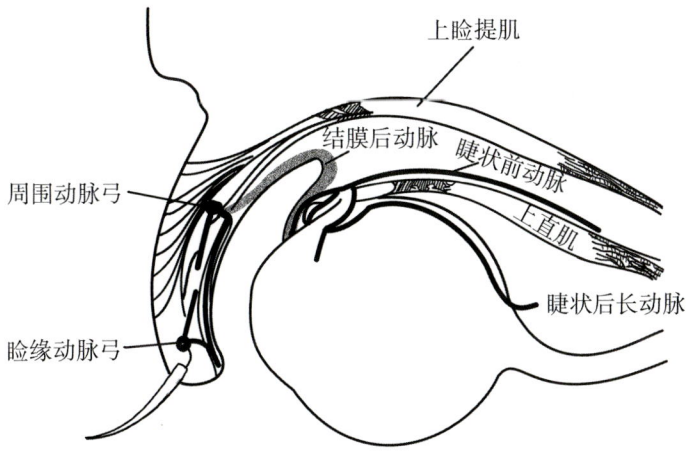

图 3-28 结膜动脉与上睑动脉弓

1. 周围动脉弓（peripheral arterial arcades） 周围动脉弓又称睑板上弓，上睑者位于睑板上缘，在上睑提肌、眼轮匝肌之间。由此动脉弓发出分支，于睑板之上穿过Müller氏肌到达结膜下，再分上行支与下行支。上行支走向穹隆，转过穹隆结膜后，在球结膜下向下行，即结膜后动脉，该动脉支向前至角膜缘4mm处，与睫状前动脉的分支结膜前动脉吻合。下行支抵睑板走向睑缘，分布到全部睑结膜中，与睑缘动脉弓在睑板沟处的穿通支——短支相吻合。下睑周围动脉弓常缺如。下睑结膜、下穹隆结膜和下部球结膜的血液供应来自睑缘动脉弓或下直肌的肌动脉。

2. 睑缘动脉弓（marginal arterial arcades） 睑缘动脉弓又称睑板下弓，位于睑板前面下方，其分支在睑板下沟处，穿过睑板达睑结膜面。

3. 睫状前动脉（arteriae ciliares anteriores） 来自眶深部，是由眼动脉发出的4条直肌的动脉分支。外直肌仅有一条动脉支，内、上、下直肌则各有2条，故睫状前动脉只有7支。睫状前动脉前行距角膜缘4mm处，其分支穿过巩膜进入眼球内，与虹膜动脉大环吻合。在分支穿入巩膜之后，其主支继续前行，形成结膜前动脉，并互相吻合形成平行于角膜缘的动脉弓。再向前分支形成角膜缘血管丛。睫状前动脉向后发出的分支与结膜后动脉吻合。角膜缘血管丛形成浅层结膜丛和深层巩膜表层丛，临床上的睫状充血就来自此血管丛。

（二）静脉

结膜的静脉弓与相应的动脉并行，但比较丰富。睑结膜、穹隆结膜和大部分球结膜的静脉回流于眼睑静脉。在上睑有一与周围动脉弓相应的静脉丛，此静脉丛处于上睑提肌肌腱之间，血液回流于上睑提肌与上直肌的静脉内，向后回流于眼静脉。由睫状前动脉供应的角膜周围的静脉不如动脉明显，由静脉形成5～6mm宽的静脉网，向后回流于肌静脉。

六、结膜的淋巴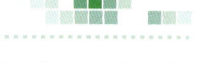

结膜的淋巴网发育良好，位于结膜下组织内。浅层淋巴网由小淋巴管组成；深层淋巴网含有较大的淋巴管，并接受来自浅层淋巴网的淋巴，在角膜缘部形成角膜周围淋巴丛（其中包括血管周围淋巴管）。然后，该淋巴丛向眼角方向汇流，与从眼睑来的淋巴管会合。由角膜缘外侧来的淋巴回流于腮腺淋巴结，由角膜缘内侧来的淋巴回流于颌下淋巴结。

七、结膜的神经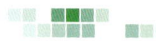

（一）感觉神经

1. 三叉神经第一支（眼神经分支） 起源于三叉神经第一支的有：①滑车下神经支配上睑内侧结膜、泪阜、结膜半月皱襞和相应穹隆部；②泪腺神经支配上睑外侧结膜及相应穹隆部；③眶上神经支配中部结膜及相应穹隆部。

2. 三叉神经第二支（上颌神经分支） 起源于三叉神经第二支的眶下神经，支配下睑结膜及下穹隆。

3. 睫状神经 包括睫状长神经、睫状短神经及睫状前神经分支，这些神经支配球结膜，并在角膜缘部形成角膜周围神经丛。

（二）交感神经

支配结膜的交感神经纤维来自眼动脉的交感神经丛，该神经丛起源于海绵窦交感神经丛。三叉神经麻痹的患者，不仅眼部感觉消失，而且在球结膜上还表现出一种非炎性的充血状态，这是感觉神经和交感神经同时麻痹的结果。

第四节 泪器的应用解剖

泪器(apparatus lacrimalis)由两部分组成,即分泌泪液的泪腺、副泪腺和引流泪液排泄至鼻腔的泪道,其中包括泪点、泪小管、泪囊和鼻泪管(图3-29)。

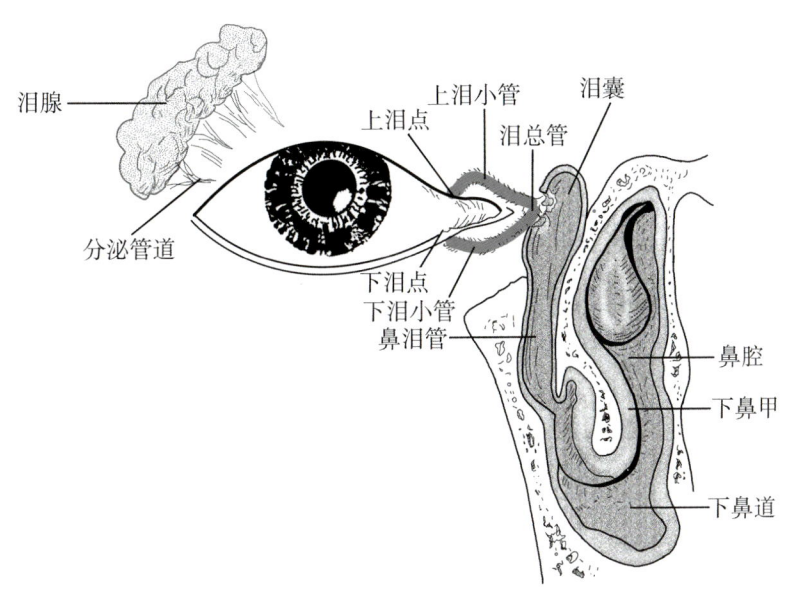

图3-29 泪器

一、分泌泪液的泪腺与副泪腺

(一)泪腺

泪腺(lacrimal gland)位于眶外上近眶缘的泪腺窝内,恰在眶隔之后,正常情况下不易被触及,只有在某些病理情况下,如泪腺肿瘤、炎症或泪腺脱垂时可以触知。泪腺形状极不一致,大小似杏仁,色淡黄带红。泪腺借其周围结缔组织固定在眶上壁的骨膜上。泪腺上方和骨膜连接处为悬韧带(或称上韧带),下方为支持韧带(或称Lockwood氏韧带),将泪腺固定于眶外壁的骨结节上,从而可使泪腺保持其正常位置,当此韧带减弱时,可发生泪腺下垂。上睑提肌腱膜也对泪腺起支持固定作用。临床上上睑提肌张力减弱时,也可发生轻度泪腺下垂。当泪腺下垂时,很容易在眶上缘下方,通过眼睑皮肤触知脱垂的泪腺。泪腺被上睑提肌腱膜外角分隔成两部分:上方较大的部分为眶部泪腺(或上泪腺),下方较小的部分为睑部泪腺(或下泪腺)。两部分泪腺在后部由桥状腺样组织相连接,翻转上睑时,在穹隆部外侧可隐约看到下泪腺。

泪腺是一种管形葡萄状浆液腺,组织学上属于唾液腺,为泡状腺。泪腺的排泄管有10~20个,收集全部泪腺的分泌液而排除之。其中,眶部泪腺有2~5个排泄管,睑部泪腺有6~8个。眶部泪腺排泄管均通过睑部泪腺排泄管开口于结膜囊内。大部分开口于上穹隆结膜的外侧,少数开口于外眦部,甚或有1~2个开口于下穹隆结膜的外侧。所以,切除睑部泪腺,在功能上等于切除全部泪腺。另外,结膜手术如在外眦部进行时应特别慎重,避免过多地破坏这些泪腺排泄管的开口。泪腺分泌的泪液为透明稍带乳白色的液体,含有少量蛋白与氯化钠,另含有特殊的溶菌酶,具有杀菌的作用。泪液是参与角膜前泪膜组成的主要成分之一，起着对角膜的保护作用。

（二）副泪腺

副泪腺（acessory lacrimal glands）包括 Krause 氏腺和 Wolfring 氏腺。Krause 氏腺也可以认为是睑部泪腺向下的延续。

（三）泪腺的血管与淋巴管

1. 血管　供应泪腺的血管为泪腺动脉，系来自眼动脉的分支，由后方进入泪腺。另有颈外动脉的颌上动脉发出的眶下支，也供应泪腺。泪腺的静脉注入眼上静脉，再汇入海绵窦。

2. 淋巴管　位于泪腺表面的淋巴管经由结膜与眼睑淋巴管注入耳前方的腮腺淋巴结。

（四）泪腺的神经支配

泪腺的神经支配（图 3-30）较为复杂，已知的有 3 种神经来源，其功能尚待进一步研究。

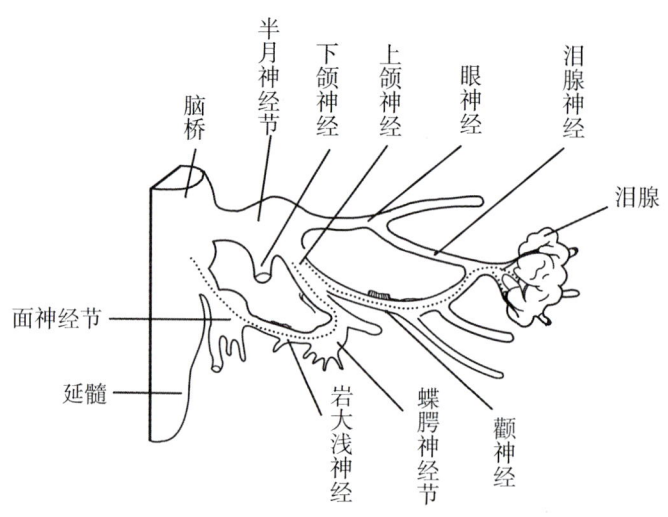

图 3-30　泪腺的神经支配

1. 泪腺神经　为感觉神经纤维，来自三叉神经眼神经的分支，在眶上裂附近自眼神经分出后，前行达眶的外部进入泪腺。泪腺神经中，除含有支配泪腺分泌的副交感神经外，还有司上睑外侧皮肤与结膜的感觉神经。所以，由于炎症引起眼部疼痛时，可反射性地引起泪腺大量分泌泪液，导致流泪。

2. 交感神经　其神经纤维来自颈上神经节的颈内动脉丛，经翼管神经到蝶腭神经节，再经颧神经传到泪腺，受情绪因素的影响，亦可反射性地引起泪腺的过多分泌，而导致大量流泪。

3. 面神经　系由蝶腭神经节发出节后纤维，经上颌神经颧支进入泪腺神经，随同到达泪腺。此神经属副交感神经，司生理状态下经常性的泪液分泌。

二、引流泪液的泪道

（一）骨性泪道

包括泪囊窝和鼻泪管骨管。

1. 泪囊窝　由上颌骨额突在前、泪骨在后形成的一个骨性凹陷，其前界为泪前嵴，后界为泪后嵴。上颌骨形成的前部很坚固，泪骨形成的后部则薄而脆弱；下半部与中鼻道为邻，上部则与前筛窦接近。故行泪囊鼻腔吻合术时，应将洞打在泪囊窝的前部，易与中鼻道黏膜相通；如过于偏后，会将洞打入筛窦，手术容易失败。

2. 鼻泪管骨管 由泪囊窝向下至下鼻道一段为鼻泪管骨管。外侧壁由上颌骨的泪沟构成，内侧壁由泪骨的降突与下鼻甲的升突构成，其壁极薄。骨管上口由上颌骨钩状突形成，下端开口处在下鼻道顶部前 1/3 与后 2/3 交界处，其变异很大，可前可后。骨管长度平均为 10～12mm。

（二）膜性泪道

1. 泪点（punctum lacrimale） 位于上、下睑缘内侧后唇部，泪乳头上、下各有一个，系泪道的起始部。泪点为一圆形或卵圆形小孔，其直径为 0.2～0.3mm。上泪点距内眦角约 6mm，开口朝下向后；下泪点距内眦角约 6.5mm，开口朝上向后。因此，闭眼时，上、下泪点不能彼此接触，但均浸泡在泪湖内，便于吸引泪液自泪点处进入泪道。正常情况下，只有翻转眼睑时才能查见。如泪点外翻或由于炎症等原因而闭锁，则可引起流泪，临床上称为溢泪症。每一泪点均绕以致密的结缔组织环，其中富于弹性纤维；结缔组织环的轮状纤维，具有括约肌作用。老年人纤维组织萎缩，使泪点更为隆起。由于泪点区血管比较缺乏，故其周围区色泽苍白。

2. 泪小管（canaliculus lacrimalis） 为连接泪点与泪囊之间的通道，管长约 10mm。每一个泪小管均由两部分组成，即垂直部和水平部。垂直部长 1.5～2mm，水平部长 5～8.5mm。两者连接大致呈一直角，其扩张部分称为壶腹。在做泪道探查时，必须牢记这种解剖关系，探针应先垂直进入，后再转向水平方向，方能探入。上、下泪小管的水平部分，沿睑缘向内眦倾斜。上泪小管常稍短，向下内进行，下泪小管稍向上内方。上、下泪小管分别在内侧韧带水平方位穿过泪筋膜后进入泪囊，或先会合成一泪总管后进入泪囊。

泪小管壁极薄，富含弹性组织，有很强的伸展性，管内壁衬以复层鳞状上皮，管径为 0.5mm，泪道扩张时，能扩张至正常的 3 倍。故此，如将眼睑向外侧牵引，探针通过泪小管的垂直部与水平部时，此角易于变直。泪小管的垂直部与水平部均绕有眼轮匝肌纤维；在水平部，该肌呈螺旋状环绕泪小管，成为其收缩肌。当该肌收缩时，可牵引泪点向内，使其直接浸于泪湖中。

3. 泪囊（lacrimal sac） 泪囊为一囊状结构，位于眶内侧壁的泪囊窝内。囊壁覆盖有两层上皮细胞，浅层为柱状，深层为扁平形。浅层有杯状细胞，有时尚有黏液腺。由于泪囊上连接膜囊，下通鼻泪管和鼻腔，故容易发炎、化脓，也容易发生阻塞。炎症可使滞留在泪囊中的泪小管发生感染，刺激泪囊壁增厚，使杯状细胞的黏液脓性分泌物滞留，是慢性泪囊炎的特有体征。泪囊的上方为盲管，下方开口与鼻泪管相连续，两者的连接处明显缩窄，可以此作为泪囊与鼻泪管的分界线。正常泪囊的形状大致与泪囊窝相符，呈梨形，其内腔为裂状间隙，约 20mm³，平均长 12mm，前后宽 4～8mm，左右宽 2～3mm。泪囊完全被骨膜包围，骨膜在泪后嵴处劈为两层，深层衬于骨壁上，泪囊则依附于此，浅层从泪后嵴跨到泪前嵴，与深层骨膜在此会合，包围泪囊，形成泪筋膜。该膜与泪囊之间由一层蜂窝组织隔开，内含微小静脉丛，仅在泪囊上端与泪囊密切粘连。

泪囊的上 1/3 部分位于睑内侧韧带上方，其余 2/3 在睑内侧韧带下方。睑内侧韧带与泪筋膜为泪囊手术时寻找泪囊的两大标志。内眦动、静脉位于皮下距内眦 8mm 处，超过内眦韧带，动脉在内，静脉在外，行泪囊手术时如损伤这两个血管，常引起出血，使术野不清，造成手术操作困难，故手术切口不可过于偏向内方（图 3-31）。

鼻泪管为泪囊下方的延续部分，向下直达下鼻道。鼻泪管可分为两部分：①上部，行于骨管内，称骨部鼻泪管，长约 12mm；②下部，离开骨管行于鼻腔外侧壁的黏膜下，称鼻道部鼻泪管，长 5～6mm。鼻泪管下端开口于下鼻道顶部，偶尔开口于中鼻道，从开口处向下有时可有一深沟，其表面覆有黏膜，以此可阻碍和遮盖探针在鼻泪管下口出现。鼻泪管中的黏膜皱襞虽可称瓣膜，但并无瓣膜的功能。

鼻泪管下端的半月皱襞则称为 Hasner 氏瓣膜，它的存在使鼻泪管下端开口处形状变异很大。

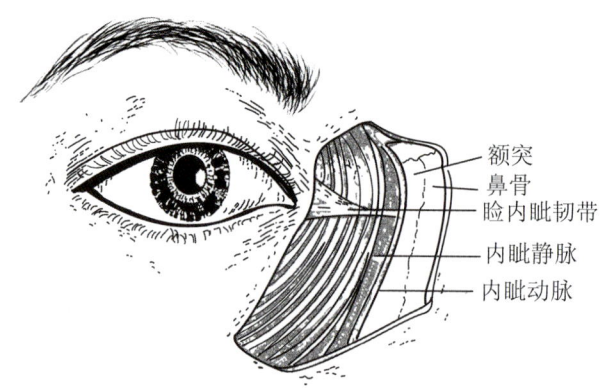

图 3-31　睑内侧韧带与内眦动、静脉的关系

当瓣膜开放时,开口呈圆形或椭圆形;当其关闭时,下口完全被阻塞。该膜代表胎儿中隔的残留物,若此膜未开放常致新生儿泪囊炎。鼻泪管形状变化多端,管腔正常时为裂隙状,如泪囊一样衬有两层上皮细胞,并含有柱状细胞和黏液腺;慢性炎症时,黏膜肥厚,可导致鼻泪管阻塞;伤风感冒时,由于鼻道部鼻泪管处鼻腔黏膜充血肿胀,泪液不能排泄于鼻腔而导致流泪。

(三) 血管

1 动脉

(1) 来自眼动脉分支的上睑内侧动脉供应泪囊,下睑内侧动脉供应鼻泪管。

(2) 面动脉的分支供应泪囊和鼻泪管。

(3) 颌内动脉分支的眶下动脉供应泪囊下部及鼻泪管上部;蝶腭动脉鼻支供应鼻泪管下部。

2 静脉　其静脉丛位于黏膜下,向上回流于内眦静脉及眶下静脉,在下方通过蝶腭静脉注入翼丛与颌内静脉。

(四) 淋巴管

泪囊部的淋巴管沿面静脉汇入颌下淋巴结。鼻泪管的淋巴管经鼻腔随口唇淋巴系统向前汇入颌下淋巴结,再向后经咽后淋巴丛汇入颈深淋巴结。

(五) 神经支配

来自三叉神经,其中滑车下神经支配泪囊及鼻泪管上部,鼻泪管下部受上牙槽神经支配。

第五节　眼外肌的应用解剖

一、眼外肌

眼外肌(extraocular muscle,EM)指支配眼球运动的肌肉,属横纹肌。每眼有 6 条,其中有 4 条直肌,2 条斜肌。具体为内直肌、外直肌、上直肌、下直肌、上斜肌和下斜肌。4 条直肌主要司眼球的水平和垂直运动,2 条斜肌主要司眼球的旋转运动。6 条眼外肌除下斜肌起始于眼眶下壁内前方、鼻泪管口附近的浅凹处外,其余 5 条眼外肌均起始于眶尖部的 Zinn 氏总腱环(图 3-32)。

(一) 内直肌

内直肌(medial rectus,MR)是最强有力的一条眼外肌,起始于眶尖部视神经前的 Zinn 氏总腱

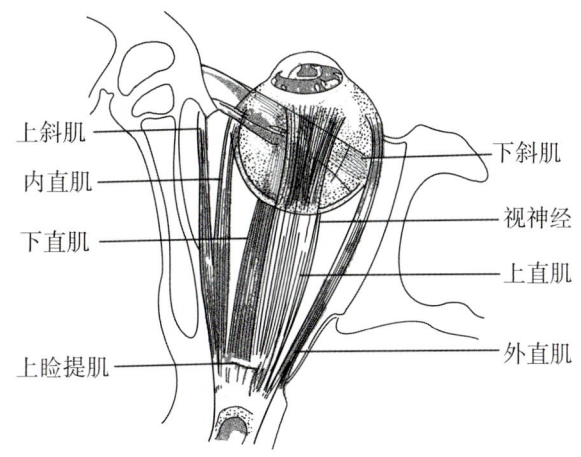

图 3-32　眼外肌(上面观)

环的鼻侧,沿眶内壁向正前方走行,向前伸展至眼球前部,最终附着于眼球鼻侧距角膜缘约 5.5mm 的巩膜上。该肌全长约 40.8mm,其中肌腱长约 3.7mm,附着处肌腱宽 10.3～10.5mm(图 3-33)。内直肌受第Ⅲ脑神经即动眼神经支配,由于其走行方向与视轴一致,所以在原眼位时,即正前方注视时,该肌收缩仅能使眼球内转。内直肌为单纯的内收肌,双眼内直肌同时收缩使眼球会聚(集合或辐辏)。

(二) 外直肌

外直肌(lateral rectus,LR)起始于 Zinn 氏总腱环外侧较低处,跨越眶上裂,沿眶外壁向前,越过下斜肌止端,最终止于眼球前方距颞侧角膜缘约 6.9mm 处的巩膜上。该肌全长约 46mm,其中肌腱长约 8.8mm,附着处肌腱宽约 9.2mm(图 3-33)。外直肌受第Ⅵ脑神经即外展神经支配,由于其走行方向与视轴一致,所以在原眼位时,该肌收缩仅能使眼球外转。内、外直肌又称水平眼外肌。

(三) 上直肌

上直肌(superior rectus,SR)起始于 Zinn 氏总腱环的上部,始端在上睑提肌之下,内、外直肌之间。上直肌在上睑提肌之下向前外方走行,与眼球视轴方向成 23°夹角,越过上斜肌肌腱前行,最终止于眼球前方距上方角膜缘约 7.7mm 处的巩膜上。该肌全长 41.8mm,其中肌腱长 5.8mm,附着处肌腱宽约 0.6mm,其附着线不与角膜缘平行,鼻侧比颞侧靠前。上直肌亦受第Ⅲ脑神经支配,当眼球处于原眼位,即视轴指向正前方时,上直肌的中轴线与眼球的矢状面成 23°夹角,故此时上直肌收缩的主要作用是使眼球上转,同时尚有内转、内旋两个次要作用。若眼球外转 23°,使上直肌与视轴平行,则收缩时仅发挥上转作用,而失去次要作用。若眼球内转 67°,使上直肌与视轴成直角,收缩时仅发挥内转及内旋作用,而失去上转作用。临床上由于上直肌与上睑提肌解剖关系紧密,且两者支配神经核又直接相邻,所以两者常常同时受累,相互影响。

(四) 下直肌

下直肌(inferior rectus,IR)是直肌中最短的一条,起始于 Zinn 氏总腱环的下部,沿眶底与眼球之间向前外方走行,与眼球视轴方向成 23°夹角,越过下斜肌上方前行,最终止于眼球前方距下方角膜缘约 6.5mm 处的巩膜上。该肌全长约 40mm,其中肌腱长约 5.5mm,附着处肌腱宽 9.8～10mm,其附着线与角膜缘不平行,鼻侧比颞侧靠近角膜缘。下直肌亦受第Ⅲ脑神经支配,当眼球处于原眼位时该肌收缩,主要作用是使眼球下转,次要作用为内转及外旋。若眼球外转 23°时,仅有下转作用;若眼球内转 67°,则只发挥内转、外旋作用,而失去下转作用。临床上由于下直肌肌鞘与下斜肌关系密切,故手术操作时应注意两者的关系。

(五) 上斜肌

上斜肌(superior oblique, SO)是一条最细、最长的眼外肌,由细腱起始于视神经孔内上方非常靠近 Zinn 氏总腱环的滑膜上。肌肉呈梭形,较其他眼外肌圆。沿眶顶与眶内壁的连接处向前至滑车处。穿过滑车,转折向后外下方前进并与视轴成 51°夹角,经过上直肌与眼球之间,越过眼球赤道部,止于眼球旋转中心后外方的巩膜上。上斜肌全长约 60mm,起始至滑车段约为 40mm,滑车至附着段约为 20mm,其肌肉部分与肌腱部分各长约 30mm。上斜肌的附着位置变异较大,一般情况下,其附着线为一向颞后方凸斜的弓形线。此弓形线的弓长即肌腱宽,平均为 10.8mm。附着线颞端在上直肌附着线的颞侧端后 4~4.5mm,内约 0.5mm;其鼻后端距视神经约 6.5mm。眼球上涡状静脉位于其附着线的中点之后数毫米处。

滑车是一"U"形纤维软骨板,宽约 4mm,长约 6mm,位于接近眶内上线的滑车窝内,衬有一层滑膜。就生理功能而言,滑车对上斜肌起到一个转向支点和节制韧带的作用。上斜肌的肌腱在滑车处呈圆柱状或绳索样,通过滑车后肌腱逐渐由圆柱形变宽变扁,在上直肌之下已扩展成扁平扇状,向后颞下方止于附着处。上斜肌受第Ⅳ脑神经即滑车神经支配,其转动眼球的作用主要取决于该肌至附着点的一段反转腱的走行方向。由于该肌自滑车转折后走行方向与视轴成 51°夹角,且附着位置位于眼球旋转中心的后颞上方,所以在原眼位收缩时,主要使眼球内旋,次要作用是使眼球下转和外转。若眼球内转 51°,使肌牵引方向与视轴一致,收缩时仅有下转眼球的作用。若眼球外转 39°,使肌牵引方向与视轴成直角,收缩时仅有内旋作用,可能伴有轻度外转。

(六) 下斜肌

下斜肌(inferior oblique, IO)是眼外肌中唯一不起始于眶尖,而起始于眶下壁内前方、上颌骨眶面浅凹处的一条肌肉。肌腱起始处为圆形,向后外方行进,与视轴成 51°角,经过下直肌下方,附着于眼球赤道部后方、眼球旋转中心后颞下方的巩膜上。其附着线为一上凸的弓形线,前端距外直肌附着线约 9.6mm,在外直肌的覆盖下,高于外直肌下缘约 2mm,后端在黄斑中心偏外侧 2mm 偏下 1mm 处。此弓形附着线的弦长即腱宽,约为 9.6mm。下斜肌是眼外肌中最短的一条,全长约 37mm,几乎全由肌肉组成,仅在附着处有少许肌腱组织。

下斜肌亦受第Ⅲ脑神经支配,由于下斜肌与视轴成 51°夹角,而且其附着位置位于眼球旋转中心颞后方的巩膜上,所以在原眼位时,下斜肌收缩的主要作用是使眼球外旋,次要作用为上转和外转。若眼球内转 51°,该肌仅发挥上转作用。若眼球外转 39°,该肌收缩时,仅有外旋和外转作用。

以上分别将 6 条眼外肌的应用解剖进行了介绍。为便于临床比较和记忆,以下将 6 条眼外肌之异同再予以综合分析。

1 起始点 6 条眼外肌中除下斜肌起始于眼眶下壁内前方、鼻泪管上口附近、上颧骨眶面浅凹处外,其余 5 条眼外肌均起始于眶尖部的 Zinn 氏总腱环。

2 在原眼位时各肌作用方向

(1) 内、外直肌:又称水平肌,由于其走行方向与原眼位视轴方向一致,所以在原眼位时,其收缩单纯使眼球做水平方向转动,即内直肌单纯内转、外直肌单纯外转作用。

(2) 上、下直肌:又称垂直肌,由于其走行方向与原眼位视轴方向成 23°夹角,所以在原眼位时,其收缩对眼球除上转或下转作用外,还有次要作用。

(3) 上、下斜肌:由于其肌肉走行方向特殊,其对眼球的作用并不是单一的。上斜肌肌腱穿过滑车后折转向后颞方向,作用方向与原眼位视轴成 51°夹角,所以在原眼位时,除主要的内旋作用外,还有下转、外转的次要作用。下斜肌走行方向亦与原眼位成 51°夹角,所以除外旋这一主要作用外,还有上转、下转的次要作用。

在原眼位时,各肌作用方向见表3-1。

表 3-1 各眼外肌的主要与次要作用

肌　肉	主要作用	次要作用
内直肌	内转	—
外直肌	外转	—
上直肌	上转	内旋、内转
下直肌	下转	外旋、内转
上斜肌	内旋	下转、外转
下斜肌	外旋	上转、外转

3.附着位置及附着线宽度 4条直肌自眶尖起沿眶壁向前走行,达赤道部以后,则向眼球前方靠拢,附着到角膜缘后不同距离的巩膜上,距角膜缘的距离由近到远分别是内直肌 5.5mm,下直肌约 6.5mm,外直肌约 6.9mm,上直肌约 7.7mm(图 3-33)。为便于记忆,按内、下、外、上的顺序分别为 5mm、6mm、7mm、8mm。

直肌附着线变为曲线形,内、外直肌附着线基本上与角膜缘平行;而上、下直肌附着线并不完全平行于角膜缘,其鼻侧端距角膜缘较近,颞侧端距角膜缘较远。

直肌附着线的宽度不等,上直肌最宽,约为 10.6mm;内直肌约为 10.3mm;下直肌约为 9.8mm;外直肌最窄,约为 9.2mm(图 3-33)。

上、下斜肌均附着在眼球旋转中心赤道部以后的矢状面颞侧的巩膜表面上。上斜肌附着于赤道后颞上象限的巩膜上,附着线呈弧形,位置变异较大,平均宽度为 10.8mm。下斜肌附着于赤道后颞下象限,平均宽度为 9.58mm(图 3-34,图 3-35)。

4.肌肉及肌腱长度

（1）内直肌全长约 40.8mm,其中肌肉长约 37.1mm,肌腱长约 3.7mm,是最粗大、最有力的眼外肌。

（2）外直肌全长约 46mm,其中肌肉长约 37.2mm,肌腱长约 8.8mm。

（3）上直肌全长约 41.8mm,其中肌肉长约 36mm,肌腱长约 5.8mm。

（4）下直肌全长约 40mm,其中肌肉长约 34.5mm,肌腱长约 5.5mm。

（5）上斜肌最长,全长约 60mm,其中肌肉长约 30mm,肌腱长约 30mm,滑车为上斜肌的力学支点,从滑车至眼球巩膜附着处长约 20mm。

（6）下斜肌最短,全长约 37mm,其肌腱也最短,仅 1mm。

二、眼外肌的神经支配和血液供应

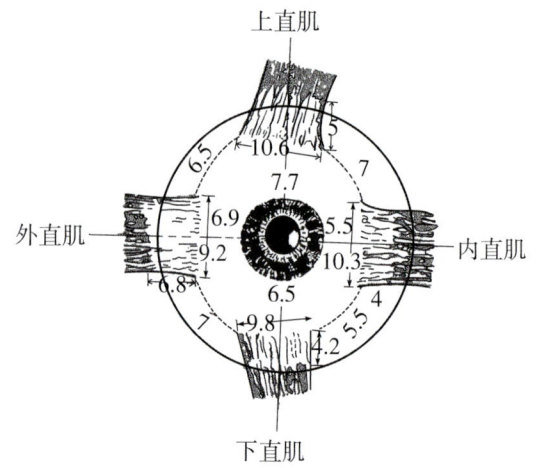

图 3-33　4 条直肌肌腱的终止状态（以 mm 计算）

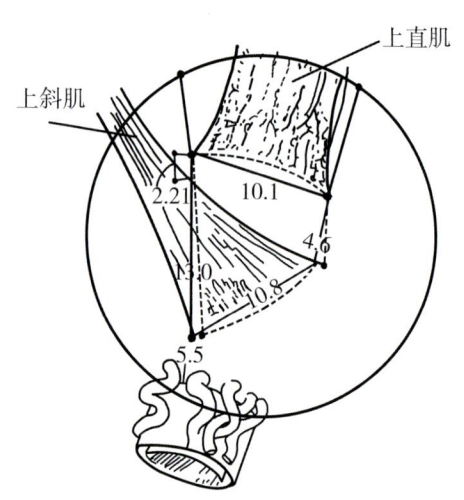

图 3-34　上斜肌附着点与周围组织的关系（以 mm 计算）

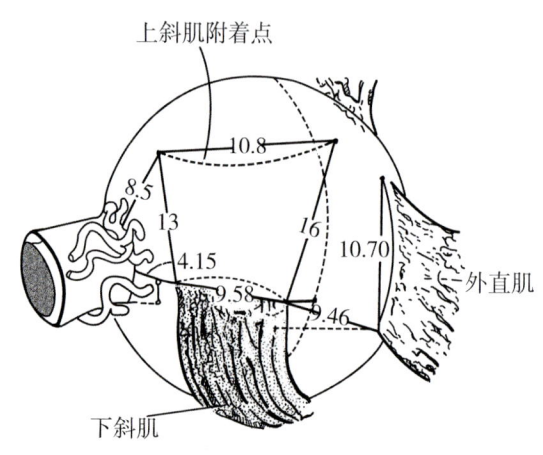

图 3-35　下斜肌附着点与周围组织的关系（以 mm 计算）

二、眼外肌的神经支配和血液供应

（一）眼外肌的神经支配

外直肌由外展神经（第Ⅵ脑神经）支配，上斜肌由滑车神经（第Ⅳ脑神经）支配，内、上、下直肌及下斜肌均由动眼神经(第Ⅲ脑神经)支配,上述 3 对脑神经均通过眶上裂进入眼眶。

(二)眼外肌的血液供应

来自眼动脉的睫状血管供应—睫状前动脉,共有 2 支。外直肌只有一条动脉供应,内直肌及上、下直肌各有 2 条动脉供给营养。上斜肌与下斜肌的血液供应分别来自眼动脉的上肌支与下肌支,其静脉回流则分别汇入眼上、下静脉。

三、眼外肌的协同与拮抗关系

(一)单眼运动

眼球围绕旋转中心而转动,旋转中心大致与眼球中心相符。有 3 条主轴相互垂直地通过旋转中心,这 3 条轴分别为垂直轴、水平轴(横轴)及前后轴(视轴)。

眼球围绕通过旋转中心的 3 个相互垂直的轴而灵活转动,其每一个运动都是眼外肌主要作用和次要作用共同的结果,而绝不是单一肌肉作用的结果。

1. 水平运动 水平运动是眼球围绕旋转中心的垂直轴进行的运动。向外方(颞侧)运动时称外转运动(外展运动),向内(鼻侧)运动时称内转运动(内收运动)。

以外转为例,此时主要是外直肌收缩,内直肌受抑制松弛,同时其余 4 条眼肌也接受神经冲动。上、下直肌同时收缩并维持平衡,防止眼球在水平运动中产生上下摆动,其旋转作用相互抵消,而其内转作用在一定程度上防止了外转运动过分突然而产生的急性外转。上、下斜肌也同时收缩,其旋转作用相互平衡以保持眼球在外转过程中不致发生旋转;其垂直作用也相互抵消,进一步保证了水平运动的平稳。上、下直肌的外转作用则略有加强外直肌外转的效果。

当眼球由外转位往回转时,此时外直肌已松弛,而内直肌开始拉紧收缩,将眼球转回原位,其余 4 条肌肉的辅助作用使回位运动始终平衡而均匀。

眼球内转运动时,则主要是内直肌收缩,外直肌受抑制松弛,其余 4 条眼肌同样起到辅助平衡的作用。

2. 垂直运动 垂直运动是眼球沿水平轴(横轴)的运动,如上转运动或下转运动,主要是一条直肌与一条斜肌共同作用的结果。上转运动主要是上直肌和下斜肌收缩共同作用的结果,下转运动则是下直肌与上斜肌收缩共同作用的结果,其他肌肉收缩则是起着稳定眼球的作用。

3. 旋转运动 眼球沿前后轴(视轴)的旋转称为旋转运动。以角膜 12 点为"支点",眼球向鼻侧的旋转称为内旋,主要由上直肌与上斜肌收缩共同完成,其余 4 条肌肉松弛;眼球向颞侧旋转称为外旋,由下直肌及下斜肌收缩共同完成。

(二)双眼运动

眼睛是心灵之窗,它不仅是视觉器官,也是表达感情的窗口。要完成这些功能,除眼内肌(睫状肌、瞳孔括约肌及瞳孔开大肌)的良好调节作用外,尚需要两眼眼外肌的协同作用,使双眼根据视觉和情感的要求灵活地同时转动。在正常情况下,眼球的运动都是双眼共同转动,所谓单眼运动而另一眼不动的状态是不存在的。前面对于单条肌肉和单眼运动的阐述,完全是为了叙述方便和便于理解。

1. 两眼的同向运动 即两眼同时转向一个方向的运动,也称同侧运动。如欲精确地看清一个方向的目标时,两眼必须同时注视该目标。为此,如需要一眼外转时(该眼需外直肌收缩,内直肌松弛),另一眼则必须同时内转(此眼需内直肌收缩,外直肌松弛),以此类推,无论哪一眼上转、下转或转向任何方向,另一眼都必须随之同转。因此,两眼眼外肌必须协同动作,密切配合,才能达到双眼单视和表达感情的目的。

2. 两眼的集合运动 两眼的集合运动也称辐辏运动,当注视近距离目标时(如看书、写字、雕刻等),除睫状肌增加调节、瞳孔括约肌使瞳孔缩小外,两眼球必须同时内转(需两眼内直肌同时收缩,两眼外直肌同时松弛),以便使近物影像同时落在两眼黄斑中心凹上,才能使目标清晰可见。

3. 两眼的外展运动 当两眼注视近目标后,再转向注视远物时,除睫状肌放松调节与瞳孔散大外,还需两眼球同时外转(需两眼外直肌同时收缩,内直肌同时松弛),才能使注视的目标清晰而有立体感。

上述眼球运动,都需要有关眼外肌的参与,如果某眼眼外肌的一条或多条失去(或减弱)了生理功能,两眼球的共同运动就被破坏而出现复视,外观可呈现一眼的偏斜状态,不仅会给视觉造成障碍,而且会对容貌和心理造成影响。

四、双眼单视的形成

人们在正常的生活和工作中,若要看清周围物体的大小、形状、明暗、颜色、深浅、远近及方位,并准确了解自然景物和客观环境,必须具有完整的双眼视觉。双眼视觉不是单眼视觉的简单相加,而是一种更为复杂的生理功能,是后天形成的。当用单眼视物时,物体在视网膜上只能形成仅有高、宽的平面物像,而没有深度感,即立体感。当用两眼同时看一个物体时,由于两眼球的位置不同,看物体的角度不同,物体投射到两眼视网膜上的物像及其位置也略有不同。物像的各种细微形态差别和位置差别,称为视差。经过大脑枕叶视皮质中枢的综合分析(即大脑的融合功能),一个外界物体分别在两眼视网膜上的成像会形成一个具有立体感的物像,这种视觉被称为双眼视觉或双眼单视。

形成双眼单视必须具备以下条件:

1. 双眼注视能力 即两眼必须同时能注视一个目标,无论此目标如何变更方位和距离,都能协同地去追踪此目标,使目标的物像始终投射在两眼的黄斑部。实现这一环节的关键是双眼眼外肌的功能必须正常。

2. 正常的视网膜对应点 两眼有相同视觉方向的视网膜成分,称为视网膜对应成分或对应点,如两眼的黄斑部。只有落在两眼视网膜对应点上的物像传入大脑才能被感觉为一个物像。

3. 两眼形成的物像 必须相同或相似。两眼视网膜上的物像不同,可由屈光间质的疾病或配戴两眼屈光度差超过 2-5D 的矫正镜片引起。

4. 两眼视野重叠范围 必须够大,使注视的目标在两眼重叠的视野范围之内。

5. 正常的大脑融合功能。

五、眼位与诊断眼位

(一)眼位

眼球在眼外肌的作用下所处的位置即眼位。临床上将眼球所处的不同眼位分为 3 种,即第一眼位、第二眼位和第三眼位。

1. 第一眼位 亦称为原位。头位正直,眼球处在向正前方无限远注视的位置,并保持双眼视觉者称第一眼位。

2. 第二眼位 眼球围绕垂直轴、水平轴自第一眼位向左、向右、向下、向上方向转动后所处的眼位称第二眼位。

3. 第三眼位 眼球自第一眼位向四个斜角(右上、右下、左上、左下)方向转动后所处的眼位,称第三眼位。

（二）诊断眼位

内、外直肌是使眼球沿垂直轴水平向转动的单纯水平运动肌，而上、下直肌与上、下斜肌则不同。上、下直肌不单纯是眼球的上、下转动肌，而且兼有使眼球内转及内旋、外旋的作用。上、下斜肌亦不单纯是眼球的内旋、外旋肌，而且兼有使眼球外转及下转、上转的作用。只有当眼球外转23°时，上、下直肌才能发挥使眼球上、下转动的最大效能。而上、下斜肌只有在眼球内转51°时，才能发挥使眼球上、下转动的效能。当眼外肌发挥最大效能时，眼球向右、左、右上、右下、左上、左下6个方向转动后所处的眼位即诊断眼位（图3-36）。我们应该熟悉和掌握眼球在这6个转动方向上是哪两条眼外肌的动作方向和配合作用。为了更好地理解诊断眼位，现将6个转动方向上起作用的眼外肌简述如下：

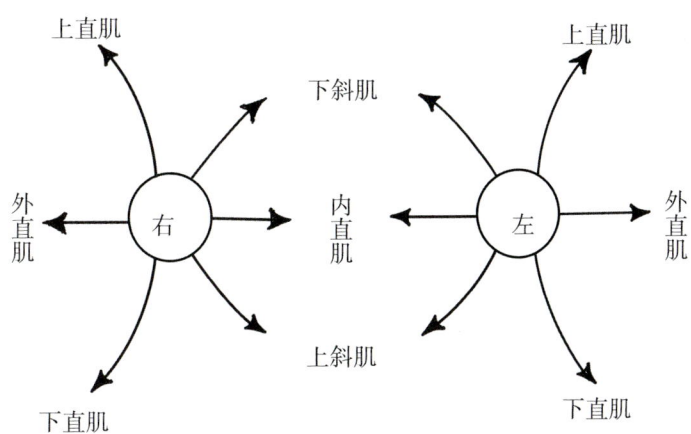

图 3-36　诊断眼位

1. 双眼球向右侧转动，系右眼外直肌、左眼内直肌的收缩所为。
2. 双眼向左侧转动，则是左眼外直肌与右眼内直肌的收缩所为。
3. 双眼向右上方转动，分别是右眼上直肌和左眼下斜肌的配合作用。
4. 双眼向右下方转动，则分别是右眼下直肌和左眼上斜肌的配合作用。
5. 双眼向左上方转动，分别是左眼上直肌和右眼下斜肌的配合作用。
6. 双眼向左下方转动，则分别是左眼下直肌和右眼上斜肌的配合作用。

当眼外肌的功能发生障碍时，眼球就会向麻痹肌作用的方向偏斜，这不仅会破坏双眼单视功能，影响容貌美，还会出现复视症状，使患者不能双眼视物，造成难以忍受的痛苦。这些表现和症状都可能出现在麻痹性斜视患者中，诊断眼位在麻痹性斜视麻痹肌诊断中有着重要的临床意义。

第六节　眼球的应用解剖

眼球是视觉器官的核心，又是面部容貌美的重要结构。了解眼球的解剖，对维护和修复视觉器官的正常形态和功能、预防手术意外损伤都非常重要。眼球并不是真正的球形，而是由两个不同直径的球面前后对合而成。前部的球面是透明的角膜，俗称"黑眼珠"，曲率半径约为8mm。后部的球面较大，为瓷白色的巩膜，即所谓的"白眼珠"，曲率半径约为12mm。眼球的前后直径约为24mm，垂直径约为23mm，水平径约为23.5mm。

一、眼球壁

眼球壁可分为3层,即球外壁(外层)、中层和内层(图3-37)。

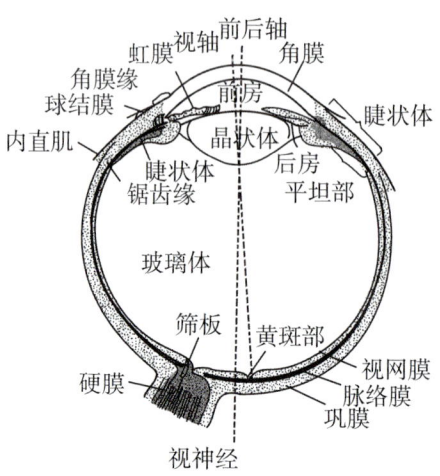

图 3-37　眼球的结构(水平切面)

(一) 外层

亦称纤维膜,由角膜和巩膜两部分组成,除角膜有屈光功能外,主要起着保护中、内层和眼球内容物的作用。

1 角膜(cornea)　位于眼球的最前部,占球外壁的1/6。正常透明,无血管,略呈椭圆形,横径约为11mm,垂直径约为10.5mm。角膜的中央区比周边薄,前者厚度约为0.6mm,后者约为1mm。组织学上角膜从前至后可分为5层(图3-38)。

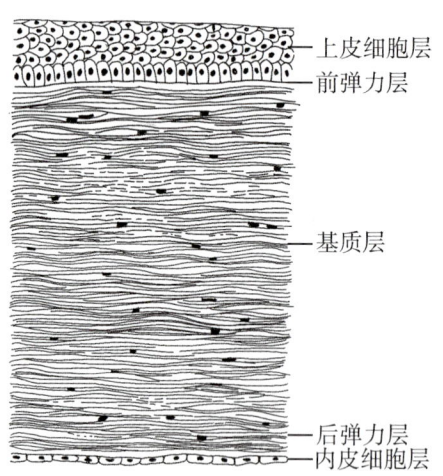

图 3-38　角膜的组织结构

(1) 上皮细胞层:为不角化的复层鳞状上皮,由排列整齐的5～6层细胞组成,表面光滑。完整的上皮层是预防角膜感染的天然屏障。在中央区的上皮层与前弹力层附着不牢固,轻微的外伤即可发生上皮细胞剥脱。由于该层内有丰富的感觉神经末梢,上皮损伤后,可引起明显的怕光、流泪和眼疼。上皮损伤后的修复,主要靠周边部代谢和增殖能力强的上皮细胞滑行来重新填补。

(2) 前弹力层:不是真正的弹性膜,该层均匀一致,与基质层界限不清,但与上皮细胞层界限清楚。对外伤和感染具有相当强的抵抗力,但损伤后不能再生。

(3) 基质层:占角膜全厚度的 90%,主要由胶原纤维薄板和细胞两种成分构成。前者有 60～200 个薄板,板与板之间相互平行排列,其纤维束的排列在两板之间相互垂直。基质内的细胞可分为两种,即固定细胞和游走细胞。前者又叫角膜小体,即结缔组织细胞,居于板片之间,细胞形态扁平、细长;后者属于白细胞,来自角膜缘血管网,平时数量很少,当角膜外伤或感染时,其数量可迅速增加。损伤后的修复可分为无血管的瘢痕愈合和有血管的瘢痕愈合,其结果是破坏角膜透明性,引起视力减退或丧失。

(4) 后弹力层:是内皮细胞的基底膜,系胶原纤维所形成的板层结构,乃真正的弹性膜,坚韧而富有弹性,对外伤和细菌毒素有较强的抵抗力。深层角膜溃疡在穿孔之前的危险信号是常可看到像鱼眼样的后弹力层膨出。该层损伤后可迅速再生。

(5) 内皮细胞层:是紧贴于后弹力层后面的单一细胞,细胞形态为六角形,呈镶嵌状排列。内皮细胞通过其主动运输和代谢被"泵"的生理功能来维持角膜的营养和透明性。内皮细胞随着年龄的增长呈生理性减少趋势,损伤后不能再生,只能靠剩余细胞本身体积的扩大、迁移和滑动填补缺损区。所以,在内眼手术和角膜成形术中,都要注意防止和减少对内皮细胞的损伤。

角膜前泪膜是角膜上皮细胞层表面上的液性膜,可分为 3 层:外层为脂质层,由睑板腺的分泌物构成,有防止泪液蒸发的作用;中层为泪液层,系泪腺所分泌的泪液,此层最厚,因含有溶菌酶,故除具有保持角膜湿润和清除异物的作用外,还具有抗菌的能力;内层为黏液层,内含黏蛋白,系结膜中杯状细胞的分泌物,参与角膜营养及起着固定整个前泪膜的作用。通过瞬目活动,前泪膜可不断更新,从而维持角膜的湿润和透明性。

2 巩膜(sclera) 位于眼球的后部,约占球外壁的 5/6,外观呈瓷白色。由坚韧的结缔组织构成,纤维排列纵横交错,故不透明。其表面由眼球筋膜包绕并被透明光滑的球结膜覆盖。巩膜在各部位的厚度并不一致,后极部最厚,约为 1mm;赤道部为 0.4～0.5mm;在直肌附着处最薄,仅为 0.3mm。前部通过移行的角膜缘与角膜相连,其后与穿过巩膜的视神经同硬脑膜相连。在巩膜上还有前睫状血管及涡静脉的穿出通道,葡萄膜的色素和眼内肿瘤细胞可沿这些孔道向球外扩散。组织学上巩膜可分为 3 层:

(1) 巩膜表层:由疏松的结缔组织构成,大部分与眼球筋膜相连。此层含有丰富的血管网,故在有炎症时充血明显。

(2) 巩膜基质层:由致密结缔组织和弹力纤维构成。纤维集合成束,互相交叉,排列错综复杂。在基质层内含血管极少,新陈代谢缓慢,故巩膜内的炎症常迁延时间较长。

(3) 巩膜棕色板:此层内结缔纤维变得特别微细,弹力纤维成分增多。因含有大量色素细胞,故使巩膜内表面呈棕黑色。

(二)中层

亦称葡萄膜或血管膜,由 3 部分组成,即虹膜、睫状体和脉络膜。

1 虹膜(iris) 位于睫状体和晶状体的前面,呈薄的圆盘状隔膜。中央稍偏鼻侧有一 2.5～4mm 直径的圆孔,即瞳孔。瞳孔在生理状态下能随外界光线的强弱而缩小或散大,从而调节进入眼内的光线的量,以保证视物清晰。虹膜颜色取决于其中色素的含量,不同肤色的人种,虹膜所显示的色调亦不同。通过透明的角膜所看到的虹膜和瞳孔的颜色,即通常所说的"黑眼珠"或"蓝眼珠"。

正常的虹膜表面高低不平,在近瞳孔区呈现出环领状皱褶,内含瞳孔括约肌,其肌纤维呈环状排列,受副交感神经支配。远离瞳孔区的虹膜为睫状区,可看到若干同心环状隆起,瞳孔开大时环沟变深，肌纤维呈放射状排列，受交感神经支配。虹膜内的血管分布不均匀，在虹膜表面上表现为细的条纹，称之为虹膜纹理。虹膜在根部比较薄弱，眼球受顿挫伤时，此处易断裂，临床上称为虹膜根部离断，同时伴有相应的瞳孔变形。

2 睫状体（ciliary body） 前接虹膜根部，后与脉络膜相连。睫状体的前部比较肥厚，称睫状冠，其宽度约为2mm。在冠部有约70个不尽相同的纵行突起，即睫状突，主要由血管构成，由此产生房水，营养玻璃体、晶状体和角膜。睫状体后部较平，称睫状环或平坦部，宽约4mm，为某些球内手术切口的理想选择处。虹膜和睫状体内感觉神经丰富，有炎症时疼痛明显。

睫状体中的睫状肌由纵行纤维、辐射状纤维和环状纤维组成，其中辐射状纤维和环状纤维收缩时，能使晶状体悬韧带松弛，晶状体变凸，从而视近时可看清楚近距离的目标，这种生理性的调节作用在40岁以后逐渐减弱，需要配戴适度凸透镜以增补调节之不足。

3 脉络膜（choroid） 前接睫状体平坦部，后止于视神经巩膜孔。脉络膜主要由大、中血管和毛细血管组成，以其丰富的血液循环，供应视网膜外层的营养。脉络膜中的色素细胞与血管构成了脉络膜的棕红色外观，以此可与棕黑色的睫状体相区别。两者在生理功能上还起到了眼球这个生物照相机的暗箱作用，从而保证进入眼内光线的集中和视物的清晰。

（三）内层

视网膜（retina）是眼球的最内层（图3-39），是产生视觉的感光层，为高度分化的组织。该层主要由3种神经元组成：①第一神经元，为接受光线刺激的感光视细胞，即视杆细胞和视锥细胞，前者对光的适应能力较强，后者具有辨色功能。②第二神经元，主要是双极细胞。③第三神经元，是传导神经冲动的神经节细胞。双极细胞在第一、第三神经元之间起桥梁作用，可将神经细胞接受光刺激后的神经冲动传递给神经节细胞。通过神经节细胞的轴突纤维组成的视神经，最后传到大脑枕叶视中枢产生视觉。其中任何一个环节受到损伤，都将使视功能减退或丧失。

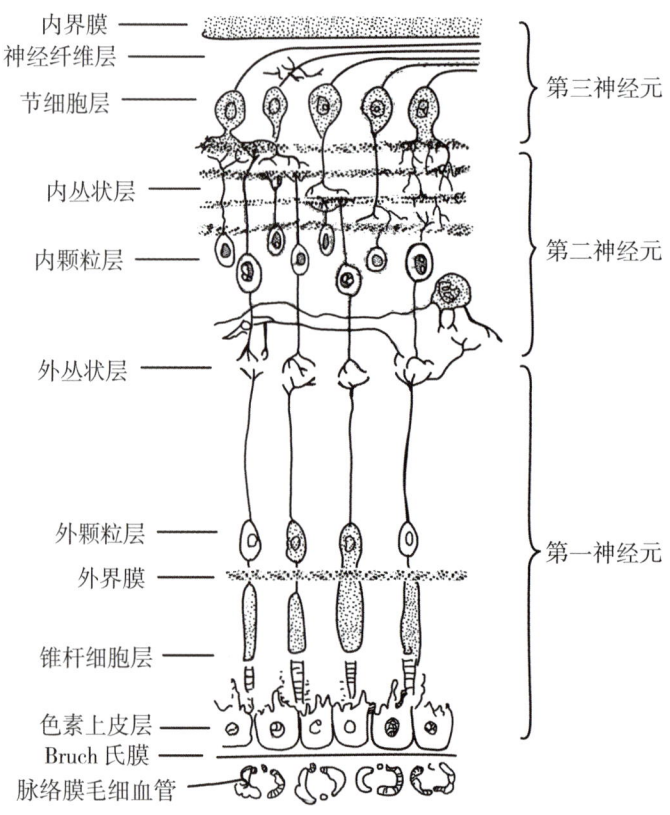

图3-39 视网膜组织的结构

二、眼球内容物

（一）房水

房水（aqueous humor）产生于睫状体，清澈透明。主要成分是水，约占98.19%。此外，还有钾、钠、钙、氯化物、糖、蛋白质等。其功能是维持和平衡眼内压、屈光及给角膜和晶状体带来营养。眼内有炎症时，房水会变混浊，影响视力。

（二）晶状体

晶状体（lens）为双凸透镜样的透明体，位于虹膜和玻璃体之间，是眼屈光系统的主要组成部分。如各种原因使晶状体变混浊时，瞳孔区内会变白或呈棕黄色混浊状，可严重影响视觉功能。

（三）玻璃体

玻璃体（vitreous body）是由胶原纤维、蛋白、酸性黏多糖等形成的透明胶样体，其中水分占98.5%，除维持眼内压和对视网膜有支撑作用外，亦是眼屈光间质的一部分。当玻璃体由于炎症或出血发生混浊时，视力将会产生严重障碍。

三、眼球的血液供应

眼球的血液供应来自颈内动脉的分支——眼动脉，分为两个独立的血管系统（图3-40）。

（一）视网膜血管系统

在球后8～15mm处，视网膜中央动脉进入视神经达视网膜，供应视网膜第二及第三神经元的营养。

（二）睫状血管系统

1. **睫状后短动脉** 有10～20支，在视神经周围穿过巩膜，构成脉络膜血管网，供应视网膜第一神经元的营养。

2. **睫状后长动脉** 共2支，在视神经内外侧稍远处斜行穿过巩膜，在巩膜与脉络膜之间前行达睫状体。与来自睫状前动脉的血管吻合构成虹膜动脉大环和小环，供应睫状体及虹膜的营养。

3. **睫状前动脉** 共7支，供应4个直肌的营养，除外直肌只有1支外，其余3条直肌各有2支。在角膜缘后3～4mm处，睫状前动脉的分支穿过巩膜与睫状后长动脉、后短动脉分支相吻合，参与形成虹膜动脉大环，其余各分支除形成角膜缘血管外，还为巩膜和结膜提供营养。

（三）静脉回流

来自视网膜中央静脉、4个涡静脉和睫状前静脉的血液，分别汇入眼上、下静脉，向后注入海绵窦。眼静脉无静脉瓣，眼、面部的炎症容易波及海绵窦，严重时可危及生命。

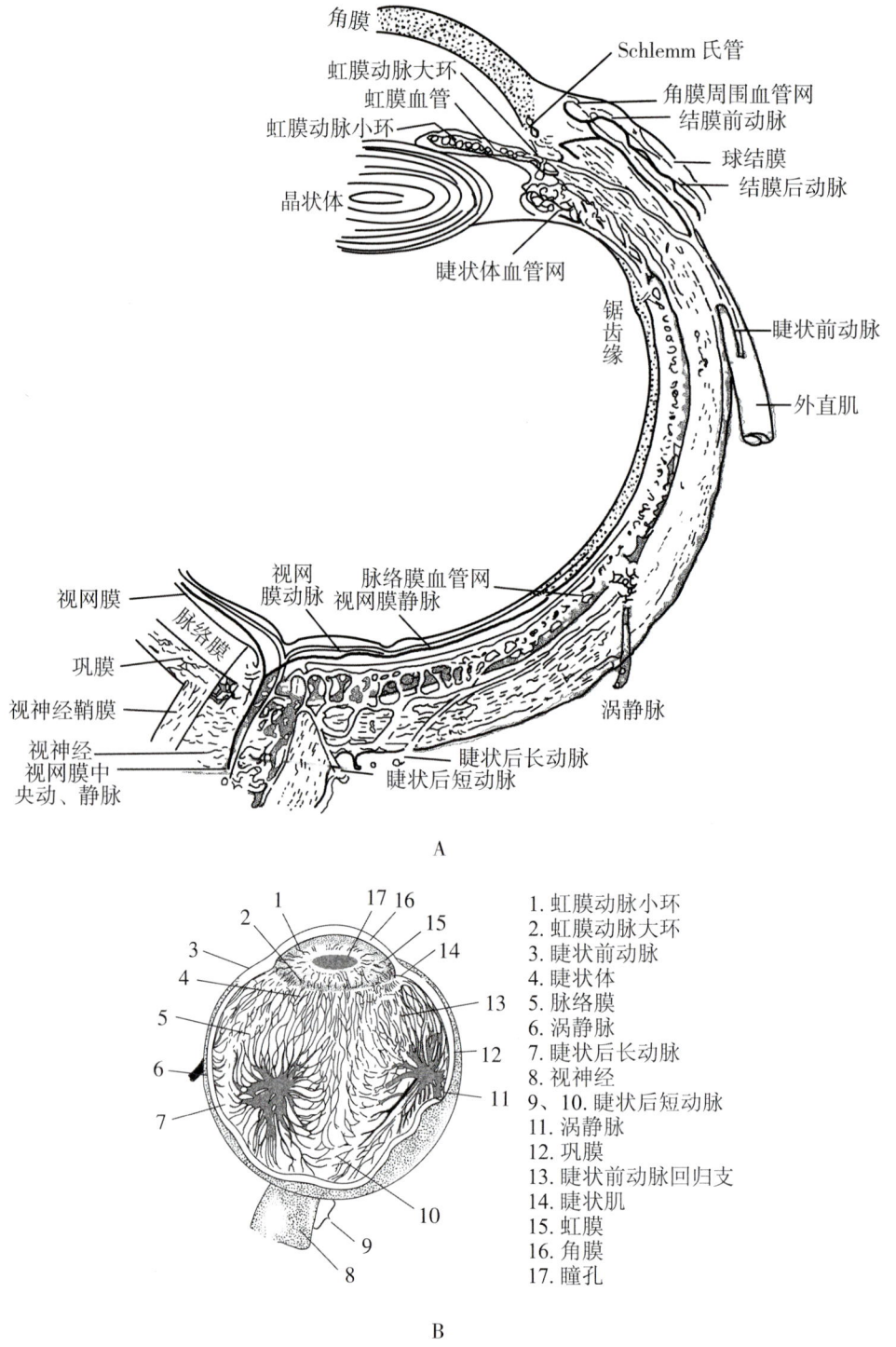

图 3-40 眼球的血液供应

四、眼的神经支配

(一) 运动神经

来自第Ⅲ(动眼)脑神经、第Ⅳ(滑车)脑神经、第Ⅵ(外展)脑神经及第Ⅶ(面神经)脑神经,分别支配各眼外肌及眼轮匝肌(图3-41)。

(二) 睫状神经节及睫状短神经

1 睫状神经节 位于球后外直肌与视神经之间,由长根(感觉)、短根(运动)和交感根组成,长根司眼球的感觉,短根主眼内睫状肌及瞳孔括约肌的运动,交感根支配眼内血管的收缩和瞳孔的开大。

2 睫状短神经　自睫状神经节发出，有6～10条小分支，部分与睫状长神经吻合，在视神经周围穿过巩膜，在巩膜与脉络膜之间前行，在睫状体表面形成神经丛，支配角膜、虹膜和睫状体（图3-41）。

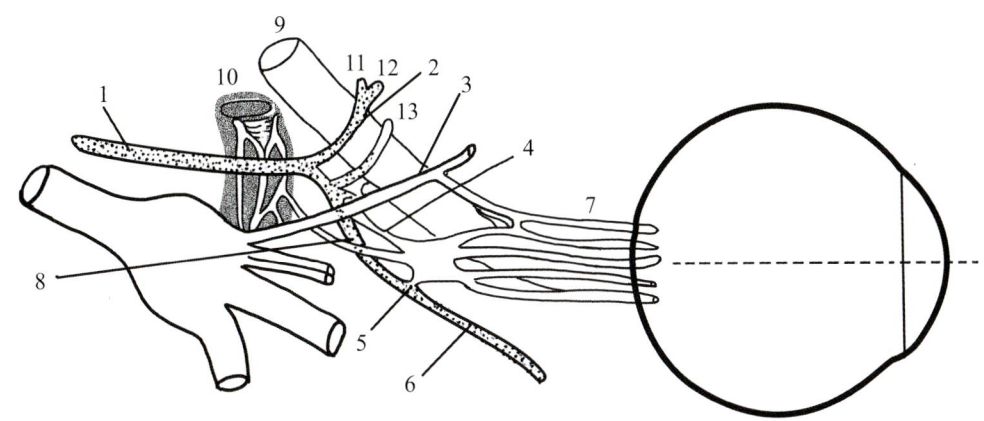

图 3-41　眼球的神经与睫状神经节
1. 动眼神经　2. 动眼神经上支　3. 鼻睫状神经　4. 感觉性长根　5. 运动性短根　6. 支配下斜肌的分支　7. 睫状短神经　8. 交感神经根　9. 视神经　10. 颈内动脉　11. 动眼神经上直肌支　12. 动眼神经上睑提肌支　13. 动眼神经内直肌支

第七节　眉的应用解剖及功能

眉在眼的上方，横位于上睑与额部交界处，为脸部重要结构之一。双眉的形态及活动变化对眼形美、容貌美具有举足轻重的作用，是眼部整形美容手术的重要部位之一。

一、眉的应用解剖

（一）眉的位置和形态标志

眉是位于眼眶上缘，起自眼眶的内上角，沿着眶上缘向外略呈弧形分布的一束毛发。男性的眉毛较粗密，常形容为"浓眉大眼"；女性的较细，比喻为"娥眉细眼"。眉毛中内侧较密而圆，外侧较稀疏。眉毛内1/3的生长方向一般与眼水平线成70°～80°角，而中外侧则成10°～30°角，甚至平行生长。眉毛内端称眉头，近似于直线状；外侧端为眉梢，稍细且略呈弧线状，弧线的最高点称为眉峰。眉头与眉梢之间称为眉腰（身）。标准眉的位置见图3-42、图3-43。

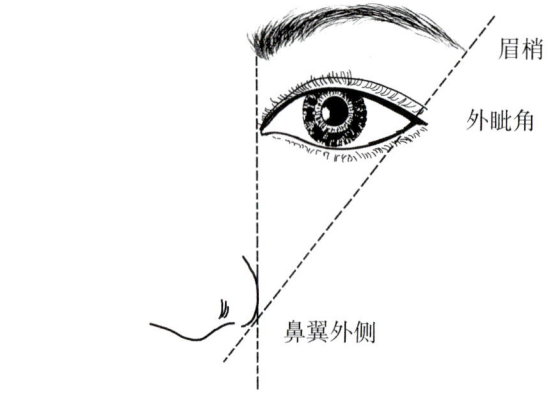

图 3-42　标准眉的位置

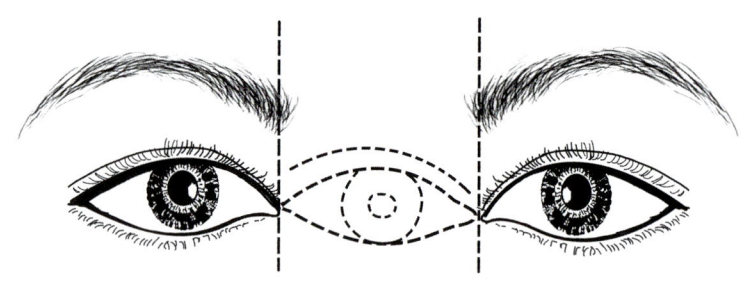

图 3-43　眉头间距

1 眉头　位于内眦角正上方,在鼻翼边缘与内眦角连线的延长线上。两眉头间距近似于一个睑裂长度。

2 眉梢　稍倾斜向下,其末端与眉头大致应在同一水平线上,眉梢的尽头应在同侧鼻翼与外眦角连线的延长线上。

3 眉峰　位置应在自眉梢起的眉长中外 1/3 交界处,或者以同侧鼻翼经平视时角膜外缘的延长线为标准。

(二) 眉毛的排列与长势

眉毛是由一根根短毛分上、中、下三层交织而成的。眉头部分较宽,眉毛斜向外上方生长;眉梢部分基本一致斜向外下方生长;眉腰部眉毛较密,大体是上列眉毛向下斜行,中列眉毛向后倾斜,下列眉毛向上倾斜生长。由于眉毛的上述长势和排列,使眉头颜色重于眉梢,而眉腰色最深,上下左右较淡,因此整体观察眉的颜色浓淡相宜,层次有序,富有立体美感。

眉毛属硬质短毛,密度为每平方厘米 50～130 根。面部许多表情肌与眉部可以活动的皮肤相联系,所以眉毛可被牵引向上、向下或向中线活动。通常两眉头之间是平滑无毛的眉间,有时可有稀而短的毛把两眉连接起来,此种眉俗称"连心眉"。眉毛的长短、粗细、色泽与种族、性别、年龄等多种因素有关。一般说来,儿童的眉毛较短而稀,成人较密而色黑;男性眉毛较粗,且宽而密,女性则窄而弯曲。眉毛色黑,老年男性的眉毛可增长变白,俗称"寿星眉",而老年女性的眉毛则易脱落变稀疏。眉毛不像头发那样长。眉毛全部剃掉后还可重新长出,但若每月拔 1～2 次,坚持半年至 1 年,则会破坏毛囊,使眉毛不再生长。所以,坚持修、拔眉可美化眉形。

眉毛的色泽深浅与全身色素代谢有关,其中尤与丙氨酸、酪氨酸经过代谢形成的黑色素关系密切,因此平时多食用蔬菜、豆类制品可增加眉毛的黑度。病理状态下如白化病、白癜风、斑秃、小柳-原田氏病甚至交感性眼炎等可使眉毛部分或全部变白。

(三) 眉部的组织结构

其结构与有发的头皮相似,从前向后可分为5层,依次为皮肤、皮下组织、肌肉层、肌下蜂窝组织、颅骨膜。

1. **皮肤层** 该层厚而且移动范围大,布有丰富的皮脂腺、汗腺,并有大毛囊与肌纤维相联系。眉部皮肤与头皮一样,与浅筋膜紧密粘连,生有浓密的硬质短毛。

2. **皮下组织层** 此层像头皮一样含有少许脂肪和许多纤维组织,其表面与皮肤、下面与肌肉均紧密连接,故当眉运动时,皮肤、皮下组织和肌肉皆在肌下蜂窝组织上移动。

3. **肌肉层** 该层由纵行的额肌纤维、横弧形的眼轮匝肌纤维和斜行的皱眉肌、降眉肌纤维组成。来自额肌的纵行纤维向下附着到眉的皮肤,混入眼轮匝肌和皱眉肌纤维中,收缩时使眉毛上提,协助上睑提肌增大睑裂,故睑下垂时额肌代偿收缩可致耸眉、额纹加深。临床上常可用额肌力量来矫正睑下垂。在面部表情方面,额肌被形象地称为"注意肌",当发生惊讶、敬佩、恐怖、忧郁以及所有带有注意成分的情绪变化时,额肌都会发生收缩。如果眉上提、眼睑半睁则往往显示出专注的表情。

眼轮匝肌纤维(眶部)环行排列,其作用为向下牵拉眉部,以协助眼睑闭合。

皱眉肌是一块较深层的肌肉,位于眉内端,为额肌、眼轮匝肌所覆盖。皱眉肌起始于眉峰的内端,向上、向外斜行穿过其前方的肌肉,附着于眉中部的皮肤。肌肉的作用是将两侧眉向鼻根部牵引,于内眦上方形成隆起,在额下部正中形成两条特殊的纵行短沟。皱眉肌常与额肌内端、降眉肌联合收缩,使眉呈现出特殊的倾斜位。在表情方面,皱眉肌的收缩表示烦恼、不高兴、痛苦,在小儿啼哭时表现最为明显。

4. **肌下蜂窝组织层** 该层向上与头皮相应层次相连续。因为额肌不是附着在眶上缘,所以肌下蜂窝组织向下连续于上睑眶隔的眼轮匝肌之间。此层疏松,在临床上行额肌组织瓣悬吊治疗上睑下垂手术时,易于经此层将额肌与骨膜分离。

5. **颅骨骨膜** 颅骨骨膜是一层致密的纤维结缔组织,覆盖于骨表面。

(四) 眉的神经、血管、淋巴管分布

1. 眉的运动主要受面神经的颞支支配,其感觉受三叉神经的额神经支配。

2. 眉的动脉主要为眶上动脉和颞浅动脉分支。静脉内侧入眶上静脉或内眦静脉,外侧入颞静脉。

3. 眉的淋巴管内侧沿面静脉引入颌下淋巴结,外侧引入腮腺淋巴结。

二、眉的功能

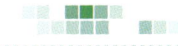

(一) 保护眼睛的功能

眉位于双眼眶上缘部位,如同屋檐,可防止额部汗水或下落的灰尘进入眼内,还能起到栅帘的作用,防止强光刺激眼睛,对眼具有保护性功能。

(二) 传递情绪的功能

眉具有表达情绪的作用。眉的动态千变万化,神采万千。在人的面部除了灵动的双眸外,最能传神表现人的内心和性格特征的就要数眉了。双眉的舒展、紧锁、扬起、下垂等改变与情绪关系密切,既能传递情感,又能表达情绪,人们内心的喜、怒、哀、乐和性格特征全在其中,所以有人将眉称为"七情之虹"。还有"眉目传情"、"愁眉不展"、"喜上眉梢"、"眉语两自笑,忽然随风飘"等描述和形容,无不反映出双眉在情感表现方面的重要作用(图3-44)。

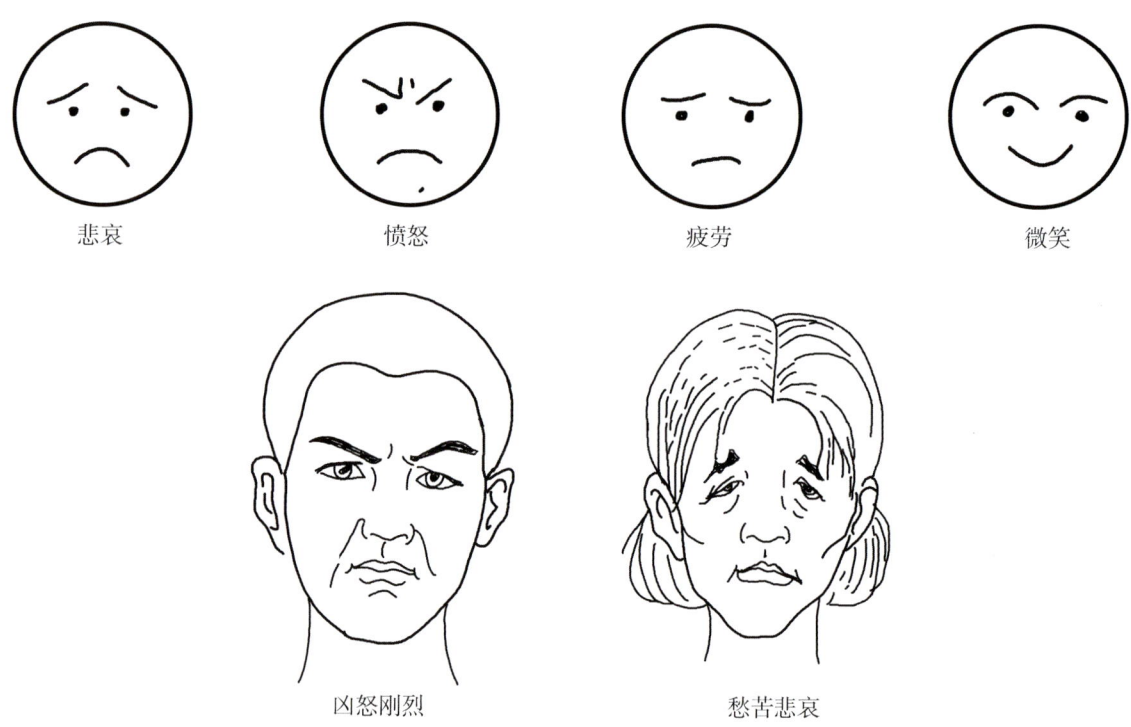

图 3-44 眉与面部表情

(三) 眉对容貌美有重要作用

眉在颜面五官中起着重要的协调作用。可以通过三条线来确定眉的位置是否符合一般东方人的美学观:①A 线:位于眉内下缘、鼻侧眶上缘的眉头与鼻翼连线,为垂直向下的直线。②B 线:两眼正视前方时,鼻翼、瞳孔外缘连线延长线与眉相交的位置,为眉的弧度最高点,即眉峰的位置或角膜外缘的垂线。③C 线:鼻翼至外眼角连线与眉的交点,为眉的外缘,即眉梢位置。符合以上条件的眉毛即所谓的"标准眉毛",但它无个性,也缺乏一定的魅力。每个人的眉毛生长不一定都尽如人意。有的人眉毛过长,有的人眉毛过短,有的人眉毛稀疏,甚至似有若无,这都需要修整。还有的人两眉间隔太近,给人以不够开朗之感;眉梢上吊,会给人以聪明睿智的感觉,但也有一定限度,如果矫枉过正,就会使人感到凶恶;下拖的眉毛则有愁眉苦脸之嫌。有的人的眉毛比头发颜色淡很多,显得很不协调。这些都需要整形或修饰。

英国美学家夏夫兹博里说过:"凡是美的都是和谐的、比例适度的。"眉是眼睛的框架,两者关系好比画框与画面,好的画需要合适的框架来衬托才会熠熠生辉,同样,粗细适中、浓淡相宜、线条优美的双眉对于顾盼神飞的双眸来说就像绿叶之于牡丹,会将双眸衬托得更加明媚迷人,使整个面部轮廓显得明晰而和谐,使容貌风采倍增。相反,参差不齐的眉毛则会使美丽的"心灵之窗"光辉顿减。因此,双眉对于人的容貌美起着"烘云托月"的作用。

(四) 眉的病理改变对诊断某些疾病有一定意义

传统医学常以眉的色泽、浓淡、稀疏、位置改变等来诊断某些疾病。现代医学认为,在病理状态下眉的形态、位置、色泽等的改变确实能为诊断某些疾病提供重要的线索和依据。例如,面神经麻痹时,患侧眉低于健侧;患单侧上睑下垂时,患侧眉毛高于健侧,并有耸眉的表现;眉毛无故稀疏、脱落可能是肾上腺功能低下、麻风等疾病的先兆;眉毛变白则可能与白癜风、小柳-原田氏病、白化病等有关。

(袁磊)

第四章
眼部整形美容的基本原则和操作技术

第一节　眼部整形美容外科的任务和治疗范围

眼部整形美容外科学是伴随现代医学发展而兴起的一门独立存在的专业性很强的学科,它既是眼科学中一个不可缺少的重要专业分支,又是全身整形美容外科的重要组成部分。

它的主要任务是以眼科、整形外科基础理论以及现代容貌美学等理论和观点为指导,运用医学审美与外科技术相结合的手段来改善眼部的形态不足、病理缺陷以及各种原因引起的眼部畸形,达到恢复功能和增加形态美感的目的。

眼部整形美容外科学涉及范围广泛。从解剖部位上看,学科主要涉及眉部、眼睑、眦角、睫毛、结膜、眼肌、眼球、泪器、眼眶及眼部的毗邻部位,几乎包含了所有的眼部组织和器官。从内容上看,可以涉及上述所有组织和器官的形态不足、缺陷畸形的改善修复、功能恢复以及相关基础理论的探讨和研究。

目前在临床上,眼部整形美容外科具体的治疗范围很广,凡涉及眼及其附属器官和毗邻部位的畸形修复、功能改善以及外形修饰等,均与眼部整形美容有关,主要涉及以下几方面:

1　先天性缺损和畸形的修复　主要指眼部外露部位的先天性畸形和缺损,既影响容貌美观,又影响生理功能,如眉、眼睑缺损畸形,上睑下垂,小睑裂,眦角畸形,眶骨发育畸形等。

2　创伤所造成的眼部各组织、器官的缺损和形态畸形的修复　主要指的是战时的战伤以及平时的外伤、热烧伤、化学伤、爆炸伤、电击伤等所造成的眼部组织、器官的缺损或畸形,如各种原因引起的眼睑、眉毛缺损,瘢痕畸形,眦角移位,睑裂畸形,眼睑闭锁,睑球粘连,眼肌损伤,角膜混浊,眶骨骨折,眼球后陷等,以及因创伤而失去眼球所造成的结膜囊缩窄等。

3　眼部斑痣、肿瘤相关的修复　主要指眼部斑痣、肿瘤切除后创面的修复,如眼部色素痣、血管瘤、睑黄色瘤、分裂痣、神经纤维瘤以及睑部恶性肿瘤切除后的创面修复,或眶内容剜出术后的眼窝再造等。

4　眼部感染后遗症的修复　眼部感染后遗症是指眼部因感染造成组织、皮肤坏死遗留的畸形和缺损,如感染形成的睑内外翻、眶骨膜炎、骨髓炎愈合后粘连畸形等。

5　医源性畸形或后遗症的修复　主要指由于手术不当造成的眼部畸形,如睑内外翻、切口瘢痕明显以及各种手术后矫正不足或异常形态等。

6　眼部的美容性手术　如重睑成形术、内眦赘皮矫正术、眼袋整复术、眼皮肤松弛整复术、美容性斜视术、眉下垂矫正术、鱼尾纹去除术、角膜染色术、义眼配制、现代美容文刺术等。

7 其他 如上睑退缩、下睑退缩、麻痹性睑裂闭合不全、某些眼部综合征畸形的矫正等。

如今,整形外科已发展出再造整形外科和美容外科两大组成部分,前者对先天畸形、后天性创伤或疾病导致的残缺进行矫正、修复、再造,使其达到正常或近似正常的形态和功能;而后者往往是在正常或基本正常的基础上进行"美的加工和塑造",以达到改善容貌、形体外观和增添美感的目的。两者关系密切,相互交叉,都有改善外观形态和恢复功能的目的,有共同的原则和基础,其界限往往难以清晰划分,也不可能截然分开,在实际临床工作中许多医师都两者兼顾进行,而这种发展趋势同样存在于眼整形外科领域。

眼部不仅具有特殊的生理功能,而且在容貌美和情感表达方面占有重要地位。眼部整形美容外科手术的目的,不只是为了解除眼部的异常形态,改善、增添眼部和整体的容貌美,而且对恢复和提高眼部功能和视力也具有十分重要的意义。因此,眼部整形美容外科并不完全等同于全身整形美容外科,其具有更高、更精确、更细致的要求,从事眼部整形美容的医师,不仅要具有丰富的眼科理论知识和实践经验,还必须具备一般整形美容外科的理论基础和操作技巧,掌握医学美学和容貌美学的基本理论知识。

当前眼部整形美容外科发展迅速,治疗范围不断扩大、开拓,由于精力有限,医师往往难以做到样样精通。因此最好是在掌握一定的基础理论和操作技术后,重点选择一定的工作领域潜心钻研,只有如此,才能做到精益求精,有所特色。

第二节 眼部整形美容外科的特点和要求

眼部整形美容外科虽与全身整形美容外科有相似之处,但由于眼具有的特殊功能,并且在维系容貌美和情感表达方面占有重要地位,因此眼部整形美容外科又不完全等同于全身整形美容外科,而是具有更高、更精确、更细致的要求。

眼部整形美容手术也不同于一般的眼外科手术,没有千篇一律的手术设计和固定的程序,而是集科学性和艺术性为一体,更强调形象和功能的结合,是一项富有审美创造性的专门技术。

因此眼部整形美容外科有一定的特殊性和自身的独立性,其主要特点和要求如下。

一、诊治对象的特殊性

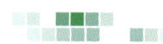

眼部是面部容貌的中心,是最醒目的部位,对容貌美具有重要的影响。眼部任何组织和器官的缺陷、形态异常、畸形或功能障碍,都会给患者带来极大的痛苦,造成巨大的心理创伤和超常的精神压力。患者可能羞于见人,可能悲观失望,可能厌世轻生,甚至社会活动、职业选择、婚姻恋爱也会受到不同程度的影响。年轻人的表现往往更为突出,这类患者常常到处奔波,寻医求治,对手术具有强烈的要求和愿望,迫切地希望改变自己的容貌,消除异常和畸形。在这种心态的支配下,患者往往对治疗效果要求过高,抱有不切实际的期望。

即使单纯要求美容的患者往往也会如此。他们虽然有各自的求医动机,但都渴望通过医师的手增添自己的容貌美,为此不惜花费精力、财力,四处咨询,寻找"高手"。手术成功会感到快乐和满足,而手术失败则会很痛苦,甚至抱憾终生。

因此眼部整形美容外科的诊治对象具有一定的特殊性,求术者往往心情迫切,对手术效果期望大,要求高。这就要求眼部整形美容外科医师必须认识到自己所从事的工作不仅神圣,而且责任十分重大,从而树立起一种崇高的职业责任感,在工作中富有同情心,时刻注意保持认真、负责的工作态度和严谨、精细的工作作风。

二、形态改善和功能恢复的双重任务

眼部整形美容外科的主要任务是运用医学审美与外科技术相结合的手段来改善眼部生理性的形态不足和病理性的缺陷畸形,从而达到恢复功能、增添美感的目的,担负着形态改善和功能恢复的双重任务。

功能和形态是辩证统一的,一定的形态保证一定的生理功能,而功能的恢复也必须有良好的形态,两者相辅相成,互相统一,眼部整形美容医师应时刻把握住这一主要治疗原则。但由于眼部是面部最醒目的部位,对容貌的美丑影响重大,而且与人们的日常社会生活关系密切,因此患者对眼部形态改善或恢复的渴望往往更为强烈和迫切。对患者的迫切要求医师应有足够的重视,应竭力通过自己的工作满足患者的愿望,使患者的形态恢复到最佳程度。

在临床实践工作中,有时形态的改善确实更为重要,甚至是唯一的手术目的。如眼球摘除后,安装义眼仅仅是为了改善眼部形态,使"两眼"形态大致对称,以恢复和改善容貌美,但并不能恢复视力。单纯为美容而做的重睑术、眼袋去除术等的主要目的也是如此。这也是眼部整形美容外科不同于普通眼外科的突出特点之一。

三、广阔的学科基础和理论指导

眼部整形美容外科学是一门独立存在的专门学科,它既是眼科学的重要专业分支,又是全身整形美容外科学的重要组成部分。它是一门科学,而不是一种单纯的技术。它是以医学知识、眼科学知识、整形外科学知识为基础,以现代容貌美学及人体形态美学等理论为指导的集科学性与艺术性为一体、形象性与功能性相结合的医学新兴学科,具有广阔的学科基础和丰富的理论指导。

眼部整形美容外科既包含着病理、组织胚胎、组织解剖等医学基础知识和理论,又具有整形美容外科、眼外科丰富的基础理论和实践操作技能。眼部整形美容外科范围不仅涉及眼部,还与颅面、颌面、耳鼻喉、小儿、肿瘤等相关学科有密切关系,甚至互相交叉、渗透。因此要完成眼部整形美容工作,医师必须具有相关学科的基础知识和理论,在具体实践过程中,有时还需与相关学科的医师协商、合作,制订出合理、可行的手术方案和术式,共同完成整复、矫治的任务。

随着眼部整形美容外科诊治范围的不断扩大和拓宽,眼部整形外科医师除应不断加强本学科的基础理论和专业技术外,还应不断地吸收和学习其他学科的先进经验和操作技能,从而不断地充实、提高本学科学术水平,适应现代医学的发展,促进本学科发展,更好地为患者服务。

四、手术操作要求精巧、细致

世人常把眼科称为"金眼科",作为整形美容的眼科医师,不能世俗地把眼科仅看成是"金眼科",而应把眼科视为"精眼科"。虽一字之差,但内涵迥然不同。

我们说"精眼科",不仅是指在眼病的诊断和治疗上要精细认真,更是指在眼部手术的操作上要精巧行事、一丝不苟。

众所周知,眼外科手术一向以精巧、细致著称,在全身皮肤之中,眼部的皮肤最为薄细柔软,而眼球又是最精巧、娇嫩的视觉器官。因此,在眼部进行任何手术操作,决不能"大手大脚、粗针粗线"。眼部整形美容手术也必须遵循轻巧细致、精雕细琢的技术操作原则。在器械方面应采用细针、细线及锐利的手术器械,一些手术甚至应在显微镜下进行操作。手术过程中无论是切开缝合、结扎止血还是包扎固定、拆线换药等,都要突出一个"精"字,加上一个"巧"字,不忘一个"轻"字。在眼部整形美容手术中一刀一剪、一针一线都要遵循一定的手术原理和原则,做到处处准确、步步到位,尽量按显微外科手术要求进行。只有这样,才能将手术创伤和术后瘢痕减少到最低程度,达到满意的眼部整形美容效果。

达到较高的操作技巧水平,绝非一日之功所能成就,必须勤学习、多实践、多体会,并不断总结经验教训。如此,才能在进行千变万化的眼部整形美容手术时胸有成竹、驾驭自如。

五、手术既要遵循原则,又要有灵活性、创造性

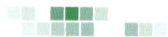

眼部整形美容外科手术同普通眼外科一样,必须在一定的理论指导下,遵循一定的原则进行操作。但由于眼部整形美容涉及范围广泛,情况复杂,又不同于普通眼外科手术,没有千篇一律的固定手术模式和程序,因此术中既要遵循一定的手术原则,又要根据不同疾病和受术者的局部情况、特点以及受术者的具体要求,灵活而富有创造性地进行手术设计。

眼部整形美容外科手术的多样性、灵活性还体现在:一方面,某一手术方法和原则可以应用于不同畸形或缺损的矫正治疗;另一方面,同一缺损或畸形又可以采用多种手术方法进行矫治。这就给初学者带来了一定的困难,但只要掌握其要领,努力去实践,就会逐渐融会贯通。

眼部整形美容手术的设计和操作程序是集科学性、系统性、艺术性、功能性和形态性于一体的综合技术,决不能因为不慎或失误而给患者造成不必要的痛苦和新的精神负担。尤其是眼部美容手术貌似简单,实则难度很大,稍有不慎或失误,就会造成丑容或毁容。

因此在手术中既要遵循一定的原则,又不能墨守成规,千篇一律;既要有灵活性和创造性,又不能毫无原则,随心所欲。只有如此,才能获得良好的治疗效果。

由于眼部的特殊性,根据治疗目的、要求的不同,眼部整形美容手术的时机和计划可以分为如下几种情况。

(一)择期手术

这类手术可选择适当时机进行,因此有充分的术前准备阶段。眼部整形美容手术大多可择期进行。如外伤(尤其是烧伤)所致的畸形,需在瘢痕完全稳定、软化后再择期进行手术,否则不仅手术困难,术后达不到预期的目的,而且有加重瘢痕畸形之弊。一般以伤后6~12个月内安排手术为宜。但如果畸形对功能有威胁或有导致新的并发症的风险时,可酌情提前手术,如外伤畸形等有并发角膜炎或溃疡而影响视力的风险时,应及时采取相应的治疗措施。

有的手术,特别是单纯美容类手术,对手术时机并无严格的要求,可早做,也可晚做,甚至不做,应根据患者的具体情况和要求而定。

择期手术除要根据具体病情安排手术时间外,一般还应尽可能在患者身体状况良好、心理准备充分、情绪平稳并且气候凉爽的时候进行。

(二)限期手术

此类手术必须在一定时期内完成,否则可能造成不良的后果。如斜视矫正术的目的不仅是为了美容,更重要的是恢复正常双眼单视功能,达到功能治愈,因此斜视手术应尽量在儿童视觉发育的可塑期内进行。成年后功能治愈的可能性甚小,只能达到美容的目的。

先天性上睑下垂一般应在3~5岁以后手术,但重度双侧上睑下垂者瞳孔被大部分遮盖,影响视物,为预防仰视、抬颌、脊柱后弯等畸形发生及弱视形成,手术应提前进行。

对于摘除眼球者,则应在一定时间内及时安放眼模或义眼,否则可导致结膜囊缩窄,最终无法

安放义眼,甚至影响眼眶、面部发育。

(三) 紧急手术

这类手术刻不容缓,应尽快实施,如眼部各类肿瘤切除后的创面修补。又如各种外伤事故或咬伤后的眼睑部分或全部撕脱缺损,为防止角膜损害,保护视力,手术修复应及时进行。若外伤同时损伤眼球、威胁视功能则施行手术更是刻不容缓。

(四) 分期、计划手术

眼部整形美容外科手术中,有一些先天异常或复杂的外伤畸形的整形修复,手术往往难以一次完成或一次完成手术效果不好,需要分期、分次进行。这类手术一般治疗周期长,计划性强。

如 Komoto 综合征患者,一般最好先矫正内眦赘皮、小睑裂、塌鼻梁等畸形,待 3~6 个月后再择期行上睑下垂矫正。

而有的复杂性创伤畸形治疗周期更长,需多次手术才能完成整形修复任务。如外伤性内眦远距畸形的患者,除有内眦距增宽、内眦凹消失、眦角移位、外伤性内眦赘皮以及内眦部不规则瘢痕外,还常伴有泪道损伤、眼肌损伤、鼻眶骨折畸形等异常。这种复合性损伤畸形的整复,通过一次手术是难以达到目的的,常常需分期多次手术逐步完成,不但治疗周期长,而且难度也大。这就要求医师在治疗前一定要全面、周密地考虑和计划,合理地安排分期手术的顺序和间隔,设计出最佳的手术方案,做到在确保效果和安全性的前提下,尽量缩短疗程,减少手术次数,缩短住院时间,减轻患者的负担。同时还要在治疗开始时将治疗计划、困难所在、最终期望达到的效果向患者做清楚的交代,使其有所了解,以取得患者的配合。只有这样才能使计划付诸实践,并最终取得良好的效果。

作为眼部整形外科医师,在面对情况复杂、难度较大的诊治对象时,一定要冷静地衡量自己的技术能力,对能否完成手术任务要有一个恰当的估计,决不能勉强行事。对于手术中可能遇到的困难,术前应有所了解,做好相应的准备,只有这样才能成竹在胸,应付自如。

六、医学形象记录的重要性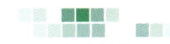

眼部整形美容外科同全身整形美容外科一样很重视形象记录,这也是其有别于其他专科的突出特点之一。

医学形象记录包括绘图、照相、录像等,而临床上经常应用的是绘图和照相两种。一般在病历中应尽量绘出简图,形象地反映出术前缺陷、畸形、异常的部位、形态、范围和程度,力求准确、逼真、反映全貌。手术记录中若能用绘图反映出主要手术过程和术后结果则更为理想。

医学照相在眼部整形美容外科中更显重要,术前、术中、术后照相已成为医疗过程中一个不可缺少的组成部分。其重要意义在于:

(一) 手术前的照片是极为珍贵的原始形象资料

在临床工作中,患者眼部的异常形态往往很难用文字或绘图作出准确而真实的描述,而照片作为一种原始资料却能将"病态"形象准确、客观地反映出来,补充文字描述的不足,增加其完整度、可信度。特别是某些典型病例、少见病例及某种创新病例的照片,更具有其珍贵价值。

此外,术前的照片可以反复观测,协助拟订手术计划和设计手术方案。

(二) 医学照片是评价手术效果的可靠依据

眼部整形美容手术效果的优劣评价,除功能恢复是否满意外,形态外观的改善程度常是重要的指标,在单纯美容外科手术中则是唯一的判断标准。手术前后的照片能直接、客观地反映出形态外观上的变化和对比效果,一目了然,是观察和评估手术效果的可靠依据。

(三)医学照片有利于总结经验和提高医疗水平

眼部整形美容临床工作中不同阶段的照片资料可以反映出"病变"前后及恢复变化的过程,而同类多次手术前后以及典型病例或某些创新手术过程中照片的积累,可以为临床医师提供丰富的历史性的资料,有利于温故知新,总结成功经验和失败原因,提高医疗质量。

(四)医学照片可作为教学和学术交流的资料

医学照片不但可以为科研、临床的经验总结提供宝贵的资料,而且可以制成幻灯片为各种教学活动提供直观精确的教材,有利于学员加深理解,提高教学质量。还可以为学术交流及论文撰写、著书提供令人信服的有力证据,有利于交流、学习,推动学术发展。

(五)医学照片是医疗过程中病历记录的组成部分

医学照片是病历的组成部分,可以作为法律资料长期保存,出现医疗纠纷时可以作为法律判断的重要依据。

综上所述,形象记录,尤其是照片在眼部整形美容工作中具有重要的作用和意义,因此在日常临床工作中,必须认真做好医学形象资料(特别是照片)的积累和收集,并给予足够的重视。

值得注意的是,医学照相(尤其是眼部整形美容中的照相)不同于一般日常生活照相,有特定的要求,在具体工作中要按一定的原则和医学照相的规矩进行。

七、医学审美与艺术修养

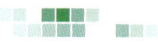

眼部整形美容学是一门集医学与美学、科学性与艺术性为一体的专业性极强的医学科学。

眼部整形美容手术既是一项技术性的活动,又是一项非常精细的艺术创造性工作。成功的眼部整形美容术,不仅要在形态上达到完全正常或接近于正常,而且要在功能上得以改善和恢复。形态的改善是实现眼部及容貌美的解剖基础,也是眼部生理功能恢复的先决条件和保证。

从事眼部整形美容工作的医师是美的形象的塑造者,每一次成功的手术,都意味着一件创造性的"艺术品"的诞生,没有良好的医学审美能力、艺术修养及高超的操作技巧的医师是难以胜任的。因此,从事眼部整形美容工作的医师必须具有一定的医学审美能力和艺术修养,要学习和掌握人体美和容貌美的有关知识和基础理论,尤其是对眼部对称美、比例美、曲线美等理论要有深刻的了解。

要熟悉和掌握眼部各器官的组织解剖生理功能,熟悉和掌握各部位的美学标准及其在整体容貌布局中的地位和作用。同时还必须不断地接受人体艺术美的熏陶,学习与美学有关的素描、雕塑、摄影、几何构思、色彩调配等多方面的技艺。只有如此,才能增加自身的审美素养和艺术鉴赏能力,在眼部整形美容实践中把"美"的意识浸透、融入到每一个过程中,才能有所创造,有所发明,有所前进。

(三）缝合与黏合胶的应用

1. 缝合　一般采用 5-0～7-0 细丝线或无损伤缝针的尼龙线进行间断、连续或褥式缝合，这是比较常用的缝合方法。有时也可采用 Straith 缝合法，即由皮下深层进针，浅层出针，再由浅层进针，深层出针，线结扎在深层。缝合后创缘稍隆起，这样在瘢痕尚未形成展开之前，隆起就已平坦，在一定程度上有减轻瘢痕形成的作用。

2. 黏合胶的应用　20世纪末材料科学得到了长足发展，整形美容胶对于避免瘢痕增生有其独到之处，具有不可替代的功效，还能抑菌、保护创口、止痛等。使用时，首先拭干创口，然后涂以少许胶液，几秒钟后即固化成膜，保护创面。用黏合胶封闭创口简便易行，而且组织不受缝线异物压迫的刺激，术后反应轻，恢复快，又免去了拆线引起的疼痛和麻烦。

(四）包扎与固定

眼部整形美容术后包扎与固定的目的在于防止污染及病菌侵入，同时可以压迫止血、消灭死腔、眼睑制动、固定移植片、吸收渗液和渗血及避免意外创伤。

包扎和固定的步骤是术后创面及周围先用 75% 的乙醇消毒，眼美容性手术只需覆盖眼垫即可。眼垫是将多层纱布折叠或中间夹薄层脱脂棉制成的，面积约 5.0cm×6.5cm，经高压消毒后备用。张力不大的眼睑及周围组织可覆盖乙醇纱布块，注意乙醇不要浸到眼内，以免刺激眼球或损伤角膜。皮肤移植创面可先涂抗生素软膏或放置硅尼龙纱布，以减少换药时纱布与创面粘连引起的疼痛或植片牵拉移位。最后再盖上敷料，用胶布条固定，必要时可用绷带加压固定。

眼部绷带包扎固定有单眼和双眼两种。单眼包扎时嘱患者闭合眼睑，以免损伤角膜，眼垫要高出眶骨缘，填平眼眶。绷带端指向患眼，向健眼侧前额固定两圈，向后经枕部绕患眼侧耳下斜行缠裹患眼，围绕前额后再绕患眼绕缠数圈，最后绕至前额，用胶布条固定绷带末端，并在健眼内上眶缘处斜置一胶布条，牵引绷带，以免影响健眼视线。也可预先在健眼内侧眶缘及前额部安置一纱布条，缠完绷带后结扎。双眼绷带包扎方法与单眼包扎略同，当绷带斜绕患眼一圈后，即绕健眼侧，如此交替数圈，最后再将绷带固定于前额两圈，用胶布条固定。

绷带包扎固定松紧要合适，应根据病情给予适当压力。包扎太松，绷带易脱落，达不到目的；包扎过紧，又会引起头痛或意外眼伤。同时注意应将耳郭露在绷带外面，以免引起不适感或影响其血液循环。

(五）拆线

拆线是一项细致的基本操作，如果操作不当，也可引起某些并发症。应严格按无菌常规操作，眼部皮肤缝合后 5～7 天拆线，植皮术后 12 天左右拆线，结膜术后 5～7 天拆线，对张力大的切口可延迟拆线或分次间断拆线，对感染者要提前拆线，个别不合作小儿拆线可在全麻下施行。总的原则是皮肤切口尽可能在保证愈合的前提下早期拆线，减轻缝线压痕和创口瘢痕的形成。

拆线的方法为先用 75% 的乙醇消毒创面及周围，用镊子夹住线头提起一端，在提起端下方伸入张开的剪刀，轻向下方压迫皮肤，将缝线埋入环一侧的露出部分剪断。再用镊子提起环的另一侧，将缝线抽出，这样可以避免把细菌带入缝线口内而造成继发感染。

第四节　眼部整形美容外科术前检查和准备

眼睛在颜面部处于特殊位置，眼部整形美容手术不单是眼部的整形美容问题，还与耳鼻喉科、颌面外科和整形外科等有着密切关系,因此术前必须进行全面检查、分析,制订合理的手术方案。有的手术是纯美容性的,如重睑术、眼袋整形术、上睑下垂矫正术等,涉及的年龄范围大,患者要求高,更需要了解患者的全身情况,排除手术禁忌,做好各项准备,尽可能做到万无一失。

一、术前检查

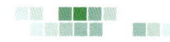

(一)全身检查

尽可能了解患者对手术的要求、心理动态和求医动机,以免术后出现不必要的麻烦,一旦发现受术者精神异常,最好取消手术或暂缓手术。全身检查方面应留意有无不宜手术的禁忌证,如进行性高血压、肺心病、肝肾疾患、糖尿病、血液病等,术前应排除之。对于先天性眼部畸形者,还应注意有无其他方面的先天异常,以评估是否会影响手术的进行。另外,还应询问有无药物过敏史,过敏体质及瘢痕体质等既往史对术中、术后用药和预后的判断也至关重要。对预植皮者还应检查供皮区的皮肤状况。成年妇女应避免在月经期和孕期手术。术前应常规进行血、尿、粪常规及出凝血时间、胸透、心电图检查,必要时应做肝功能、肾功能、血糖等检查,以排除不宜手术的某些隐患。

(二)眼部检查

首先进行视功能检查,主要目的是与术后作对照,亦可避免术后发生不必要的医疗纠纷。对眼睑、结膜、泪器等项目的检查,应重点注意有无内外翻、倒睫、急性结膜炎症和慢性泪囊炎等,一旦发现上述病患,必须进行处理,以预防和杜绝术后愈合过程中的不良因素,避免出现继发感染。

术前眼部检查的关键是详细查清眼部病变的真实情况,如对要求重睑术者应查明眼睑的类型;对上睑下垂矫正术者应了解上睑下垂程度及上睑提肌、额肌等的情况;对外伤所造成的眼部畸形,不仅要查清楚眼部畸形的现状、严重程度和范围,还应查明是否与耳鼻喉科、颌面外科和整形外科等有关,这对做好手术设计、制订手术方案都有极其密切的关系。

(三)其他检查

若病情需要还可选择性地进行视觉电生理和眼部 B 超等检查。对疑有眼部骨折或其他异常的患者可进行 X 线拍片或 CT 等特殊检查。

二、术前准备

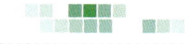

(一)术前谈话与签字

术前谈话是术者与患者对手术的设想与要求进行沟通的重要环节,应根据不同职业、不同年龄、不同文化层次患者的具体情况,恰当地向其讲明手术效果以及可能出现的意外情况、并发症,以便取得患者配合,共同努力去争取好的手术效果。通过谈话还可了解患者的心理动态及对手术的要求。纯美容求术者往往要求过高,有时甚至不切实际,应通过谈话使患者明白不能脱离个人的实际条件去追求难以达到的手术效果。医师和患者相互沟通,要尽可能取得一致意见,否则可不手术或暂缓手术。

眼部畸形和缺陷明显的患者对手术效果要求虽各不相同,但大多比较通情达理,一旦术后容貌有所改善,患者多能满意。但亦应向患者讲明手术的难度和可能出现的并发症,使患者了解术后容貌的改善来之不易,使其与术者密切配合,共同争取医患双方都满意的治疗效果。

通过谈话、思想沟通,待患者对手术效果采取切合实际的态度之后,方可履行术前签字手续。签字虽可避免不必要的医疗纠纷,但并不意味着万事大吉,医师的责任更加重大,要用全心全意、一丝不苟的态度去完成手术,为患者争取满意的效果。

(二)术前医学照相

眼部整形美容的术前照相不同于一般的生活照,要求真实地反映患者手术前的容貌,病变有时虽然只限于单眼,但照片必须包括双眼以作对照。为此必须从各个角度进行拍摄,必要时还应有术中照片,作为与术后对比的临床资料。

术前、术中和术后的照片不但能使患者形象地感受到手术后的容貌变化和手术效果,也是医师总结、积累经验的必要资料。有些手术如美容性重睑术、上睑下垂矫正术、美容性板层角膜移植术等的效果,术后能很快就显现出来,因此术后照相要定期进行,以反映术后近、中及远期的动态变化和最终效果。完整的术前、术后照片是文字记录不能代替的,也是发生医疗纠纷时可提供的最有力的资料依据。

(三)术前设计和手术方案制订

术前做好手术设计、制订合理的手术方案是手术成功的关键。眼部整形美容手术涉及范围广,必须针对患者的具体情况进行术前设计,制订可行的手术方案。如美容性重睑术必须根据患者的年龄、职业、脸形、睑裂大小、眼睑皮肤松弛程度等条件设计重睑的高度、宽度,决定采用的术式。在进行上睑下垂矫正术前应了解清楚是先天性的还是后天性的、是单纯上睑下垂还是伴有其他异常、上睑提肌肌力如何等问题。在手术设计和手术方案的制订上不能千篇一律,对涉及耳鼻喉科、颌面外科等的眼部畸形者,还应与有关科室合作,共同制订合理的手术方案。

(四)其他方面的准备

1 术前用药　为防止术后感染,术前结膜囊内可滴抗生素眼药水2～3天,或全身预防性应用抗生素。对手术恐惧、精神紧张的患者,术前一天的晚上或术前半小时给予苯巴比妥钠、地西泮或氯氮䓬等镇静药。

2 麻醉　整形美容手术一般多采用局部麻醉,若需要全麻者,特别是婴幼儿,应事先排除全麻禁忌,并与麻醉医师联系,预计手术时间,做到密切配合,避免麻醉时间不足完不成手术,或麻醉时间过长对患者不利。

3 根据手术需要做好理发、洗澡及供皮区的准备。

4 依据术前设计和制订的手术方案备好所需的各种特殊手术器械,特别精细的手术均应在手术显微镜下进行。

第五节　眼部整形美容外科术后处理

眼部整形美容手术由于手术类型、术式及麻醉方法的不同,术后处理也不尽相同,本节只能提出以下几个基本处理原则。

一、术后创口的包扎和固定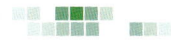

整形美容术后,对创口采取适当的包扎和固定是促进创口愈合及防止出血、感染的重要措施之一。不同手术的包扎固定方式及时间亦不相同。美容重睑术,特别是切开法,原则上只包扎24小时,通过包扎可达到止血和预防感染的目的,如无特殊情况第二天即可去掉包扎,使眼睑自然睁闭。眼袋整形术、上睑下垂矫正术等,术后为防止皮下淤血,需加压绷带包扎2～3天。眼睑植皮术则需加压绷带包扎固定7～8天后才能首次更换敷料。如系小儿整形美容术,虽然只在一眼手术,但有时术后需双眼包扎以防止术眼活动,促进恢复。美容性斜视矫正术一般情况下应包扎术眼 24~48 小时,以减轻和控制术后反应和水肿。术后包扎所使用的眼垫,中间最好夹有一层脱脂棉,以利于吸收手术后伤口的渗血和分泌物,亦有利于预防感染和保护伤口。包扎术眼的眼垫多做成椭圆形,并要大于创面,一般大约为 6.5cm×5cm×1cm。皮瓣转移手术所使用的眼垫还可以再大一些,外加绷带包扎固定,可减轻组织水肿、出血,减少皮下死腔的形成。对取皮区亦应遮盖无菌敷料并包扎固定,直至创面伤口愈合。

二、小儿全麻后护理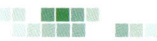

对实施全麻的小儿患者,手术结束时,医师应在患儿基本苏醒后才能离开手术台。然后将患儿送回病房,取平卧位,头稍向后倾,保持呼吸道通畅,并注意脉搏、呼吸、血压及体温的变化,术后禁食、禁水直至完全清醒后 6 小时。

三、预防感染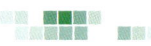

术后防止感染是眼部整形美容术成功的关键措施之一,因此术后要特别注意全身有无发热,伤口局部有无红肿、疼痛,缝线处是否有脓头等。一旦术后发生感染,不仅影响手术效果,甚至会形成新的畸形。根据手术大小、时间长短和出现感染的可能性,术后可适当口服抗生素,必要时可全身肌注青霉素或庆大霉素等抗生素。如出现感染征象,则应加大抗生素的用量,以控制感染的发生。有可能时还可对术眼滴抗生素眼药水。对已化脓的伤口,可考虑提早拆除缝线和切开排脓,必要时放置引流条,以利于脓液排出,促进伤口愈合。

四、术后换药与拆线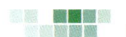

整形美容手术的类型不同,术后首次换药时间亦应有所区别。一般美容重睑术、内翻矫正术在术后 24 小时可首次换药,如无特殊情况可隔日更换一次敷料或酌情解除包扎,术后 5~7 天拆除缝线。对术后需要加压绷带包扎者,首次换药时间可在术后 48~72 小时进行,并观察伤口愈合情况,检查是否有皮下淤血、红肿等情况发生。如伤口愈合良好,可隔日更换敷料一次,直到拆除缝线。对眼部植皮术者,应在术后 7~8 天首次换药更换敷料,如移植皮片红润,则可视为植片存活、愈合良好。睑球粘连术后一般应隔日换药一次,必要时用玻璃棒分离穹隆部,并涂抗生素眼膏,以免再发生粘连。

结膜缝线一般可在术后 5~6 天拆除;皮肤缝线于术后 5~7 天内拆除,植皮术后缝线的拆除在移植皮片正常愈合的情况下,应术后 7~8 天时开始间断拆除,分 1~2 次完全拆除。眼部美容手术多采用美容缝线,由于缝线特别细,拆除时可利用刀尖,先挑断线结后再拆除。对取皮区(如耳后)的缝线,拆除时间应视伤口紧张度和愈合情况而定,一般在术后 10~12 天拆除或间断拆除。

五、术后观察与随访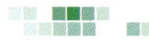

任何手术的成功,不仅取决于完美的手术方案和熟练的手术技巧,而且取决于术后观察与随访过程中能否及时发现问题、及时处理问题,眼部整形美容手术也不例外。如上睑下垂矫正术,早期常常有睑裂闭合不全,为防止因睡眠出现角膜暴露而导致的暴露性角膜炎或角膜溃疡,术后应嘱患者于睡前在结膜囊内涂抗生素眼膏以保护角膜。结膜囊成形术后,应让患者及时佩戴假体或义眼,以防结膜囊再次变浅或缩窄。美容性斜视矫正术后可能出现过矫或欠矫问题,应详细观察、及时发现,酌情采取不同的处理方法补救。轻者经过功能训练,可无需手术处理;重者且伴有运动障碍时,应立即进行手术探查。美容性重睑术、眼袋整形术等,刚拆除缝线时,由于眼睑肿胀尚未完全消除,切口瘢痕又较明显,应嘱患者热敷或理疗,以促进肿胀消除和瘢痕软化。美容性角膜移植术后对并发症特别是植片排斥反应的观察和处理是移植成败的关键,对于某些术后效果欠佳或失败的病例,若需要再手术,应在术后3~6个月后进行。

术后定期照相也是随访观察患者的内容之一,术后不同时期的照片可反映术后恢复过程中和最终的手术效果,这不仅有利于术者总结经验,而且可告诉患者,整形美容术后不应只看短期效果,更应看到经过恢复后的长期稳定的最终效果。特别是成功的病例,其术前、术后照片的对比是更有说服力的证据。

第六节　眼部整形美容患者的心理状态和求医动机分析

患疾病的人不但有肉体上的痛苦,还常常伴有精神上的苦恼,而要求整形美容的患者会尤其突出,此类患者往往在精神、心理状态和求医动机方面有其特殊性。

众多的临床实例证明,要求整形美容的患者的心理状态和求医动机是不尽相同的,而且术前心态、求医动机与术后效果具有密切的关系,不良的术前心态、求医动机甚至会引起意想不到的医疗纠纷和更严重的后果。

随着整形美容外科的日趋发展,与之密切相关的心理学问题也日益突出,需要引起医师的广泛关注和重视。由于眼部整形美容在改善容貌美方面的重要作用,因此该类患者的心理状态和求医动机更显特殊,术前对其的了解、研究、分析直接关系到治疗效果,是减少失误和不必要纠纷的重要环节,是每一位从事眼部整形美容工作的医师都必须重视的问题。

一、一般眼部美容患者的心理状态

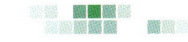

此类患者多要求做重睑、眼袋去除、隆鼻、鱼尾纹去除、文眉、文眼线等眼部美容手术,大致有以下几种类型:

(一)单纯追求美容型

此类患者占绝大多数,多为女性青年,客观上这类患者眼部形态都无异常,五官端正,与自己的容貌基本协调,虽说不上很美,但也秀气。他们常常希望通过美容手术达到"尽善尽美、锦上添花"的目的。这类患者要求手术的态度积极主动,目的和动机明确,要求比较合理,心理状态一般是正常的。对此类患者只要术前解释清楚,手术设计合理,操作精细,一般均能获得满意效果。

(二)顺应环境、对手术要求并不强烈型

这部分患者数量也不少,其眼部、容貌条件大致与第一种情况相同,自己对美容手术的要求并不强烈,也不太积极,只是受环境、社会宣传影响,或看到别人术后容貌改观,或受家人、同学、同事的鼓励而来求医。

此类患者开始求医时多犹豫不决,既想做又担心,往往由同伴或家人陪同前来就诊,抱着"问一问,看一看"的态度,试图从医师那里了解详细的手术细节,希望看到以往手术的效果和照片对比,经反复、多次咨询后才下决心。

对于此类患者,医师接诊时除详细回答所提出的问题外,还可让其观看做过手术的患者或对比照片,让其自己决定是否手术,以免术后后悔。由于他们本身脸形、眼形条件好,术后一般都能得

到比较满意的效果。

(三) 欲望过高、要求脱离实际型

这类患者数量很少,容貌及眼部没有明显的缺陷,但是心理期望过高,促使他们追求手术的主要原因是希望"美上添美",更富于魅力。这类人一般自我意识过高,好胜心强,凡事都要超过别人,就连容貌美也要胜于他人,对周围容貌漂亮的人存在嫉妒心理。热衷于化妆、追求时髦等是这类人共同的心理状态,就医时常夸大自己容貌的"不足",有的视美容手术为"神术",能轻易地给人改头换面;有的将自己与影视明星相比较,甚至拿出影视明星的照片,要求医师按此标准进行手术,与实际脱离甚远。他们并不知道影视明星的特写照片是在自然美的基础上经过化妆师、摄影师艺术加工而成的典型艺术美形象。

对于这类患者,术前咨询颇费时费力,术后也很难满足其要求和期望,有的甚至术后常常手持小镜照来照去,挑剔不止,纠缠不休。因此医师要特别慎重小心,术前应仔细反复交代手术目的和能达到的效果,以及可能出现的并发症。谈话要留有余地,耐心做好解释和咨询工作。倘若其决定手术,一定要做好医学照相和医疗签字手续。对于个别解释不通、一味追求、死抱不切实际要求或变态心理者,应拒绝给予手术。

(四) 适应特殊职业需要型

某些电影、戏剧演员,电视及文艺节目主持人,礼仪公关小姐,出国人员等,他们因职业或社会活动等原因也常来求医,要求行美容手术。这些人一般文化素养较高,对手术效果期望值也大,医师接诊时应态度热情,给予恰当的解释,特别要讲清美容手术只能使容貌得到一定程度的改善。应将具体手术可能达到的效果留有余地地告诉求医者,支持合理要求,打消其不切实际的期望。术前一定要做好充分准备,包括医学照相和签字,以避免术后发生不必要的医疗纠纷。对于要求过高、犹豫不决或医患之间不能达成共识者不应予以手术。

(五) 恋爱、婚姻型

之所以单独列出"恋爱、婚姻型"进行分析讨论,是因为这一类患者前来行眼部美容或整形手术的原因都直接与恋爱、婚姻有关,而且人数不少。其中有年轻人、中年人,甚至老年人,涉及面较广。

年轻人往往是未婚或正在恋爱的男女青年,以女性为多。笔者曾遇到一位女青年,各方面条件都很好,只因为是"肿眼泡"而受到挑剔,恋爱屡遭失败。另一位男性青年已近30岁,单眼皮呈"眯缝眼"形态,也一直觅不到知音。此类患者一般对手术要求迫切,求医动机明确,医师应以积极热情的态度为其服务,一般只要手术处理得当,患者无其他心理异常状态,术后均能获得满意效果。

中老年人丧偶后,往往希望借助美容手术尽可能改变容貌,使自己显得年轻些,以便重新寻找配偶。其中以女性为多,个别人期望过高。术前应充分做好咨询、解释工作,有的单做眼部美容整形难以达到目的,必要时需配合其他面部美容手术(如除皱术等)方能达到要求。

极少数女性会疑心夫妻失和是由于其容貌不美或容颜早衰引起的,为取悦对方而求医。个别人求医的直接原因是对方嫌弃其容貌不美,影响夫妻关系而前来手术。她们一般对手术要求迫切、态度坚决。医师术前询问和了解时,一旦发现有此心理状态和求医动机者,应持慎重态度。医师除从手术技术方面给予解释外,尚需针对根源做好必要的思想工作,手术做与不做应放在次要位置。因此,眼部美容整形外科医师除从事整形美容工作外,尚担负着重要的社会工作职责。

二、先天性眼部畸形、缺欠患者的心理状态

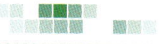

先天性畸形、异常在眼部并不少见,主要有眉及眼睑缺损畸形、上睑下垂、小睑裂、眦角畸形、

小结膜囊、Komoto综合征等。此类患者由于出生后就有畸形存在，从小就受到周围环境的压力、议论甚至嘲弄和歧视等，尤其在学龄期和青春期，心理状态变化大而明显，对自己的容貌有强烈的自卑感，性格多孤僻、内向。有的甚至情绪低落，不愿与人交往，不愿做引人注目的事情，社会活动、职业选择、婚姻恋爱均受到不同程度的影响。他们对手术寄予殷切的期望，有强烈的改变容貌的要求，对于术后不可能完全达到正常人一样的效果，患者及其家属都非常理解，只要手术后在原有基础上有所改善，患者和家属都会比较满意和高兴。对于这类患者，医师应给予温暖和鼓励，努力地完善手术设计和操作，以达到最佳效果。

三、后天性眼部畸形、缺欠患者的心理状态

这类患者主要是指由于各种外伤、烧伤、炎症、肿瘤切除以及其他后天原因造成的眼部畸形、异常的患者。由于他们有从正常变成异常畸形的巨大变化，所以其心理状态常常是复杂的。有的悲观厌世；有的忧郁消沉；有的易怒，性情变得暴躁；有的不愿见人，常常翻出以前的照片对比、哭泣；等等。求医时，几乎所有患者都会不切实际地期望通过手术恢复到以前的容貌。对此，医师应抱有极大的同情并给予理解、鼓励和安慰，但同时必须把病情、手术方案、手术后所能达到的效果实事求是地告诉他们，以让其做好必要的心理准备，并取得患者的全力配合。这类患者由于已经历、忍受过最大的身心痛苦，因此对手术具有强烈的愿望和要求，一般都能密切配合医师所采取的各项治疗措施。虽然对手术期望高，但只要做好思想工作，一般对术后效果均能理解，极少有无理纠缠者。

四、精神状态异常者

这类患者虽极少，但在临床工作中也可碰到。严格地说，他们不属于手术的选择对象，应先进行心理治疗或精神治疗。但在众多的求医者中难免会碰到此类患者，一旦忽视，没有及时发现而给予手术，术后也只会出现一时的欢悦，不久又会出现其他方面的精神症状或异常，如对眼部某一部位又发现了新的缺欠、不足而表现出焦虑、不安等等，使手术医师陷入无休止的纠缠之中，甚至引起意想不到的严重后果。因此在临床工作中，对于任何一个求医者，都应该认真严肃、一丝不苟地进行术前心理状态和求医动机的了解，不能疏忽大意。

第七节　眼部整形美容医师应具备的素质和条件

眼部整形美容外科是一门具有高度科学性、艺术性、严肃性的专业性很强的医学分支学科，手术不仅能达到解除眼部异常形态、改善眼部和容貌美观的目的，而且对恢复和提高眼部功能和视力也具有十分重要的意义。

眼部整形美容外科手术并不完全等同于全身整形美容外科或一般的眼科手术，它具有更高、更精确、更细致的要求，因此对眼部整形美容外科医师的素质和修养的要求也更高、更严格。

一、具有良好的职业道德和高度的责任感

凡要求眼部整形美容手术的患者都渴望通过医师之手，使自己的眼部欠缺和异常得以改善，以增添容貌美感，这就对从事眼部整形美容外科的医师提出了一个基本的要求，即手术尽量要做好，且不能做坏。手术成功，达到最佳效果，给受术者带来快乐、满足；手术失败则适得其反，使受术

者痛苦,甚至抱憾终生。尤其是眼部美容手术,稍有不慎或失误,就会弄巧成拙,甚至造成丑容、毁容。

因此,从事眼部整形美容外科的医师必须认识到自己所从事的工作既神圣又责任重大,从而树立起一种崇高的职业责任感,时刻注意建立认真、负责的工作态度和严谨、仔细的工作作风。

在实际临床工作中,从事眼部整形美容工作的医师应该具有良好的职业道德和高度的责任感,做到认真倾听患者的陈述和要求,详细地询问病史,了解求医动机,实事求是地向患者解释和交代有关问题,切不可言过其实,敷衍了事。认真地做好术前检查和各种准备工作,对每一种手术都做到计划周密、设计合理、操作认真,切不可盲目实施手术。

二、具有扎实的基本功和熟练准确的操作技术

眼部整形美容外科手术涉及内容广,情况复杂,有其特殊性,没有千篇一律的固定手术程序,尤其是眼部美容手术貌似简单,实则难度很大,患者要求高、易挑剔,是锦上添花之举,必须保证万无一失。这就要求从事眼部整形美容工作的医师不仅要具有丰富的眼科、整形美容外科的理论知识和实践经验,而且必须具备眼部整形美容外科的特殊本领和技能。

为此,必须不断地加强基本理论知识的学习和操作训练,同时还应掌握整形科、耳鼻喉科、颌面外科等相关学科的基本知识和临床技能。只有这样,才能在千变万化的眼部整形美容手术中成竹在胸,处理上做到得心应手,果断自如。

一般说来,从事眼部整形美容外科的医师应从具有2年以上临床工作基础的眼科医师中选拔培养。

三、具有较高的心理学修养

在临床工作中,眼部整形美容求术者的求医动机和心理状态各不相同,其对手术、社会舆论等的承受能力亦不相同。尤其是眼部美容求术者,有的人将手术视为个人生活隐私,要求医师予以保密,不想让周围人知道和了解,其中的差异和奥妙心理不经细心询问、观察和了解是不易得知的。

眼部整形美容医师应该学习和掌握一些心理学知识,在咨询和接诊中尽快了解每一位求术者的动机、愿望、心理状态和承受能力,并针对不同情况做好耐心、细致的心理咨询工作,一旦有所疏忽,纵使手术过程顺利,术者认为属成功的结果,患者也有可能不满意,甚至导致不必要的医疗纠纷。此种实例在临床工作中屡见不鲜。

因此,掌握一定的心理学知识对于眼部整形美容外科医师是非常必要的。此外,在设计手术方案时,眼部整形美容手术,尤其是眼部美容手术的另一个特点是可以请患者或其家属一起参与,这种医患共同参与的形式,也是其与普通外科手术的重要区别之一。

四、具有一定的美学知识和超前的审美意识

眼部整形美容医师是美的形象塑造者,应具有较高的审美能力和超前的审美意识。眼部整形美容外科是集医学与美学、科学性与艺术性为一体的医学科学;是一项运用医学审美与外科技术相结合的手段,来改善眼部异常、缺欠,以恢复功能、增添形态美感的学科;是严谨的医学科学与人体美学艺术创造的结合,具有极强的技术性、科学性和专业性。

整形美容外科医师是人体美的塑造者,每一次成功的手术都意味着一件"艺术品"的诞生,因此眼部整形美容外科医师必须了解人体美,尤其是容貌美学的基本规律,在满足人们对现实容貌

美的向往的同时,还应该注意开拓引导人们向更高层次的现代美的形象追求。

在实际工作中,除了具有娴熟的操作技巧外,眼部整形美容医师还需有内在的想象力和创造力。无论是术前的构思、设计,还是术中的应变、处理,都要求术者具有独立的想象力和丰富的美学知识。

由于人体容貌结构是复杂的、精细的、奥妙的,因此眼部整形美容手术必须依据原有眼部、容貌的形态条件,依据年龄、性别、种族、脸形、职业、性格等特点,综合设计出符合患者个体特征的手术方案,不应千篇一律地按一种模式设计和施行手术。这就要求眼部整形美容外科医师应对人体美、容貌美的有关知识和基本理论进行不断地学习和探索,同时还必须不断地接受艺术美的熏陶,学习与美学有关的素描、雕塑、摄影、几何构思、色彩调配等诸多方面的技艺,以增加自身的美学修养,保证自身具有一定的艺术鉴赏能力,推新审美意识,把"美"的意识浸透、融合到眼部整形美容外科手术的每一个步骤中去。

五、具有良好的职业形象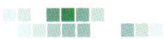

眼部整形美容外科专业和施治对象的特殊性决定了对从事此项工作的医师的职业形象应有更高标准。

在医疗工作中,医师的仪表、言谈、举止、气质、风度等对施治对象和医疗效果有着重要的影响和作用。一个缺乏良好职业形象的医师,往往会给患者留下不良的印象,容易产生一种不信任感,甚至会影响医疗工作的顺利进行。因此,眼部整形美容医务人员一定要具有良好的职业形象,需要有端庄整洁的仪表,热情和蔼,稳重大方的举止言谈,认真负责、一丝不苟的工作态度,充沛的工作热情和饱满的精神状态,做到仪表美、语言美、行为美以及内在的心灵美,只有这样才能获得患者的信赖、尊重、配合,促进日常诊疗工作的顺利进行。

六、善于积累资料及总结经验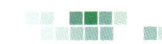

眼部整形美容外科近年来虽已广泛开展,但它毕竟是一门年轻的医学学科,还有许多问题有待解决,因此医师要不断在临床工作中探索和总结经验,以不断提高学术水平和医疗质量,推动学科不断开拓和向前发展。特别要强调的是,应做好医学形象资料(医学照片等)的积累和收集,这在眼部整形美容工作中是非常重要的。尤其是手术前后的照片,不但能展示术后效果,也有利于医疗教学、科研。它可以为临床医疗提供丰富的历史性文献资料,有利于温故知新、总结经验、提高医疗水平;也可以为各种教学提供直观教材,有利于加深理解、提高教学质量;还可以为科研、著书、撰写论文提供令人信服的有力证据,利于交流与相互学习,推动学术发展。

此外,形象记录在处理某些医疗纠纷中也具有重要作用。因此,每一位从事眼部整形美容外科的医师都必须对此有足够的认识,不容丝毫忽视。

眼部整形美容外科是一门集医学、美学、艺术为一体的,以眼科基础理论和现代容貌美学理论为指导,运用医疗技术手段来改善眼部异常和缺欠,以恢复功能和增添容貌、形态美感为目的的专业性很强的学科。因此,从事眼部整形美容外科工作的医务人员除应具备一般医学专业人员的基本素质和条件外,还应有更高的要求。

综上所述,我们认为,要想成为一名真正合格的眼部整形美容外科医师,应该朝以下方向努力:

1. 具有良好的职业道德和高度的职业责任感。
2. 具有热情周到的服务态度和严肃认真的工作精神。

3 具有扎实的眼部整形美容外科知识和精湛的手术操作技巧。

4 具有丰富而广泛的学识和高尚的职业涵养。

5 具有一定的心理学知识和较高的美容心理素养。

6 具有较高而客观的审美和创造美的能力。

7 不断培养和塑造良好的职业形象。

8 具有严谨的科学作风,善于积累资料、总结经验教训,不满足于现状,具有不断开拓、拼搏进取的精神。

(陈江萍　董雷　宋建星)

第五章 眉缺损和畸形的修复与矫治

眉毛位于眶上缘,为横向弧形分布的一束毛发,有阻挡额头汗水向下流入睑裂的功能。眉下部肌层有眼轮匝肌、额肌,额肌向内下延伸部分称为降眉肌,还有部分斜行肌纤维为皱眉肌。凭借这些肌肉的舒缩运动,眉毛能以多种动态传递情感、表达情绪。左右两眉位置、形态完全对称,这对颜面部整体美学具有重要意义。眉毛如有缺损或畸形,将失去生理功能,影响面部正常的表情活动,并有损仪表和气质。

眉缺损可能是部分或全部缺损,多为面部烧伤的后遗症,或由严重的头皮撕脱伤引起,少数因波及眉部的皮肤病变或肿瘤切除所致。眉缺损偶见于局限性脱发,亦可为麻风、梅毒等疾病的局部表现。眉畸形多见于外伤后早期治疗不当,对接缝合粗糙造成断端分离或错位愈合;也见于老年性皮肤松弛,或因面神经额支瘫痪或重症肌无力导致的眉下垂。

第一节 眉缺损的修复方法

一、滑行皮瓣法

滑行皮瓣法适用于眉内端或外端缺损小于 1/3 的病例,即利用皮肤的弹性,采用 V-Y 手术原则,将眉向缺损端延伸,以弥补缺损。对先天性眉距过宽者,也可采用此法。手术方法为:于眉内眦区设计横行"Y"切口,按设计线切开,分离达皮下深层,避免损伤毛囊,皮瓣向内眦区推进,缝合成"V"形(图 5-1),加压包扎 24 小时,1 周后拆线。

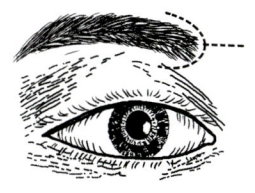 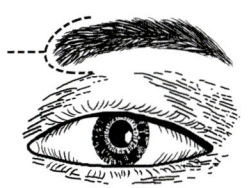 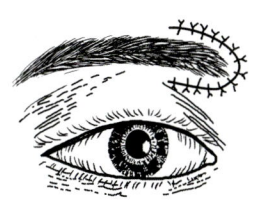 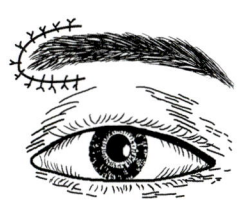

A B

图 5-1　滑行皮瓣法修补眉缺损
A. 术前　B. 术后

二、Z 成形术

本法适用于内、外侧部分或全部眉毛向上或向下错位患者的眉毛整形。其手术方法为：根据需要设计切口线，切口深至 2.5～3mm，深达皮下脂肪层（以避免破坏毛囊的根部），剥离后使移位部分的眼眉成为含蒂的皮瓣，将两个三角瓣交换位置缝合，术后包扎压迫绷带。5～6 天后去除绷带，7～10 天后拆除皮肤缝线（图 5-2）。

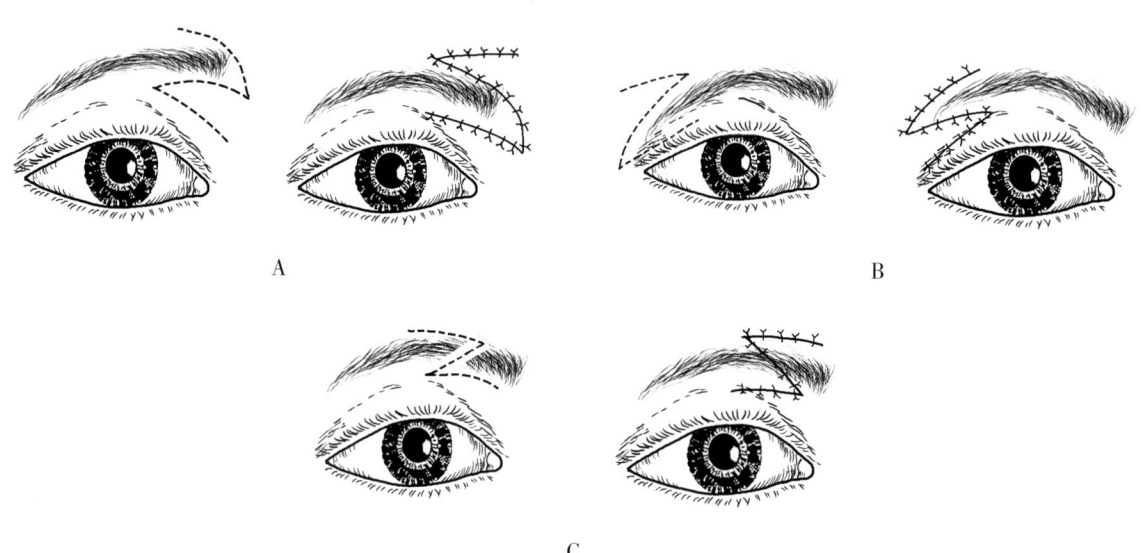

图 5-2　Z 成形术
A. 眉头部 Z 成形术　B. 眉尾部 Z 成形术　C. 眉中部 Z 成形术

三、皮瓣蠕行推进法

皮瓣蠕行推进法适用于眉内端或外端缺损不超过全长 1/3 者。以眉内端缺损 1/3 为例：第一期手术，以眉内 1/3 为蒂，切开外侧 2/3 眉区，形成皮瓣，按皮瓣蠕行转移原则，使外 1/3 皮瓣与内 1/3 皮瓣接近，中 1/3 皮瓣暂时自相褶合形成皱襞。眉外端创口直接缝合。3～4 周后施行第二期手术，以眉外 1/3 为蒂，将皱襞剖开、展平、内移，和眉内端所形成的相应创面缝合。经此法虽然眉的长度增加无几，但由于位置变动，外观可有改善。如为两侧眉对称性缺损者，两侧手术同时进行，术后外观效果更好（图 5-3）。

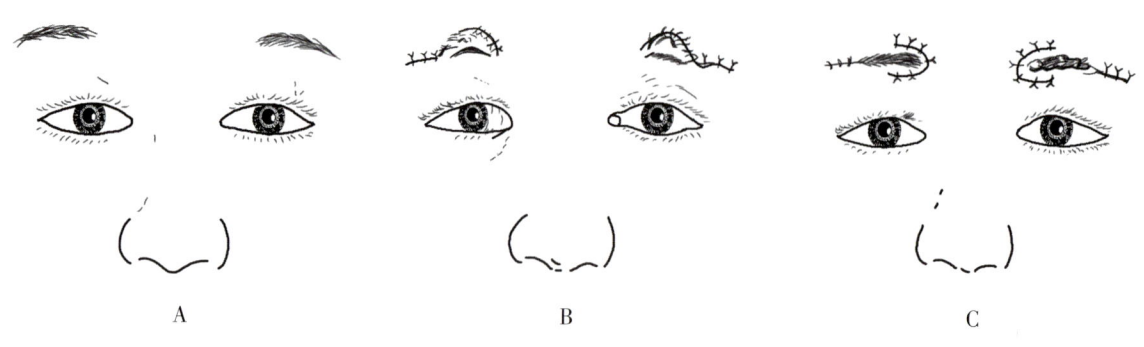

图 5-3　皮瓣蠕行推进法修补眉缺损
A. 术前　B. 第一期手术　C. 第二期手术

四、健侧眉皮瓣旋转移植法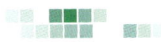

健侧眉皮瓣旋转移植法适用于一侧眉全缺损,而健侧眉又比较浓密粗大者。按健侧眉的长度和下1/2宽度的位置,于患侧相当于眉弓处作弧形设计线,按设计线切开,皮下剥离,形成正常眉1/2宽度的创面。将健侧眉毛平分为上、下两半,横行切开,再于眉毛上方作平行切口,形成以内侧端为蒂、与患侧创面等宽的皮瓣,在皮下深层分离,切勿损伤毛囊。将皮瓣向患侧作180°旋转,带蒂移植到眉弓创面,行创缘缝合。健侧眉部创口上缘需作减张游离后直接缝合,加压包扎24小时,术后7天拆线。转移后遇有猫耳畸形者需再次手术进行修整(图5-4)。

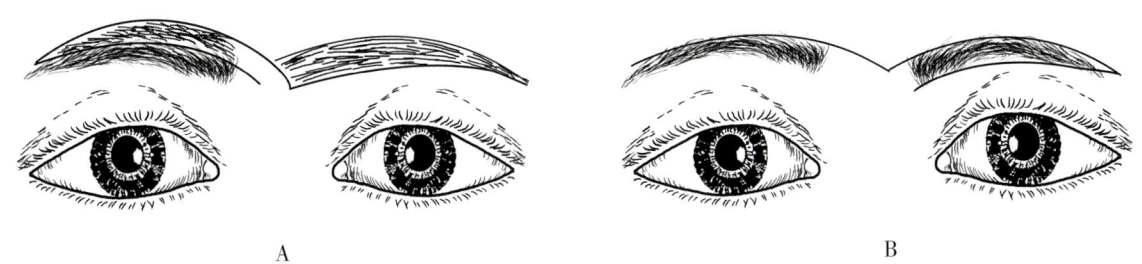

图5-4　健侧眉皮瓣旋转移植法
A. 术前　B. 术后

五、头皮全厚皮片游离移植眉再造术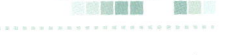

手术前必须取坐位,用亚甲蓝标出眉毛的位置。如为单侧眉毛缺损,应以健侧为准。如为双侧眉毛缺损,可顺沿眉嵴定位,外端应稍高。注意两侧眉毛的对称性。

手术在局麻下进行,像一般的游离植皮一样要准备供区和受植床。受植床即沿定位线中央横向与眉长轴一致切开,于眉头部再作短小的垂直切口,不必切除一条皮肤组织,尤其对烧伤后上睑外翻患者,此举有助于上睑松弛。切口要深达骨膜表面,创缘上下要分离松解,使创面较健侧略宽,使受植床能有良好的血供保证。

供区通常以同侧耳后顺沿发际部的头皮为首选,术前3天头发洗净后,用1:5000苯扎溴铵溶液浸泡10分钟,一日2次,不必剃发。供区头发剪短,以便观察毛发生长的方向。移植片不宜过宽,一般以0.6cm为度,男性患者可略宽。根据健侧眉的布样切取头皮片,因为同侧耳后发际的头皮的头发生长方向与眉毛生长方向主流是一致的,都是指向外侧。由于头皮毛发斜向生长,故切开时手术刀应顺其方向略作倾斜,与头发方向平行,以免损伤过多毛囊。毛囊深入皮下脂肪组织内,因此切取头皮移植片时应连带皮下脂肪层,贴帽状腱膜浅面切下,这样才能包括完整无损的毛囊。供区稍加分离,可直接缝合。移植片的处理十分重要,这是因为手术成功的关键在于:①受植床血供要良好;②在保证毛囊不受损伤的前提下,毛囊间的小粒脂肪组织应尽量去除;③要有较长时间的加压固定和感染预防。因此,头皮移植片的修剪应在放大镜下操作。将修剪好的移植片置于受区,注意毛发方向应斜向颞侧。为避免缝针损伤毛囊,在移植片边缘作间断缝合时,缝针只需穿过皮片的浅表组织。间断缝合的线不要剪短,以留作打包用。术毕随即打包、加压固定,10~14天后打开敷料、拆线。打开敷料后如皮色淡紫,即为成活。最初1~3周内移植头皮片的毛发有增长趋势,但3~4周后毛发逐渐脱落,如见皮片有痂皮,切勿揭去,可以涂金霉素眼膏,待其自然脱落。2~3个月后毛发会重新生长,但较稀疏纤细(图5-5)。

因移植的头皮片保持着毛发不断生长的特点,故需随时修剪。如生长紊乱,可涂上油膏,并顺

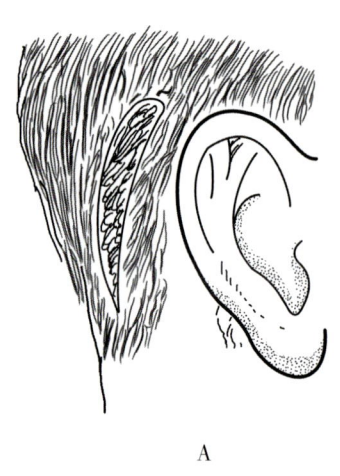
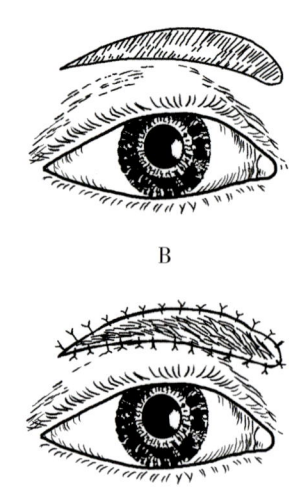

图 5-5　头皮全厚皮片游离移植眉再造术
A. 切取头皮移植片　B. 将移植片移植至受区　C. 缝合固定

着向外方向按摩。此法在切取头皮全厚皮片时,为将脂肪小粒去除,难免会损伤毛囊,使再造后的眉毛稀疏纤细,甚至眉毛生长错乱,因此可以利用毛发生长周期处于休止期时毛囊退缩到真皮层内的特性,于手术前 7～14 天将供区毛发拔除,人为地使毛发进入休止期,然后行头皮全厚皮片移植,这样不易损及毛囊。

毛发的生长分为三期,即生长期、衰退期和休止期,周而复始。毛发在生长期间,其根部延伸到脂肪层内 1～2mm;衰退期时,毛囊根部向浅面移行进入皮肤层;休止期时,毛囊退至真皮层的中部。人类的头发处于不同的生长周期中,80%～90% 在生长期,1% 在衰退期,9%～14% 在休止期。临床常见头皮全厚皮片游离移植后开始有毛发生长,3～4 周后又逐渐脱落,2～3 个月后又开始生长,这是因为这部分毛囊在移植时恰好处于衰退期和休止期。通过临床和组织学研究发现,人为地拔除毛发能加速进入休止期而使毛囊上移至真皮内,此期约发生在拔除毛发后 7～14 天,故应选择该期为头皮全厚皮片移植的良好时机。在供区拔毛时,应根据毛发的生长方向快速而完整地将毛发及其球根部一并拔出,否则无效。可根据正常眉毛的疏密程度,有选择地保留部分毛发不予拔除,以模拟眉的正常形态。

六、毛发单株插植眉再造术

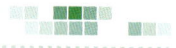

按上法切取和处理全厚头皮片,将头皮片切割成 2～3mm 的小株,注意勿损伤毛囊。将毛发一一引入插植杆针芯内,将针斜向插入眉缺损区的标记部位,即受植区皮下,随即将插植针拔出。如此像插秧似的将毛发一株株植入受植床,然后加压包扎,14 天后去除敷料。此法极繁琐费事,术后眉毛稀疏,分布不匀,需多次反复添加插植(图 5-6)。

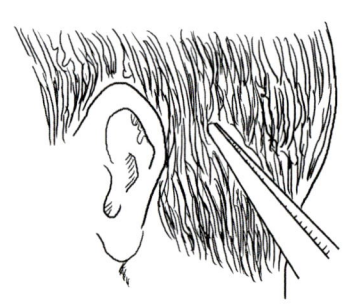
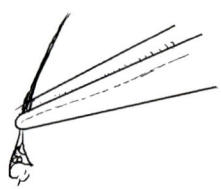

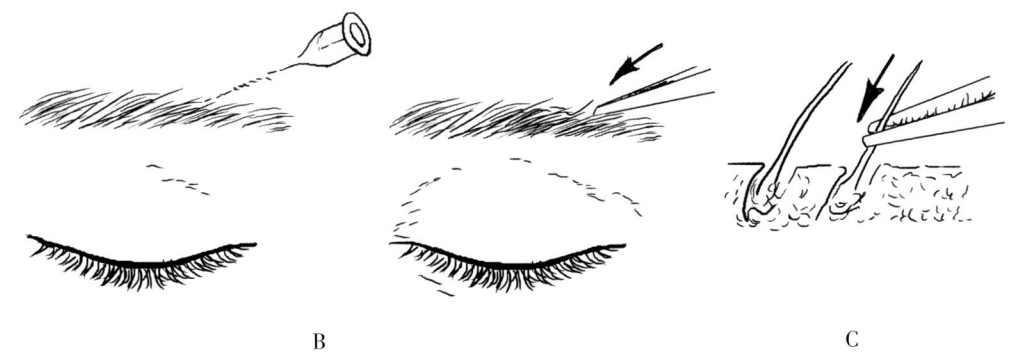

图 5-6 毛发单株插植眉再造术
A. 切取和处理单株毛发　B、C. 移植单株毛发至眉区

七、颞浅动脉岛状头皮瓣眉再造术

以同侧颞浅动脉的分支为蒂，于其顶端连接一条鬓角或颞部发际的头皮条，形成岛状皮瓣，通过皮下隧道转移到眉部。

颞浅动脉有 3 个终末支：眶支、额支和顶支。眶支也称耳上支，走行弯曲，变异较大，设计时要慎重考虑。一般利用额支和顶支。

1 颞浅动脉额支岛状皮瓣眉再造术　额支于颧弓上方自颞浅动脉分出后斜行向前上方，在眉峰上外方处转弯，行向上方进入额部发际，动脉转折点的位置较固定。用多普勒超声血流探测仪测得该转折点平均在眉峰垂直线外 16.8mm 以内，距眉峰上缘 10～22mm，与额部发际间距约 40mm（图 5-7）。

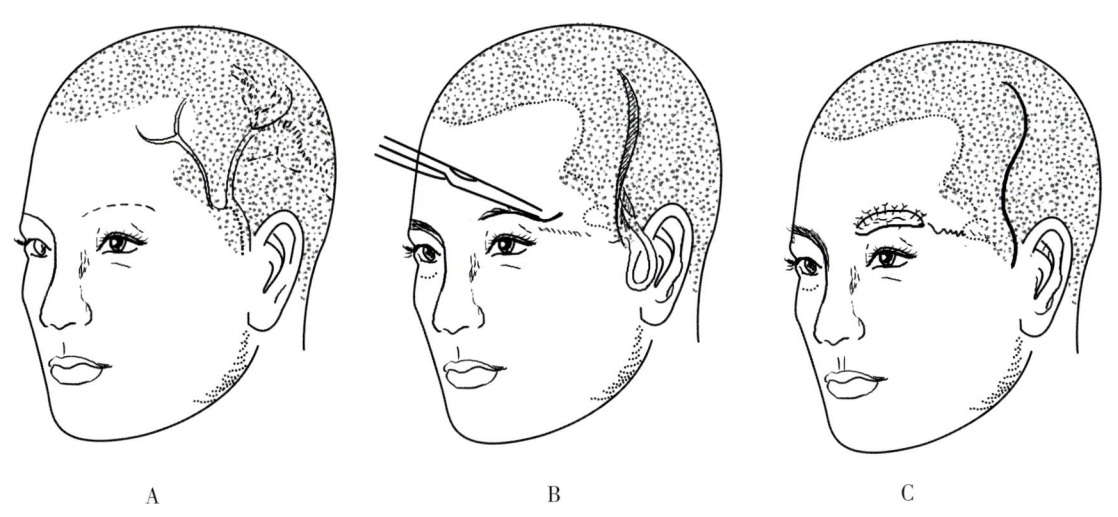

图 5-7　颞浅动脉额支岛状头皮瓣眉再造术
A. 设计手术切口　B. 切取皮瓣　C. 移植皮瓣至眉部

以颞浅动脉额支的转折点作为血管蒂的旋转轴点，于额部发际处沿动脉走行设计头皮瓣。按毛发走行方向，头皮瓣呈前后矢状方向，眉尾近发际，眉头朝向顶部，这样血管穿行于头皮瓣长轴，血供有保证。亦可选用发际处毛发，头皮瓣呈冠状方向，血管走行与皮瓣长轴垂直。为保证血供，需将头皮瓣处血管蒂增宽呈扇形。利用额部发际处毛发较柔软，有一定的倒伏性。

2 颞浅动脉顶支岛状皮瓣眉再造术　同上法一样，用多普勒超声血流探测仪探测并标出颞浅动脉顶支走行。以眉弓外侧到耳屏长度作为血管蒂的长度，在其顶端设计一条形态、大小与健侧一致,毛发方向朝向眉尾部的全厚头皮。眉缺损部位受植床的处理方法同游离头皮移植一样。在血管标记线的一侧旁开 0.5~1cm 处切开皮肤,分离颞浅动、静脉束至头皮瓣设计线的眉尾部,切取以该血管束为蒂的全厚岛状头皮瓣。为免除血管束受损伤,不必剥离得太干净,可略带少量周围疏松组织,但蒂宽也不宜超过 0.8cm,这样在穿越隧道时才不显臃肿。分支血管要妥善结扎。在受植床的外侧端到耳轮脚前方,经潜行分离形成 1.5~2cm 宽的皮下隧道。隧道以位于颧弓上方 0.5cm 为宜,因此处组织疏松,可以避免组织张力对血管的压迫。将岛状皮瓣经皮下隧道引至受植床。供区创面直接缝合。皮瓣四周与受植床创缘用 5-0 丝线作表浅间断缝合,轻轻包扎,10~12 天拆线。此手术的成功要点在于:血管蒂的长度要足够,一般为 6~8cm,过长可能在隧道内形成扭曲,过短则张力大而影响血供。通过隧道时要注意皮瓣位置与血管纵轴保持一致,包扎时不能过分加压。此手术方法的缺点是术后眉毛生长浓密,需经常修剪,不适用于女性患者。必要时可用电解法破坏部分毛囊,使其接近眉毛外观。任何一种眉再造术,都需等待局部瘢痕松解软化后再进行,否则瘢痕挛缩,会使再造后的眉毛移位。

八、文眉术

见本章第三节。

第二节 眉畸形的矫治

一、眉移位

1. 先天性眉距过宽采用本节前面已叙述过的 V-Y 成形术修复。
2. 后天性眉位不正多见于眉区附近创伤后遗瘢痕挛缩致使眉毛向上或向下移位,不管移位位于眉的内侧端、外侧端还是中间,都可采用 Z 成形术矫正。设计"Z"形切口,切口深达皮下脂肪层,切勿损伤眉毛毛囊,然后将两三角瓣易位缝合,使移位眉毛复位。

二、眉下垂

老年性皮肤极度松弛、面神经额支瘫痪、重症肌无力等都可导致眉下垂,形成上睑檐盖样遮蔽或下移,影响外貌和视野。较为彻底的矫治方法是采用额颞部骨膜下剥离和提紧,重建额颞部下移的组织附着点。

(一)眉上提整形术

眉部的肌肉主要为额肌,内侧部分额肌与眼部的眼轮匝肌相互交织并斜向皱眉肌。额肌的鼻部附着到鼻骨,其余部分的额肌被由帽状腱膜形成的前后鞘包裹,其后鞘向下延续到眶上缘骨膜并参与构成眶隔膜。眉脂肪垫就存在于后筋膜鞘的表面,它的存在增加了眉外侧部分的活动度。

眉上提手术可以单独进行或与上睑整形手术同时进行,而不需要另加皮肤切口。取上睑皱襞切口,在眼轮匝肌深面向眉部分离,当分离达眶上缘上 1~1.5cm 处时即可见到眉脂肪垫。将眉脂肪垫从眶上缘的中 1/3 到颧额缝作整块切除,但不能损伤骨膜。用 5-0 尼龙线将下垂的眉悬吊到眶上缘上方的骨膜上,悬吊的位置应高于眶上缘。

(二)眉弓上缘皮肤弧形切除术

按眉下垂的程度和部位,用亚甲蓝在眉上缘标记出需切除皮肤的宽度及弧度。在局麻状态下按标记线切除皮肤和皮下组织。沿眉弓上缘的切口要注意刀刃略向额面倾斜,以保护眉毛的毛囊。最后分皮肤和皮下两层缝合切口,皮下缝合时必须与额骨骨膜相固定,皮肤层可作间断或皮内缝合。局部包扎 24 小时,术后 7 天拆线。术后 3 个月可见眉上缘的瘢痕,可用眉笔略加修饰掩盖,一般术后半年瘢痕逐渐消退或不显著(图 5-8)。

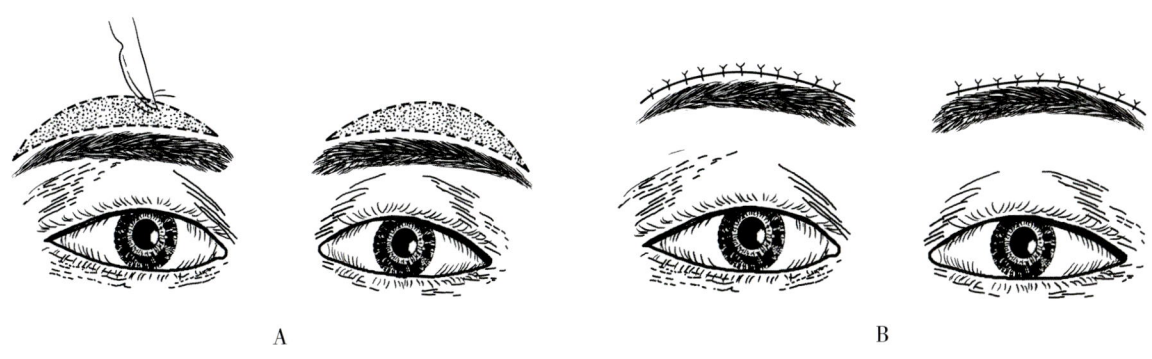

图 5-8 眉弓上缘皮肤弧形切除术
A. 术前　B. 术后

第三节　文眉术

文眉本属眉部美容,眉毛稀疏色淡、两侧眉形不对称、眉形不理想,或因职业需要而无时间化妆者,可以通过文眉加重眉毛色泽,体现眉在面部的协调作用。采用文眉来扬长补短,可增添容貌美感。对由于疾病或其他原因引起的眉毛脱落且本人对手术有顾虑或健康情况不允许手术者,以及眉毛部分缺损、眉中有断缺瘢痕、严重烧伤后两侧眉毛缺失、局部瘢痕严重、无良好的皮瓣移植受床也无头皮带蒂移植的条件,或头皮严重烧伤、头皮全撕脱秃发者,都可采用文眉术来弥补和掩盖缺陷。

一、文眉的禁忌证

文眉是一种美容外科手术,禁忌证如下:

1. 面部或眉区有疖、毛囊炎等感染者。
2. 眉区有病变者,如血管瘤、皮脂腺囊肿、脂溢性皮炎等。
3. 瘢痕体质者。
4. 精神障碍者,对文眉术后效果要求脱离实际或期望过高者。
5. 对文眉制剂过敏者。
6. 有血液病者,如血友病、血小板减少症患者。
7. 为避免交叉感染,患有乙型肝炎等传染病者不应进行文眉。
8. 先天性或后天性上睑下垂者,患侧眉毛位置往往高于健侧,在眉形设计时极易造成误差,常常导致文眉术后效果不满意,故为文眉术禁忌。

二、文眉的步骤

1. 文眉前,文眉针必须用消毒液浸泡消毒,文眉过程中所用的棉花球必须经过消毒,色料必须一人一份。

2. 在画好的眉形上,用1:1000的苯扎溴铵棉球或75%的乙醇棉球擦拭消毒。

3. 术者手持文眉机或文眉针,蘸少许文眉液沿画好的眉形多次重复刺入皮肤,使针尖上含有微粒氧化钛及食品色素的文眉液带到皮肤的真皮层。文刺时用力要均匀一致,深浅适当,否则刺入过浅不易着色,刺入过深会引起点状出血,亦影响着色,还易发生湮色。

4. 文刺时,眉头及眉毛上、下缘用点刺法,眉的中间部位和眉梢用点刺法或点划法。眉头、眉梢部位着色应稍浅些,眉的中间部位着色可稍深些,眉的上、下缘及眉头部不应特别整齐,眉头部不能超过本身眉毛的位置,否则易给人造成不自然的感觉。

5. 在文眉过程中,需多次用棉球蘸少许生理盐水擦去浮色及渗出液,以利于观察着色情况。

6. 文眉时一般不用麻醉,受术者只感到轻微刺痛,疼痛程度完全可以耐受。如个别人对疼痛特别敏感而不能忍受时,可在文刺过程中用1%丁卡因棉片敷于眉部,疼痛可明显减轻。

7. 文刺过程中,术者及受术者要随时注意观察着色情况及眉形,如有不满意处,可继续文刺及时纠正,直至满意为止。每侧文眉时间一般在15~20分钟完成。刚文好的眉毛看上去颜色会显得稍深,一般在1周左右脱下一层薄痂后,眉色才真正定型,显得逼真自然。如果脱痂后眉色觉得淡,可做第二次补色,以使眉形更加完美。

三、文眉的要点

1. 设计与睑形、眼形、年龄、职业、眉区原有的基础情况相协调的眉形,注意无菌技术和安全操作。文刺用具要消毒,做到一人一针一料,避免交叉感染。严禁开机时文眉针正对受术者眼睛,动作应轻柔,防止因动作粗暴发生飞针而造成意外。

2. 眉色的调配要根据求术者的年龄、职业及本人喜好来选择,更重要的是须与发色、肤色、原有眉毛的色泽相协调。

3. 文刺技巧极为关键。为保持眉的立体感、动态感和生理功能,不应将原有的眉毛统统拔掉,而应在原有的基础上修剪、美化、塑形。原则上,文刺时宁浅勿深、宁窄勿宽,眉头不能封死,眉体不能画框。根据眉毛的自然生长规律,采用与眉毛生长方向基本相同的条纹间隔文刺法。眉头部分斜向外上方,眉中部基本呈水平形,眉梢部分斜向外下方。要利用视觉上的疏密线条,以及文刺液调配的深浅明度,如以灰色为例:明度分为3层,即浅灰、灰和深灰,浅灰为基础色,灰为过渡色,深灰为主色。文刺程序为:由眉头向眉梢第一遍上淡淡的基础色,由边缘向中间文过渡色,中间密文为主色,每色间隔约1.5mm。由于线条的疏密及颜色的深浅体现出浓淡层次,使得文刺的眉毛自然、生动,更富立体感。

（王永春　宋建星）

参考文献

[1] Norwood O T, Taylor B J. Hair transplant surgery: innovative designs[J]. J Dermatol Surg Oncol, 1990, 16(1): 50-54.

[2] Fischer T, Noever G, Langer M, et al. Experience in upper eyelid reconstruction

with the Cutler-Beard technique[J]. Ann Plast Surg, 2001, 47(3): 338-342.

[3] Faludi J, Bilkei G. Temporal skin plastic surgery, a possible method for eyelid reconstruction[J]. Berl Munch Tierarztl Wochenschr, 2001, 114(1-2): 44-45.

[4] Fan J, Raposio E, Nordstrom R E. Minigrafts preparation in surgical hair replacement[J]. Scan J Plast Reconstr Surg Hand Surg, 1997, 31(1): 83-86.

第六章 睫毛缺损和畸形的修复方法

睫毛位于睑缘，为2~3列排列整齐的短毛。上睑睫毛略向上翘，下睑睫毛略向下卷。睫毛在泪乳头和泪小点处消失，它能遮挡强光直射，并有敏捷的反射功能，以此保护眼球，还能防止汗水、尘埃和小飞虫进入眼内。

第一节　睫毛缺损

睫毛部分缺损或全部缺损，多见于烧伤后遗症和波及睑缘的皮肤病变，如分裂痣和血管瘤等良性肿瘤切除术后，以及反复发作的睑缘炎等。

睫毛修复的目的在于保护眼睛。如果纯粹为了增添眼部美感和眼睛的神态，以美容为目的，可用毛发移植修复睫毛。

上睑睫毛在外观和功能上都占主要地位，所以睫毛的修复一般限于较长段的上睑睫毛缺损或全部缺损。如果不是为了美容，一般下睑睫毛缺损不予修复。

一、睫毛供区的选择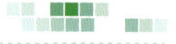

全身皮肤有毛部位很难找到与睫毛生长方向、长短和密度完全一致的供区。如果随意切取一块有毛皮肤来移植，移植后可能出现倒睫，反而会给患者增加痛苦。一般认为可取自同侧眉中央部位，该部位的眉毛生长方向和睫毛比较接近，也较纤细密集，一旦移植成活，仍保持不继续增长的固有特性；也可选用颅顶部头皮为供毛区，因为此区毛发排列平行，与头皮垂直，但此毛发较粗而硬直，且在移植后会继续增长，需不断修剪，给生活带来诸多不便。

二、睫毛缺损的修复方法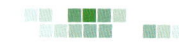

见本章第三节。

第二节　睫毛畸形

睫毛畸形多为生长错乱、倒睫和色素脱落。病因多为睑缘炎、睑板腺炎、沙眼或眼睑灼伤，以及任何波及睑缘且刺激或损伤了毛囊的眼睑手术；也见于先天性内眦赘皮，下睑内侧有一条皮肤皱襞,将下睑内侧部睫毛向内牵拉。以上情况,睑缘本身并不内翻,只是呈分散型倒睫,即有几根睫毛向内倒卷,摩擦角膜和结膜,引起充血、溢泪和不适感。

睫毛色素脱落时睫毛呈黄色或白色,多为全身性皮肤病如白癜风等在毛发区的局部表现。长期使用呋喃胍星类眼药水(第二次世界大战后,日本大量用过此药,现此药已淘汰)治疗结膜炎和其他炎性眼病,也会使睫毛和眼睑皮肤色素消退。这种永久性的色素消退除用睫毛膏涂搽掩盖外,没有其他更好的治疗方法。有个别患者则要求拔除后行睫毛再造术。

睫毛生长错乱及分散型倒睫的处理方法为:

1 拔除法 用镊子拔除倒长的睫毛。此法能解除暂时性不适,但患者很快又会被新生的短而硬的睫毛刺激所困扰。

2 电解法 在局麻下通过电解器将电解针沿睫毛方向刺入毛囊,深约 2mm,通电后见有气泡逸出,留 10 秒钟,断电后拔出电解针,睫毛可随之脱出。如睫毛轻拔不能脱出,表示毛囊未受到破坏,需重新电解一次。

3 冷冻法 用 -80℃低温冷冻头对着毛囊进行破坏,由于易累及正常的睫毛和眼睑皮肤,所以需慎用。

4 睫毛转位术 利用 Z 成形术将集中于一段的倒睫,连同其周围的皮肤和皮下组织,设计两个对偶皮瓣,两皮瓣交叉转位后,使睫毛与结膜及角膜不接触。一般睫毛皮瓣宽为 3mm,蒂略宽些,深度必须达睑板并包含毛囊,转位后用 8-0 尼龙线间断缝合,加压包扎 48 小时,术后 7 天拆线。

第三节　睫毛的修复方法

一、眉毛或头发单株种植法

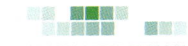

用一根内径为 1.5mm 的睫毛针,把单株毛囊植入睑缘,每一睑缘必须植入一排为数 50～60 个的毛囊后,才能生长出外形较为满意的睫毛。但手术费时而又艰难,一次手术只能种植 20 个左右的毛囊,患者必须忍受多次手术,所以此法已渐被毛发游离移植所替代。

二、眉毛游离移植法

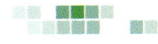

于同侧眉偏内侧端的中央区,根据所需修复长度,切取一条包含 2～3 排眉毛的移植片,因为此区眉毛的生长方向是向外下方的,切取时顺眉毛的生长方向斜行切入皮肤,并包含浅层皮下脂肪,以保存毛囊的完整性。因移植片窄小,虽较厚但也易存活,故不必剔去位于毛囊之间的脂肪组织。供区直接缝合。受植床是在睫毛完全缺失的上睑缘上方约 2mm 部位,作与睑缘相平行的切口,如为睫毛全部缺失,切口必须由内眦达外眦,深达睑板。切口创缘应向两侧游离形成一个沟槽,将所取的移植片镶嵌入沟槽中,用 5-0 丝线从一侧创缘进针,穿经移植片的底层,再由切口的另一侧创缘穿出皮肤,然后结扎。针距不能太密,如为全缺损,一般缝 3～4 针。结扎不能过紧,以免影响血供。

术毕,将上、下睑缘各缝两对褥式缝线,暂时性关闭睑裂。将油纱条卷成十分细的小卷充填于移植片的两侧,以保持毛发自然方向,最后加压包扎,术后 14 天拆线并拆除睑裂缝线。拆线后无须再包扎,否则会压迫再造的睫毛呈倒伏状。移植片成活后,很少会发生如头皮游离移植修复眉毛时的经过逐渐脱落以后又再生的过程。在移植片成活后的头 3 个月内,最好用粘贴人造假睫毛的细胶条将上睫毛向外上方粘贴，以引导睫毛生长方向上翘。如睫毛部分缺损，受植床的切口应顺应残存睫毛的位置。

三、人造睫毛粘贴法

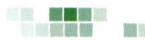

一般也仅限于上睑睫毛粘贴，这纯粹是出于美容的目的。如睫毛较稀疏且短，在舞台上或在摄影时为增添眼睛的美感和神采，可采用人造睫毛粘贴。这是一种美容用品，有一排数十根长而密集的向上卷曲的人造睫毛，根部附着在一条底边上，底边依靠粘接剂贴在原来睫毛的生长线上。商店买来的人造睫毛需根据自身情况修剪，而且需要有较细致的粘贴技巧，否则不仅没有与自身机体融合的美感，反而会带来虚假和做作。粘贴的人造睫毛要每天取下，睑缘要保持清洁，否则粘接剂的长期刺激容易使睑缘发炎，所以此法繁琐不便。近几年，许多美容院都宣传睫毛种植，但此种植概念与美容外科睫毛再造术截然不同，实际上也是一种粘贴法，只是人造睫毛不是一排而是参差不一的人造毛，一束束粘贴于睑缘，外形比较自然，可以维持1个月左右，但不小心触摸过度的话也易脱落，而且粘接剂与皮肤接触过久后易并发睑缘炎症。

（王滢　宋建星）

参考文献

[1] 欧阳春,黄胜华,朱蕾,等.应用微小有发头皮片移植体治疗男性型秃发[J].中华医学美学美容杂志,2001,7(4):183-185.

[2] 王继萍,范金财.高密度毛发移植治疗瘢痕性秃发[J].中华整形外科杂志,2002,18(4):219-220.

[3] Fan J, Wang J, Nordstrom R E, et al. Rhomboid minigrafts in hair restoration surgery[J]. Dermatol Surg, 1998, 24(5): 581-585.

[4] Fan J, Raposio E, Nordstrom R E. Minigrafts preparation in surgical hair replacement[J]. Scan J Plast Reconstr Surg Hand Surg, 1997, 31(1): 83-86.

[5] Stough D, Whitworth J M. Methodology of follicular unit hair tranplantation[J]. Dermatol Clin, 1999, 17(2): 297-306.

[6] Norwood O T, Taylor B J. Hair transplant surgery: innovative designs [J]. J Dermatol Surg Oncol, 1990, 16(1): 50-54.

[7] Fischer T, Noever G, Langer M, et al. Experience in upper eyelid reconstruction with the Cutler-Beard technique[J]. Ann Plast Surg, 2001, 47(3): 338-342.

[8] Faludi J, Bilkei G. Temporal skin plastic surgery, a possible method for eyelid reconstruction[J]. Berl Munch Tierarztl Wochenschr, 2001, 114(1-2): 44-45.

第七章
美容重睑术

随着观念的改变和人民生活水平的不断提高,过去 20 年里,尤其是近 10 年来我国重睑成形手术一直居于美容外科手术的首位,占门诊美容手术总数的 40% 以上。各种创新的、改良的重睑成形手术方式层出不穷,对眼睑的解剖及重睑皱襞线的形态、宽窄、长短的研究也越来越细,对重睑皱襞形成的机制也有争议,这一切都不断促进了重睑成形手术在科学性和学术性方面的发展。重睑成形手术(double eyelid plasty)改变眼睑的组织结构,对眼睑外形进行重新塑造。眼睑的形态千差万别,但万变不离其宗,塑造也好,改变也罢,都不可能脱离求美者眼睑本身固有的条件。忽视求美者的年龄、职业及眼睛和面部各器官间的和谐统一,而一味追求所谓的"欧式"眼睛,将会使重睑成形手术变得庸俗,降低它原有的价值。本章将详细介绍与美容重睑术有关的基本理论和实际操作。

第一节 上睑的形态类型

人类的眼睑分为上睑和下睑,下睑的形态变化较小,而上睑的形态变化较大。因此上睑形态如何,在很大程度上决定了人类的眼形美,也是人们日常生活中比较关注的部分。

一、上睑的美学位置及形态

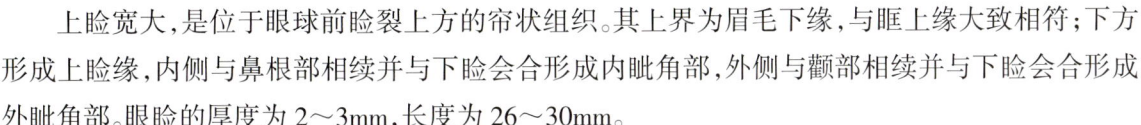

上睑宽大,是位于眼球前睑裂上方的帘状组织。其上界为眉毛下缘,与眶上缘大致相符;下方形成上睑缘,内侧与鼻根部相续并与下睑会合形成内眦角部,外侧与颞部相续并与下睑会合形成外眦角部。眼睑的厚度为 2~3mm,长度为 26~30mm。

上睑的形态因眼睑的睁闭运动而有所变化,静态闭目时其高度从眉下缘中点至睑缘垂直距离为 15~20mm。上睑整体形似扁舟状,皮肤面向前突隆,后结膜面则凹陷并与眼球前表面弧度相适应。上睑缘上有向前上方弯曲生长的睫毛。上睑因有上睑提肌和眼轮匝肌而可以上下运动,主司睑裂升大和闭合。上睑活动幅度为 10~15mm。正常人睁眼注视时上睑缘位于角膜上缘下约 2mm 处,若用力睁眼上睑缘可上提至角膜上缘上约 1mm 处。上睑睁开运动,上睑垂直高度变小。上睑形态呈现半月状,此为亚洲人上睑的标志形态(图 7-1)。

上睑表面常可观察到两条较明显的且与皮纹走向一致的横弧形浅沟。上方者位于眶上缘下方,称额睑沟,又称上睑眶睑沟,闭眼时变浅且不显,睁眼时变深且明显,在西方人此沟颇为明显。下方者在相当于睑板上缘处,称上睑沟或上睑重睑沟,距睑缘多为 5~6mm,有此沟者上睑呈重睑形态(双眼皮),无此沟者则表现为单睑形态(单眼皮)。上睑沟为重睑者上睑皱襞转折处,其形成与

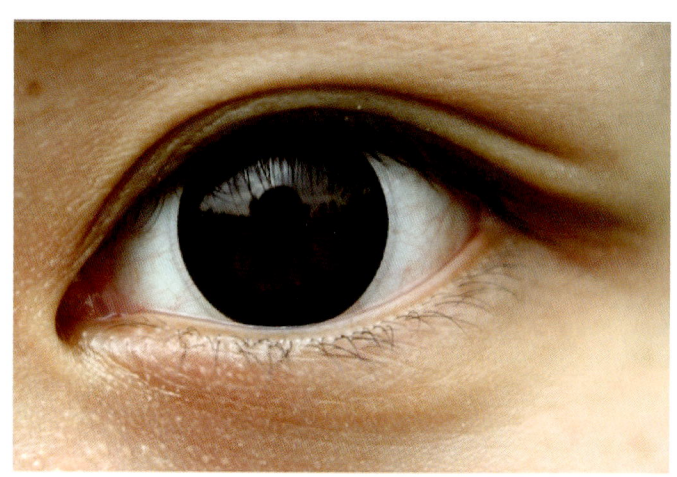

图 7-1　亚洲人上睑的标志形态

上睑提肌腱膜纤维止于该处皮下有关。

二、上睑的类型

上睑有不同的外部形态,可从不同角度进行分类认识。

(一) 按上睑有无皱襞及皱襞多少分类

按此分类法上睑可分为单睑、重睑、多层重睑(多皱襞)。

1. 单睑　指上睑自眉弓下缘(睑眶沟)到睑缘间皮肤平滑,当睁眼时无皱襞形成,称单睑,俗称单眼皮。

2. 重睑　指上睑皮肤在睑缘上方有一浅沟(也称重睑沟),当睁眼时此沟以下的皮肤随着睑板上提张力的增大而上移,而此沟上方皮肤则松弛,在重睑沟处悬垂向下折叠成一横行皮肤皱襞,称重睑。

3. 多层重睑(多皱襞)　如果上睑皱襞有多个则称多皱襞,即多层重睑。

(二) 按上睑皮肤弹性及皮下脂肪多少分类

按上睑皮肤弹性及皮下脂肪多少等,可把上睑形态分为正力型、无力型、超力型、特殊类型。

1. 正力型　睑皮肤无松弛,弹性好,皮下脂肪充盈适度,多见于年轻人。

2. 无力型　睑皮肤松弛,弹性差,皮下脂肪稀少,多见于中老年人。

3. 超力型　睑皮肤紧张光亮,皮下脂肪过度充盈,个别患者伴泪腺脱垂,呈肿胀状态,俗称的"肿眼泡"或"泡泡眼"即属于此类型,多见于体胖者。

按上述分类原则再结合单睑、重睑形态,国内陈氏调查统计 2000 例结果显示:单睑者,无力型占少数,正力型次之,超力型最多。重睑者,正力型最多,占 52.16%;无力型次之,占 34.18%;超力型最少,占 13.66%。

4. 特殊类型　凡是伴有其他异常(如内眦赘皮、上睑下垂、小睑裂和鼻背塌陷等)的眼睑形态,不管是正力型、无力型还是超力型眼睑形态者,均作为一种特殊类型看待。一般而言,单睑者伴有上述症状较多见,而重睑者则少有。

第二节 单睑、重睑形态特征和解剖结构差异

一、单睑、重睑形态特征

单睑、重睑主要形态特征见表 7-1。

表 7-1 单睑、重睑形态特征

单 睑	重 睑
上睑无横行皱襞	上睑有一横行皱襞
整个上睑较厚,显臃肿	整个上睑较薄,而显清秀
上睑皮肤下垂,遮盖睑缘	上睑皮肤不下垂,睑缘全部可见
睑裂较短且狭细	睑裂比较长且宽
睫毛较短,平视时多向下倾斜	睫毛较长,平视时稍向上翘
多伴有内眦皱襞	内眦呈尖角状,一般无内眦皱襞
单睑往往感觉欠美,功能上也妨碍情感表达和明眸的显露	重睑往往给人以美感,而且有利于情感的表达和明眸的显露

上述的特征只是典型单睑、重睑的形态表现,而临床上所见的单睑、重睑特征有时并不完全等同于上述典型表现,往往因人而异,有所差别。

二、单睑、重睑组织解剖结构差异

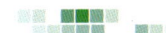

单睑与重睑在组织解剖结构上也有一些不同特征和差异。单睑、重睑解剖结构上的差异见表 7-2。

表 7-2 单睑、重睑解剖结构上的差异

解剖结构	单 睑	重 睑
皮肤	较厚	较薄
皮下组织	较多	较少
眼轮匝肌	比较发达	不发达
肌后脂肪	较多	很少,有时仅为薄层结缔组织
睑板	较薄、较窄	较厚、较宽
上睑提肌腱膜	不发达,仅分布到睑板上缘和前面,很少或没有纤维分布到睑板前的肌肉和皮下	很发达,除分布到睑板上缘和前面外,还有纤维分布到睑板前的肌肉和皮下
眶隔膜	眶隔膜与上睑提肌腱膜融合,位置偏低或融合欠佳	眶隔膜与上睑提肌腱膜融合良好,融合线位置较高,一般在睑板上缘以上
眶脂肪	眶脂肪可垂于睑板上缘或睑板前	无眶脂肪脱垂于睑板上缘或睑板前
睑板上提时的表现	睑板前的皮肤和眼轮匝肌不能跟随睑板一同上提,因而上睑不能形成皱襞,表现为单睑	睑板前重睑线以下的皮肤和眼轮匝肌能和睑板一同上提,因而上睑出现皱襞,表现为重睑

第三节　单睑、重睑的美学差异及重睑眼动静态美感分析

一、单睑、重睑的美学差异

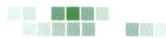

人类的单睑、重睑一般终生不变,但也有少数随年龄而变化。有的人出生时是单睑,但成年后逐渐变成重睑;有的人随着老龄化的进程上睑皮肤松弛,皱襞下垂低于睑缘,而给人以单睑的外观形象。

人类的双眼上睑形态一般是对称的,即双眼都是单睑或都是重睑。但有2.85%~8.89%的人双眼上睑形态不一致,表现为一侧单睑,一侧重睑,即一般所说的一单一双睑形。

单睑在西方人中很少见,因此被认为是畸形。而在东方人中比较常见,不认为是畸形。在我国,单睑和重睑是两种不同的上睑形态,两者都属正常睑形。但从美学角度来说,一般人们都认为重睑使眼神更明媚、灵活,容貌更俊俏、清秀、有魅力,更利于情感的表达和明眸的显露。而单睑往往给人眼睛较小的印象,有欠美的感觉,在功能上也可能妨碍情感的表达和明眸的显露。因此经美容重睑术形成重睑,除有增添容貌美作用外,在某种意义上讲尚有一定的功能意义,这也是目前一些学者主张开展这一手术,以及一些人尤其是年轻人盼望通过手术变成重睑的主要理由。但这并不是说所有单睑的人都不美,所有单睑都需要做成重睑。

在实际生活中,有些人的单睑细长明媚,与五官面貌和谐匹配,显得庄重、大方、温和,尤其在东方女性更具有迷人的风度和魅力。我国的观音塑像皆为单睑,著名的波兰玛丽亚画像也是单睑,其道理大概皆在此中。

况且人的容貌美并不完全取决于眼睑形态,其与眉形、眼形、唇形、耳形等也密切相关,而且还与个人的性格、年龄、气质、表情等有一定关系。因此单睑与重睑的美学差异并非是绝对的、独立的。

二、重睑眼的动静态美感分析

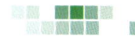

对于单睑与重睑的美学问题,国内有不少学者做过深入的研究。其中李祝华对重睑眼的动静态美感分析研究颇具特色,现简要介绍如下,供读者参考。

重睑给人的美感并非是绝对的、孤立的,它必须与整个眼睛乃至颜面、全身有机地配合,方能显示它的装饰美功能。当然也决不能低估"三分薄眼皮"锦上添花、画龙点睛的独特动情之功,这正是重睑术成为最受欢迎的美容手术的奥秘所在,我们不能仅知其美,而不知其何以美以及何以美得如此之深。

所谓重睑给人的美感并非绝对的,举个例子说,若睑裂已近圆形的单睑者再行重睑术,会使眼球更加外露、突出,整个角膜圈在睁眼时全部暴露于外,睑裂的外形与睑形极不协调,给人一种"惊恐万状"的异样感。这种重睑,犹如画蛇添足,非但无美感可言,反较单睑丑陋。

所谓重睑给人以美感也非孤立的,可理解为重睑的美是眼睛整体美的一部分,重睑只有与眼睛其他部分,如眉毛、睫毛、睑裂、眼球、角膜、巩膜、眼周肌肉等相互协调与配合,才能展示整个眼部的美。

(一)重睑静态美感

眼睛的静态美感是指睁眼平视静止状态下的美感,这种静态美感的产生可按直觉美感与体验

美感两种形式进行剖析。

眼睛是最能接收、表达、传递情感的器官,能让人产生深刻而又丰富的美感体验。眼睛的美在于必须充分显示眼神。眼神的显示除与视力及眼球的自如运动有关外,最关键的是角膜黑圈的大部分显露,若角膜仅从一条缝隙般的睑裂中展示,则难有传神之眼可言。据调查统计,重睑者角膜圈显露为纵径的8%,而单睑者仅为2%,这种差异导致了眼神显示的差别。换言之,重睑者的乌黑眼珠更能充分显露,给人以明亮、晶莹、有神的美感。

重睑线走行于上睑缘与眉弓之间,它给上睑增加了一种曲线美,又给睑裂增加一条"帽状"装饰,会产生令人心醉的美感。

重睑使整个眼睛出现阶梯状层次变化,能产生相互对比、互相衬托的感觉,克服了平面单调、枯燥的缺点。女性化妆时常在重睑线下勾勒出浓重的睑线,其目的在于加强这种层次与立体感,加上微翘的睫毛,犹如美丽的心灵之窗配上窗篷,构成了一种丰富多彩又立体鲜明的静态美感。

不可忽视的重睑美以其丰富内涵为众人所追求,从而产生新的审美概念与经验,使人们普遍出现对重睑眼"望而生美"之感觉。但倘若以形态、比例失常的重睑眼为美,那便是盲从的结果,应予以分析与矫正。

(二) 重睑动态美感

重睑的动态美是其精华所在,它既能接收又能反应,占非语言情感交流之首,诸如眉目传情、眼眨眉毛动、秋波暗送、喜上眉梢、不屑一顾、目不转睛、眉开眼笑、望而生畏等均指的是通过眼睛、眉毛、眼睑乃至脸部表情展示人的内心世界与性格特征。

眼睛接收与表达感情的解剖与生理基础在于角膜圈在眼睑运动中能随意暴露部分与整体,局部乌黑透亮,视力与注视力良好,能灵敏自如地运用目光,睑部、脸部表情肌能与目光的运用密切配合、协调一致。

重睑在接收与表达感情的过程中,主要依靠其灵巧的运动功能发挥作用,使眼神在眼睑灵巧的开合中得到充分的表现与自如的运用。我们通过反复观察发现,重睑者的上下睑开合明显较单睑者灵巧,其机制为:

❶ 重睑者在上睑提肌有部分肌纤维直抵重睑线真皮下,其收缩能直接提(开)睑,而单睑者无肌纤维直抵上睑真皮下,主要依靠上睑提肌收缩牵拉睑板,再通过睑板与上睑皮肤间的肌肉与其他疏松组织的传递而使上睑向上运动,这种直接与间接的差异,使上睑的开合灵巧度产生差别。据笔者观察,单睑者因为着力点欠佳,易致肌疲劳与上睑松弛,过早开始借用额肌提睑代偿,以致较重睑者较早出现额纹。

❷ 重睑眼上提上睑产生双褶,单睑眼上提上睑主要依靠上睑的垂直向上运动,因此单睑眼睑裂开合的速度与幅度均不如重睑眼。重睑眼上睑运动以重睑线下方的上睑运动为主,较灵巧。扮演孙悟空的演员频繁的眨眼运动与眼球的灵活运用,充分表现出眼神的活力与灵巧性,也充分地显示了孙悟空机警、灵敏的性格。

在日常生活中,我们还可以观察到重睑眼的上睑活动灵巧还与重睑线以下的上睑多较下睑菲薄有关。而经除皱去脂术后上睑臃肿也得以改善,也可使重睑的灵巧得到充分显示。

重睑眼给人最大的动态感受是灵巧,眼睛更能接收与表达情感。当今时代,人们崇尚活力、向上的精神状态,而一双灵巧、有神、"能呼会唤"的重睑眼自然会引发人们产生美感。

老舍的《四世同堂》是这样描绘重睑眼的:她的眼睛最好看(有美感),很深的双眼皮(层次清晰、立体感明显),有很黑的眼珠(角膜充分展露),眼珠转到眶中的任何部分都灵动、俏媚(灵巧美),她的眼能替她的口说出最难以表达的心意与情感(能充分表现内心世界、传递情感)——看见她的眼,人们便忘记考虑别的,而只觉得她可爱(普通的美感产生)。

这是艺术家笔下的重睑与眼睛美,也是现实生活中重睑眼产生美感的写照,美容医师不仅需要对人体美具有敏锐的感受力,而且要像艺术家那样对人体美具有丰富的联想与想象力。

第四节 单睑、重睑的遗传规律

眼睑外形是研究人类学和人类遗传学的重要内容之一。上睑外形在不同种族人群间有显著的差别。在我国,对于单睑和重睑缺乏较大群体的调查,因此对于这两种不同类型的上睑外形的遗传方式,尚有待深入研究和探讨。

根据徐自生1983年报告,对我国477个汉族家系中2035名一级亲属成员的上眼睑外形进行调查,并运用统计遗传学方法推导和分析认为:

(1) 我国汉族人群中单睑遗传方式为常染色体显性遗传。
(2) 一单一双重睑的遗传方式属常染色体显性遗传可能性较大。
(3) 重睑的遗传方式为常染色体隐性遗传。

国内胡诞宁曾进行了大组双生子调查,应用血型(ABO、MN、Rh、P等四组血型)、皮纹相似试验判断卵性,调查结果及分析如下:

单基因突变决定的性状,同卵双生子一致率应为100%。但由于目前应用的卵性诊断法还不能达到100%,加上检查记录中可能出现的误差,以及后天因素(疾病、外伤等)影响,通常实测值不可能恰为100%。本组同卵双生子一致率为98.7%,经统计学处理,与预期值无显著性差别($P>0.05$)。异卵一致率的高低决定于遗传方式和基因频率。根据单睑发生率为40.9%(双生子中统计)推算,倘若为显性遗传,则预期的异卵一致率应为74.3%;倘若为隐性遗传,预期的异卵一致率应为93.4%。实际调查的一致率为79%,与74.3%的差别不显著,与93.4%有非常显著的差别,说明双生子调查结果支持单睑为常染色体显性遗传的假设。

单睑的遗传方式,根据我国上述群体遗传学与双生子调查结果,均指示为常染色体显性遗传,而重睑遗传方式应为常染色体隐性遗传。重睑者与重睑者通婚时,子代一般为重睑。单睑者与单睑者通婚时,子代75%~80%仍为单睑。单睑者与重睑者通婚时,稍多于半数的子女为单睑。

第五节 国人单睑、重睑的发生率

关于我国单睑、重睑的发生率到底是多少,性别差别如何等问题,以往国内一些权威性书籍中只是笼统地称国人单睑发生率较高,而无确切数字。为此国内不少学者进行过调查研究,但尚缺乏较大群体的调查资料,加上调查方法各异,民族、地区限制尚不能反映全貌,因此,关于单睑、重睑这两种不同类型的上睑形态在我国的发生率值得进一步深入调查、研究和探讨。以下仅就部分学者调查结果进行分析、介绍。

一、单睑、重睑人群发生率

根据林茂昌对西安地区4500名汉族人上睑形态调查资料分析,双侧单睑发生率占人群总数的36.89%,双侧重睑发生率占52.44%,一单一双占8.89%,多重睑占1.78%。这一结果与以往徐自生等在上海、陈胜利等在甘肃调查的结果虽有差异,但大体相似。

从以上调查结果分析,我国汉族人群中双侧单睑发生率低于双侧重睑发生率。双侧单睑发生率为28%~37%,低于人群总数的50%;而双侧重睑发生率在52%~69%之间,高于人群总数的50%。

二、单睑、重睑在男女人群中的发生率

从林茂昌在西安地区的调查结果可以看出:男性人群中,双侧单睑发生率为54.97%,双侧重睑发生率为28.64%,一单一双发生率为15.01%,多重睑发生率为1.38%。而女性人群中,双侧单睑发生率为20.13%,双侧重睑发生率为74.52%,一单一双发生率为3.21%,多重睑发生率为2.14%。这一结果的男性人群比例与以往徐自生的调查统计相比差距较大,但女性人群比例大致相似。

综合以上分析,从性别上看,女性人群双侧重睑发生率在各地调查结果中均较男性人群高,占60%~70%。男性人群在林氏调查结果中双侧重睑发生率较女性人群低,仅占28.64%,而徐自生、陈胜利等的调查结果则不同,推测可能与地区差异有关。

值得指出的是,以上调查仅局限于西安、上海、甘肃地区的汉族人,宏观分析调查群体数量不够多,地区范围不够广,而且尚缺乏各年龄组详细调查数据,因此所得结果也只能反映一个概况。而我国是一个拥有十几亿人口的多民族国家,截至目前还缺乏各民族、各地区较大群体的调查统计数据,因此尚需深入的调查和研究,才能得出确实、可靠的结果。

三、单睑、重睑发生率的影响因素

(一)种族因素

上睑外形在不同种族人群中有显著的差别,东方人与西方人上睑形态有显著不同。由于欧美白种人中以重睑形态居多,单睑形态极少,故白种人常认为单睑形态是畸形。在黄种人中则不同,黄种人单睑相对较白种人多,因而认为单睑仅是一种遗传性状而不是畸形。

(二)地区因素

同一种族之间因地区不同,单、重睑发生率也不尽相同。林茂昌(1991)在西安统计调查5~70岁的4500名汉族人,双侧单睑发生率为36.89%,双侧重睑发生率为52.44%。陈胜利(1984)在甘肃调查7~50岁的2000名汉族人,双侧单睑发生率为34.05%,双侧重睑发生率为59.85%。徐自生(1983)在上海调查2035名汉族人,双侧单睑发生率为28.06%,双侧重睑发生率为69.09%。

(三)遗传因素

单、重睑的发生与遗传关系密切,其发生率受遗传因素影响。徐自生1983年经过调查并运用统计遗传学方法分析,认为我国汉族人群中单睑遗传方式为常染色体显性遗传,而重睑遗传方式为常染色体隐性遗传,一单一双的遗传方式属常染色体显性遗传可能性较大。当重睑者与重睑者通婚时,子代一般应为重睑。单睑者与单睑者通婚时,子代75%~80%仍为单睑。单睑者与重睑者通婚时,稍多于半数的子女为单睑。

(四)年龄因素

单、重睑发生率与年龄也有一定的关系。年龄越小,单睑发生率越高,随着年龄的增长和上睑的发育,有相当一部分单睑会转为重睑。国内胡诞宁统计,20岁以下的青少年中,单睑发生率占

60.8%，重睑发生率占 39.2%；而 20 岁以上成年人单睑发生率为 28.2%，重睑发生率为 71.8%。薛铁所（1993）对 1899 名中小学生调查，其中 6～12 岁年龄段单睑发生率为 39%，重睑发生率为 61%；13～18 岁年龄段单睑发生率为 30%，重睑发生率为 70%，经统计学处理 $P<0.01$。以上资料均表明年龄对单、重睑发生率有明显影响。鉴于部分青少年随着年龄增长，单睑有可能转变为重睑，而且随着年龄增长睑形及眼形也会变化，故不主张对少年儿童过早实施美容重睑术。

此外，在现实生活中往往可以见到以往上睑有重睑皱襞，但随着老龄化的发展，上睑皮肤发生松弛等改变，使重睑线下降，重睑皱襞下垂而低于上睑缘，在外形上给人单睑外观的印象。

（五）性别因素

单、重睑发生率与性别也有关系，以往国内不少学者有过研究分析。多数结果提示，单、重睑发生率与性别有一定关系，在汉族人中女性重睑发生率高于男性。

第六节　重睑的临床分型

重睑的形态特征因人而异，上睑沟纹皱襞有深浅、宽窄、长短、走行之不同，重睑形态也有不同表现，其分型目前尚无统一的标准，大致有以下几种分型方法。

一、三型分类法

根据上睑皱襞线与睑缘线关系分为三型（图 7-2）。

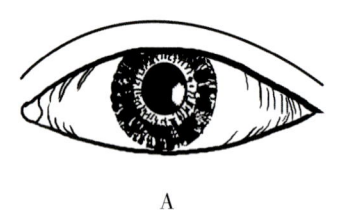
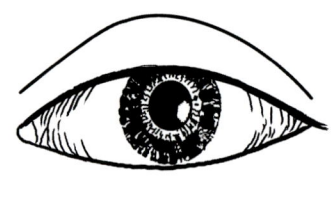

图 7-2　重睑三型分类
A. 平行型　B. 开扇型　C. 新月型

（一）平行型

上睑皮肤皱襞与睑缘平行一致，内、中、外侧重睑宽度大致相同。

（二）开扇型

上睑皮肤皱襞自内眦或靠近内眦开始，向外上逐渐离开睑缘，呈扇状，也称为广尾型。

（三）新月型

上睑皮肤皱襞在内、外眦部较低，中间部较高，外形如同弯月。

二、四型分类法

依据重睑显露程度分为四型（图 7-3）。

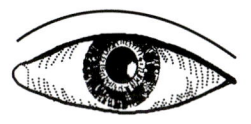 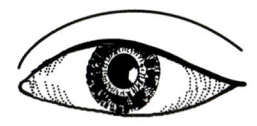 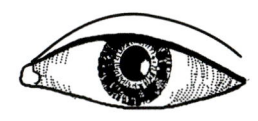 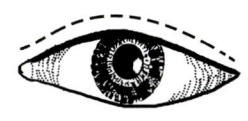

　　　A　　　　　　　　B　　　　　　　　C　　　　　　　　D

图 7-3　重睑四型分类
A. 全双　B. 中双　C. 半双　D. 隐双

（一）全双
指上睑从内眦到外眦有一宽窄大致相同的重睑皱襞（相当于平行型）。

（二）中双
指上睑皱襞自内眦到外眦均有，但上睑内 1/3 部位皱襞较窄，即自内眦至外眦皱襞宽度逐渐增加（相当于开扇型）。

（三）半双
上睑皱襞在内 1/3 处不明显，似有非有，而后逐渐显出、增宽，直到外眦部。

（四）隐双
上睑皱襞较窄，平视时皱襞下缘与上睑缘几乎平行接近，此型又称为"内双"。

三、六型分类法

依据重睑走行形态、位置高低分为六型。

（一）内低中外高型
重睑皱襞内侧 1/3 较窄，外侧 2/3 较宽。

（二）平行睑缘型
重睑皱襞与睑缘平行一致，宽度内、中、外基本相同。

（三）内高外低型
重睑皱襞内侧较宽，外侧较窄。

（四）不全重睑型
重睑皱襞自内眦到外侧形成不一致，深浅显露程度不同。

（五）多重睑型
上睑有两个或两个以上皱襞形成。

（六）浅层重睑型
重睑沟浅，形成的重睑似有非有，不甚明显。

四、重睑的解剖学分型

以重睑线形态从解剖学角度分为以下八型：

（一）平行睑缘型
重睑线自内眦到外眦与睑缘平行等距。

（二）内眦成角型
重睑线在近内眦处与睑缘交接成锐角，常见于上睑有轻度内眦赘皮者。

（三）隐重睑型
重睑线距睑缘过近，加上睑皮肤松垂，举睑时睑皮肤遮盖睑缘，此类也称为"隐双"。

(四) 不全重睑型

重睑线明显短于睑缘长度。

(五) 间歇性重睑

重睑线在眼睑运动时隐约可见,当消瘦、轻度脱水或疲劳时重睑间歇性出现。

(六) 多重睑型

上睑有2条或2条以上重睑线,因此形成多层上睑皱襞。

(七) 反向型重睑

一般重睑皱襞高度多为内低外高,而少数人反向表现为内高外低。

(八) 病残型重睑

因先天或后天病残,在近睑缘部位出现瘢痕或缺陷,可引起睑皮肤与睑板粘连,致使上睑形成不典型的不规则皱襞,而形成各种形态的病残型重睑。

以上列举的各种重睑分型方法,各有特色,各有依据,虽分类方法不同,但大同小异,可供临床参考。根据调查,国人重睑形态以开扇型和内低中外高型较多见,占重睑类型的60%~70%;其次为平行型,约占30%。此外,重睑通常是双侧的,但也有2.85%~8.89%的人表现为一侧重睑,另一侧单睑,即所谓的一单一双睑形。

第七节　重睑的形成机制

一、自然重睑的形成机制

有关重睑的形成机制迄今为止仍是一个值得进一步深入研究和探讨的问题。目前关于重睑的形成机制主要有以下理论和分析。

(一) 重睑形成的解剖因素

1. 上睑提肌肌纤维延伸理论　目前一般学者多认为重睑的形成与上睑局部解剖结构,特别是上睑提肌纤维附着部位有密切关系。众所周知,上睑眶隔膜与上睑提肌腱膜正常情况下在睑板上缘附近融合,而后上睑提肌腱膜向下主要附着在睑板上缘及其前面。

另有部分上睑提肌纤维穿过眶隔及眼轮匝肌而抵达上睑皮下,其附着线即形成上睑皮肤沟纹(也称重睑沟或线)。当睁眼时,上睑提肌收缩,其附着线以下的皮肤被牵引向上,张力增大,而附着线以上的皮肤则悬垂向下折成皮肤皱襞,外观上形成重睑(图7-4)。形成重睑的上睑局部解剖主要特征是眶隔与上睑提肌腱膜融合好,而且距睑板上缘较远,这样就能防止眶脂肪下垂,使其居于眶窝内,不影响上睑提肌部分纤维穿过眶隔及眼轮匝肌而附着于睑缘上方皮下。

倘若上睑提肌发育不好,部分纤维没能穿过眼轮匝肌,没有附着于睑缘上方皮下或附着力量不够,当睁眼时上睑提肌纤维主要牵引睑板向上,而上睑皮肤不被牵拉呈下垂状态并遮住睑缘,在外观上表现为单睑形态(图7-5)。

其次,若眶隔膜与上睑提肌腱膜没能融合、融合欠佳、融合位置太低,以致眶脂肪沿着眶隔与上睑提肌腱膜间隙下垂于睑板前边,阻挡了上睑提肌部分纤维穿过,而不能附着于睑缘上方皮下,也不能形成重睑。

西方人重睑多,主要原因在于眶隔附着点距睑板上缘远,融合好,眶脂肪不易下垂,不影响上

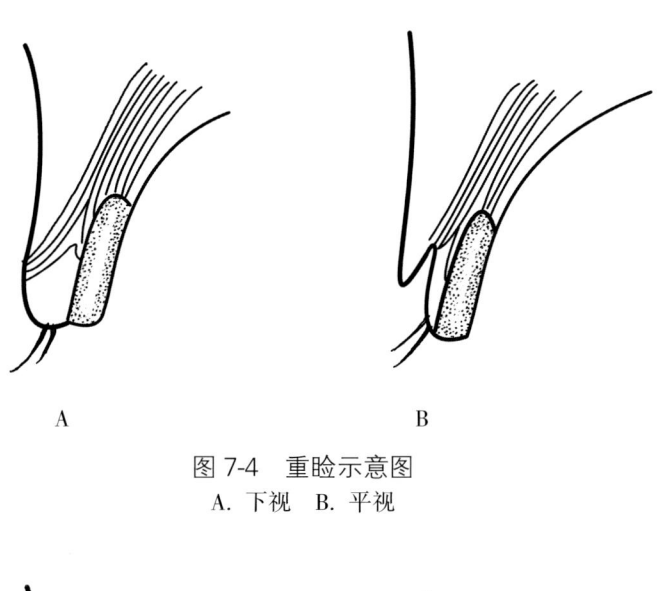

图 7-4　重睑示意图
A. 下视　B. 平视

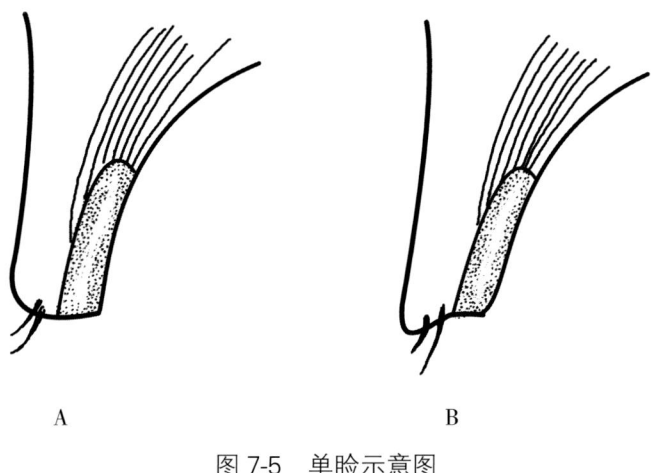

图 7-5　单睑示意图
A. 下视　B. 平视

睑提肌部分纤维向前附着于上睑皮下。而国人或因眶隔附着点位置低,或因眶隔薄弱松弛,致使眶脂肪下垂于睑板前,而影响上睑提肌部分纤维穿过;或因上睑提肌发育不完善、附着力量不够,故而重睑发生率少。

Doxauas 曾进行了东西方眼睑的解剖比较,证实了重睑的形成机制主要是上睑提肌部分肌纤维能穿过眶隔,终止于下睑缘皮下,当上睑提肌收缩时,将睑皮肤向上牵拉而形成重睑皱襞。国内黄发明认为重睑出现不同类型的原因,与上睑提肌纤维力量不均有关。若上睑提肌肌纤维附着在睑皮下多个平面,外观上就会出现多层重睑;若肌纤维附着不均匀,很少或完全没到皮下时,则可能出现不全重睑、浅重睑或单睑。

国内李鑫认为,重睑是眶隔与上睑提肌腱膜正常融合后,上睑提肌纤维能顺利附着于上睑皮下的结果,是上睑提肌发育完善的标志。

但是上睑提肌肌纤维延伸附着理论不能完全满意地解释以下几点:

(1) 穿透到真皮内的上睑提肌腱膜纤维大体上应该是很容易被发现的,但实际上却并非如此。宋儒耀等对中国重睑人尸体进行组织切片染色检查,并没发现上睑提肌纤维分布至上睑皮肤的皱褶处。

(2) 用别针或重睑胶带能暂时形成重睑的事实可以通过眶内脂肪或软组织上移的观点予以解释。

（3）单睑后天变为重睑的原因，可能是后来软组织数量减少或皮肤与上睑提肌腱膜之间的厚度变薄所致。

（4）以往曾接受睑板上固定的重睑术患者，在睑成形术中切除瘢痕后，重睑仍能保持，说明上睑提肌纤维延伸对重睑形成的重要性降低。

（5）在临床实行重睑术时，往往在切开皮肤、切除切口下一条眼轮匝肌后，在没有将皮肤与上睑提肌腱膜缝合时，若令患者睁眼，会发现重睑形态已明显可见。

以上临床现象提示，可能还有其他解剖因素影响重睑形成。

2 重睑形成解剖多因素学说 国内宋儒耀教授根据长期临床观察，并对中国重睑人尸体进行组织解剖学切片染色检查，并没有发现上睑提肌纤维分布至上睑皮肤的皱褶处。由此认为，重睑形成是由于上睑提肌部分纤维延伸分布至上睑皱褶处的理论对西方人的重睑形成可能是正确的，但对东方人则可能不完全正确。因而提出中国人重睑形成的因素是多方面的，其立论根据是：

（1）上睑皮肤本身可以分为两个部分。在皱褶以上的广大部分，称为眶部，其皮肤较厚、较硬；在皱褶以下与睑缘之间的一窄条部分，称为睑板前部，其皮肤很薄、很软。这种厚薄、软硬不同的情况，使上睑皮肤在睁眼时皱褶处就自然加深，成为深沟，表现为重睑。相反，如果上睑靠近睑缘处的皮肤及其上方的部分都是很薄、很软的，没有厚薄和软硬的差别，重睑的皮肤皱褶当然就不能出现。这可能是新生儿、婴儿大多都是单睑的原因。

（2）眼轮匝肌也可以分为两个部分。在皱褶以上的部分，称为眶部，此处的肌肉较厚，比较发达；在皱褶以下的部分，称为睑板前部分或板前部分。板前部分的肌肉如果甚薄，很不发达，睁眼时在两部分肌肉的交界处，亦即睑板的上缘，就出现一个皱褶，即重睑。相反，如果两部分的肌肉都很发达，两者之间没有明显的交界，则重睑的皱褶当然也就不能出现。

（3）眶隔脂肪的下界如果在睑板的上缘，则在睑板上缘之上的眼睑可以表现为丰满或突起，而在其下则表现为突然平坦，这样就很自然地会加强重睑的形态。不过，如果眶隔脂肪较多，越过睑板上缘，下降到睑板的前面，则重睑的皱褶就无法出现，所以眼睑成为单睑。

（4）如果上睑提肌和Müller氏肌都很发达，或果真有纤维分布至皮肤，则此肌收缩时不仅使眼睁开，而且会有明显的重睑皱褶；相反，如果上睑提肌不甚发达或没有肌纤维分布至皮肤，则重睑皱褶就很难出现。这可能是新生儿（不常睁眼）多为单睑，而有些单睑儿到了成年又逐渐变为重睑的原因。

（二）重睑形成的遗传因素

重睑的形成已证实与遗传因素有密切关系，我国学者的调查和研究认为，单睑属常染色体显性遗传，重睑属常染色体隐性遗传。重睑者与重睑者结婚，子代一般为重睑；单睑者与单睑者通婚，子代75%～80%为单睑；单睑者与重睑者通婚，稍多于半数的子女为单睑。

（三）重睑形成的年龄（发育）因素

重睑的发生率与年龄有密切关系，年龄越小，则重睑所占比例小，单睑所占比例高。根据调查统计，在20岁以下的青少年中，单睑发生率为60.8%，但随着身体的发育和年龄的增长，有相当一部分人会转变为重睑。我们在日常生活或临床工作中经常会发现，有些人出生时是单睑，而后随着年龄增长逐渐形成重睑，这可能与上睑提肌的发育有关。另一种情况是，随着老年化过程的发展，上睑皮肤松弛，皱襞下垂低于睑缘，重睑会给人单睑的外观形象，这种例子是屡见不鲜的。

二、重睑美容术形成重睑的原理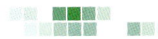

目前,临床上常用的美容重睑术方法,主要基于自然重睑形成的上睑提肌理论学说。所有的重睑美容术均力图使上睑提肌腱膜纤维或睑板与上睑重睑线处皮肤靠近、粘连、固定。这样,在睁眼(上睑提肌收缩)时即可将睑板和粘连线以下的上睑皮肤提起,而粘连线以上的皮肤则松弛下垂并折叠形成皱襞,出现重睑。

此外,在切开法重睑术中切除部分眼轮匝肌及眶脂肪等处理,则基于自然重睑形成的解剖多因素理论。

因此,临床上施行美容重睑术时,只要符合上述原理就能形成重睑,只是在具体应用时必须根据受术者上睑的具体情况,选择适当的术式和操作方法才能获得满意的效果。

第八节　美容重睑术的适应证和禁忌证

在我国,单睑和重睑是两种不同的上睑形态,两种都属正常睑形。但从美容学角度来看,一般人们都认为重睑使人眼神明媚、爽朗,容貌显得优美,有魅力;而单睑往往给人眼睛较小、不美的感觉,在功能上也没有重睑那样更富于情感的表达和明眸的显露,因此经手术形成重睑,除有增添容貌美作用以外,在某种意义上尚有一定的改善功能作用。

但这并不是说所有单眼皮的人都需要做重睑术,而且也不是所有单眼皮的人做成重睑都会好看。在实际生活中,有些人单睑细长明媚,与五官面貌和谐匹配,尤其在东方女性,更具有迷人的风度和魅力。

况且人的容貌美并不完全取决于是单睑或重睑,容貌美与个人脸形、眉形、眼形、口唇、耳形的协调统一有密切关系,而且还与个人的性格、气质、表情等有一定的关系,一味把面部容貌改善完全寄托在美容重睑术或要求过高都是不现实的,也是不客观的。因此,术前医师和受术者都要全面考虑、权衡利弊后再决定是否进行美容重睑术,决不能草率行事。

一、美容重睑术的适应证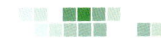

原则上讲,凡身体健康、精神正常、主动要求手术而又无禁忌证的单睑者都可以施行美容重睑术。

具体选择时,以下几种情况可以考虑实行重睑成形术:

1 睑裂较长、上睑皮肤较薄、鼻梁较高的正力型单睑者,手术后效果较好。

2 睑较厚、皮下脂肪多、较臃肿的超力型单睑(俗称"肿眼泡")者,术后可望有较明显的睑外型改善。

3 上睑皮肤松弛、下垂,不但缺乏美感,而且影响视野,患者眼部常有沉重感(中老年人较多见),也适合手术。术后不但睑形有所改善,而且对减轻眼部不适和增加视野大有益处。

4 一单一双者,单睑侧可以手术,以重睑侧作为标准,注意两侧的对称性,以防术后两侧重睑宽度不一致而影响效果。

5 有些重睑睁眼时不显,即所谓"内双"(隐双),若患者要求也可以手术,重新形成较宽的双重睑,往往效果较好。

6　某些特殊类型的眼形者,如俗称的"眯缝眼""三角眼""大小眼""八字眼"等,也可以通过美容重睑术给予纠正,这种情况应根据受术者睑形具体情况而选择适当手术方法。

7　另外值得注意的是,某些眼睑疾病如"内翻倒睫"、上睑下垂(包括先天性、外伤性、医源性)等在手术矫正治疗的同时也能一并做成重睑。

8　对于某些鼻梁较低、内眦间距过宽或伴有内眦赘皮和小睑裂的单睑患者,虽然也可以做重睑术,但最好同时进行隆鼻术或内眦赘皮、小睑裂等的矫正,这样才能使容貌得到较大改善,获得较为满意的效果。

9　以往单睑曾做过美容重睑术,但术后重睑形态不满意或重睑皱襞消失者,均可考虑重新手术。

10　一般认为,美容重睑术在16岁以上做比较合适。但近年来国内也有一些学者主张在儿童时期即可进行美容重睑术。如上海第九人民医院曾报道一组38例儿童重睑术,收到良好效果(《实用美容整形外科杂志》1990年,第一卷第一期)。这是一个值得进一步探讨和研究的问题。

二、美容重睑术的禁忌证

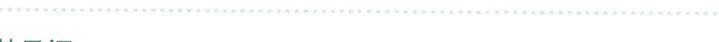

(一) 绝对禁忌证

1　患有严重心、肝、肾、脑等脏器疾病者。

2　患有严重的出血性疾病者。

3　精神病患者或精神状态异常者。

4　面神经瘫痪且伴有睑裂闭合不全者。

5　青光眼等严重眼病患者。

(二) 相对禁忌证

1　妇女怀孕、月经期间应避免手术。

2　瘢痕体质、过敏体质者最好不做。

3　眼部患有感染性疾病者不宜施行手术,待炎症治愈后可酌情选择手术。

4　上睑下垂、睑内翻者不应单纯做重睑术。

5　眼球突出或颧弓过高、眶窝深陷者应慎重对待,最好不做。因为在眼球突出的情况下,睑裂已经较大,若再做重睑术,势必使睑裂更大,反而达不到美容目的。颧弓过高、眼窝深陷者,若术前观察形成重睑不能增添美感时则不如不做。

6　伴有内眦间距过宽、鼻梁塌陷、小睑裂等畸形者,单纯重睑术是不能改善其容貌的,必须在矫正其他畸形的基础上再考虑重睑手术问题。

7　对手术期望值过高,抱有不切实际要求者最好不做。

8　亲属不同意者暂时不做。施行重睑术前一定要征得亲属的同意,倘若亲属不同意,应列为暂时的禁忌证。

9　本人心理准备不充分者也不应急于手术。

10　12岁以下儿童不主张施行重睑术。

上述列举的美容重睑术的禁忌证,有的属于绝对禁忌证,有的属于相对或暂时性禁忌证,供临床医师参考,其目的是提醒医师术前应注意这些问题,全面考虑,以防出现不必要的医疗问题和纠纷,给医师或患者带来意想不到的麻烦或事故。

第九节　美容重睑术的术前检查和准备

美容重睑术术前一定要认真做好受术者的检查和准备工作，切不可疏忽而仓促手术，具体临床工作时应力求做好以下术前检查和准备工作：

1. 了解患者全身情况　注意询问有关病史，有无全身性手术禁忌证，特别要了解有无药物过敏史及是否为瘢痕体质。对于女性患者则要询问是否怀孕及月经史。
2. 常规行血常规、出凝血时间检查，有的患者尚需做胸透、心电图、尿糖等检查。
3. 检查双眼视力，防止因术前忽略弱视甚至单眼失明者，术后误认为由手术引起，而造成不必要的医疗纠纷。
4. 检查眼睑皮肤弹性、松弛程度及眶内脂肪情况。
5. 检查双侧眼睑及眼周有无感染病灶，如毛囊炎、疖肿等。
6. 检查有无轻度上睑下垂及眼形重症肌无力，以免术后不出现重睑。
7. 检查眼部有无内眦赘皮、内眦间距过宽、鼻梁塌陷、睑裂闭合不全、眼球突出等畸形表现。
8. 检查容貌五官是否对称和谐，特别要注意睑形、眉形、眼形、眉缘距离、睑裂宽度大小等，以便做好术前设计。
9. 了解患者年龄、职业、爱好、性格，医师在术前检查过程中必须努力了解患者的审美观以及做重睑术的动机和原因。对于特殊职业（如演员）或要求过高、精神状态有异常表现者，应特别警惕，认真检查、分析。
10. 术前医学照相　除做好各项检查的文字记录外，尚需做好术前医学照相记录，以便与术后相片进行对比。
11. 术前谈话　做好术前谈话，交代手术目的、术前术后注意事项、术后可能达到的效果及出现的并发症，以使患者及亲属心理上有所准备。术前切记不可过分夸大手术对容貌美的改善作用。
12. 术前医学签字　经检查和谈话后，如果患者及其亲属决定手术，应该进行术前医学签字手续。
13. 术前清洁准备　决定手术且确定日期后，应交代患者提前一日洗澡，手术当天眼部不要化妆，最好术前2天开始应用消炎眼药水滴眼。

第十节　美容重睑术的术前设计

一、有关重睑的术语概念

（一）重睑线

在重睑者的上睑距睑缘一定距离处，可见一条明显的横行的具有一定弧度的皮肤沟纹线，称为重睑线，也称为重睑皮纹线或重睑沟，解剖学上称为上睑沟。

上睑提肌纤维主要附着在睑板上缘及其表面处，但另有一部分纤维穿过眶隔及眼轮匝肌而抵达睑缘上方一定高度的皮下,其附着线在上睑皮肤表面即形成重睑线。重睑线也就是美容重睑术时的设计线或皮肤切口线。

(二)重睑皱襞

在重睑者中,当上睑提肌收缩开睑时,重睑线以下的皮肤随睑板上提而被牵拉向上,张力增大,而重睑线以上的上睑皮肤松弛,并在重睑线处折叠悬垂向下成皮肤皱襞,外观上形成重睑,该皮肤皱襞则称为重睑皱襞。皮肤皱襞在折叠处形成的沟纹,即为重睑沟。眼越睁大,此沟越明显。

(三)重睑线宽(高)度

重睑线宽(高)度是指重睑线与上睑缘之间的距离。因为重睑线是一条从内眦部至外眦部的近似弧形的曲线,故距睑缘宽度各处并不完全一致。重睑线的宽度,在相当程度上决定着重睑宽度。

(四)重睑宽(高)度(也称皱襞宽度)

重睑宽(高)度指平视前方时重睑皱襞下缘(悬垂皮肤向上反折处)至睑缘之间的距离。同样道理,重睑宽度在各处也并不完全一致。

(五)重睑线和重睑高度的测量

由于重睑线和重睑皱襞各处距睑缘的距离并不完全一致,故临床上常做三条相互平行的垂线与上睑缘、重睑皱襞下缘(悬垂皮肤向上反折处)、重睑线分别相交,然后再分别进行测量。

三条垂线分别是中央线、内侧线、外侧线。①中央线:指通过瞳孔中央垂线。②内侧线:指距中央线 10mm 的内侧垂线。③外侧线:指距中央线 10mm 的外侧垂线。

1 重睑线宽度测量方法　让患者向下看,微闭眼时分别测量中央线、内侧线、外侧线上重睑线与睑缘之距离。国人重睑线宽度中央线处最宽,多在 6～10mm;外侧线处次之,多在 5～8mm;内侧线处最窄,多在 4～6mm(图 7-6)。

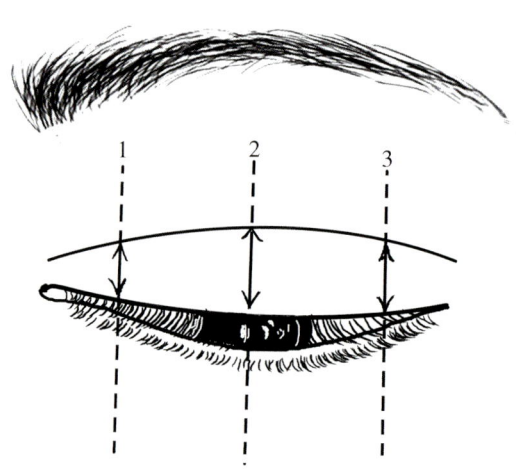

图 7-6　重睑线宽度测量方法(下视时)
1. 内侧线　2. 中央线　3. 外侧线

2 重睑宽度测量方法(图 7-7)　让患者平视前方,分别测量中央线、内侧线、外侧线上睑皱襞下沿(反折处)与睑缘之距离。国人重睑宽度在中央线上多为 3～5mm,外侧线上多为 2～4mm,内侧线上多为 1～2mm。

值得指出的是,一些文献往往将重睑线宽度和重睑宽度混为一谈,或者叙述不明确。实际上两者概念并不相同,前者均比后者宽。在相当程度上重睑线宽度决定着重睑宽度。当然,上睑皮肤松弛程度等也影响着重睑的宽度。另外,重睑线和重睑皱襞从内眦部到外眦部是有一定长度和弧度

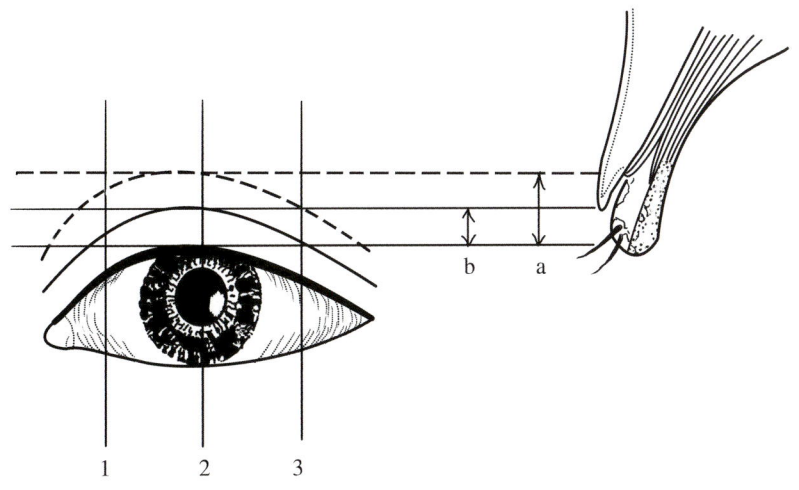

图 7-7　重睑线、皱襞宽度测量（平视）
1. 内侧线　2. 中央线　3. 外侧线　a. 重睑线宽度　b. 重睑宽度

的,并不完全与睑缘相平行。因此在叙述重睑线宽度或重睑宽度时,单纯以中央线处为标准论宽窄也欠合适。我们认为通过内、中、外线测量重睑宽度较为合适。

临床上在行美容重睑术前,重睑线宽度、长度、弧度的设计和确定,对于术后形成的重睑宽度和形态至关重要,因此术者一定要综合各方面因素认真进行设计、安排,才能达到预期效果。

二、术前设计应遵循的原则

美容重睑术术前具体设计方法各异,但以下原则应参考遵循:

(一) 对称美原则

对称美是容貌美的重要因素之一,也是重睑美的重要形态标志。因此在美容重睑术设计时一定要遵循这一原则,要求双侧上睑的重睑线高度、长度、弧度及重睑形态均应力求对称。

(二) 比例和谐美原则

美的容貌是面部各局部与整体、局部与局部之间具有一定的比例关系,同时协调、和谐地统一在整体格局之中。因此,我们在进行重睑设计时一定要遵循和注意这一原则,设计时不但要注意重睑与上睑之间的比例和谐,而且还要注意重睑与整个容貌之间的和谐关系,即要根据患者的面形、眉形、眉缘距离、睑裂宽窄形态、鼻梁高低等具体设计,使术后形成的重睑与整个容貌、五官和谐,比例对称,不能刻板地按某一形式。一般而言,面形小、眉毛窄、眉缘距短、睑裂小、鼻梁低者重睑线应设计得窄些,面形较宽、眉形好、眉缘距适中、睑裂大、鼻梁高者重睑线应设计得宽些。

我们认为无论何种情况,一般重睑线的宽度应小于眉缘距离,否则形成的重睑均不美观。

(三) 曲线美的原则

美蕴藏于曲线之中,尤其在重睑,无论静态还是动态都能体现出曲线之美感。因此在重睑设计时,从内眦到外眦,重睑线应是一条流畅的弧形曲线,只有注意这一特点,术后形成的重睑才能更具魅力。

(四) "宁窄勿宽,宁少勿多,力求适中"的原则

在重睑线宽度和皮肤切除量设计中应遵循"宁窄勿宽,宁少勿多,力求适中"的原则,这样即使术后出现不满意之处也能修复调整。

（五）医患共同参与原则

人们的审美观各有差异，要想获得满意的术后重睑形态，除施术者正确设计和操作外，医患共同参与重睑设计非常重要。通过医患共同参与、交流，让受术者理解并接受为其设计的重睑形态，同时在这一过程中还能就受术者的心理状态和求美动机做进一步解释和咨询，为术后取得满意效果打下良好基础。

三、术前设计应重点注意的问题

（一）注意重睑线的宽度、长度和弧度

首先要注意设计和确定好重睑线（设计线、皮肤切口线）的宽度、长度、弧度。其目的在于手术后形成一个长宽适宜、弧度自然、形态满意的重睑。

重睑的宽度笼统地讲有较宽、适中、较窄三种。①较宽者，重睑线宽度多在8mm以上。按此设计，术后形成的重睑适合面形长方、眉缘距大者，或少数舞蹈演员、戏剧演员等特殊职业者，而对大多数患者则不适宜。②适中者，重睑线宽度多在6~8mm。按此设计，术后形成的重睑适合多数患者，显得自然大方，患者也乐于接受。③较窄者，重睑线多在5mm以下。若按此设计，术后形成的重睑较窄，甚至只形成内双，较适合于睑裂小、眉缘距窄的患者。

众所周知，重睑线和重睑皱襞从内眦到外眦有一定的长度、弧度，而且并不一定完全与睑缘相平行。实际上宽度在内侧线、中央线、外侧线等处并不完全相同。因此所谓较宽、适中、较窄的提法只是笼统的概念。在设计时，应根据实际情况分别在内、中、外线上找出合适宽度，进行定点，然后将三点连线，并向内、外眦部按一定弧度画出具有一定宽度、长度、弧度的重睑线。临床上常提的定点画线即为此步骤。

（二）注意术后欲形成的重睑形态

临床上可以设计出"平行型""新月型""开扇型"或"全双""中双""半双""隐双"或"内低中外高型""内高外低型"等各种类型。根据以往调查统计，国人重睑形态以"开扇型"和"内低中外高型"较多见，占重睑类型的60%~70%；其次为"平行型"或"全双"，约占30%。实际上，上述类型重睑形态多自然美观，患者往往乐于接受。

重睑的形态不但受重睑线宽度、长度、弧度的影响，而且还与睑裂、上睑皮肤松弛程度等有密切的关系。

值得指出的是，上述需注意的重睑线和术后重睑形态两个问题，并不是孤立存在的，而是相辅相成的。严格地说，两者实际是一个问题，即术前设计时一定要考虑到术后形成重睑的宽度和形态问题。

（三）注意重睑线设计时的定点问题

影响术后重睑宽度和形态的主要因素是术前重睑线宽度、长度和弧度的设计，其中关键问题是要做好重睑线定点，而中央线、内侧线、外侧线为主要定点处。

一般认为，中央线上定点位置对术后重睑宽度起主要作用，而内、外侧线上定点位置对维持重睑宽度起辅助作用，但对重睑线弧度、长度、形态起主要作用。因此，术前设计中重睑线的定点应该是手术医师特别重视和关心的问题。根据我们临床施行各种类型美容重睑术1000例的实践，有以下体会：

1. 重睑线最高点，实际并不在中央线上，更合适的地方其实在偏内几毫米处。若能设计在整个重睑线黄金分割点上最为理想。

2. 定点时，若内侧线上高度＜中央线上高度＜外侧线上高度，则术后形成的重睑为"开扇型"

或"内低外高型",由内向外逐渐增宽,倘若至外眦部再轻挑上行,则显得更秀美大方。若欲形成"平行型""全双"重睑,则内、中、外线上定点处高度应相等。若欲形成"新月型"重睑则中央线处应最高,而内、外侧线处高度应相同。其他类型也应遵循此原则,在此不一一列举。

3 若按内侧线处高度＜中央线处高度≥外侧线处高度的原则设计重睑线,术后形成的重睑形态一般均理想满意,患者也乐于接受。

4 一般以中央线处定点高度与内侧线处定点高度相差 1~3mm 为宜,以中央线处高度与外侧线处高度相等或相差 1~2mm 为宜。内侧线处高度应该最小,决不能高于中央线处和外侧线处高度,否则术后形成重睑形态为"内高中外低型",从双眼整体观看恰似"八字眼",很不美观。

5 在设计重睑线宽度、定点画线时,必须在患者眼球下视、上睑微闭的情况下进行画线,不可将上睑皮肤过于绷紧或在上睑皮肤松弛状态下进行定点画线,易引起误差。宽度确定后为防止定点移位可用小皮试针头,蘸上亚甲蓝或甲紫,在定点处刺入皮下作标记。内、中、外三点确定后,可将三点用亚甲蓝或甲紫相连,并按一定弧度向内、外眦部延伸一定长度,画线后用碘酒给予固定。

6 术中定点画线,一定要在注射麻药前进行,否则不准。手术时双侧上睑皮下注射麻药最好等量进行,一般不必太多,以防因注射麻药引起误差或造成双侧不对称。另外,注射麻醉时位置不能过深,否则可能造成上睑提肌麻痹,影响术中观察。

第十一节　美容重睑术的术式选择

美容重睑术方法(包括各种改良方法)颇多。临床工作中,在选择好手术适应证,设计出欲形成的重睑形态后,选择恰当的手术方式进行操作,无疑将对术后效果有着重要的影响。术式的选择除与术者的操作经验、习惯有关外,临床实际工作中也有一定的原则遵循。

选择重睑术式的方法很多,本章节将从上睑形态分型选择术式及各种术式适应证两方面进行分析讨论。

一、上睑形态与重睑术式选择

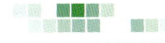

临床上可以依据上睑皮肤弹性、皮下脂肪量等将单睑形态分为正力型、无力型、超力型,并依据此种分型进行重睑术式选择。

(一)正力型单睑

正力型单睑的特征是上睑皮肤较薄,皮肤弹性良好,紧张度适中,不松弛,皮下脂肪充盈适度,不伴有内眦赘皮或鼻背塌陷等缺欠。此型单睑多见于年轻人,由于睑形本身条件好,无论采用哪一种手术方式,术后均能获得满意效果。但临床上对此类型首先以缝线法为宜,尤其对于年轻者更为适宜。

(二)无力型单睑

无力型单睑的特征是上睑皮肤弹性差,皮肤松弛下垂,皮下脂肪稀少,不伴有内眦赘皮或鼻背塌陷等缺欠,此型单睑多见于中老年人。由于皮肤松弛下垂,若采用缝线但不去除多余松弛皮肤,术后往往效果不理想,因此最适宜选择切开法,同时去除适量皮肤。但对于轻度无力型单睑,尤其是年轻的轻度无力型者,若患者本人不愿行切开法,我们认为也可以采用缝线法,只是术中应注意将重睑线设计得稍宽些,若欲形成重睑形态选择恰当,术后也能获得良好效果。

(三)超力型单睑

超力型单睑的特征是上睑皮肤紧张而光亮,皮下脂肪过度充盈,个别甚至伴有眶脂肪或泪腺脱垂,上睑呈肿胀状态,但同样不伴有内眦赘皮或鼻背塌陷等缺欠,俗称的"肿眼泡""水泡眼"即此类型,多见于肥胖者。此型单睑对于重睑术而言条件较差,手术方法只能选择切开法,而手术时必须打开眶隔去除适量的眶脂肪,否则效果不好。倘若伴有泪腺脱垂则必须行泪腺复位固定或部分泪腺切除,术后方能获得满意效果。上睑皮肤是否需要适量切除,则应根据情况而定。临床工作中对于较轻度超力型单睑但本人又不愿行切开法者,也可采用缝线法手术,但效果往往不甚满意。

(四)特殊类型

凡是伴有内眦赘皮或(和)鼻背塌陷、小睑裂等的患者,不管是正力型、无力型还是超力型单睑者,均作为一种特殊类型处理。

对于特殊类型者,无论单睑属于何种睑形均应首选切开法术式,同时还需矫正内眦赘皮或小睑裂等。若伴有鼻背塌陷则应同时或分期行隆鼻术,才能获得满意效果。有学者称此为"联合手术"。

(五)其他

在临床上往往碰到一些重睑皱襞不显、隐双或多皱襞的患者,要求行重睑术,以获得更好的上睑形态。对于此类情况多数采用缝线法术式即可解决问题,临床上应根据具体情况灵活掌握。

二、重睑术式适应证及其应用选择

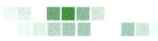

重睑术方法很多,各有其适应证,根据临床上常用方法的优缺点介绍如下:

(一)缝线法

缝线法分为皮外结扎缝线法、皮内埋藏缝线法及各种改良法。各类缝线法的优缺点是:

1 优点 操作简单,术后反应轻,恢复快,效果不佳时易于修整,这在皮内埋藏缝线法更显突出。术后没有明显的切口瘢痕,对于瘢痕体质者尤为适用。

2 缺点 适应证范围小,形成的重睑数年后往往易自然消退。皮内埋藏缝线法上睑皮下可出现硬结或小囊肿。为克服这些缺点,目前有许多改良的方法。

缝线法主要适用于年轻、上睑皮肤较薄、不松弛、皮下脂肪不多的正力型单睑者。轻度超力型或轻度无力型单睑者且本人不愿行切开法时也可以采用。目前由于改良的皮内埋藏缝线法比单纯皮外结扎缝线法和皮内埋藏缝线法效果更可靠、优越,故临床上应用各种改良皮内埋藏缝线法比较广泛。

(二)切开法

切开法包括单纯切开法和需同时处理皮肤、眶脂肪等的方法及各种改良方法。其主要优缺点是:

1 优点 适应证范围广,各种类型单睑都可采用。操作时局部解剖结构清晰可见,手术可准确施行。同时可以去除皮肤或眶脂肪,术后效果可靠而持久。

2 缺点 手术操作较复杂,对术者技巧要求高,术后反应重、恢复慢,一旦失败修复困难。术后上睑皮肤有切口瘢痕,尤其在内眦部,处理不好极易出现条状瘢痕,甚至可能出现瘢痕增生,因此对瘢痕体质者不适用。

切开法适应证范围广,各种类型单睑者均适用。对于明显超力型、无力型及特殊类型单睑者必须采用切开法,否则达不到预期效果,因此切开法是目前美容重睑成形术的主要术式。

(三) 激光法(包括灼烙法、电针法)

激光法的原理是利用激光、热能或热灼法在上睑造成粘连形成重睑,主要适用于正力型单睑者。

1 优点 不缝线、不切开皮肤,术后不易感染,操作简单,手术时间短,恢复较快。

2 缺点 适应证范围小。若激光量或电针量过度,则损伤范围大,甚至损伤角膜或其他眼组织,重睑线位置易扩大变动,术后形成重睑易消失。

一般认为此法效果不好,并需要特殊器械,故多不主张推广应用。

(四) 植皮法

植皮法的原理是在上睑进行游离植皮,使皮片与睑板粘连形成重睑。此法在特定条件下应用,一般来讲不属于单纯美容重睑术范畴。

以上从上睑形态分型和各种重睑术适应证及其临床应用两方面论述了美容重睑术的术式选择问题。临床实际工作中应根据以上原则及术者的习惯等综合灵活选择。总的原则是不能千篇一律地采用一种术式解决所有美容重睑术问题,只有选择好术式,才能为术后取得理想的效果提供可靠的保证。

第十二节　美容重睑术的方法介绍

重睑术最早起源于眼科医师实施的上睑内翻倒睫矫正术,但真正作为一种改善容貌美的手术被广泛应用,只有几十年的历史。随着整形美容外科的发展,重睑术已成为开展最多的一种美容外科手术。

美容重睑术方法很多,而且不断有新的方法产生,但是概括起来大致有缝线法、皮肤切开法、激光法和植皮法等。

如果对这些方法进行认真分析就不难看出,它们之间虽然在具体操作方法和步骤上有所差别,但在原理上是基本相同的。无论采用哪种方法,其目的均是力图使上睑提肌腱膜或睑板与上睑重睑线处皮肤靠近并粘连固定,这样在睁眼时,上睑提肌收缩即可将睑板和粘连线以下的上睑皮肤上提,而粘连线以上皮肤则松弛下垂并折叠形成皱襞,继而出现重睑。因此,无论采用何种方法,只要符合上述原理就能形成重睑,只是在具体应用时,必须根据患者的上睑情况选择适当的术式和操作方法,才能达到满意的效果。

本节将重点介绍和讨论各种美容重睑术的基本原理、适应证、操作方法和注意事项,以供临床上具体选择应用。

一、皮外结扎缝线法重睑术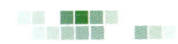

皮外结扎缝线法的共同特点是用缝线将上睑提肌或睑板与重睑线处的皮肤结扎、固定造成粘连,从而形成重睑,线结均在上睑皮外,术后均需拆线。

(一) 基本术式

这一术式是各种皮外缝线法的基本术式,是从原有的缝线矫正上睑内翻倒睫矫正术演变而来的。其基本原理是采用"U"形褥式缝线将上睑提肌或睑板与重睑线处皮肤结扎、粘连形成重睑。

1 适应证 适用于单睑为正力型且上睑薄、眶脂肪少、上睑皮肤不松弛及无明显内眦赘皮者,年轻人或一侧单睑者尤适用。

2. 禁忌证 明显超力型和无力型单睑且上睑呈"肿眼泡"或上睑皮肤明显松弛下垂者不适用。

3. 手术方法

（1）受术者仰卧手术台，常规行双眼术野消毒、铺巾。

（2）定点画线：让受术者双眼注视鼻尖方向，按术前设计在上睑用亚甲蓝或甲紫画重睑线，定出内、中、外的 a、b、c、d、e、f 六点位置，并用碘酒固定，a-b、c-d、e-f 之间距离为 3mm 左右。

（3）麻醉：1%丁卡因行结膜表面麻醉。2%普鲁卡因（每 10 ml 内加入 1:1000 的肾上腺素 5 滴），分别在上睑重睑线处皮下及睑板上缘附近结膜下行局部浸润麻醉。

（4）翻转上睑，暴露睑板上缘及穹隆部。

（5）用 2 枚带有 1 号丝线的较粗大三角针，从睑板上缘结膜相当于 a 点处（但较 a 点位置高）进针，经上睑提肌腱膜、眼轮匝肌，从皮肤面 a 点出针。另一针则从睑结膜面距第一针进针约 3mm 处刺入，同样经眼睑全层从皮肤面 b 点出针，完成内侧一组"U"形褥式缝线，并拉锯抽动缝线数次以增加创伤，使术后粘连牢固。同法操作完成另外两组褥式缝线。如此共做 3 组"U"形褥式缝线，每组褥式缝线均结扎于细硅胶管上，以利于形成粘连，同时防止线结陷入组织过深，造成拆线困难（图 7-8）。

（6）将一条浸有乙醇的窄条纱布拧干，遮盖于上睑线结处，用胶布固定。

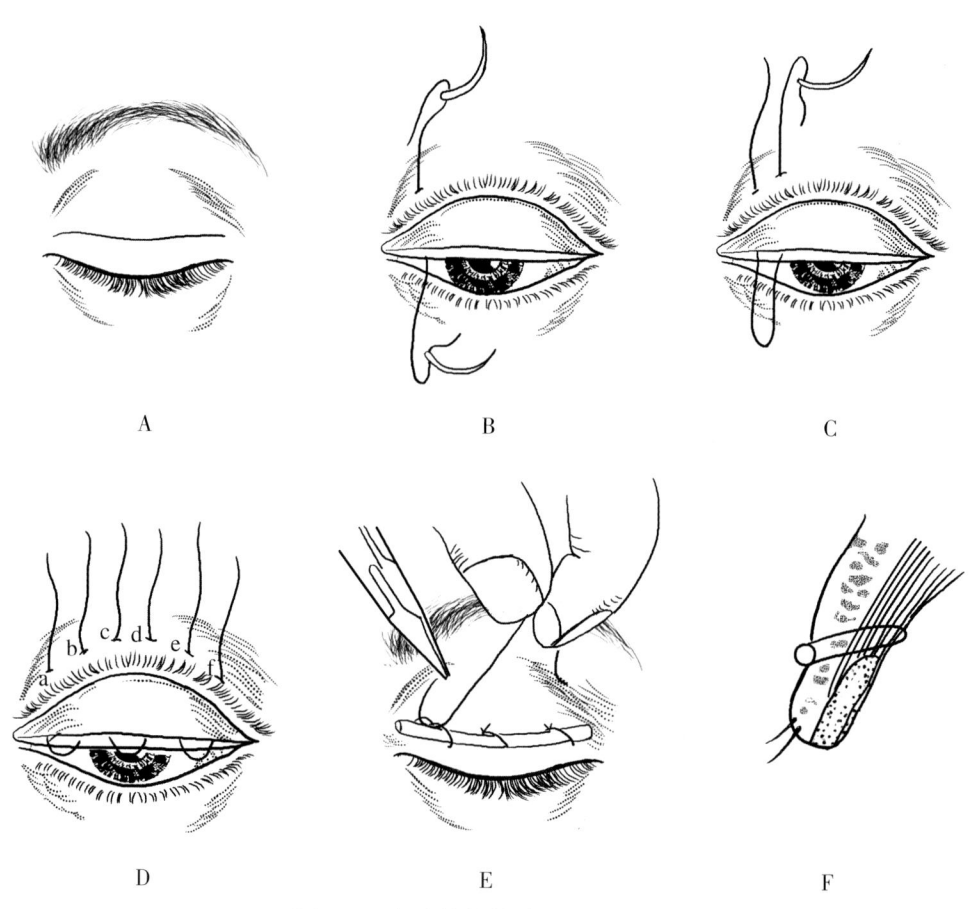

图 7-8 皮外结扎缝线法基本术式

4 术后处理 术后 24~48 小时首次换药,若无感染迹象可去掉遮盖纱布,用消炎眼药水滴眼,每天 4~6 次。线结处嘱患者保持清洁、干燥。酌情口服抗生素,术后 5~7 天拆除缝线。

5 操作时注意事项

(1)定点画线一定要在注射麻药前进行,以避免定点画线不准而出现误差。

(2)严防损伤角膜或眼球,进针方向应以从结膜面向皮肤面进针为宜。

(3)睑裂长者,可根据情况做 4 组或 5 组褥式缝线以增强效果。

(4)结扎缝线时松紧应适度,过紧则术后会肿胀明显,甚至出现线结下皮肤坏死;过松则达不到预期效果。

6 本式优缺点

(1)优点:操作简便、手术时间短,术后效果不理想时可酌情改用切开法修整,不需作皮肤切口,术后不遗留明显瘢痕,皱襞形成多自然美观,临床上比较常用。

(2)缺点:适应证窄,只适合正力型单睑,对于超力型和无力型效果不好。由于上睑组织全层被缝线结扎,淋巴回流障碍,故术后反应重,肿胀较明显,消肿慢,部分患者形成的重睑随时间推移而消失或变浅。缝线拆除前有眼部刺激症状及异物感,所以在此术式基础上又产生了许多改良方法。

(二)其他改良皮外结扎缝线法

为增强皮外缝线法术后效果和简化操作,目前已有不少改良方法,以下重点介绍几种。

1 线状睑板前分离缝线法 此术式基本操作方法同传统的皮外缝线结扎法,只是在麻醉后作褥式缝线前,用线状刀(眼科专用或其他类似的)自设计出的重睑线外眦部刺入皮下达睑板表面,继而沿重睑线在眼轮匝肌和睑板之间潜行前进分离,直达重睑线内眦部,然后边退刀边再次分离(图 7-9)。其目的是造成一个睑板前创面,以增强术后的粘连,弥补单纯依靠缝线粘连的不足,使术后形成的重睑不易消失。

此法用线状刀行睑板前分离时应注意按重睑设计线走行,可同时向重睑线下方作分离。但应避免向重睑线上方分离,以防止术后形成过宽重睑而影响效果。

2 皮肤-睑板缝线法 此法基本操作方法同皮外结扎缝线法的基本术式。

改进的步骤是:操作时不需翻转上睑,而在角膜与上睑结膜面之间垫以保护板,缝线从皮肤面先进针,挂缝睑板或上睑提肌腱膜,再回转缝针向上穿出皮肤面,完成中央一组"U"形褥式缝线,然后按同样方法再完成内、外侧组"U"形缝线,结扎与其他处理均同传统皮外结扎缝线法。

此法适应证、优缺点基本同皮外结扎缝线法,突出特点是皮外进针,操作更简单方便。原意是只挂缝睑板或上睑提肌腱膜,但由于是在盲视下进行挂缝操作,因此要求术者操作熟练、准确,否则会因挂缝深浅掌握不好或形成"虚挂"(只挂缝到睑板前组织)而影响效果。另外需要眼睑垫板,以防万一穿透结膜损伤眼球,尤其是角膜。

笔者认为此法采用皮肤面进针,免去了翻转上睑的麻烦,简化了操作步骤,只要术中眼睑垫板放置合适,真正将角膜、眼球保护好,即使穿透结膜再回针向上穿出皮肤也可以(与传统结膜面进针方法相似),但一定要保持回转缝针距离在 3~4mm 之间,不能过宽或过窄。

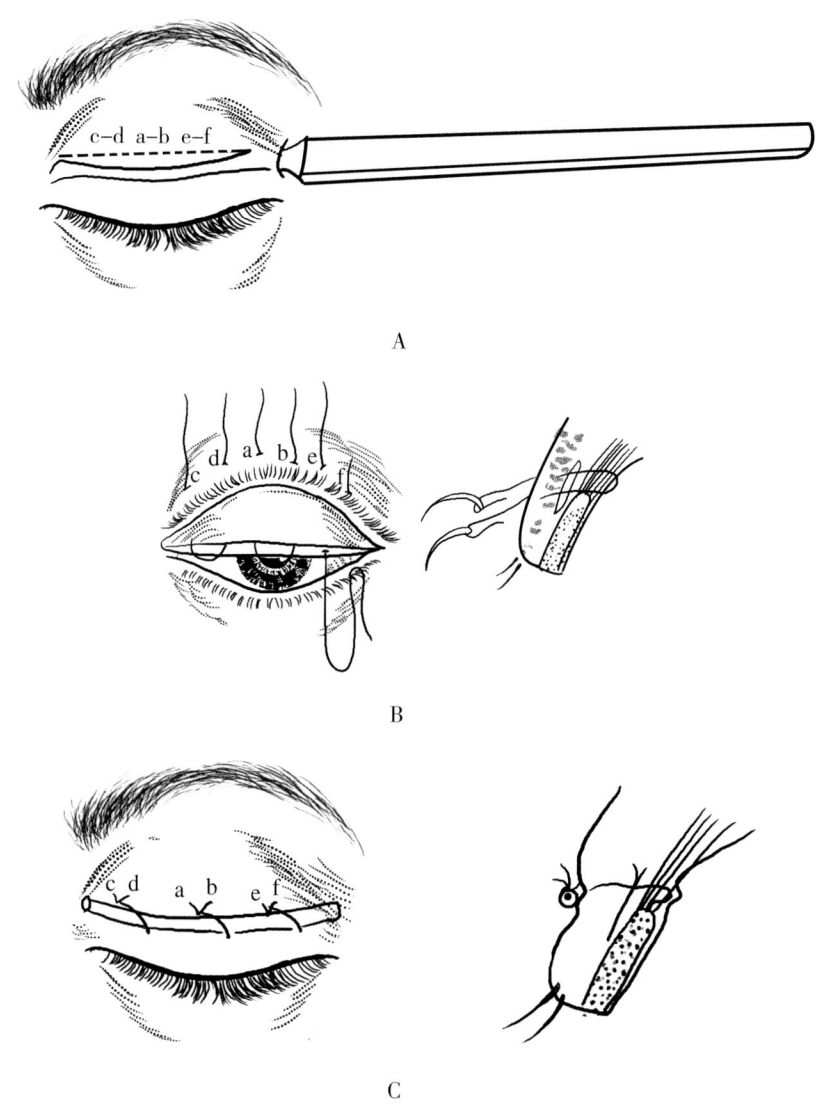

图 7-9 线状睑板前分离缝线法

3. 捻针缝压法 此法原理主要是用有刃的螺旋针(可用 6 号牙科扩髓针代替),在重睑线处沿睑板上缘进行皮下和眼轮匝肌下的分层捻挫,使之造成创面。然后沿捻挫经路进行连续褥式缝合,使各层组织的创面紧密粘连在睑板上缘,形成重睑。

此法术前设计、麻醉的步骤同传统皮外结扎缝线法。其主要方法、步骤见图 7-10,主要分为以下几步:

(1) 捻挫睑组织:螺旋针沿重睑设计线由外眦点和中点进针,分别在皮下层、眼轮匝肌层下进行顺时针方向的捻挫,逆时针方向退出。

(2) 缝线:用 4 号丝线沿捻挫经路行连续褥式缝压或褥式倒扣缝压,使皮肤与睑板上缘紧密粘连。为扩大各捻挫层间粘连的接触面,在作褥式缝合时可穿缝一段破开的直径约 2mm 的硅胶管,长度与需形成的皱褶相等。在硅胶管表面用敷料覆盖包扎。

(3) 术后 1 周拆线。

本法主要优点为:由于分层捻挫组织,造成粘连创面广而深,术后形成的重睑稳定可靠。杨佩英于 1987 年首次报告采用本法进行重睑术 102 例,除 2 例外,其他术后均效果良好。

本法缺点为:不适用于睑脂肪过多、皮肤紧张度较高的正力型单睑者以及上睑皮肤松弛的无力型单睑者。

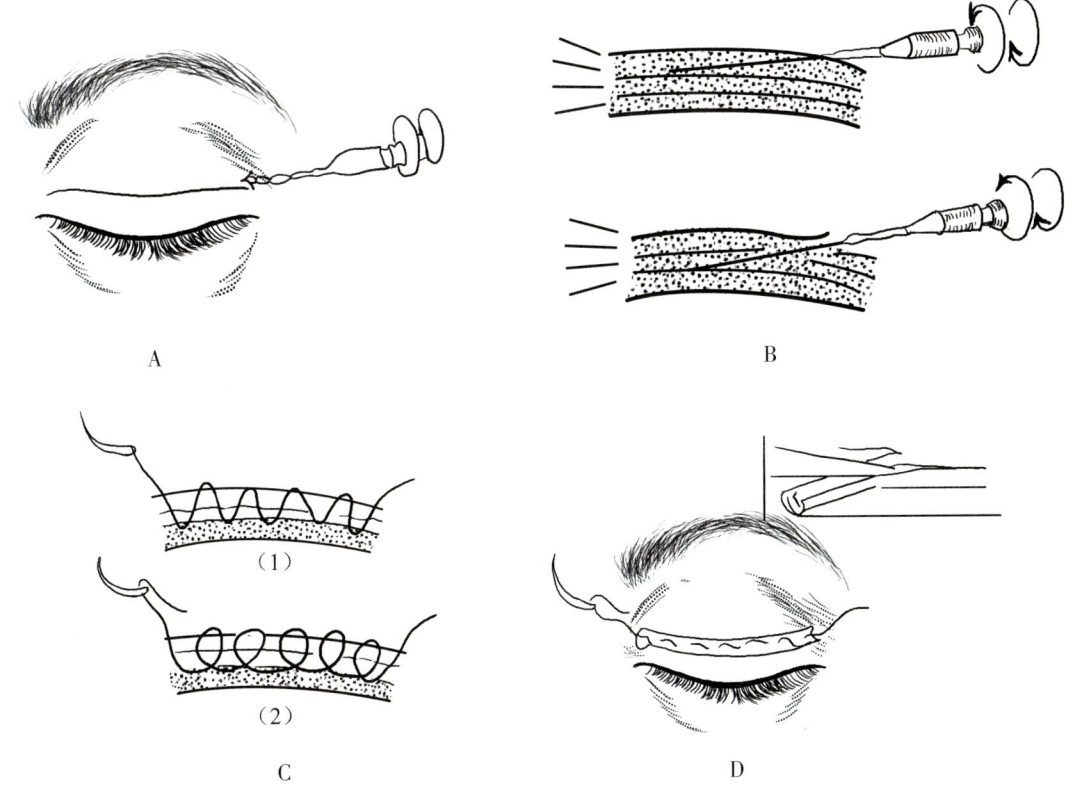

图 7-10 捻针缝压法

A、B. 螺旋针沿重睑设计线在皮下肌层进行顺时针方向捻挫,逆时针方向退出　C、D. 行连续褥式缝线

4. 重睑针缝线法　此法适应证、主要优缺点、基本操作方法、步骤及重睑形成原理与皮外结扎缝线法基本术式相同。主要改进是采用一个特制的重睑缝合针进行"U"形褥式缝线,使操作简单方便、时间短,不用多次穿线及来回翻转睑板。

重睑针制作可选用一外科皮肤缝针,将其中后部位弄直稍许,保持其前 1/3 的弧度。距针尖 2mm 处制成直径约 1mm 小孔,穿入长约 20cm 的 1 号丝线。一侧线头留短 1~1.5mm。操作时嘱受术者双眼看鼻尖,提起上睑,用重睑针自内侧定点相应处睑板上缘或穹隆部进针,从上睑重睑设计线定点处出针,针穿出皮肤面后,用镊子或蚊式钳将短侧线头拉住,继而将重睑针从结膜面退出。在距第一次进针点 3mm 处进针,全层穿过眼睑在皮肤面重睑线上距第一针旁 3mm 穿出,并在出针侧剪断带出的丝线,再将重睑针带线退回结膜面,完成第一组"U"形褥式缝线。同法继续完成 3~5 对褥式缝线,最后在皮肤面分别给予结扎。

二、皮下埋藏缝线法重睑术

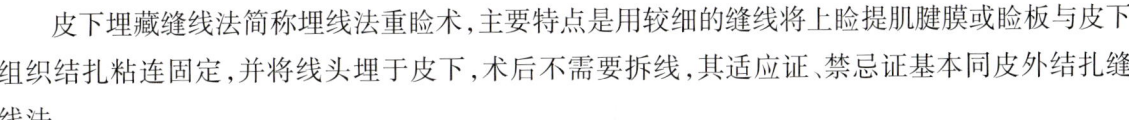

皮下埋藏缝线法简称埋线法重睑术,主要特点是用较细的缝线将上睑提肌腱膜或睑板与皮下组织结扎粘连固定,并将线头埋于皮下,术后不需要拆线,其适应证、禁忌证基本同皮外结扎缝线法。

埋线法的优点为:操作简便,皮肤无切口或切口很小,损伤少,术后反应轻,恢复快,一旦术后效果不佳或重睑形态欠满意,易于修整或改用其他术式。同时由于上睑术后无明显瘢痕形成,故特别适用于瘢痕体质者。

埋线法的缺点为:缝线易脱或缝线易将组织割断而致手术失败。皮下可出现缝线小结或小囊肿,闭目时易看到或触及,有时线结露出皮外可导致线结感染。适应证范围小,只适用于年轻的正力型单睑者。有的重睑术后易自然消退。

皮下埋藏缝线法方法多,操作各有不同,为提高手术效果,临床上不断有改良方法出现。笔者在学习研究各种皮下埋藏缝线法的基础上,认为新加坡邱武才教授1963年介绍的埋线法术式术后形成的重睑效果比较可靠持久,故将此法作为埋线法基本术式并结合我们的操作方法作重点介绍。

(一) 基本术式

1 手术方法 参见图7-11。

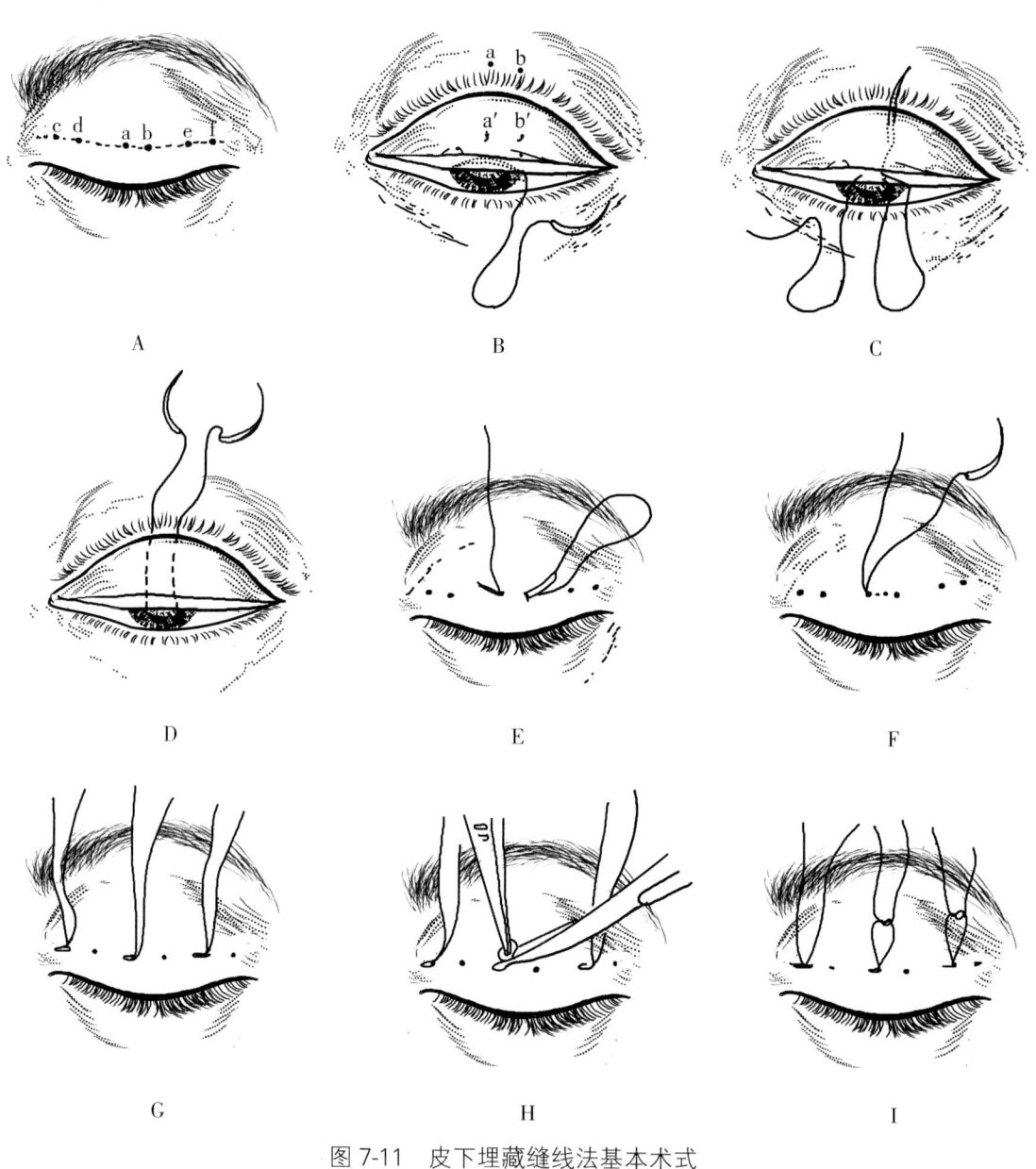

图7-11 皮下埋藏缝线法基本术式

(1) 受术者仰卧于手术台上,常规行术野消毒、铺巾。

(2) 定点画线:让受术者微闭双眼向鼻尖方向注视,按术前设计的重睑线,定出内、中、外层c-d、a-b、e-f三组六点并标记出,每组两点间隔3mm左右。

(3) 麻醉:结膜囊内用1%丁卡因液表面麻醉。采用低浓度的0.5%普鲁卡因液(每10ml内加入副肾上腺素5滴),翻转上睑,在睑板上缘上方结膜与Müller氏肌之间用5号针头定量注入0.5ml左右,使结膜与Müller氏肌分离并隆起呈泡状,以利于进针。采用低浓度弱麻醉药并定量注入的目的在于既能达到麻醉止疼效果,又可避免由于麻药注入过多导致上睑提肌麻痹而影响术中对形成的重睑形态的观察。

(4)缝线:用 5-0 或 6-0 美容尼龙线自睑板上缘上方隆起的结膜 a′点刺入结膜,横向行于结膜下约 3mm,从结膜 b′点穿出(a′、b′点位置与皮肤面 a、b 点垂直相对应,但位置略高;其他结膜面 c′-d′、e′-f′相同)。再从 b′点原针眼进针,穿过眼睑全层从皮肤面 b 点出针。自 b 点原针眼进针,潜行于皮肤真皮层从 a 点穿出。再自结膜面 a′点进针,穿过眼睑全层,将尼龙线另一端自皮肤面 a 点引出。此时两线端均从皮肤面 a 点引出,完成中央一组缝线。同法操作完成内、外侧的 c-d、e-f 两组缝线。

(5)结扎、埋藏线结:内、中、外三组缝线完成后,继而用尖刀自皮肤 a 点向旁侧划切长约 2mm 的皮肤小切口。用眼科尖剪刀插入小切口内,尽量靠近 a 点外进行"十"字分离,直达睑板。也可同时将切口内皮下组织和眼轮匝肌用眼科镊夹起剪除少许(注意勿剪断尼龙线),以利于线结沉于切口深部,同时有加强粘连作用。内(c-d)、外(e-f)处也用同法操作。

最后将三处缝线两端各自在皮肤小切口内连续打 4 个结,靠最后一个结处剪断多余缝线,将线结沉于切口深处。皮肤小切口创缘对合整齐,不需要缝合。

(6)术毕用 0.25%氯霉素眼液或其他抗生素眼液滴入结膜囊内。在皮肤创口处用浸过乙醇拧干后的棉片覆盖,纱布包盖双上睑,胶布固定。或皮肤创口不予包盖,干燥暴露。

本术式原理是采用三组(或四组)"口"形尼龙线圈将皮肤和睑板及上睑提肌腱膜联系,以使上睑提肌收缩时通过线圈致力于上睑重睑线以下皮肤,使之提起形成重睑。同时行皮肤小切口内操作使术后形成牢固粘连,利于重睑形成和持久。我们采用此法行 500 余例美容重睑术,术后形成重睑形态满意,效果可靠而持久,最长者随访 8 年,重睑仍满意、良好。

2 术中操作注意事项

(1)麻药用低浓度并定量使用,尽量少用,以防麻药过量使上睑提肌麻痹而影响术中观察。

(2)术中应边操作边观察重睑形态,随时注意调整缝线位置。结扎时应松紧适度,以防过紧造成术后切割组织而松脱,失去线圈作用。

(3)缝线结扎应打 4 个结,剪线时紧靠最后一个线结,这样即使松脱一个结,也不会导致线圈松开而失败。

(4)术中作小皮肤切口时应向旁切开,用剪刀在切口内作"十"字分离并剪除少许皮下组织及眼轮匝肌。操作时注意勿将尼龙线剪断。

(5)在设计和制作三组尼龙线圈时,应注意其位置安排。内侧组线圈与重睑内侧弧度关系密切;中央组则决定重睑的高度;外侧组不但与重睑弧度有关,而且决定重睑皱襞形成的长度。一般缝线结扎的一侧作用力较大,因此它的位置也要作周密安排。

(6)术中三组缝线结扎后,应轻提上睑皮肤使线结沉于切口深处,并可用无齿眼科镊夹住线结,调整其位置并送至切口深处,以避免术后线结浮于皮下浅层、穿出皮面或形成皮下硬结。

(7)我们强调使用 5-0 或 6-0 美容尼龙线而不使用丝线或其他缝线,因后者术后易引起异物反应或形成皮下小结节、囊肿。

(8)在充分掌握本手术方法和操作技术后,其操作程序可灵活改变,本节所写程序只为叙述方便,实际操作时不必拘泥于此程序。

3 术后处理　术后次日复诊观察重睑形态及皮肤创口情况,局部给予清洁消毒,解除包扎,应用抗生素眼药液点眼 1 周,并嘱患者短期内勿用力揉眼,以防止断线,影响效果。

(二)其他改良皮下埋藏缝线法

1 原田氏间断埋藏缝线法　属于小切口间断埋藏缝线法,其术式要点如下,示意图见图 7-12。

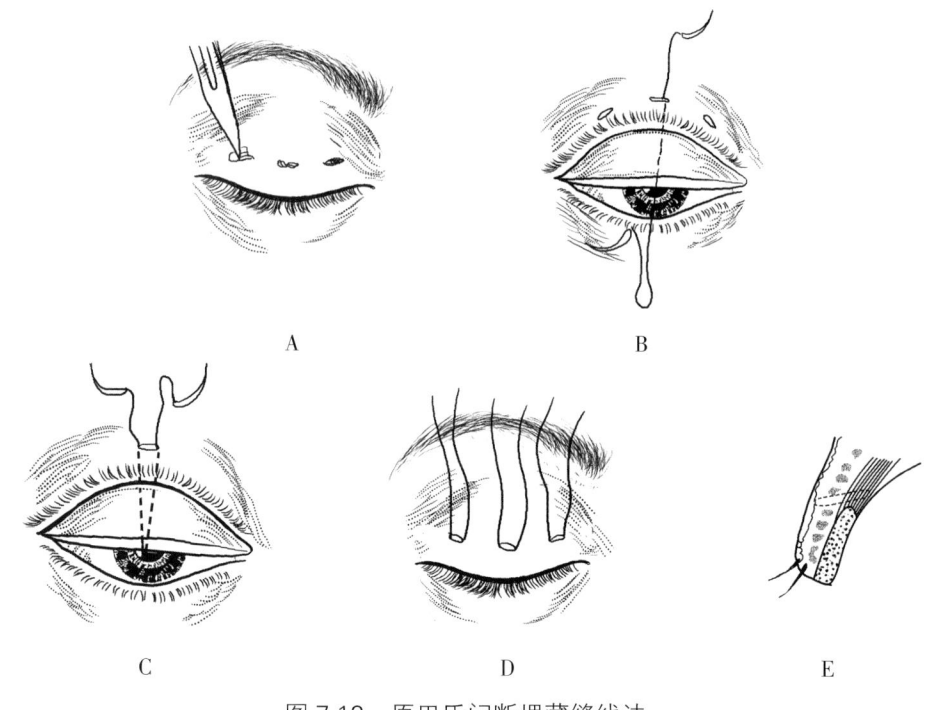

图 7-12 原田氏间断埋藏缝线法

（1）作皮肤切口：在上睑的重睑预定线上于内、中、外三处分别作 3 个长 2～3mm 的皮肤切口。

（2）缝线结扎，翻转上睑，暴露结膜面，在与三处皮肤小切口的相对处，用带有双针的 3 根 5-0 细线，每根线的两针均从穹隆部结膜同一点刺入，穿眼睑全层从皮肤小切口内两端出针，最后将各线的两端在小切口内结扎并埋藏在切口内。

此法只适用于正力型单睑者，形成的重睑在 1～2 年后也容易消失。

2 梅泽氏间断埋藏缝线法 由日本学者梅泽文雄提出，其术式要点见图 7-13。

（1）作皮肤小切口：在重睑预定线上分别作长约 3mm 的 a-b、c-d、e-f 三个短而浅的皮肤切口。

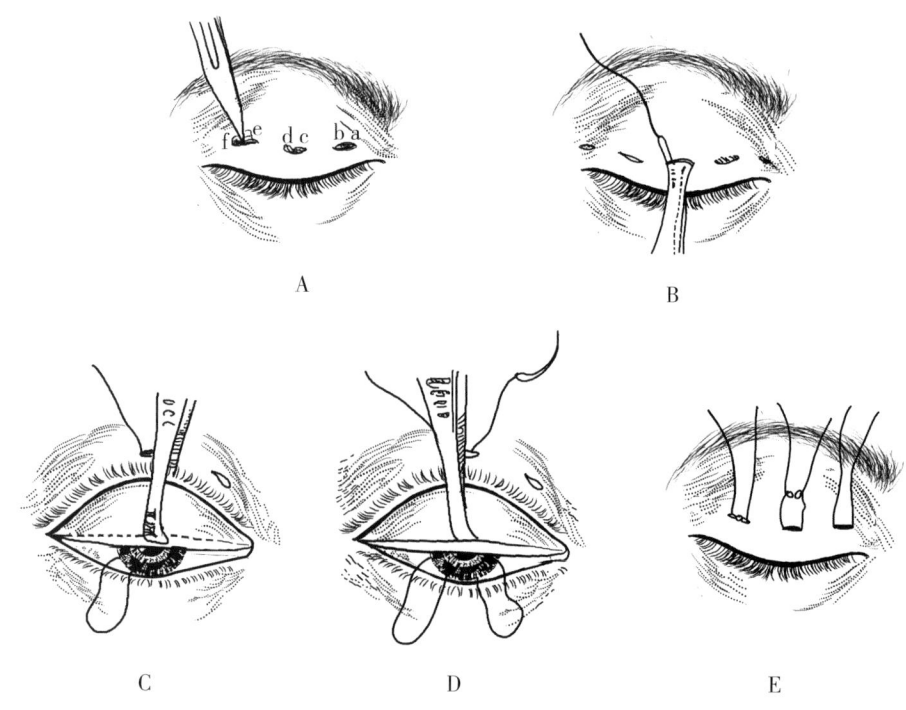

图 7-13 梅泽氏间断埋藏缝线法

（2）缝线结扎：用睑板钳在皮肤切口 c-d 处将睑板夹住，用一根带针的 5-0 尼龙线，由皮肤切口的 c 点刺入，翻转上睑，经结膜面相应的 c' 点穿出。然后由 c' 点刺入，横经睑结膜下，从结膜 d' 点处穿出。再由 d' 原点刺入，经眼睑全层从皮肤的相应 d 点穿出，取下睑板钳。同法完成内、外两组 (a-b、e-f 处) 操作，最后在切口内打结，将线结埋入皮内。

此法特点是在直视下操作，采用缝线方法将睑板或上睑提肌腱膜与皮肤之间联系并形成粘连。由于缝合准确，术后形成的重睑保持较久，但线结有时可从皮肤露出或发生线头感染。此法也只适用于年轻的正力型单睑者，亦属小切口间断埋线法。

3 武藤氏间断埋藏缝线法 由日本武藤靖雄提出此法，与梅泽氏法相似，但有两点不同：①重睑预定线只作 a-b 和 c-d 两个皮肤切口和两处缝合结扎。②从结膜刺入的 b 线和 d 线由皮肤切口穿出以后，分别经切口下缘的皮下组织在 a 点和 c 点穿出，最后将缝线的两端在皮肤切口内结扎埋藏 (图 7-14，图 7-15)。

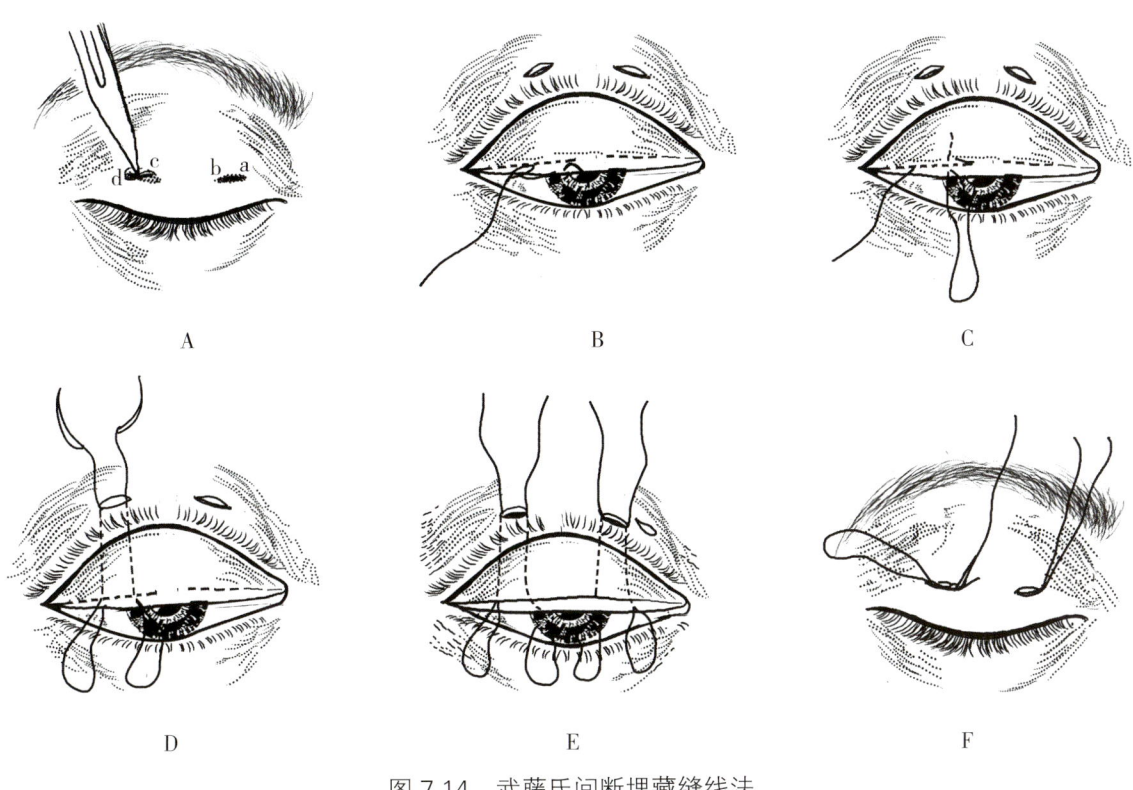

图 7-14 武藤氏间断埋藏缝线法

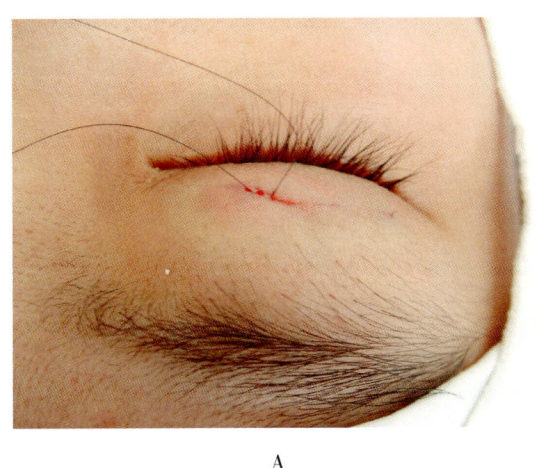
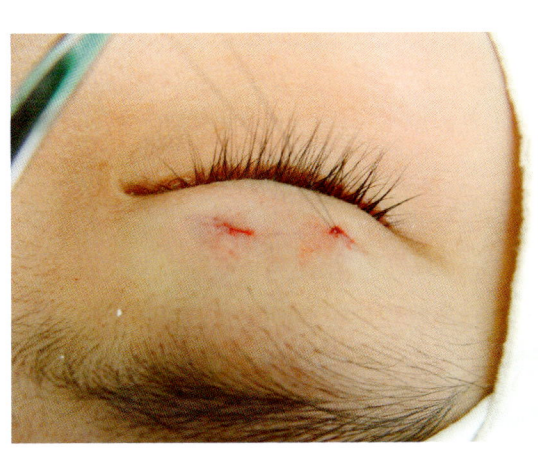

图 7-15 武藤氏间断埋藏缝线法，最后将两缝线埋藏在皮肤切口内

4. 宋儒耀氏改良间断埋藏缝线法 此法为宋儒耀氏在梅氏、武藤氏和邱武才氏等方法的基础上进行改进后提出的较为简单的方法。其术式要点如下,示意图见图7-16。

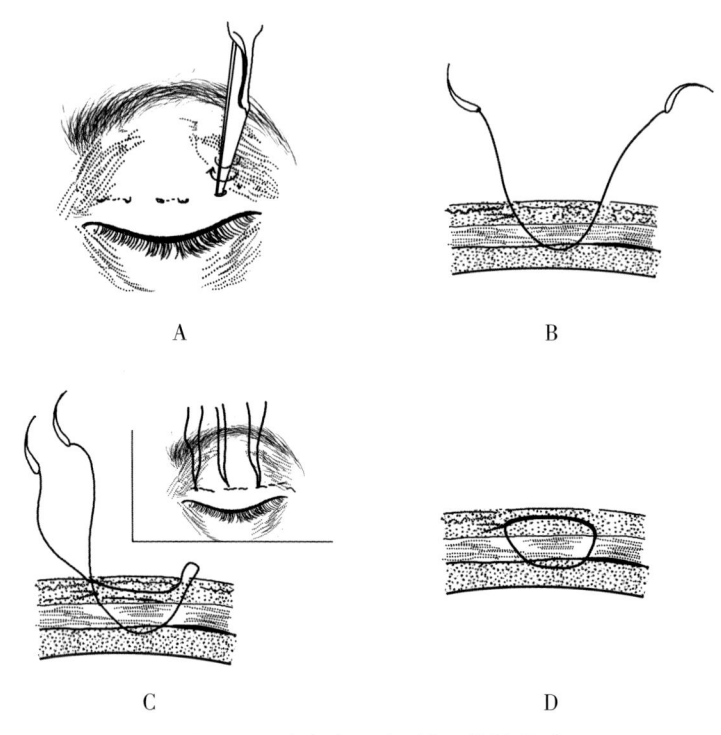

图 7-16 宋儒耀氏间断埋藏缝线法

（1）在上睑设计出长约3mm的中、内、外三个小短线,用11号尖刀在预定的每条皮肤短线的起点和止点处旋转刀尖,各形成一个皮肤小深窝。

（2）用一线双针的一针从止点的小窝刺入,穿过睑板上缘的浅层或上睑提肌,在睑板上缘附着处由起点的小窝穿出。

（3）再用双针的另一针从止点小窝刺入,穿过真皮层,由起点的小窝穿出。

（4）然后在起点小窝内将线两端结扎,将线结埋藏在小窝内。

（5）同法完成另外两组缝线。

（6）术毕结扎,涂眼膏,不需要敷料包扎。

操作时应注意,在第二针穿过表皮下时,一定要穿过纤维致密的真皮层,不可穿过疏松的皮下组织,否则效果不佳。

此法不需要作皮肤切口,不需要翻转上睑,操作简单,据笔者介绍术后效果也同样良好持久(参阅宋儒耀主编《美容整形外科学》,1990年第1版)。但此法在穿挂睑板上缘浅层及上睑提肌腱膜或真皮层时,均在盲视下进行,因此要求一定要穿挂确实牢靠,否则将影响重睑形成。

5. 0.618定点一针缝合埋线法 其术式要点如下:

（1）术前测量上睑高度及内、外眦之间长度,分别乘以0.618,得出黄金比例长边和短边。如图7-17所示,内、外眦长度为4cm,上睑高度为2.1cm。b为上睑高度黄金分割点,a与b重叠为缝合点。内、外眦长度黄金比例短边靠近内眦,长边靠近外眦,a点为黄金分割点,通过a作垂直线与睑缘交点为起点,上睑高度的黄金比值短边为长度定点b,此点为a、b两点重叠点,即为缝合中心点。

（2）缝线结扎:用7-0尼龙线穿小圆针,从定点左侧0.1cm处进针,穿过部分睑板,从右侧0.1cm处穿出。再由原出针点进针,经皮下从进针点出针,结扎缝线,结头埋于皮下。

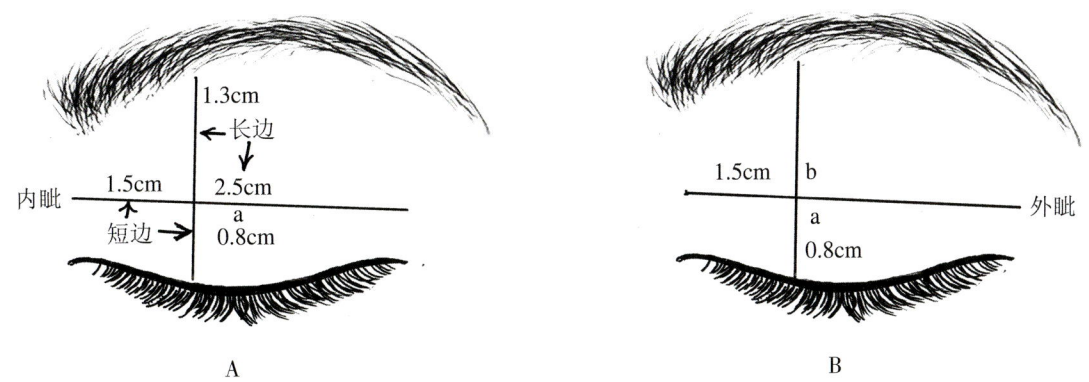

图 7-17 0.618 定点一针缝合埋线法

A. 内、外眦长度为 4cm,上睑高度为 2.1cm B. b 为上睑高度黄金分割点,a 与 b 重叠为缝合点

此法特点是采用 0.618 黄金分割率进行一针皮内埋藏缝线法重睑术的定点,使术后重睑线更具美感,由国内肖庆昌等首次报告(参阅《实用美容外科杂志》1992 年第 1 期),并运用此法进行 90 例美容重睑术,取得良好效果。

此法实际上是一针皮内埋藏结扎缝线法,但在定点处理上进行了革新尝试。因操作是在盲视下进行,故要求缝挂准确,否则易失败。由于采用 7-0 细线,故易断线而至重睑消失。此法操作简单,需时短,痛苦少,定点方法新颖,值得今后深入研究和探索。

6 连续缝合埋线法 其术式要点如下,示意图见图 7-18。

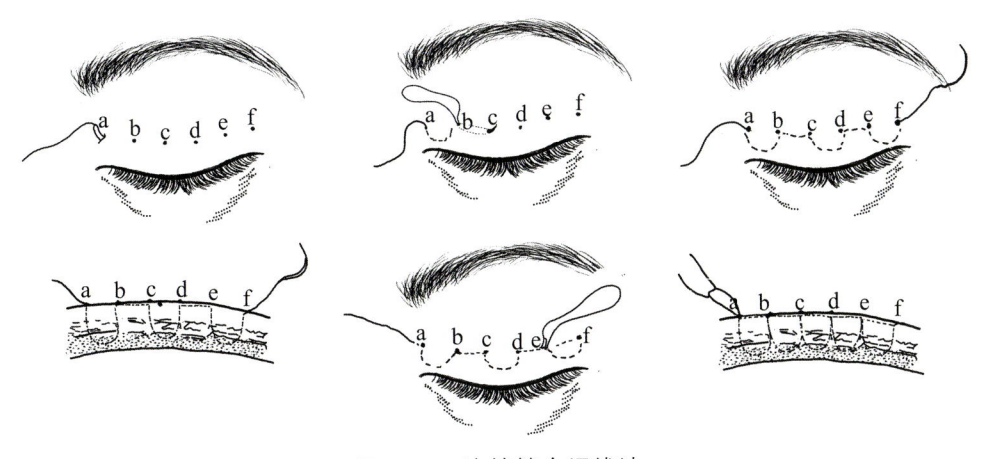

图 7-18 连续缝合埋线法

(1) 在画好的重睑线上分别等距离定出 a、b、c、d、e、f 六点。术者左手拇指和食指固定上睑内、外眦部,用穿有 6-0 尼龙线的三角针往返做两次连续缝合。

(2) 第一次连续缝合,由内向外侧缝合(图 7-19):从 a 点进针(或先从 f 点进针),通过睑板(1/2~1/3)或睑板表面的上睑提肌腱膜纤维于 b 点处皮肤穿出。再从 b 点原针眼进针经皮下组织或真皮部分于 c 点处皮肤出针。用同样方法和次序由 c 点经睑板或上睑提肌腱膜纤维至 d,再由 d 经皮下组织或真皮部分至 e,再由 e 经睑板或上睑提肌腱膜纤维至 f 穿出皮面。

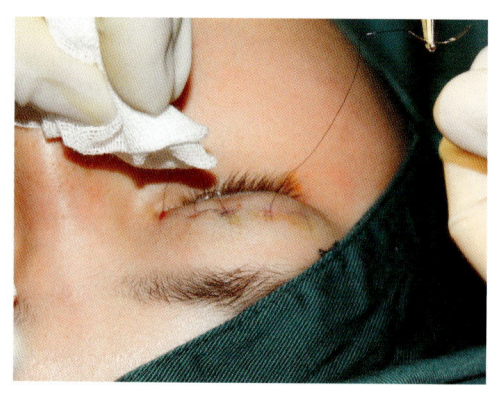

图 7-19　第一次连续缝合右眼上睑，由内向外侧缝合

（3）第二次连续缝合，由外向内往回缝合（图 7-20）：由 f 点原针眼进针，通过皮下组织或真皮部分于 e 点处皮肤穿出，再从 e 点原针眼进针经睑板或上睑提肌腱膜纤维于 d 点处皮肤出针。用同样方法和次序由 d 点经皮下组织或真皮部分至 c，再由 c 经睑板或上睑提肌腱膜纤维至 b，再由 b 经皮下组织或真皮部分至 a 穿出皮面。

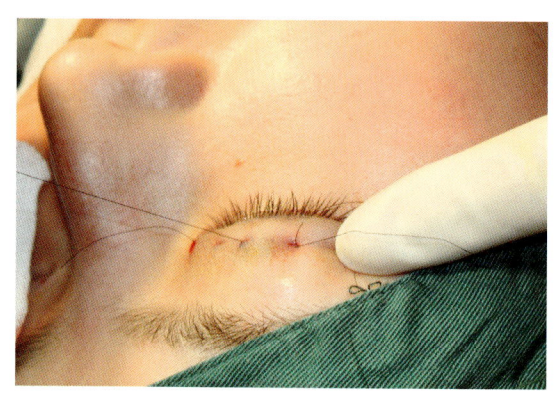

图 7-20　第二次连续缝合右眼上睑，由外向内往回缝合

（4）最终在 a 点处将线的两端轻轻抽紧，并嘱患者睁眼观察重睑形成效果（图 7-21）。满意后，将线两端结扎，并将线头埋入皮下。

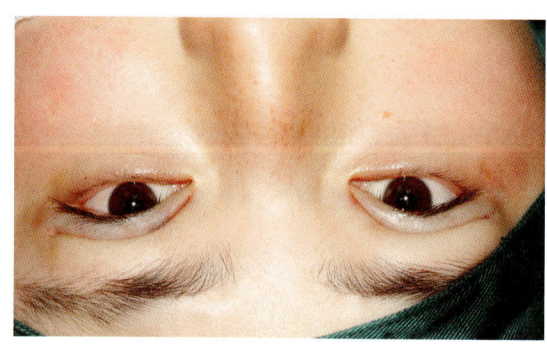

图 7-21　连续缝合埋线法术后即刻检查双眼形态

此法由于采用连续缝合，加强了睑板、睑板前上睑提肌腱膜与皮肤的粘连效果，故手术后成功率较高，效果可靠。而且连续缝合法最终只有一个线结埋于皮下，故术后线头外露或形成硬结的机会明显减少。缺点是操作技术要求高，程序稍显麻烦。同样是在盲视下操作，因此要求穿挂睑板、上

睑提肌腱膜和真皮层时一定要确实牢靠,否则将影响重睑形成效果。

三、切开法重睑术

切开法包括单纯切开法和需同时处理皮肤、眶脂肪等的方法及各种改良方法,适用于各种类型的单睑、内双者,尤其适用于超力型、无力型单睑者,术后形成的重睑可靠、稳定、保持时间久。

切开法基本原理和要点为:

1 沿重睑设计线切开上睑全层皮肤,切除切口下一条眼轮匝肌,必要时切除部分上睑皮肤和过多的眶内脂肪。

2 明视下用 5-0 或 6-0 丝线或尼龙线,将切口上、下唇皮肤创缘与上睑提肌腱膜或睑板间断缝合,使之粘连固定,从而形成重睑。

(一)切开法基本术式(单纯切开法)

这一术式是各种切开法的基本术式,又称单纯切开法,是从原有的切开法矫正上睑内翻倒睫术(Hotz 术)的基础上演变而成的。

1 适应证 适用于上睑皮肤不松弛、眶脂肪不多的正力型单睑者或内双者,尤其是年轻人。

2 禁忌证 明显超力型和明显无力型单睑,即上睑呈"肿眼泡"或上睑皮肤松弛下垂者不适用。

3 手术方法

(1)受术者仰卧于手术床上,常规行术野消毒、铺巾。

(2)切口画线:嘱受术者微闭双眼且向鼻尖方向注视,按设计用甲紫或亚甲蓝在上睑最佳位置画出重睑切口线(图 7-22)。

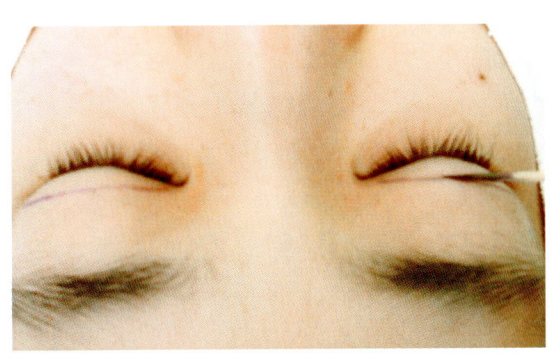

图 7-22 按设计用甲紫或亚甲蓝在上睑最佳位置画出重睑切口线

(3)局部麻醉:用 1%丁卡因液行结膜囊内表面麻醉,2%利多卡因(每 10ml 内加入肾上腺素 5 滴)自外眦部上睑进针,潜行于肌肉与皮肤之间注入麻药,直达内眦部(图 7-23)。一般每侧注入 1ml 左右,不必过多。

(4)切口:用 11 号尖刀片在外眦部作 2mm 小切口。用直或弯剪伸入切口内,边分离边剪开切口全长,也可用刀直接切开皮肤。

(5)分离:用镊子提起切口下缘,在肌肉和皮下组织之间钝性分离,两侧达内、外眦,下方不要太靠近睑缘,以免损伤睫毛毛囊及睑缘动脉弓,引起过多出血。

(6)在皮肤切口下剪除一条睑板前轮匝肌(图 7-24),修剪内、外眦角皮下组织。

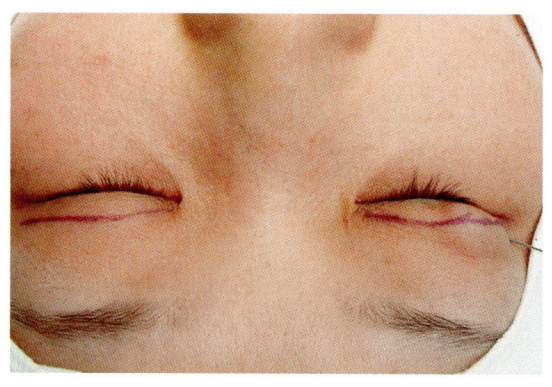

图 7-23　适量肾上腺素利多卡因液自外眦部上睑进针,潜行于肌肉与皮肤之间进行注射麻醉

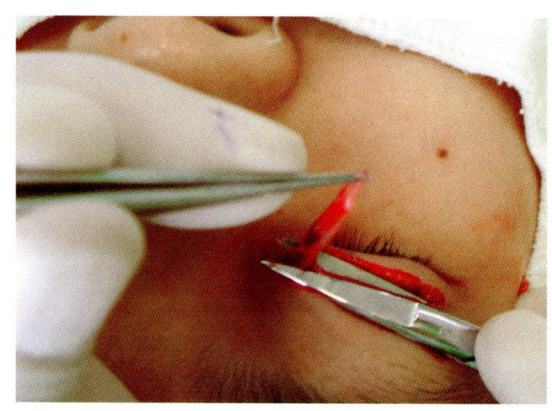

图 7-24　在切口下剪除一条睑板前轮匝肌

（7）上睑眶隔内脂肪：酌情去除上睑眶隔内多余的脂肪组织（图 7-25）。

（8）嘱患者睁眼,此时即可出现重睑基本形态,观察其形态和弧度。

（9）缝合：首先在皮肤切口中央偏内的重睑弧度最高点处用 5-0 或 6-0 美容尼龙线自切口下缘进针,继而带缝睑板前筋膜和上睑提肌腱膜,再从皮肤切口上缘对应位置出针（图 7-26）。然后打结,观察重睑高度及睫毛上翘情况是否满意（图 7-27）。以同法完成内、外侧两针缝线,观察重睑形态弧度及长度,基本定型后在三针间加缝针。加缝时,我们的做法是同样带缝睑板前组织和上睑提肌腱膜,应特别注意内、外眦部的缝合技巧,整个上睑缝合 5 针左右（图 7-28）,不宜过密,可使整个重睑形态弧度流畅自然（图 7-29）。

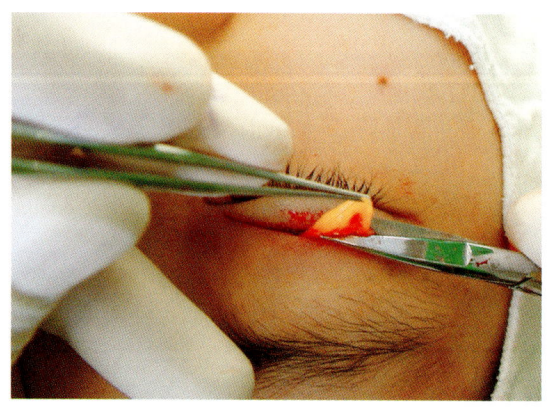

图 7-25　酌情去除上睑眶隔内多余的脂肪组织

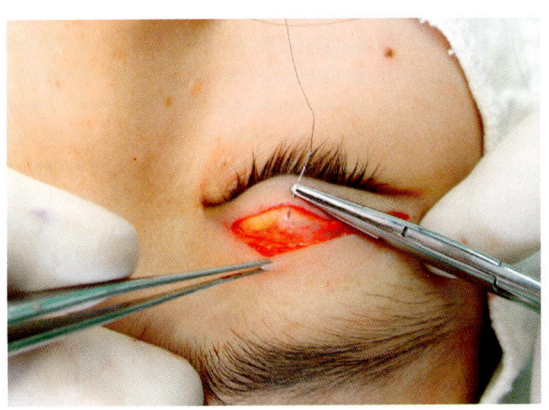

图 7-26　自切口下缘进针,继而带缝睑板前筋膜和上睑提肌腱膜

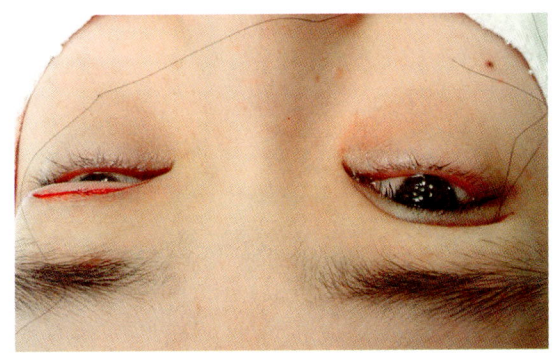

图 7-27　打结后观察重睑外形及睫毛上翘情况是否满意

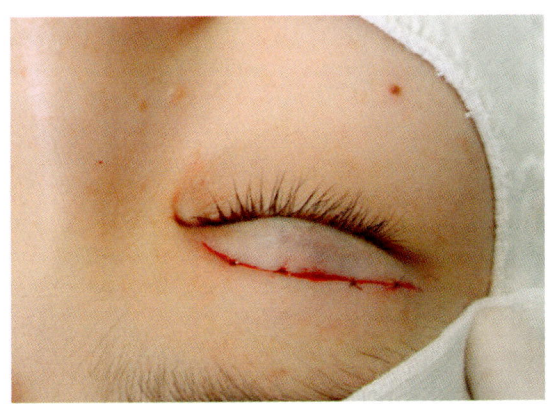

图 7-28　整个上睑缝合 5 针左右

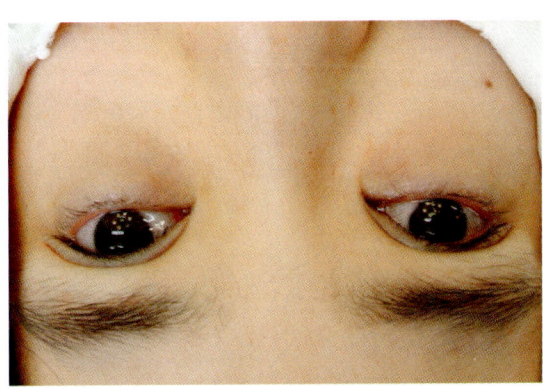

图 7-29　重睑形态弧度流畅自然

(10) 整理切口缘的皮肤,使皮缘对合平整,不可内卷。

(11) 包扎:术毕结膜囊内滴用抗生素眼液,乙醇棉纱条敷于切口表面,纱布包盖上睑,胶布固定。

4 术后处理 术后口服抗生素,24~48小时后首次换药,打开遮盖纱布,如无感染现象,局部用苯扎溴铵或乙醇消毒后可不包扎,暴露术眼,涂眼膏少许。嘱患者每日点消炎眼药水,保持伤口干净,不被污染,间日来诊室换药并观察术后反应。5~7天拆除缝线,如有感染应及时对症处理。

5 术中注意事项

(1) 定点画线应在注射麻药前进行,皮肤紧张度应适中,以避免画线失误。

(2) 麻药不宜注射过多、过深,以免上睑提肌麻痹而影响术中观察。

(3) 分离上睑皮肤切口下唇组织时,不可分离得太薄而导致游离植皮式的皮片紧贴于睑板,否则可致术后收缩呆板,有碍美观。应适当保留一些皮下组织和睑缘部皮下轮匝肌。

(4) 修剪眼轮匝肌时,不可将睑板前疏松结缔组织切除得太多,以免损伤上睑提肌腱膜纤维。缝合时只要缝挂住睑板前组织和上睑提肌腱膜即可,不必缝挂睑板过深或缝挂睑板全层。

(5) 内、外眦部应将肌肉和结缔组织清理整齐,尤其在处理内眦时,要特别注意。我们的做法是:睑皮肤切开时不达内眦终点,距内眦5~8mm处皮肤不切开,其下轮匝肌采用"掏剪式"去除,以防术后内眦形成条状瘢痕皱襞,影响效果。

(6) 采用5-0或6-0较细美容尼龙线缝合,进针点应距创缘1mm左右,使切口对齐,以利于术后愈合并尽可能减少术后切口瘢痕。

(7) 拆线时必须仔细,不应有线头残留,否则易引起缝线反应或感染。

6 本术式优缺点

(1) 优点:术野开放,术区内解剖层次清晰,需要时可以在直视下切除松弛的上睑皮肤及眶脂肪,止血彻底,操作步骤准确,形成的重睑可靠、稳定、持久。

(2) 缺点:手术创伤较大,操作较复杂,术后反应较重,恢复时间长,术后切口留有线状瘢痕,如遇到瘢痕体质则可能出现较明显的瘢痕增生现象,受术者心理负担较重,且一旦失败恢复困难。此法为切开法基本术式,一般不处理皮肤或眶脂肪,故称单纯切开法,只适用于正力型或内双者。

(二) 其他各种改良切开法

1 切开去脂肪法重睑术 此法基本术式同单纯切开法,其重点是强调术中要处理眶脂肪,特别适用于超力型单睑,即"肿眼泡"患者。

(1) 手术方法:示意图见图7-30。

1) 定点画线,按设计重睑线依次切开皮肤,分离皮下,切除一条眼轮匝肌(同单纯切开法)。

2) 嘱患者向下看,牵开切口上唇,暴露眶隔膜,用手指或器械轻压眶下缘眼球部位,使眶脂肪自眶隔膜下膨隆突起。

3) 根据患者术前脂肪脱垂情况,在内、中部两处眶脂肪隆起最高处垂直剪开眶隔2~3mm,此时眶脂肪会自动疝出,再剪开脂肪薄层被膜,然后采用结扎法切除,或采用"老鼠啃面包式"切除部分眶脂肪。重睑成形术中应根据上睑臃肿情况切取眶脂肪,不能过多切除,以免上睑凹陷。目前有些美容院以盈利为主要目的,一味迎合受术者的心理,追求所谓的"欧式眼",不考虑东方人睑形和眼睛美学的和谐性,切除大量眼轮匝肌和眶隔脂肪,固定睑板位置高于睑板上缘,甚至高达12mm以上,术后发生的并发症和后遗症都很难矫正。

4) 眶隔切口可用5-0或6-0美容尼龙线缝合,也可不缝合。

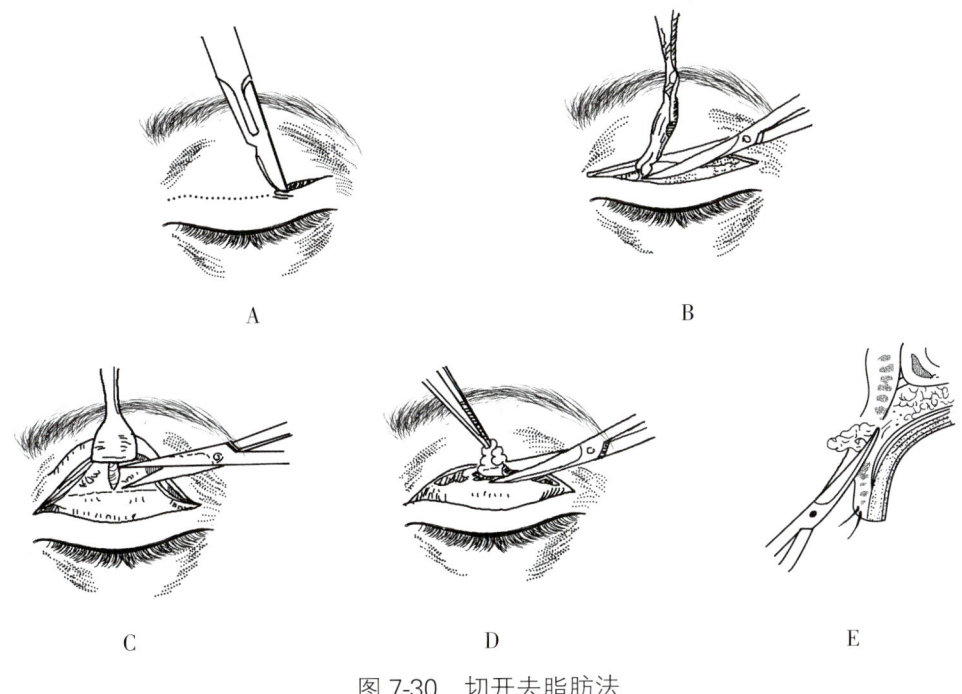

图 7-30 切开去脂肪法

(2) 注意事项：

1) 术中切除眶脂肪时应止血彻底，以防术后发生眶内血肿，同时注意切除眶脂肪不能过多，以避免术后形成上睑塌陷。

2) 双侧去脂量应根据术前判断，力求相等，以免术后双侧不对称，若有多余睑皮肤可酌情去除。

3) 若术中发现眶隔松弛明显或菲薄、有破口，可酌情缩短、修补、加固。

2 切开去皮法重睑术 此法适用于中老年上睑皮肤松弛或部分年轻的无力型单睑者。去除上睑松弛之皮肤是本法要点(图 7-31)。

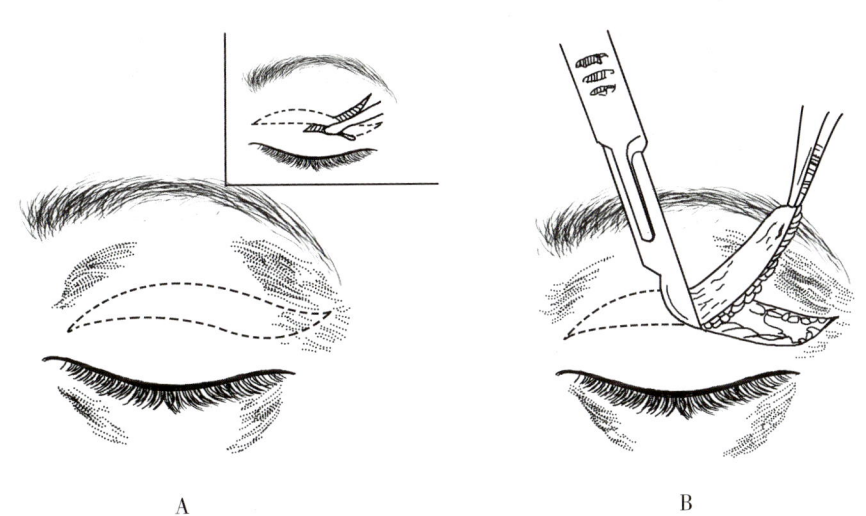

图 7-31 切开去皮法

手术的关键步骤是术前切皮量的设计，切除过量则引起睑外翻，切除不足则矫形不佳，术后效果不好。

(1) 手术方法一：

1）嘱受术者微闭双眼向鼻尖方向注视，将上睑皮肤向眉部轻拉，直到牵拉睫毛稍动，再定点画线。首先在距睑缘适当距离画出第一条重睑标记线，再用镊子夹起松弛的皮肤，仍以睫毛略有翘动为度，画出第二条标记线，两条线间距即为需切除的皮肤。

2）若上睑皮肤过于松弛，尤其在外侧明显时，在画第一条重睑线时，至外眦部可越过眶外缘适当向上弯曲，并沿一条鱼尾纹适当延长。上方第二条线至外眦部也可沿鱼尾纹走行，使上、下两线交会于外眦鱼尾纹处。总之，应根据具体情况设计切除的皮肤量及切除的皮肤形态。

3）具体操作方法基本同单纯切开法，若有多余眶脂肪则同时给予处理。

(2) 手术方法二：

1）嘱受术者微闭双眼向鼻尖方向注视，将上睑皮肤向眉部轻拉，直到牵动睫毛稍动，定点画线确定重睑标记线。

2）用一张透明胶片（其宽度与睑裂长度相近），将其一端修剪成与重睑线相一致的弧度，并沿重睑线轻轻压顶，同时嘱受术者睁眼至自然形成重睑形态，此时沿垂下的上睑皮肤的最下缘（即反折处），在胶片上自内眦到外眦画出弧线。

3）继而在眉毛处轻推皮肤向上直至形成满意的重睑形态后，再沿垂下的上睑皮肤最下缘自内眦到外眦画出弧线，并在内、外眦部适当调整并相交。

4）此两线之间的量的两倍和形态即为应切除的皮肤量。

3 简易切开法重睑术 适用于上睑皮肤及皮下组织比较薄，没有明显皮肤松弛，特别是本身已有重睑，但是不太明显且要求加深重睑线的患者（图7-32），系小切口切开法，源于一针埋线法重睑成形术的手术方法。

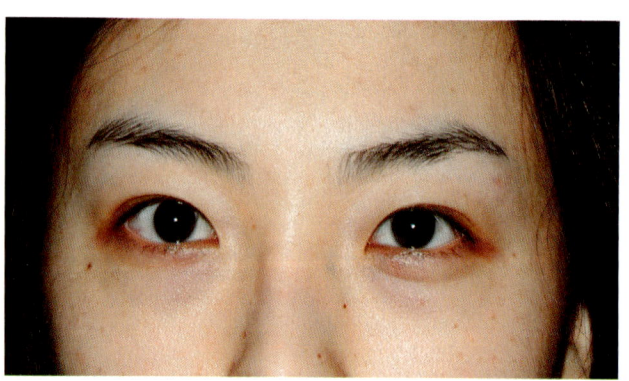

图7-32 重睑线不明显，尤其中内侧呈现内双表现

(1) 手术方法：

1）在重睑设计线上选最佳点标出长1cm切口线。

2）切开皮肤、皮下组织，暴露眼轮匝肌。

3）用小镊子夹起切口下肌束，向下修剪达睑板浅面，切口线至睑缘皮下组织可多修剪一些，切口线以上不可多剪，睑板前不可修剪太多，以利于缝合（图7-33）。

4）用5-0线从切口下缘正中央皮肤缘进针，向下挂缝睑板前筋膜和上睑提肌腱膜，从切口上唇正中点皮缘出针（图7-34），打活结观察患者睁眼时重睑弧度、高度及睫毛上翘程度（图7-35），满意后在缝线两侧各加缝一针或不加缝针，对合皮肤，结扎缝线。

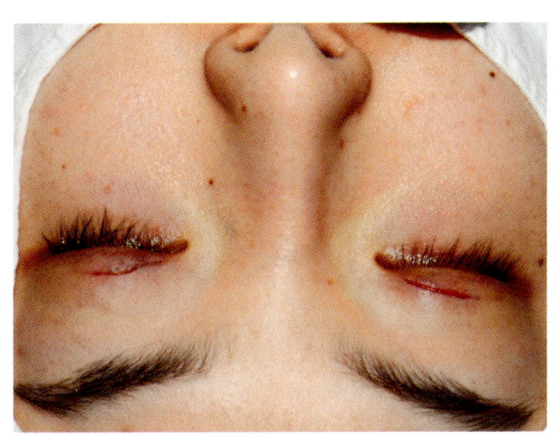

图 7-33　最佳点切开皮肤,长约1cm,切口线上、下组织不宜多剪

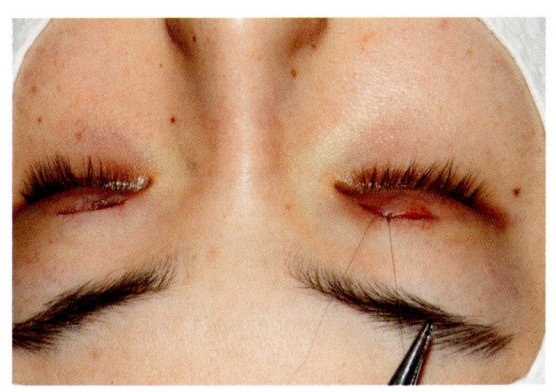

图 7-34　从切口上唇正中点皮缘出针缝合

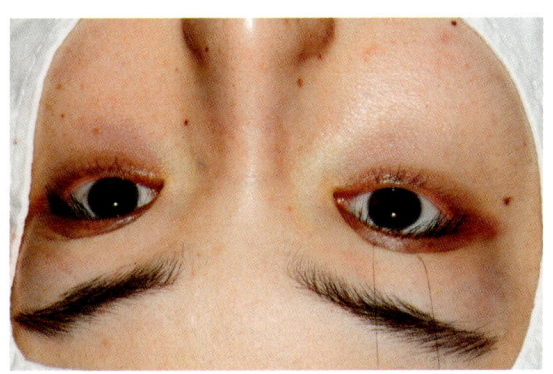

图 7-35　观察睁眼时重睑弧度、高度及睫毛上翘程度

(2) 本术式特点:

1) 此法简单、安全、创伤小、反应轻,术区内解剖结构清晰,术后即刻就能获得自然的重睑外形(图7-36)。

2) 直视下操作,使皮肤与睑板或上睑提肌缝合稳妥可靠,粘连牢固,重睑形成持久。既有切开法重睑术可以长久维持重睑形态的优点,又杜绝了埋线法的弊端(图7-37),是微创、永久性重睑术的好选择。

3) 此法只适用于上睑薄、紧的正力型单睑者,不适用于上睑肥厚、皮肤松弛的超力型、无力型单睑者。

4　间断切开法重睑术　此法在简易切开法基础上演变而成,主要特点是在重睑上间断作三

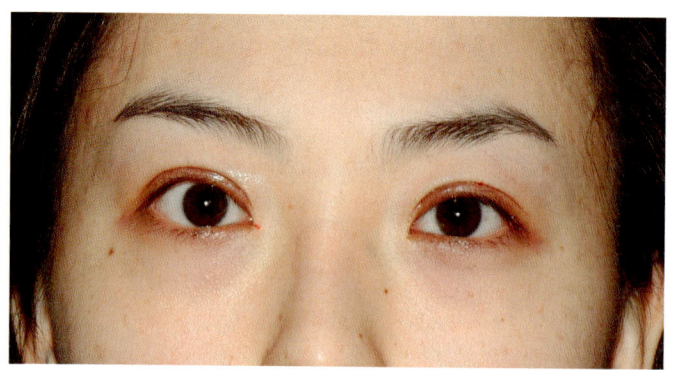

图 7-36 此法简单、创伤小、反应轻,术后即刻就能获得自然的重睑外形

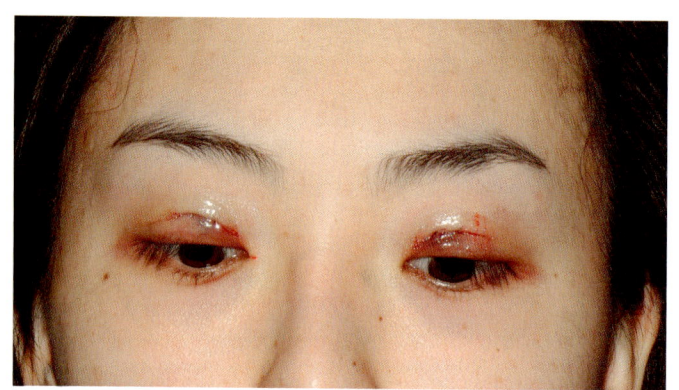

图 7-37 缝合 1 针或 2 针,可使皮肤与睑板粘连牢固,重睑形成持久

处皮肤短小切口。

(1) 手术方法:

1) 在预先设计的重睑线中央作 6~8mm 长的皮肤切口。

2) 切开皮肤、皮下组织,暴露眼轮匝肌。

3) 用小镊子夹提切口下肌肉并修剪,暴露睑板浅面。

4) 从切口下唇一端皮缘进针,向下挂缝睑板前筋膜或上睑提肌腱膜,从相应切口上唇皮缘出针,切口另一端也用同法操作。

5) 将两组缝线打活结,观察重睑形态,若满意则手术结束;若重睑形态欠佳或内、外侧重睑皱襞短浅,则可根据已形成的重睑皱襞弧度,再在内、外眦部适当位置分别设计皮肤切口,长 4~6mm。

6) 依内、外眦切口设计线切开皮肤、皮下组织,修剪切口下眼轮匝肌,暴露睑板浅面,并依上述中央切口缝合方法操作,完成内、外眦部缝线。

(2) 注意事项:

1) 本法首先作中央部切口,缝线后先打活结观察重睑形成情况,若重睑形成满意,则完成手术,只做简易切开法术式;若重睑内、外眦部形成欠佳,再松开中央线结,在内、外眦部适当位置设计切口线。

2) 用此法操作时,麻药中肾上腺素含量比一般术式要多些,且麻药注射部位应准确浸注于睑板和轮匝肌中,以减少出血,利于小切口准确操作。

3) 内、外眦部切口深部若无睑板组织,可缝挂深部软组织。必要时在外眦部缝线尚可挂缝于眶骨膜上。

(3）优缺点

1）此法弥补了简易切开法只作一处切口的不足和弊端，能完善地解决内、外眦部的重睑成形。

2）由于作三处皮肤小切口并去除部分眼轮匝肌，术后形成的重睑更牢固可靠，具有切开法和埋线法的双重优点。

3）本法不足之处也是显而易见的。本法只适用于上睑皮肤紧薄而不需作皮肤切开的年轻的正力型单睑者，不适用于超力型和皮肤松弛的无力型单睑者。

5 伴有内眦赘皮的切开法重睑术　此法适用于因先天性内眦赘皮及后天性瘢痕性内眦赘皮而需行重睑术者。

（1）手术方法：示意图见图 7-38。

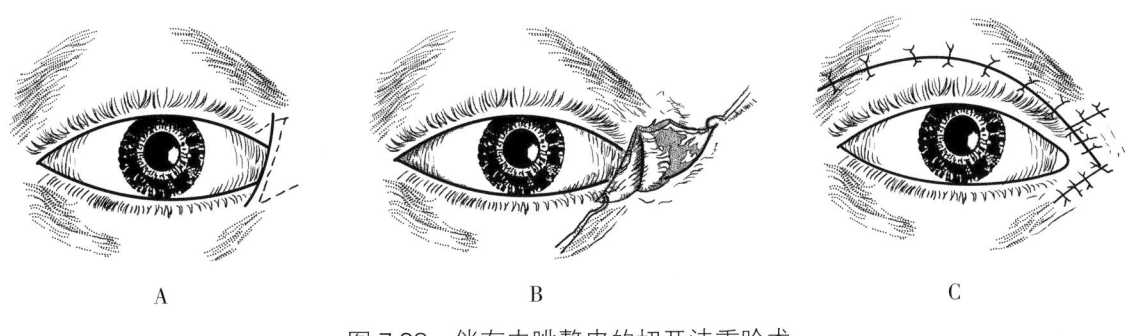

图 7-38　伴有内眦赘皮的切开法重睑术

1）Z 成形术切口设计：将内眦处皮肤向鼻侧轻拉，充分暴露内眦角，以皱襞的游离缘为轴，画出适当长度的中轴线，在中轴线两端标出和中轴线呈 45°～60°角的呈互相平行且方向相反的两臂，其长度与中轴线大致相等。

2）局部作浸润麻醉，按预定切口线切开皮肤，在皮下分离形成两个三角形皮瓣，将其相互易位，用 5-0 美容尼龙线缝合。

3）重睑切开法：重睑线内眦部应尽量与眦部切口吻合一致，其他步骤同单纯切开法。若遇特殊型内眦赘皮（如倒向型内眦赘皮），则需另选术式进行。

6 伴有泪腺脱垂的切开法重睑术　此法适合于单睑合并泪腺脱垂的患者，这类患者多被误诊为"肿眼泡"。

（1）检查方法：在受术者下视时，于上睑外侧皮下可触到明显具有滑动感的肿物，患者仰卧时脱垂物可明显变小。若翻转上睑可见脱垂之泪腺位于外上方穹隆部结膜下。

（2）手术方法：

1）如单纯切开法切开皮肤，分离并切除一条眼轮匝肌。

2）打开眶隔，暴露脱垂之泪腺组织，用手指触摸其大小及动度。

3）慎重打开泪腺包膜，切除部分脱垂之泪腺，结扎缝合。注意不能切除过多。然后用 3 号丝线将剩余泪腺悬吊固定于眶骨膜上。

4）多不行泪腺部分切除的方法，一般将脱垂之泪腺重新悬吊、缝合、固定于泪腺窝附近骨壁上，使其复位。

5）用 5-0 尼龙线缝合眶隔切口，若眶隔膜过于松弛则缩短加固。

6）术中若发现有多余眶脂肪及多余皮肤，可酌情给予切除。

7）其他步骤同单纯切开法重睑术。

（3）优缺点：

1）优点：本术式在行重睑术时，可同时处理内眦部皮肤赘皮。

2）缺点：术后内眦可遗留线状瘢痕。

轻度赘皮合并鼻根部低平者，行单纯切开法联合隆鼻术即可矫正。无鼻根低平的内眦赘皮者可采用Z成形术或其他术式矫正处理。

四、热凝法重睑术

（一）二氧化碳激光法重睑术

1 原理 利用二氧化碳激光的光热反应，在预先设计的重睑线上作切割，造成皮肤与睑板粘连而形成重睑。

2 适应证 只适用于睑裂大、眼睑薄、上睑皮肤无松弛的正力型单睑者。

3 手术方法 用激光束对准重睑线，沿重睑线烧灼、切割皮肤至睑板，或点状烧灼皮肤至睑板，使皮肤与睑板粘连而形成重睑。

4 优缺点 优点包括手术时间短、不出血、收效快等。缺点为激光器代价大，且疗效短暂而令人失望，一旦设计有误则很难更改。同时术后组织反应重，并有可能引起眼睑皮肤烧伤等并发症。

（二）热刺灼烙法重睑术

1 原理 在预定重睑线上从皮肤热刺灼烙至睑板，作多个热刺点，使皮肤、皮下组织、眼轮匝肌和睑板凝固收缩、粘连而形成重睑。

2 适应证 适用于上睑皮肤无松弛的正力型单睑者。

3 手术方法 先在上睑设计重睑线，然后在此线上等分9个点。用角膜保护板保护角膜后，将烧红的细直针依次垂直刺入每个点热烙，并向其左右各斜向热刺1针。注意每一次务必将烧红的针尖经皮肤、皮下组织、眼轮匝肌直达睑板。每个点经3次热刺，在重睑线的皮肤上共有9个热刺点，而在睑板上则有27个热刺点，皮肤、皮下组织、眼轮匝肌和睑板形成粘连而产生重睑。

4 优缺点 操作简便，疗效亦佳，又无感染、出血等并发症，而且恢复较快。但操作如若不慎可引起上睑皮肤烧伤，术后亦可能产生局部色素沉着。

（三）高频电刀点状烧灼法重睑术

1 原理 利用电刀物理刺激及烧灼，产生无菌性炎症反应，使皮肤与睑板粘连而形成重睑。

2 适应证 适用于正力型单睑者。

3 手术方法

（1）设计重睑线，用亚甲蓝或甲紫画出碘酒固定。

（2）患者平卧手术床，用0.5%丁卡因眼药水点眼各2滴，75%乙醇消毒双眼皮肤，铺手术巾。

（3）2%普鲁卡因注射液0.6～0.8ml，加地塞米松注射液适量，沿标记线作上睑皮下浸润麻醉，结膜囊置入角膜保护板。

（4）在瞳孔中央上方标记线上作中心点，三角针垂直进入皮肤至睑板，开机烧灼5秒后，逐渐退针于皮下停机，在中心点两侧标记线上分别作4～5个烧灼点，针距相等，为3～6mm。

（5）术毕取出角膜保护板，用四环素眼膏点眼，双眼包扎一天，次日解除包扎。

4 优缺点 方法简便易行，近期效果可靠，但远期效果有待进一步观察。

五、游离植皮法重睑术

（一）原理

在上睑睑板前进行游离植皮，使皮片与睑板愈合成一体，在睑板被上睑提肌向上提起时，上睑皮肤可以出现与重睑相似的皱褶。

（二）适应证

因上睑皮肤肿瘤或烧伤瘢痕切除后，无论是用皮瓣或皮片修复创面，上睑都不易有重睑出现，不但外观欠佳，而且往往伴有倒睫刺激角膜，产生不适或疼痛。对于此类修复后畸形可择期再行植皮法重睑成形术。对于健侧为重睑者，此手术更具有实用意义。

（三）手术方法

示意图见图7-39。

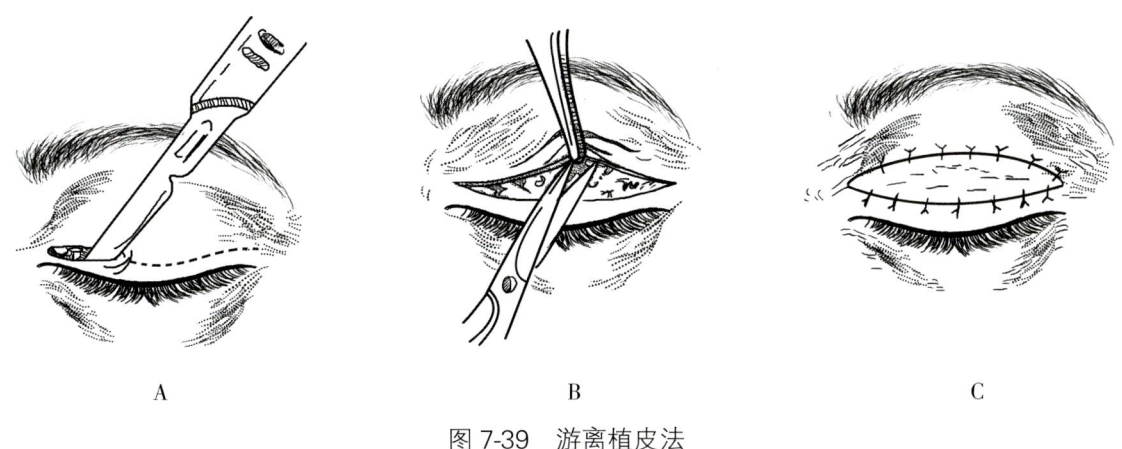

图7-39　游离植皮法

① 距上睑缘1～2mm处作与睑缘平行的皮肤切口。

② 将前次手术的皮瓣或移植皮片向上方剥离并推移（也可酌情去除部分皮瓣或移植皮片），暴露睑板并制成一个8～10mm宽且长度与睑缘相等的创面。

③ 在耳后或对侧上睑（上睑皮肤松弛的老年患者）取略大于创面的全厚皮片。

④ 将移植皮片缝合于睑板表面覆盖创面，并按植皮法原则固定包扎。

⑤ 术后12～14天拆线，拆线后重睑皱褶将逐渐出现。

因游离植皮后皮片将有一定的收缩，故要求移植皮片面积应较创面略大。操作要求和术后处理一定要遵循游离植皮术进行。

六、非手术重睑成形法

随着美容重睑术的广泛开展，一些学者试图研究以非手术方法形成重睑。目前大致有两种方法：一种是采用美容胶液涂于重睑设计线下方，继而定型、固定以助重睑形成。另一种是采用美容胶膜或美目纸按需要剪成一定形态，粘贴于重睑设计线与睫毛根部之间，借此薄膜支撑力量在睁眼时形成重睑。

这两种方法临床上我们都试用过，效果并不可靠，且需反复、经常应用，并不简便，而且只适用于正力型单睑者。据有关资料介绍，坚持应用，有的可促成重睑形成。我们没有这方面的实际经验，故不能详细介绍。但此种方法对于特殊职业者、演员等需临时形成重睑者很适用，而且无需手术，非常方便。

非手术美容重睑成形法为我们展示了一个新的途径,值得进一步研究和探索。

第十三节 美容重睑术后临床效果评价方法

重睑术后临床效果的评价至今无统一的方法,亦无统一的判定标准,目前临床上主要是根据术后重睑形态的观察和随诊结果,以等级形式主观评判重睑美容效果。

一、三级评价方法

(一)按好、一般、差三级分类

其临床判定标准是:

1. 好 重睑形态良好,受术者、施术者及第三者均满意。
2. 一般 重睑形态稍有缺陷,如重睑皱襞变形、变窄、不够自然美观。
3. 差 重睑形态差,如成形不全、成角,或半年后重睑部分不明显。

(二)按优良、一般、差三级分类

其临床判定标准是:

1. 优良 重睑形态良好,医患双方均表示满意。
2. 一般 重睑形态稍有缺陷,但较术前改善明显,不影响远期效果,可行Ⅱ期修复手术,如术后眼睑肿胀延迟消退或重睑形态不够自然美观等。
3. 差 重睑形态不良,因发生某种并发症需要术后早期或3个月后行Ⅱ期手术矫正,如上睑皱襞不明显、两侧重睑形态不对称、上睑皱襞形态不全等。

二、四级评价方法

(一)按满意、良好、较差、失败四级分类

其临床判定标准为:

1. 满意 重睑形态自然、美观,双侧对称,施术者、受术者、第三者均满意。
2. 良好 重睑形态自然、美观,但双侧欠对称,有不影响总体效果的缺陷。受术者、第三者尚满意,施术者不满意。
3. 较差 半年后重睑线向下移位,重睑变窄,经再次手术可获得满意效果。
4. 失败 重睑未形成,或形态不如术前美观、大方,或发生外形破坏、感染等并发症。

(二)按满意、基本满意、不满意、失败四级分类

其临床判定标准为:

1. 满意 两侧重睑形态对称,与面形协调,符合受术者要求。
2. 基本满意 重睑形成,但重睑线外眦端稍不满意,可再修整。
3. 不满意 重睑部分消失,需行手术再补才能满意。
4. 失败 重睑未能形成。

第十四节　美容重睑术效果不佳或失败的原因分析与预防

一、美容重睑术效果不佳或失败的指征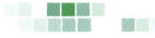

临床上，美容重睑术效果的好坏常以施术者、受术者和第三者的主观评价为主，再结合重睑形态进行评价，即以施术者、受术者、第三者均满意为效果最佳，以非常满意、满意、欠满意、不满意、非常不满意为评价刻度，具有很强的主观性，受评价者的学识、审美意识、心理状态等因素的影响。本节参照有关学者的经验，从主、客观的角度，概括出美容重睑术效果不佳或失败的主、客观指征，同时尝试划清美容重睑术效果不佳或失败与并发症、后遗症的界线。

（一）主观指征

除美容重睑术后患者眼睑形态自然、双侧对称、与周围器官及面形协调、未破坏或不影响眼及其附属器官的正常功能，施术者、受术者、第三者均表示满意乃至非常满意外，其他效果均属美容重睑术效果不佳或失败。

（二）客观指征

有如下临床表现者，均可视为美容重睑术效果不佳或失败：

1. 1年内双重睑沟纹变浅或3年内重睑沟纹完全消失。
2. 术后半年双重睑皱襞下缘距睑缘的高度双侧不一致。
3. 术后半年双重睑皱襞下缘线仍不自然、不流畅。
4. 术后半年双重睑皱襞形态双侧仍不一致、不对称。
5. 术后半年双重睑皱襞沟处瘢痕仍明显，超过2mm宽。
6. 术后半年双重睑皱襞沟处皮下组织增生形成结节，经治疗仍不消失者。
7. 睑结膜处线头长期外露，有明显的角膜刺激症状，影响上睑的活动和视力。
8. 上睑肥厚，术后重睑皱纹深凹，皮肤张力过大导致上睑长期水肿达半年以上。
9. 皮下缝线结节突起，半年以上仍不消失。
10. 术后双重睑不明显，呈内双或隐双者。
11. 双重睑线长度不够或双侧长度不一致。
12. 双侧上睑厚薄不一。

二、美容重睑术效果不佳或失败的原因分析及预防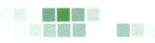

（一）适应证选择不当

不同的重睑术有不同的适应证，重睑术前一定要做好适应证的选择。施术者和受术者都应该明确一点：并非所有单睑者都需要做重睑术，也不是所有单睑的人做成重睑都会增添美感。

有些人单睑细长、明媚，与五官、面容和谐匹配，显得文雅、秀美、自然，则不需要做重睑术。而且人类容貌美并不完全取决于睑形，容貌美与个人的脸形、眉形、眼形、耳形等的协调统一有密切关系，而且还与个人的性格、气质、表情等有一定关系。适应证选择不当，可导致手术失败或美容效果不佳。

另外，术前了解患者求医心理状态和动机，避免为有禁忌证的患者手术等，对保证手术的成功具有重要意义。

（二）术前重睑线和形态设计欠佳或错误

正确的重睑线及其形态的设计是保证重睑美容成功的前提，设计时不认真或不采用正确的设计方法进行术前设计，必然导致重睑线过高或过低、双侧不对称、重睑线形态不良等问题。设计时一定要按原则进行，总的原则是要根据患者的脸形、睑裂长短、鼻梁高低等设计，既要注意其宽度，还要考虑其长度、弧度及术后欲形成的重睑形态，应综合考虑并全面分析具体情况再定。此外，设计时一定要让患者积极参与，并征得其家属或第三者同意。

（三）术式选择不当

术式选择不当是造成重睑美容效果不佳或失败的主要原因之一。如果术式选择不当，则术后效果很难理想和满意。选择术式应根据患者的睑形、各种术式应用范围及术者习惯和经验，而不能千篇一律地采用一种术式解决所有问题。

（四）施术者缺乏对眼睑疾病的足够认识

施行重睑术的医师，一定要对眼睑疾病，尤其是与重睑术有一定关系的疾病有足够的认识，否则将造成失误或失败。如一眼单睑患有轻度的睑下垂但另一眼重睑者，两眼睑裂不同，对此应该实行上睑提肌缩短术，同时形成重睑。如果上睑下垂漏诊，而只简单行重睑术，术后当然会失败。实际工作中，此类现象已屡见不鲜。

对于伴有内眦赘皮、小睑裂、低鼻梁、内眦间距增宽的单睑患者，必须预先或同时进行矫正才能保证重睑术的效果。

（五）施术者不熟悉上睑局部解剖，操作技术不熟练

施术者熟悉眼部尤其是上睑局部解剖以及手术形成重睑机制，同时具有熟练的操作技术是手术成功的基本保证。目前由于施行美容重睑术的医师水平不一，甚至有些根本不了解或很少了解眼部，尤其是上睑解剖结构的人，也"大胆上阵"进行手术，其结果可想而知。即使是了解上睑局部解剖结构的人，如果对于重睑术式及操作技术不熟练也不能获得手术的成功。

（六）操作粗疏或缺乏科学态度

美容重睑术是一种精细、技巧要求高的美容外科手术，是一种"锦上添花"的手术，因此要求施术者一定要严肃认真、一丝不苟。除术前认真做好各项必要准备外，术中一定要严格无菌操作，动作要轻巧、准确，避免粗暴、草率，只有这样才能保证手术成功，达到满意效果。

值得指出的是，目前社会上不少带有商业性质的"美容店"，甚至一些游医也在行美容重睑术，由于施术者的轻率和科学态度的缺乏，不良后果屡有发生，应引起人们的高度重视。

（七）施术者缺乏良好的审美意识

美容师如果缺乏审美知识或未经正规培训，在术前设计和施术时不能合理、正确地运用美学原理和知识，必然会影响重睑美容的效果。施术者接受正规美容培训，增强审美意识，对提高重睑美容效果、防止失败具有极其重要的意义。

美容重睑术后效果不佳或失败的原因很多，上面只是概括地从宏观角度进行分析，具体到每位患者，手术效果不佳或失败是有其具体原因的，临床中应认真分析，总结经验教训。

必须指出的是，美容重睑术虽是一种简单的美容外科手术，但其技巧要求高，即使是具有丰富手术经验的医师，也很难保证每次手术的效果都满意，因此要求施术者对每次手术都应认真对待，一丝不苟，力争一次成功。

（陶然　楼晓莉　宋建星）

参考文献

[1] 张群,杨川.重睑术同期W成形术矫治内眦赘皮[J].中国美容医学,2003,12(1):82-84.

[2] 宋儒耀.美容整形外科学[M].北京:北京出版社,1990:212-218.

[3] 王丽娟.双眼皮手术审美知识及操作技巧[J].中国现代药物应用,2010,4(13):207-208.

[4] 马力,任冲,齐彦文,等.改良横切纵缝法联合重睑成形术矫正内眦赘皮[J].中日友好医院学报,2010,24(3):143-146.

[5] 张涤生,赵平萍.实用美容外科学[M].上海:上海科学技术出版社,1990:39.

[6] 王玉珏.切开法重睑术的临床体会[J].中国美容医学,2006,15(2):163-164.

[7] 邝靖,周兴亮.小切口重睑术效果分析[J].中国美容医学,2004,13(6):703-705.

[8] 张树功,欧阳天祥,薛志辉,等.三点小切口法重睑成形术的应用观察[J].中国美容医学,2004,13(1):82-84.

[9] 易成刚,郭树忠,张琳西,等.汉族人重睑发生率的荟萃分析[J].中华医学美学美容杂志,2004,10(6):370-372.

[10] 廖尚贵,金全宝,陈绍东,等.再论保留皮下静脉的切开法重睑术——附3520例报告[J].实用美容整形外科杂志,2001,12(2):77-78.

[11] 陈绍东,廖尚贵,金全宝,等.简化切开法重睑术——附528例报告[J].实用美容整形外科杂志,2001,12(4):195-196.

[12] 卢仕良,谭新东.改进的中小切口切开法重睑成形术[J].中国美容医学,2006,15(7):808-809.

[13] 李桂珍,柳春明."三点式"睑板前眼轮匝肌间断切除重睑及老化松弛性眼睑整形术[J].中国美容整形外科杂志,2009,20(7):421-424.

[14] 赵煜楠,薛春雨,李军辉,等.三点式小切口重睑成形术229例分析[J].中国美容整形外科杂志,2010,21(7):425-426.

[15] Shire D B, Kelly S K, Chen J, et al. Development and implantation of a minimally invasive wireless subretinal neurostimulator [J]. IEEE Transact Biomed Engine, 2009, 56(10): 2502-2511.

[16] 王炜.整形外科[M].杭州:浙江科学技术出版社,1999:987-998.

[17] 鲁开化.常用美容手术及并发症修复[M].上海:第二军医大学出版社,2005:35-50.

[18] 朴大焕.现代韩国眼部美容成形术[M].北京:人民军医出版社,2009:55-65.

[19] 戚可名,薛富善.整形外科特色治疗技术[M].北京:科学技术文献出版社,2004:362-367.

[20] 高景恒.美容外科学[M].北京:北京科学技术出版社,2003:224-249.

[21] 刘侃,钱云良,潘可凤.美容医学(颌面部)[M].上海:上海科技教育出版社,1997:128.

[22] 王光强,林金德.连续埋线法重睑术及并发症探讨[J].临床医学,2008,28(4):84.

[23] 邱武才.邱氏美容手术[M].李成龙,编译.武汉:湖北科学技术出版社,1993:35-42.

[24] Owsley J Q. Resection of the prominent lateral fat pad during upper lid blepharoplasty[J]. Plast Reconstr Surg, 1980, 66(1): 165.

[25] Li F C, Ma L H. Double eyelid blepharoplasty incorporating epicanthoplasty

using Y-V advancement procedure[J]. J Plast Reconstr Aesthet Surg, 2008, 61(8): 901-905.

[26] Oh Y W, Seul C H, Yoo W M. Medial epicanthoplasty using the skin redraping method[J]. Plast Reconstr Surg, 2007, 119(2): 703-710.

[27] 亓发芝.美容外科学[M].北京:中国医药科技出版社,2006:135-142.

[28] Fengzhi X, Wei Z, Guo-Kang F, et al. Double eyelid operation recreating the anatomic microstructure[J]. Ann Plast Surg, 2009, 63(3): 242-248.

[29] 徐乃江,朱惠敏,杨丽.实用眼整形美容手术学[M].郑州:郑州大学出版社,2003:199-206.

[30] 陆慧红,范先群.改良缝合埋线法重睑成形术的临床探讨[J].眼外伤职业眼病杂志,2009,31(8):631-633.

[31] Liao W C, Tung T C, Tsai T R, et al. Celebrity arcade suture blepharoplasty for double eyelid[J]. Aesthet Plast Surg, 2005, 29(6): 540-545.

[32] 王鸿,王冰,樊兆珊,等.改良小切口重睑术的临床疗效探讨[J].眼科,2011,20(6):429.

[33] 丁芷林.眼部美容外科手术学[M].北京:北京出版社,1995:22.

[34] 李斌,张臻,杜立群.间断切开法重睑术68例报告[J].中华医学美容杂志,2000,6(4):200.

[35] Lee Y J, Baek R M, Song Y T, et al. Periciliary Y-V epicanthoplasty[J]. Ann Plast Surg, 2006, 56(3): 274-278.

[36] Lin S D. Correction of the epicanthal fold using the VM-plasty[J]. Br J Plast Surg, 2000, 53(2): 95-99.

[37] 中华医学会.临床诊疗指南:美容医学分册[M].北京:人民卫生出版社,2009:6-9.

[38] 张安利,黄泽春,晏丹,等.横一字切开法内眦赘皮矫正术同期行重睑术的疗效观察[J].中国美容医学,2010,19(10):1447-1449.

[39] 汪晓蕾,刘蓉蓉,张莹莹,等.重睑成形与内眦赘皮矫正的联合手术[J].中国美容整形外科杂志,2008,19(2):114-115.

[40] 张余光,杨群,汪希,等.眼轮匝肌的解剖结构和力学方向对上睑形态的影响[J].中国实用美容整形外科杂志,2004,15(2):70-72.

[41] 魏奉才,公茂来,Darina Cvastinova.美容整形外科[M].北京:人民卫生出版社,2002:204.

第八章
重睑术后并发症及其处理

重睑术是目前最常见的美容手术,然而也是出现术后问题最多的手术,更是最难重新矫正的手术之一。重睑术的并发症包括:①术中并发症,如术中出血、血肿以及皮肤、肌肉、眼球意外损伤;②术后早期并发症,如肿胀、感染、瘢痕等;③术后晚期并发症,如术后效果不良等。但手术效果不佳不能完全算是并发症,应称为不良重睑。随着美容手术的普及,我国重睑术的手术量很大,但由于手术者的水平参差不齐,产生不良重睑的数量也不少。在此,我们将对重睑术的早期并发症和术后晚期不良重睑的产生原因进行分析和讨论,并探讨一些处理方法,以达到预防为主、尽可能修复的目的。

第一节 重睑术早期常见并发症及其处理

一、感染

眼睑部血供丰富,抗感染能力强,较少发生感染,发生术后感染多由原来的眼部感染灶所致,如结膜炎、睑板腺炎、术区皮肤疖肿等。但在一些消毒不严格的小诊所甚至无手术资质的美容院里进行手术,术后感染时有发生,表现为上睑皮肤红肿热痛,针眼处有分泌物,甚至出现脓肿。一旦出现感染,应尽早拆线,局部用抗生素湿敷,严重的可全身应用抗生素。临床上有时发生线头感染,拆线后即可好转,但往往会有比较明显的瘢痕。

二、血肿

凝血功能欠佳、手术操作粗暴创伤大、术中止血不彻底、术后未加压包扎等,都会引起术后明显血肿。当有凝血机制障碍时,会造成严重的后果。所以一般术前要详细询问病史、化验血常规、出凝血时间,避免术中出现意外。一般血肿会自行消退和吸收。如果术后早期就发现有明显的血肿,建议尽早打开切口,清除血凝块,电凝止血后再重新缝合。

三、瘢痕

手术中缝合对合不齐、皮肤去除过多、术后线头感染,都会造成明显的瘢痕(图8-1)。为避免和减少瘢痕,去皮量要适中,缝合时除了要针数适当、对合整齐外,挂在睑板上的缝合点也不要错位。有线头反应者可尽早拆线。对于瘢痕体质者,可选用埋线法、结扎法。一般瘢痕可在3~6个月后消退。如果瘢痕增生或粘连严重,可以用曲安奈德作瘢痕内注射,每次0.3~0.5ml,每周1次,一般3~4次就

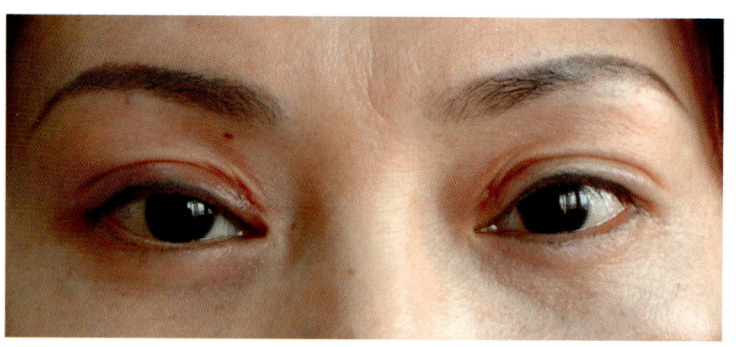

图 8-1　重睑术后瘢痕

可以使瘢痕软化。但要注意激素注射不能过量,否则易出现皮下组织萎缩、皮肤菲薄。

第二节　重睑术后晚期不良重睑的形成原因

根据文献及多年的临床经验,我们把常见的不良重睑归纳为以下几种:①重睑线过宽或过窄;②重睑线弧度不佳;③重睑线消失;④重睑线不对称;⑤上睑凹陷;⑥上睑睁眼乏力。严重的重睑畸形有睑板损伤、睑部变形等。

造成不良重睑的原因大致有三大因素:术前设计问题、手术操作问题、受术者个体差异问题。

一、术前设计问题

① 手术者经验不足,没有按受术者的条件来设计手术,盲目听从受术者的一些不符合实际的要求或追求明星效果,重睑线设计得过宽、过窄或不对称,更有甚者在典型的东方脸形上做出不伦不类的"欧式眼"(欧式重睑是目前最不易修复、最难矫正的不良重睑之一)。

② 手术者术前没有仔细检查,没有发现受术者术前就存在的双侧眼睑不对称、轻度的上睑下垂、泪腺脱垂、内眦赘皮较严重等问题。忽视这些问题,就会造成不是手术本身引起的不良效果。而手术者术前准备不周、与受术者沟通不够等,可能会产生一些不必要的术后医患纠纷。

二、手术操作问题

这是所有不良重睑中最多见的原因。由于手术者操作不熟练,整形外科的基本功不扎实,在手术的多个环节都可能出现问题。

① 在注射麻醉剂后,上睑组织肿胀,原来的标记线会增宽,有时甚至几乎消失,此时能否用手术刀精确地切开皮肤,就需要术者的功力了。切口线切得不整齐、不等长、不对称,都有可能导致重睑不对称。

② 在分离皮肤和修剪睑板前组织的过程中,眼轮匝肌和睑板前组织保留得过多或过少,也会造成重睑不对称。保留过多时睑板暴露不够,重睑固定不牢靠,可导致重睑线过浅甚至消失;保留过少时皮肤紧贴睑板,重睑僵硬不自然。眼轮匝肌去除过多有可能导致重睑过高或形成三重睑,去除不匀会出现重睑线不流畅,去除过少尤其是内、外眦处眼轮匝肌处理不好会出现眼睑的弧度不理想。

③ 眶隔脂肪处理不当也会造成一些问题,如脂肪去除过多会引起上睑凹陷,皮下组织与眶隔

筋膜粘连会形成三重睑；去除过少术后眼睑会仍显臃肿。如果在处理眶隔脂肪时未彻底止血，术后会出现血肿机化、瘢痕粘连，也会出现很难修复的上睑凹陷。

4 在重睑缝合时，缝合的每一针都很重要。一般来讲，中间的一针决定了重睑的高度，内侧的一针决定了重睑的内眦形态，外侧的一针决定了重睑的长度，这三针再加上其他的缝针就决定了重睑的弧度。只要有一针不理想或不合适，就有可能形成不良重睑。

三、受术者个体差异问题

1 瘢痕体质或易发生瘢痕增生者术后瘢痕明显，重睑线不流畅，尤其在重睑的内侧，容易形成明显的瘢痕。

2 有些受术者天生不易形成瘢痕，这些人重睑线就不易形成，有时重新做了手术，一段时间后重睑线还是会渐渐消失。

3 睑板短小、内眦部睑板薄弱时重睑线往往不能做到内眦角，受术者会抱怨重睑皱襞没有做到头。

4 内眦赘皮较明显者重睑的外形也会不够理想，这在有关章节会重点讨论。

第三节　不良重睑的修复方法

造成不良重睑的原因各异，其修复方法也因人而异，但有一个原则可以遵循，即松解原有粘连的瘢痕，尽可能恢复原有的解剖结构，针对不足之处加以修改，调整重睑线的弧度，重新缝合重睑。

一、重睑皱襞过宽、过窄或不对称

（一）原因

导致重睑皱襞过宽、过窄或不对称（图 8-2，图 8-3）的原因一般有以下几种：

1 **定点测量时有误差**　定点时应嘱受术者轻轻闭眼，手术者用左手轻轻舒展皮肤，在眼睫毛

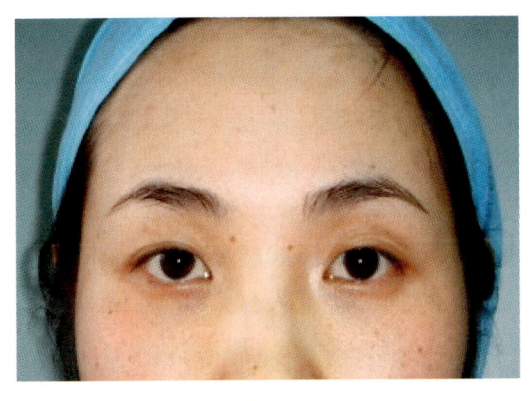
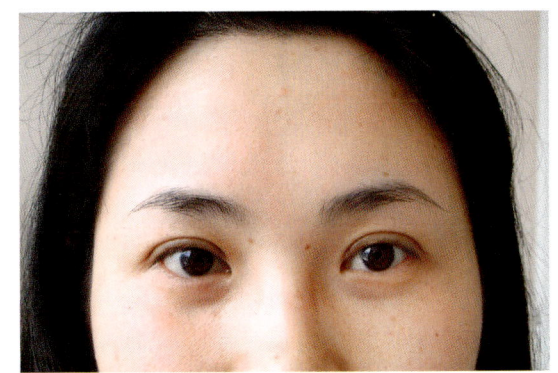

图 8-2　重睑皱襞宽度不对称
A. 修复术前　B. 修复术后 3 个月

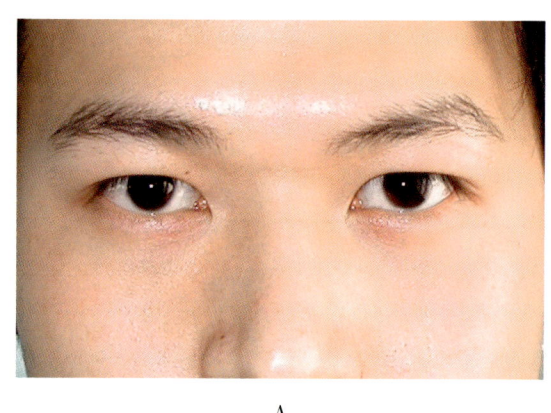 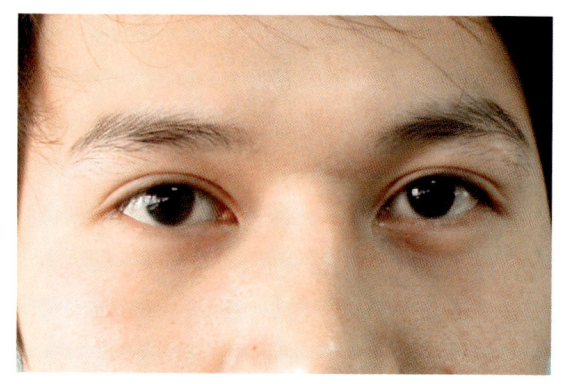

图 8-3　重睑过窄
A. 修复术前　B. 修复术后 3 个月

刚刚要翘起来但还未动时,用右手持分规器测量定点。用亚甲蓝画线要纤细,否则麻药注射后线上和线下也会有 1mm 的误差。特别是上睑皮肤松弛者,皮肤必须舒展平整,然后定点,以免切口线过高、过低或两侧不对称。

2　缝合时挂住睑板或上睑提肌腱膜的部位两侧不一致　重睑皱襞高度(即宽度)主要取决于缝合时挂住睑板或上睑提肌腱膜的那几针,尤其是中内 1/3 处这一针,如果位置过高,重睑线就高或宽;反之,这一针位置如果过低,重睑就低或窄。所以建议缝合时可以先缝合中内 1/3 处最高点这一针,两侧一起缝合,待两侧对称度、弧度满意后再逐一缝合其他数针。

3　手术时两侧创伤不一样　手术时两侧创伤不一样,组织反应不一样,或者麻药注入不匀,都有可能造成不对称现象。一般在术后数周至数月,不对称的程度可以减轻。手术完成时必须认真检查,让受术者坐起来,仔细检查两侧重睑的对称度、弧度,发现不对称即刻调整,以免造成遗憾。

4　上睑松弛皮肤切除后的剩余量两侧不对称　中老年人做重睑手术时,需要去除松弛的皮肤,因此在设计切口时,测量皮肤的去除量很重要。

(二)修复方法

术后发生重睑皱襞不对称,可在手术后 3～6 个月(待瘢痕软化、粘连松解)加以修整。现将应对常见两种情况的方法介绍如下:

1　上睑皱襞过高　按标准或对侧上睑的宽度重新定点画线,切除画线以上至原切口的皮肤,包括瘢痕。分离切口上方的皮下组织和粘连的瘢痕,使眶隔眼轮匝肌松弛下来,将切口上缘的眼轮匝肌覆盖在原来的过高点处,可用 8-0 丝线将眼轮匝肌缝合在睑板上。在皮肤无张力的情况下,用 8-0 丝线重新按重睑成形术的方法缝合皮肤切口,切口高度与睑板高度一致。

2　上睑皱襞过低　先测量原切口至睑缘的宽度,如在 5mm 以上,可在原切口切开皮肤,充分分离切口下缘的皮肤,适当切除一条切口以上的皮肤,利用切口下缘皮肤的弹性向上移动,暴露睑板上缘,重新按重睑成形术的方法缝合皮肤,注意挂住睑板的高度要比切口略高一点。术中进行双眼对比,最好坐起来观察,这样比较准确。另外,如上睑皮肤松弛、遮盖皱襞过多也会使上睑显得过窄,此时适当切除一条切口上缘的皮肤即可调整。

如上睑原切口至睑缘的宽度低于 5mm,瘢痕较平且不明显时,手术设计可以不考虑原切口,而是在距睑缘 6～7mm 处重新设计切口线。

二、重睑皱襞弧度不理想

(一) 原因

重睑皱襞弧度不佳也是不良重睑的常见原因。受术者常抱怨重睑皱襞不流畅、某一点过高或过低、上眼皮倒挂或下垂、皱襞太短、重睑线不到位等。

1. 在重睑术中,切口线的设计需要符合受术者的眼睑条件,要根据睑板的宽度、长度、弧度来设计切口线,否则不可能做出符合生理的自然流畅的重睑。

2. 在缝合重睑时,挂住睑板的位置很重要,缝线高低不一,尤其在中内 1/3 交界处缝得过高,就会出现内侧高、外侧低的三角眼。术中必须按睑板的形态、弧度仔细缝合,皮肤和睑板的垂直位置不能错开,而且内、外侧都必须挂住睑板或上睑提肌腱膜,否则就会导致重睑皱襞不自然。

3. 上睑皮肤松弛者施行重睑术时极易产生这类并发症,由于上睑皮肤不仅有上下垂直松弛,而且有左右横向松弛,眼轮匝肌也松弛,特别是 50 岁以上的受术者,重睑术后易发生三角眼畸形,即重睑皱襞内侧宽、外侧窄。术后发生的三角眼,轻者可能在半年内自行调整恢复,如半年以上仍明显,则需要行修复术。

4. 手术中去除上睑眼轮匝肌不够细致、准确也会导致重睑皱襞弧度不佳。眼轮匝肌的作用对重睑的形态很重要,去除过多或不匀,都会造成重睑弧度不流畅,甚至更严重的后果。

(二) 修复方法

重睑皱襞弧度不佳可在术后 6~12 个月瘢痕软化后进行。

可按标准重新设计切口线,也可按原切口切开皮肤,松解过高、过紧处粘连的瘢痕,释放并调整切口上下缘的眼轮匝肌,适度修剪使其平整且内外侧都能舒展,尽量使睑板表面的疏松组织平整,适当去除一些皱襞外侧松弛的皮肤,重新按重睑成形术的方法缝合皮肤。让受术者坐起,反复嘱其睁眼闭眼,检查重睑皱襞的弧度,通过缝合挂住睑板或上睑提肌腱膜的位置来调节皱襞的弧度(图 8-4)。

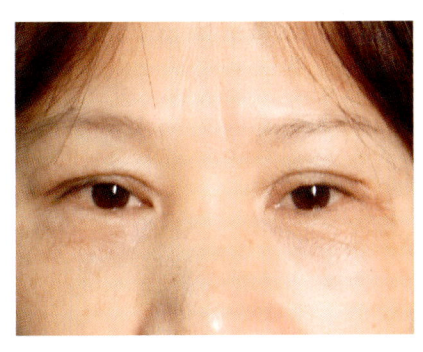 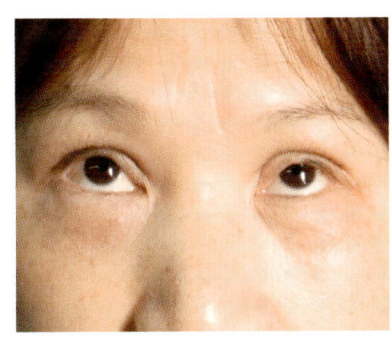 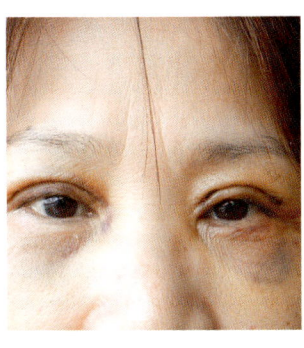

A　　　　　　　　　　　B　　　　　　　　　　　C

图 8-4　重睑皱襞弧度不佳、不对称
A. 重睑修复术前　B. 重睑修复术前上视时(自述费力)　C. 重睑修复术后 1 周

三、上睑皱襞未形成或消失

(一) 原因

术后发现重睑未形成或重睑很浅,可能有以下原因:

1. 手术中睑板上疏松组织、眼轮匝肌保留过多,睑板暴露不清楚,缝合时皮肤未挂住睑板或上睑提肌腱膜,没有形成牢固的粘连。这种重睑线过浅有时在拆线时就能发现,但大多数受术者都在术后 3~6 个月时发现重睑完全消失才来就医。

2 将轻度上睑下垂误认为是正常上睑,上睑因上睑提肌肌力不足而不能形成重睑。

3 少数受术者因不易形成瘢痕粘连,虽经多次手术,但重睑线仍很浅。

(二)修复方法

1 对于第一种原因,可重新切开皮肤,修剪睑板前松弛的组织和眼轮匝肌,尤其要修剪内、外眦部的眼轮匝肌,使睑板清晰暴露,然后重新按重睑成形术的方法缝合。

2 对于第二种原因,则需要按上睑下垂处理,可参见相关章节。

3 对于第三种原因,可以采取再次手术修复,手术时除了第一种原因中所述的操作之外,更需加强皮肤与睑板或上睑提肌腱膜的缝合固定。可用不可吸收的 6-0 或 7-0 尼龙线作切口下缘的皮下组织或眼轮匝肌和睑板或上睑提肌腱膜的深部埋线缝合,至少缝合 3 针,然后再按皮肤→睑板→皮肤的顺序进行重睑缝合,这样可以避免拆线后瘢痕渐渐松解导致的重睑皱襞消失。

四、上睑眶区凹陷

(一)原因

此为较棘手的并发症,往往是眶隔内脂肪去除较多、眶部眼轮匝肌去除过多、手术创伤过大而使眶隔与上睑皮肤粘连所致。有些人盲目追求所谓的"欧式眼",术中将上睑眶隔内脂肪去除过多,造成上眶区凹陷、睁眼费力、眼睛无神,有时出现顽固的难以矫正的三重睑畸形。

(二)修复方法

一般要待术后 6~12 个月瘢痕软化后才能进行。

首先要充分松解粘连,再用眶部的眼轮匝肌下移充填,或用下睑眼袋的脂肪作充填,也可抽吸躯体脂肪作脂肪注射充填,严重的甚至可以取自体筋膜组织做上睑眶区充填术。

1 切取脂肪团块移植 在原切口切开,松解粘连,打开凹瘪的眶隔,切取脂肪团块移植修复,充填的脂肪最好是下眼袋脂肪球(图 8-5)。

2 抽吸脂肪颗粒充填 从腹部或大腿内侧抽吸脂肪组织 10ml,清洗沉淀以后取纯脂肪颗粒 1~2ml。用 1ml 注射器抽取脂肪颗粒后,从外眦处皮肤进针,将其缓慢注入眼轮匝肌深部的眶隔间隙中。千万不要将其注入眼轮匝肌内,更不能注入皮下层,以免睁、闭眼时出现眼睑组织高低不平整(图 8-6)。

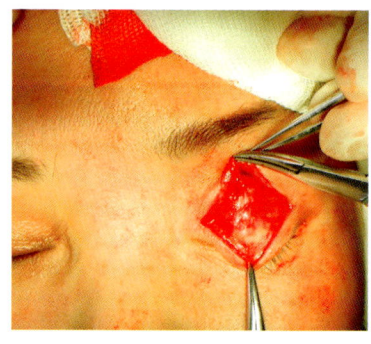
A

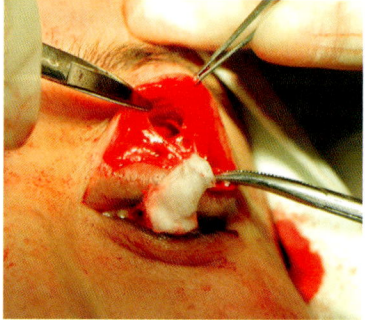
B

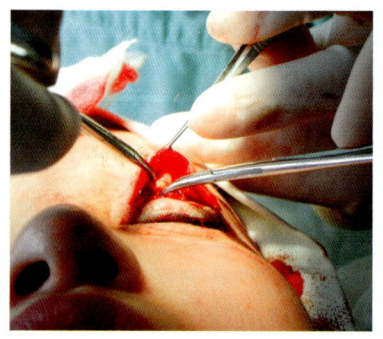
C

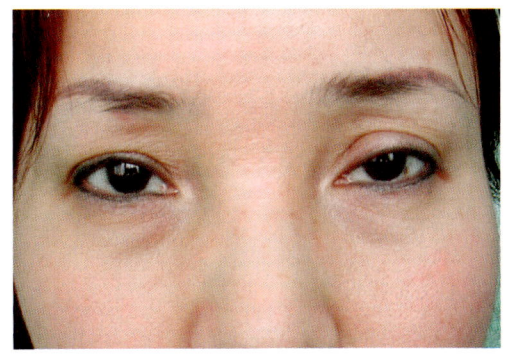
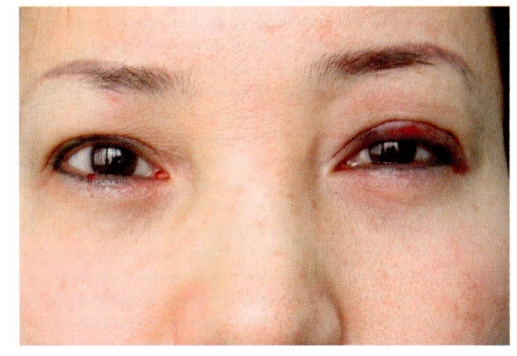

图 8-5 上睑眶区凹陷切取脂肪团块移植修复
A～C. 修复术中 D. 修复术前 E. 修复术后

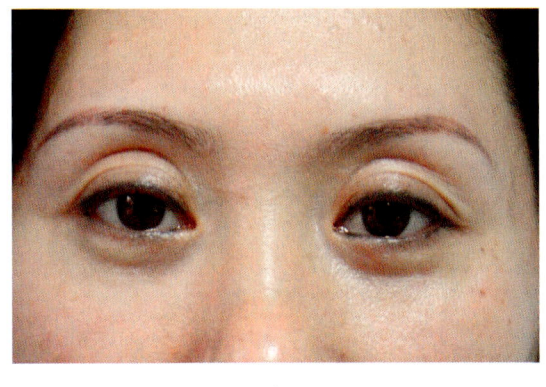
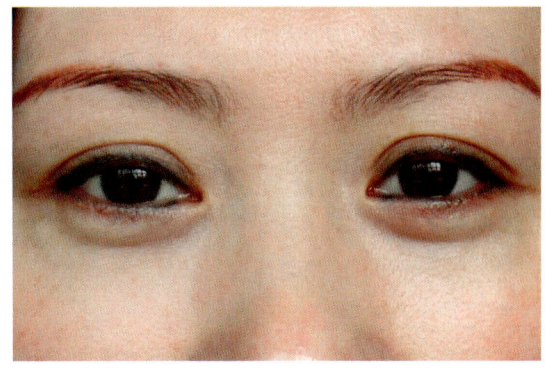

图 8-6 上睑眶区凹陷抽吸脂肪颗粒充填修复
A. 修复术前 B. 修复术后

五、三重睑

(一) 原因

1. 在术中过多地去除了眶隔内脂肪,导致眶隔凹瘪,上睑皱襞有不规则的粘连;手术操作粗暴造成创伤过大、血肿机化也可导致上睑皱襞有不规则的粘连。

2. 原来就有窄重睑或原来做过埋线法重睑术的受术者,在做重睑术时没有将原有的重睑皱襞分离松解,在保留原有重睑的同时又形成了新的重睑皱襞,就形成了三重睑。

(二) 修复方法

修复时按照原则,先按设计线切开上睑皮肤,彻底松解瘢痕,尤其应松解三重睑处的瘢痕,将原有的粘连分离,尽可能做到解剖复位。将剩余的眶隔脂肪和切口上缘的眼轮匝肌下移,铺垫缝合在睑板上缘,阻隔原有的粘连。让受术者做睁、闭眼动作,确定原三重睑的粘连已经消失后才能再按皮肤→睑板→皮肤的顺序进行重睑缝合(图 8-7)。

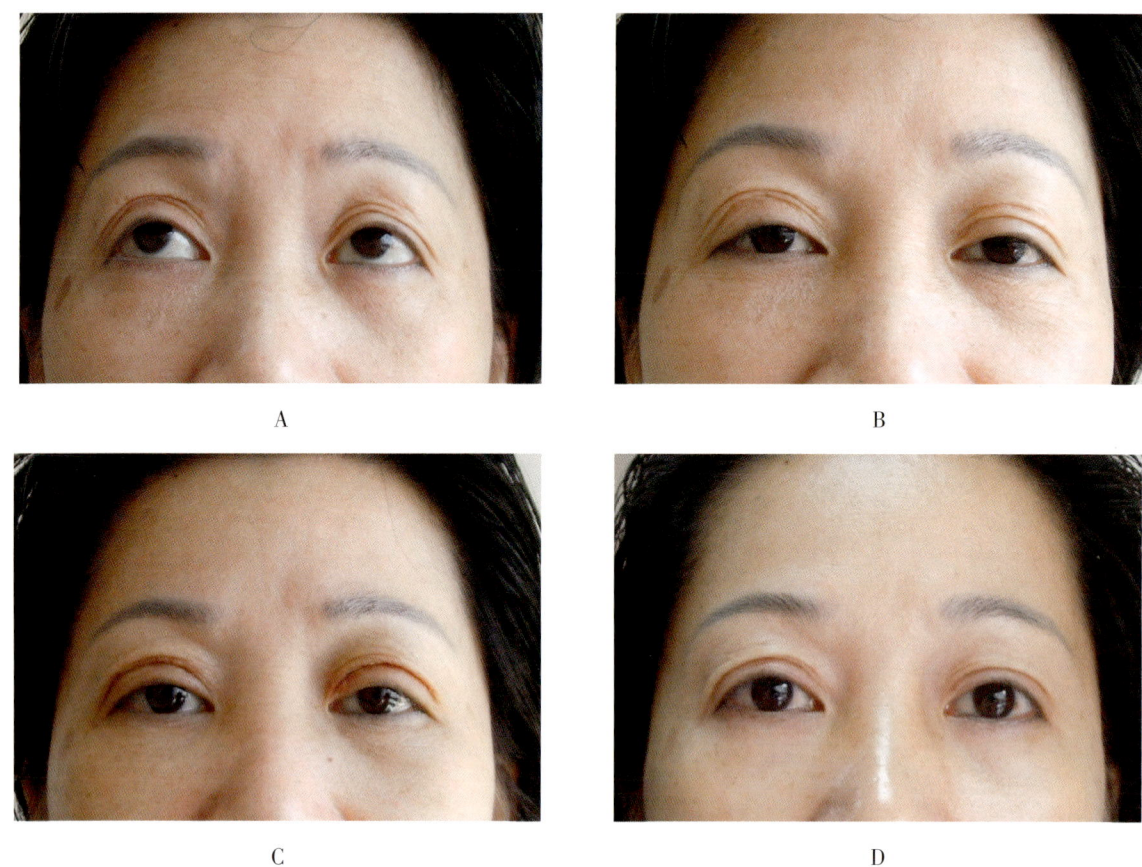

图 8-7 重睑术后三重睑、弧度不佳、睁眼费力的修复
A、B. 修复术前 C. 修复术后 1 周 D. 修复术后 3 个月

六、睁眼费力

(一)原因

有的受术者平视时双睑皱襞弧度很好,但睁眼向上时上睑不能上抬,十分费力,这往往是损伤了上睑提肌腱膜,上睑提肌与眶隔瘢痕粘连,影响了肌力所致;或是手术中眶隔内脂肪去除太多,眶隔瘪缩粘连所致。

(二)修复方法

松解上睑提肌腱膜上的瘢痕粘连,如有上睑提肌腱膜损伤或断裂,需缝合修补,并将眶隔内脂肪均匀地平铺在上睑提肌腱膜上,再将眶部的眼轮匝肌向下覆盖在松解后的上睑提肌腱膜上,按重睑成形术的方法缝合重睑(图 8-8)。

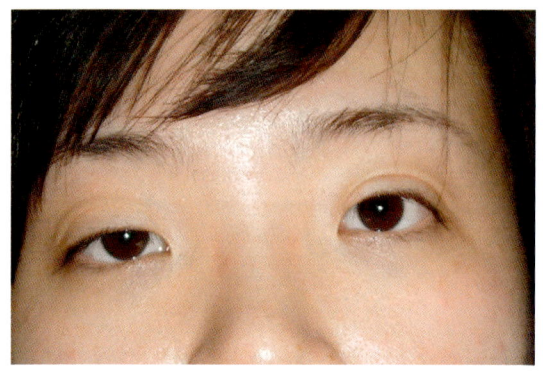

A

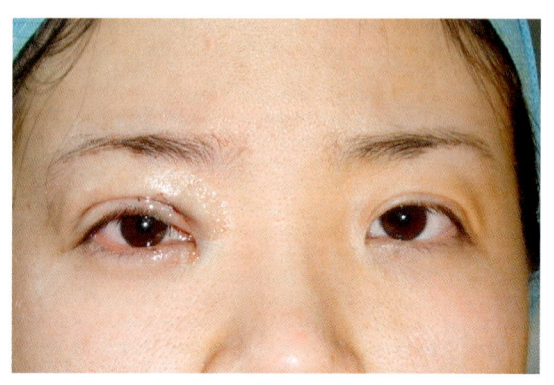

B

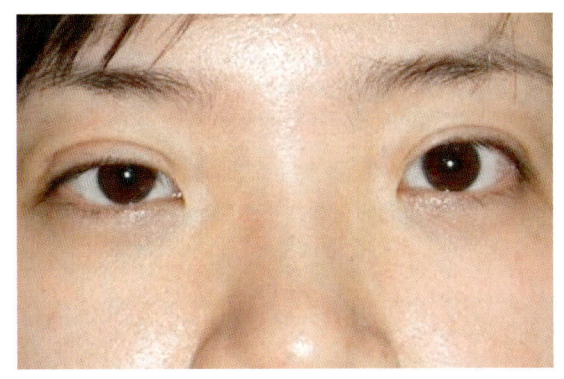

C

图 8-8 重睑术后右眼上睑下垂的修复
A. 修复术前　B. 修复术后即刻(睑板切除 1mm,上睑提肌缩短 6mm)　C. 修复术后 6 个月

七、欧式眼

(一)原因

由于手术中去皮、去脂过多,重睑缝合点过高,造成上睑凹陷、外翻,导致早期闭眼不全。

(二)修复方法

术后早期嘱患者用一些软化瘢痕的药,用手指牵拉上睑皮肤,待 6 个月后瘢痕软化再行修复术。

修复时按照原则,松解原有的上睑瘢痕,尽可能做到眼部解剖复位。将眼轮匝肌分离出来,甚至要分离到眉额部,再从眶部下移,缝至睑板中部,覆盖原来深陷的眶上区。如能找到一些眶隔脂肪移位到此,效果会更好。术中确定睁、闭眼时上睑皮肤不随之活动,上睑提肌活动不牵连睑部的眼轮匝肌后,将重睑缝合在预期的高度(图 8-9)。术后不要包扎,嘱受术者多睁眼,以免再次粘连。

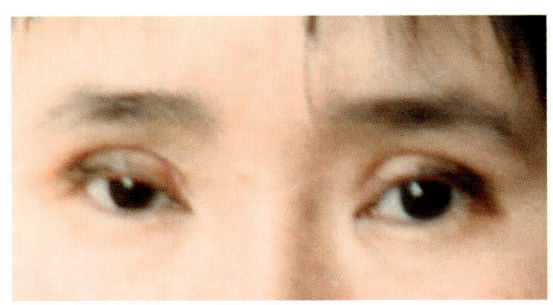

A

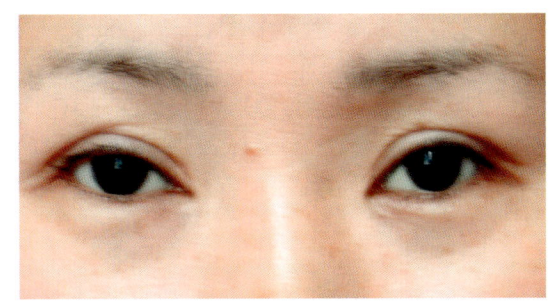

B

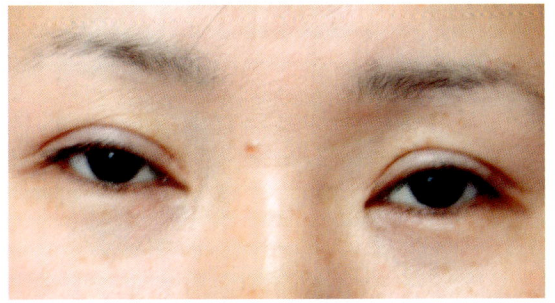

C

图 8-9 重睑术后欧式眼的修复
A. 修复术前　B. 修复术后 3 个月　C. 修复术后 5 年

八、睑板变形

患者女性,50岁,入院诊断为重睑术后眼睑严重畸形。

患者4年前因皮肤松弛、眼睑皮肤下垂到当地医院做重睑术,术后有感染,换药3个月后伤口渐愈合,但出现左上睑板严重变形,双上睑外翻,不能闭合。当地医院曾用激素和胶原蛋白注射治疗,1年后又行双上睑瘢痕松解术,术后上睑外翻有改善,但仍不能完全闭合。此后患者坚持用手自行牵拉皮肤,使皮肤渐渐松弛以致能完全闭合,且用力闭眼时上睑过度覆盖下睑。

入院专科检查:左上睑内侧有0.5cm睑板缺损,可见睑板残缺,睑缘不连续。左上睑中间有睑板的瘢痕挛缩、凹陷,睑缘弯曲不平整。右上睑缘完整,内侧1cm处无睫毛。左上睑的皮肤菲薄,弹性差,有重睑术后瘢痕,约8mm宽。重睑皱襞较宽,双上睑皮肤松弛,尤以外侧明显,闭眼时双上睑可完全闭合,但过度覆盖双下睑。

手术过程:

① 含肾上腺素的1%利多卡因局部浸润麻醉。

② 左眼按原重睑切口线切开皮肤,去皮肤2mm,松解瘢痕组织,翻转睑结膜,在睑板挛缩处作Z改形术,加宽睑板。

③ 在睑板缺损处纵行切开上睑全层,劈开灰线,将弯曲的前唇组织松解展平,切除过于弯曲的睑缘组织,将睑板对合缝合。

④ 皮肤切口按重睑成形术的方法缝合。

⑤ 右眼按原重睑切口切开皮肤,去除皮肤2mm,在近外眦部楔形全层切除上睑组织(即皮肤睑板睑黏膜全层楔形切除),直接将睑板缝合固定在外眦部,缩短睑缘长度,皮肤按重睑成形术的方法缝合。术毕,眼睑内外涂以眼膏,轻轻加压包扎1天。术后5天拆线。

⑥ 术后双上睑重睑基本等宽,弧度流畅,左眼睑缘缺损基本修复,睑缘较前平整,闭眼时无过度覆盖下睑。术后1年再次来做下眼袋整形术时,上睑外形形态已恢复得较自然(图8-10)。

总之,重睑术是一种"锦上添花"的手术,受术者均有较高的期望值,术者切不可掉以轻心。术

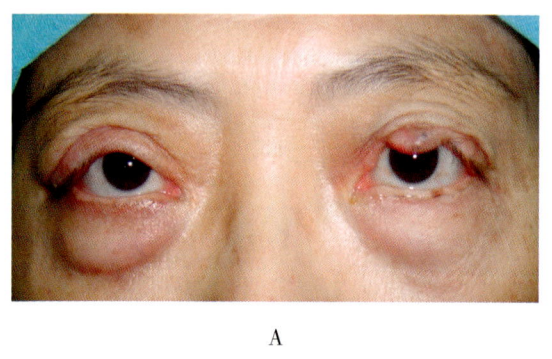

A

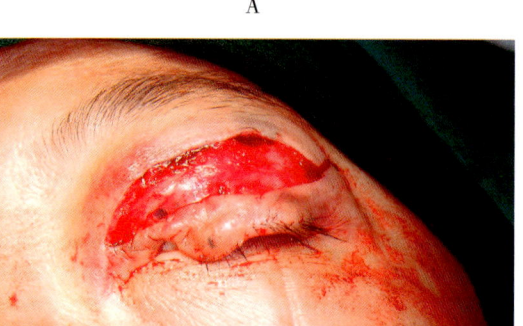

B

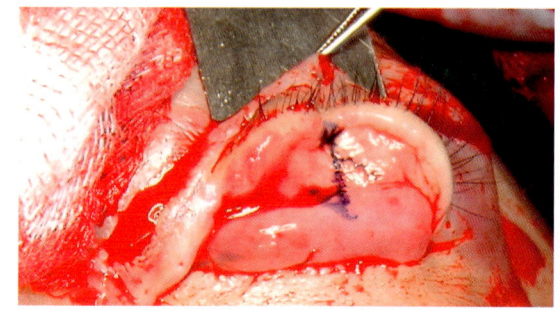

C   D

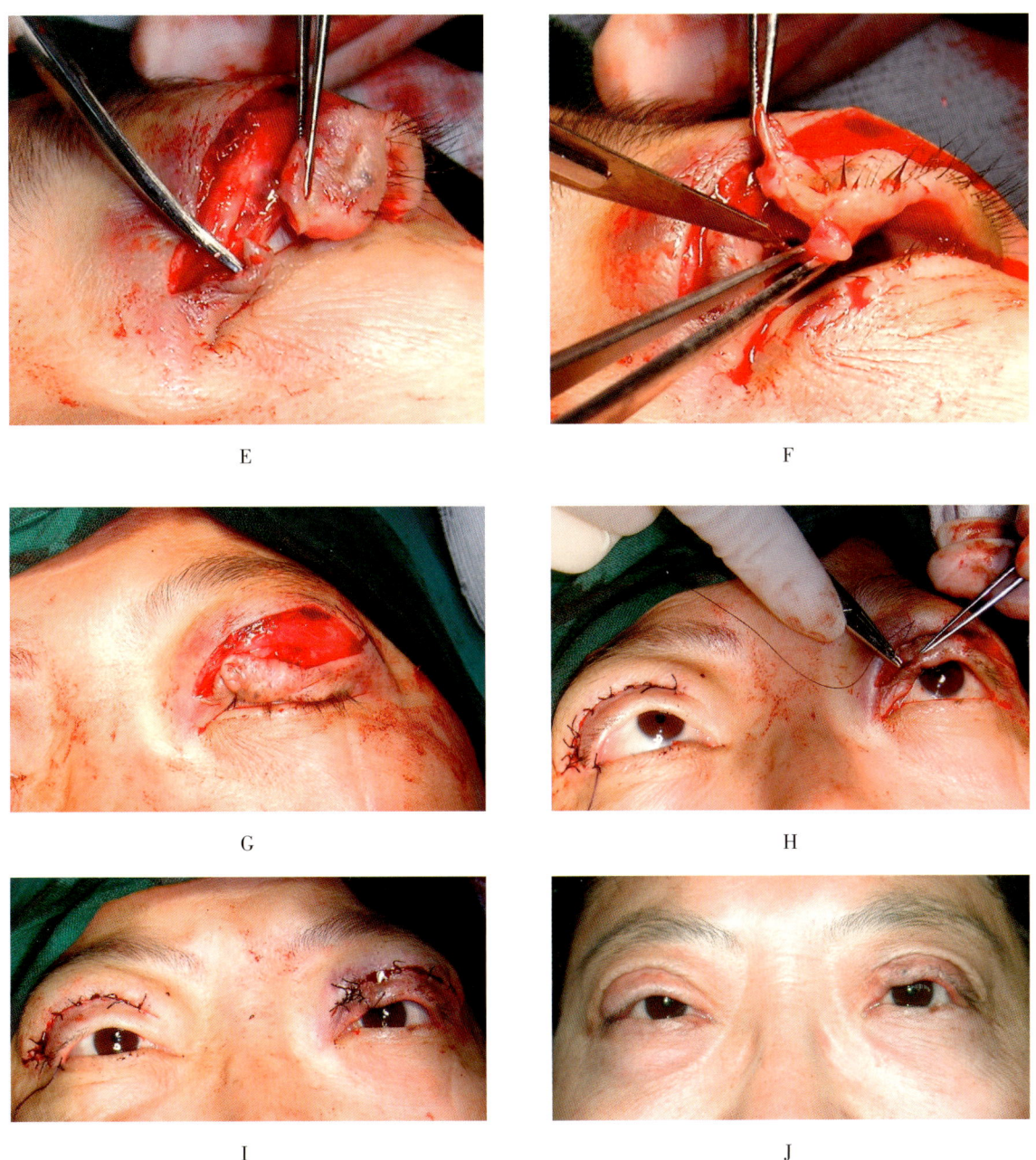

图 8-10 重睑术后睑板变形的修复

A、B. 修复术前的睁眼和闭眼 C. 原切口切开皮肤,去皮 3mm D. 在挛缩处做睑板睑黏膜 Z 改形术 E. 在挛缩处切开 F. 沿灰线剖开睑缘 G. 切除多余的睑部组织,注意前后两层错位裁剪,避免瘢痕在一条直线上 H. 缝合睑缘 I. 重睑缝合 J. 修复术后 6 个月

者一定要熟悉解剖,有一定的整形外科基础和良好的美学修养,谨慎操作,避免发生以上并发症。因为一旦发生术后并发症,就会给受术者带来许多精神和肉体的痛苦,再次修复也很难达到满意的效果。

(杨群　罗旭松　杨军)

参考文献

[1] 刘翠云,梅红,芦钰,等.眶脂肪重置矫正上睑凹陷[J].中华医学美学美容杂志,2013,19(3):171-173.

[2] 张继忠,陈辉,曾丽娜.眶隔脂肪筋膜瓣在修复重睑术后重睑过宽中的应用[J].中国美容医学,2012,21(10):1737-1738.

[3] 唐建兵,李勤,程飚,等.重睑术后上睑下垂的原因及对策分析[J].临床眼科杂志,2011,19(2):133-135.

[4] 施问国,郭宗科,于冰,等.切开法重睑成形术后并发症的预防及处理[J].中国美容医学,2011,20(6):895-897.

[5] Terella A M, Wang T D, Kim M M. Complications in periorbital surgery[J]. Facial Plast Surg, 2013, 29(1): 64-70.

[6] Whipple K M, Lim L H, Korn B S, et al. Blepharoplasty complications: prevention and management[J]. Clin Plast Surg, 2013, 40(1): 213-224.

[7] Mack W P. Blepharoplasty complications[J]. Facial Plast Surg, 2012, 28(3): 273-287.

[8] Codner M A, Kikkawa D O, Korn B S, et al. Blepharoplasty and brow lift[J]. Plast Reconstr Surg, 2010, 126(1): 1e-17e.

第九章
眼睑皮肤松弛及鱼尾纹消除美容术

第一节 眼睑皮肤松弛整复术

一、概述

眼睑皮肤松弛在临床上比较多见,尤其是中老年人。

随着年龄的增长,皮肤及其附属部分会发生一系列组织学和形态方面的改变,呈现出老化、功能减退,严重者不但影响容貌美观,而且影响眼睑功能。眼睑皮肤松弛、下垂和臃肿可由多种原因引起,也可发生于任何年龄,如遗传因素、局部变态反应、月经周期的影响、饮酒过度、睡眠过少或过多,以及甲状腺疾病、心脏病或肾病等,均可引起眼睑皮肤松弛,但其往往不稳定且为非进行性。眼睑皮肤松弛最常发生在中老年人,由于眼睑皮肤增龄老化,可发生组织学上的变化,如皮肤细胞脱水、棘层肥厚角化、真皮胶质减少、弹性纤维断裂等。随之可发生形态方面的变化,如眼睑皮肤松弛下垂,甚至超过睑缘,遮盖部分睑裂,影响视野,松弛严重者睑缘被推移内翻,导致倒睫溢泪;过多的松弛皮肤堆积,上睑呈重力性下垂,眼睑皮肤变薄,无弹性,出现皱褶;外眦下垂,睑裂呈三角形;眼轮匝肌变薄,眶隔松弛,眶内脂肪膨出,上睑显现臃肿。另外,亦常伴有泪腺脱垂,在外上眶缘上睑皮下可扪及一滑动质块;翻转上睑,暴露上穹隆部,于穹隆结膜下可触及同样滑动的质块,即为脱垂的泪腺。某些病例由于眶隔内脂肪萎缩,表现为上睑沟和眉下区凹陷;也可因外侧脂肪垫未萎缩退化,覆盖在外侧眶缘上,于上睑外眦部形成檐盖状膨隆。眶周组织也可因老化而眉下垂,眼角出现鱼尾纹和鸡爪纹。某些病例因上睑提肌松弛,出现裂孔、肌力不足而呈真性上睑下垂。中老年性上睑皮肤松弛和外眦下垂的矫正又称上睑整形术,它不仅能够改善眼部外形、减轻老态,而且具有拓宽视野、矫正倒睫等治疗意义。因此,眼睑松弛整复术在眼部整形美容外科中已成为常见的手术之一。

(一)眼睑老化的临床特征

1 皮肤变薄、松弛、缺乏弹性,皮肤表面沟纹加深、皱纹增多。

2 眼轮匝肌变性、松弛。

3 眶隔膜松弛、萎缩、变薄,导致眶脂肪突出脱垂,在上睑表现为肿眼泡(图 9-1),常伴泪腺脱垂;在下睑则形成眼袋。

4 眉部及上、下睑皮肤下垂。

5 眼周部皱纹增多,尤其是外眦部鱼尾纹明显加深、增多。

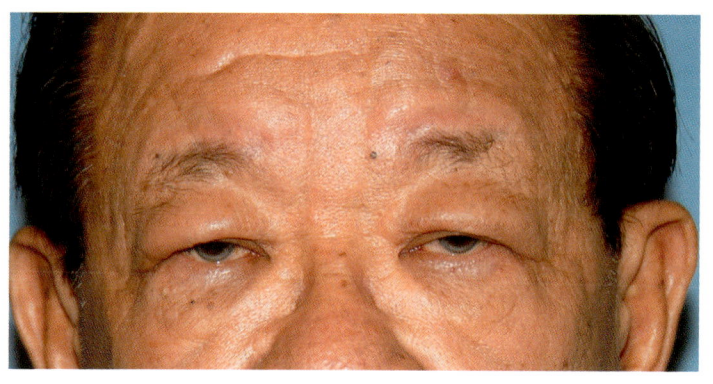

图 9-1　上睑松弛的肿眼泡表现

眼睑皮肤松弛一般以上睑为明显，尤其是上睑中外部分。重症者皮肤松弛下垂可遮挡部分睑裂甚至瞳孔，从而影响视野；有的将睫毛下压，刺激角膜。患者为满足视野要求、看清前方物体，往往需抬头或不时用手抬起上睑。此外，患者常反射性地用收缩额肌的方法睁大睑裂，久而久之，则造成较深的抬头纹。若上睑皮肤松弛呈均匀下垂，可使睑裂变窄，呈眯缝眼形态；若外侧下垂而内侧不下垂，则表现为三角眼形态（图 9-2）；若外侧下垂明显，而内侧下垂不明显，则呈八字眼形态；若单侧上睑皮肤松弛下垂，则表现为大小眼，以上均可影响容貌美。

下睑皮肤松弛下垂伴眶脂肪疝突，则表现为下睑眼袋，显得衰老无神。

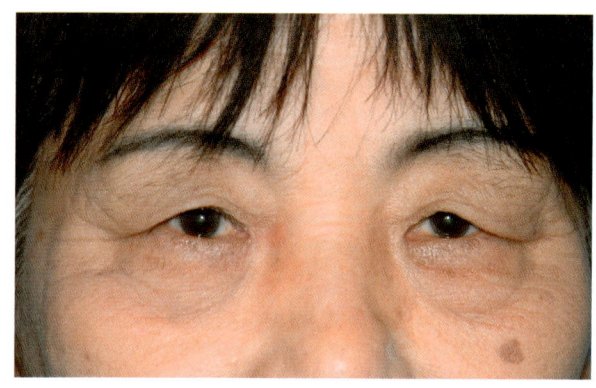

图 9-2　上睑松弛的三角眼表现

（二）眼睑皮肤松弛症

临床上还有一种眼睑皮肤松弛症（睑皮肤弛缓症），是一种独立的疾病，以双上睑皮肤松弛、变薄、弹性减弱伴泪腺脱垂为特征。多见于年轻女性，有反复上睑皮肤红肿病史，持续数周后红肿消退，反复多次发作，皮肤逐渐变薄、松弛，表面皱褶明显，病理检查主要表现为萎缩性改变。其病因目前尚不十分明确，可能与屡发性神经性水肿致使眼睑皮肤弹力消失有关，也有人认为与内分泌、遗传等因素有关。

无论由于哪种原因引起的眼睑皮肤松弛症，都需手术矫正治疗。

二、眼睑皮肤松弛整复术的术前检查

眼睑皮肤松弛整复术的术前检查包括：①视力是否正常；②角膜、眼球运动有无异常，有无眼球突出等；③泪器有无异常；④眼轮匝肌有无松弛、肥厚；⑤眼睑皮肤的形态、位置，有无松弛、下垂情况；⑥眶脂肪有无膨出；⑦泪腺有无脱垂；⑧眉有无下垂，鱼尾纹的程度；⑨术前血常规、出凝血

时间、心电图、胸透等检查;⑩术前医学照相。

三、眼睑皮肤松弛整复术的注意事项

1. 眼睑皮肤松弛整复术又称眼睑去皱术,可分为上睑去皱术和下睑去皱术两种。一般情况下,上、下睑手术应分期进行,以避免上、下睑皮肤血供同时受损,若损伤过大,术后肿胀明显,不利于恢复。

2. 行上睑去皱术时一般应同时行重睑术。行下睑去皱术时,若无眼袋,可单纯作皮肤切除;若有眼袋存在,应按眼袋整复方法进行。

3. 上睑眉部至上睑缘处皮肤由厚至薄,行上睑去皱术后,因切除了部分皮肤,切口上、下缘的皮肤厚薄不匀,因此缝合后形成的重睑不如不去皮肤的重睑好看,应向患者交代清楚。

4. 无论上睑还是下睑去皱术,切除的皮肤量均不应过多,以免造成睑外翻并发症。去皮原则是"宁少勿过,力求适中"。

5. 若患者需行颧颞部除皱术,应先行颧颞部除皱,待恢复一段时间后再视上、下睑情况行手术整复。

6. 若伴有泪腺脱垂、眶脂肪膨出,应同时予以整复。

7. 若眼睑皮肤过于松弛、皱纹多,切除外眦部多余皮肤时,切口线应与鱼尾纹平行或一致,以免术后瘢痕过于明显,影响美观。

四、手术方法

(一) 上睑去皱+重睑术

1. **适应证** 上睑皮肤松弛引起的上睑下垂、倒睫,全面部除皱术后上睑皮肤仍有松弛下垂者。

2. **麻醉** 采用局部麻醉,高血压患者不宜加用肾上腺素。

3. **切口线设计**

(1) 将上睑皮肤略拉紧,在距上睑缘5~6mm处画出第一条上睑皱襞线,线的内端从内眦部开始,达外眦部,并斜向外上方,顺着鱼尾纹方向,其长度勿超过眶缘0.7cm或不超过尾梢。用镊挟法确定应切除的多余皮肤量,定出上方的切口线,此线的方向与第一条线一致。

(2) 局部浸润麻醉后,按画线切开上睑并去除多余的皮肤。但是镊夹法切除皮肤通常不够精确,精确的切除方法是:将切口上方的皮肤向下适当牵拉,准确测算皮肤组织的多余量(图9-3),然后沿切口缘剪除实际多余的皮肤组织(图9-4)。

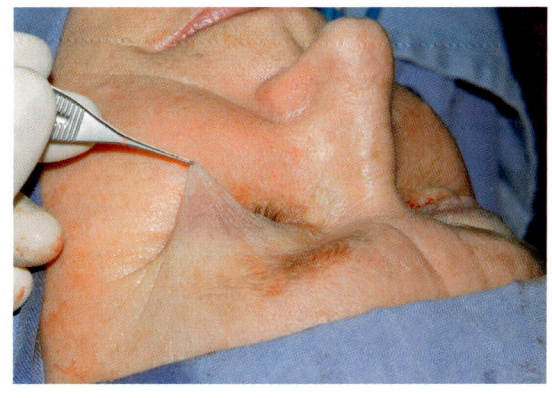

图9-3 将切口上方的皮肤向下适当牵拉,准确测算皮肤组织的多余量

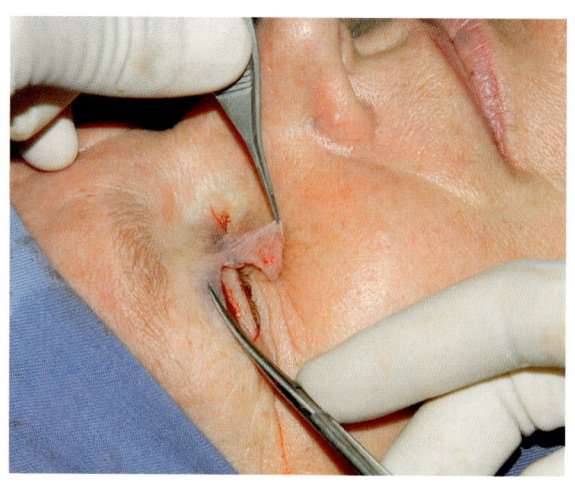

图 9-4　沿切口缘剪除实际多余的皮肤组织

（3）于睑板前切除一条眼轮匝肌，暴露出睑板及其上缘，充分彻底止血。

（4）分离睑板上方的眼轮匝肌，暴露并打开眶隔，用手指轻压眼球，使眶脂肪疝出（如上睑无明显多余的脂肪，此步骤可省去），轻轻提起疝出的脂肪，用止血钳夹住脂肪的蒂部，切除多余的脂肪。

脂肪去除切勿过多，以防术后睑上区凹陷。电凝止血或结扎蒂部，以防术后球后及眶隔血肿。切除上睑多余组织量的判断标准是：双眼自然闭合，切口上、下缘皮肤之间留有 1～2mm 缝隙，患者睁眼时立刻感到轻松许多，切口上方皮肤组织距睑缘 3～4mm（图 9-5）。术毕用纱布覆盖伤口，轻压包扎。术后 5～7 天拆除缝线。

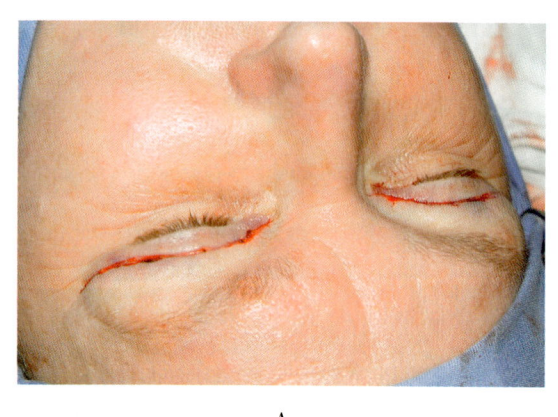
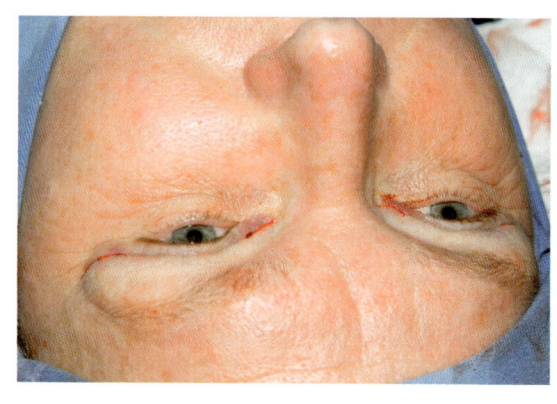

A　　　　　　　　　　　　　　　　　　　B

图 9-5　切除上睑多余组织量的判断标准
A. 双眼自然闭合时切口上、下缘皮肤之间留有 1～2mm 缝隙　B. 睁眼时切口上方皮肤组织距睑缘 3～4mm

4　手术注意事项

（1）术中切口线内端应在内眦韧带上缘的皮肤上，不宜在内眦韧带上，以免发生瘢痕性内眦赘皮；切口线外端不宜超过眼睑皮肤与眶部皮肤的交界线，以免引起线状瘢痕收缩。

（2）去除的皮肤量应依上睑皮肤的松弛程度而定，一般上睑内 1/3 的皮肤应少去除或不去除；若外侧皮肤松弛较明显，可适当多去除些。外眦的切口线可延长至鱼尾纹处并与之相吻合或重叠，这样愈合后不影响美观。

（3）上睑切口线尽量不要延伸到眼角水平以下，以免影响淋巴回流；若与下睑切口线相交，切口瘢痕收缩后,常会引起眦角锐圆畸形。

（4）切口上、下缘应等长,以免伤口缝合后两端起皱。

（5）切开眶隔时应避免损伤上睑提肌,以免术后导致上睑下垂。

（6）外眦区常有外侧脂肪垫或泪腺脱垂,应将其暴露清楚后适当处理,若为泪腺脱垂应还纳泪腺,并上吊缝合于眶骨骨膜上。切勿将其当眶内脂肪切除,以防术后导致干眼症。

（7）根据睑部皮肤的松弛程度及脂肪的多少决定皮肤、眼轮匝肌和眶脂肪的去除量。不是所有的患者都需要去除这三种组织,有时仅去除松弛的皮肤和少许眼轮匝肌即可。

5 术后并发症

（1）两侧不对称:由于测量上的错误,致使重睑形成不对称;或两侧眼轮匝肌去除不相等,高度不一致。

（2）重睑未形成或形成太浅:可能是睑板上缘暴露不够,或缝合时未挂住睑板上缘筋膜所致。

（3）眶上区凹陷:多由于眶隔脂肪切除过多所致。

（4）眶内血肿:多由于止血不彻底或受术者为血液疾病患者所致,术前应重视血液检查。

（5）重睑过高:设计上的误差,或设计时未拉紧松弛的皮肤。

（6）睫毛过度外翻:多由于切口低、缝合固定过高所致。

（7）上睑下垂:多为解剖不清、手术粗暴、切断或损伤上睑提肌所致。

（8）三角眼或三重睑:缝合层次不一致,或某针与眶隔粘连,或剥离过于广泛,或内眦赘皮严重而未矫正,均可形成三角眼或三重睑。

（9）感染:消毒不严格、无菌操作不严格、切口内遗留纱布丝等异物、拆线不彻底将线头遗留在伤口内等,均可导致感染。

（二）上睑 M 形皮肤切除去皱术

上睑皮肤切口线设计在内眦部呈梭形,在外眦部呈横 M 形;或是内、外眦部的切口线均呈横 M 形或其他形状。其皮肤切除量及形状主要依据上睑皮肤的松弛情况而定,其他操作同前(图 9-6)。

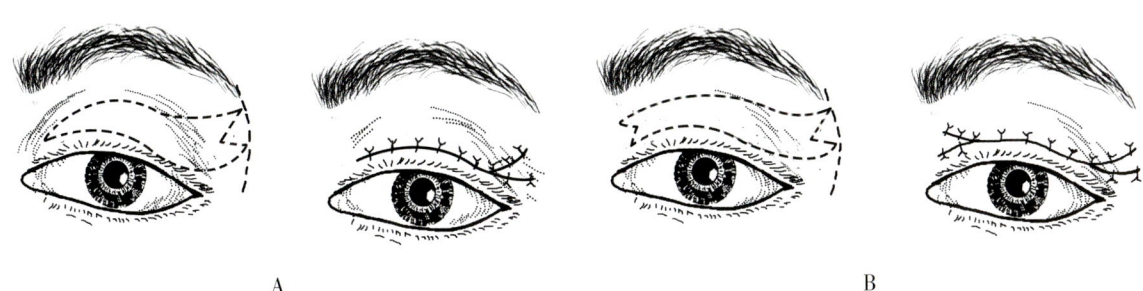

图 9-6　上睑 M 形皮肤切除去皱术
A. 切除皮肤,外眦部呈 M 形　B. 切除皮肤,内、外眦部均呈 M 形

（三）下睑去皱术

下睑去皱术的皮肤切口、眼轮匝肌及眶脂肪的处理,均可按眼袋整复术进行操作。

（四）上、下睑同时去皱术

一般情况下,上、下睑皮肤松弛的整复最好分次进行,若需要同时进行,应精心设计,仔细操作,尽量减少组织损伤。

1 适应证　老年性上、下睑皮肤松弛或伴眼袋者,或全面部除皱术后需行上、下睑去皱者。

2 手术方法

（1）按上、下睑去皱术分别进行。

（2）上、下睑可同时按 M 形皮肤切除术设计操作步骤（图 9-7）。

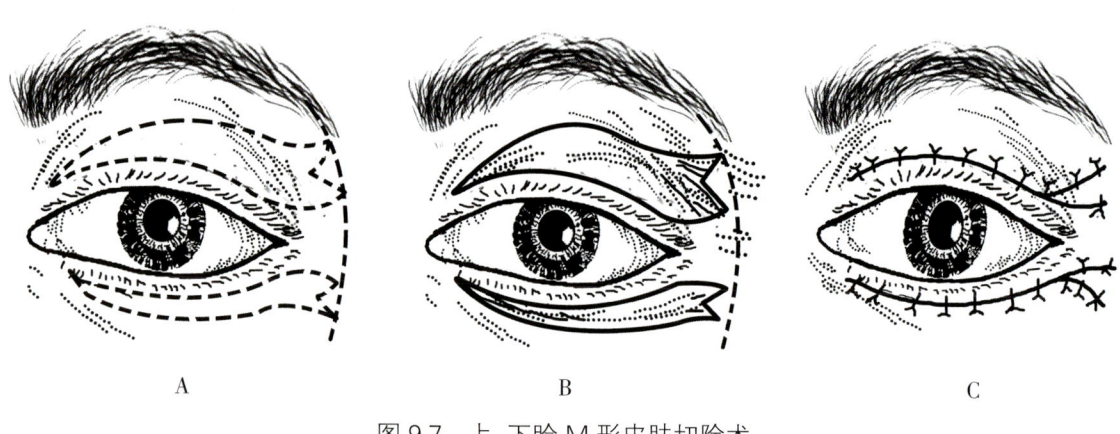

图 9-7　上、下睑 M 形皮肤切除术

第二节　鱼尾纹消除美容术

一、概述

人到中老年，往往在眼外眦部位出现向颞侧走行的、呈放射状排列的鱼尾状皮肤皱纹，称为鱼尾纹或鸡爪纹，其长短、数量、深浅、形态因人而异。

鱼尾纹的形成除了受年龄、遗传因素、生活环境、营养情况、精神状态和疾病等因素的影响外，其直接原因是眼轮匝肌收缩，眼外眦部皮肤老化、弹性减弱，肌肉松弛变性、收缩牵拉所致。

鱼尾纹在微笑、面部表情丰富时表现得尤为明显，是面部、眼部皮肤老化的重要形态标志之一（图 9-8）。

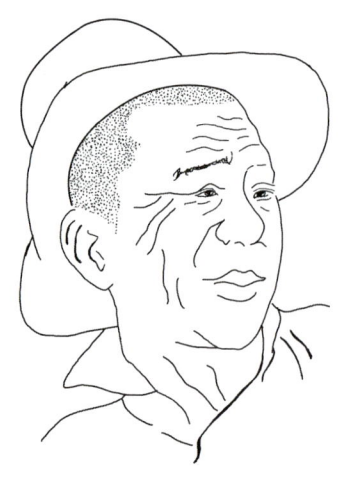

图 9-8　面部皮肤老化，鱼尾纹形成

鱼尾纹形成早期可采用局部按摩、超声、电脑美容等方法进行治疗,均有一定的效果。

此外,医用美容注射胶原对于消除鱼尾纹也有一定的效果,临床上可以试用。其原理是美容胶原注入皮肤后脱水收缩,重新排列成近似于体内自然态的胶原纤维,数周后,体内成纤维细胞、毛细血管、脂肪细胞向胶原注射物内移行,并合成自身胶原蛋白,最终形成正常的结缔组织,填充分布到皱纹下的皮肤中,达到消除皱纹、美容的目的。此疗法是近年兴起的一种新技术,20世纪80年代由美国首先推出。国内目前有单位开始试用,对于鱼尾纹等面部皱纹的治疗应用仍处在初期阶段。

鱼尾纹的手术治疗是目前颜面除皱术中的一个难点,因其形成与诸多因素有关,是局部眼轮匝肌、表情肌收缩,皮肤被牵拉等复杂原因共同作用的结果,所以,以往单纯采用颞部作一月牙形皮肤切除、分离提紧局部皮肤以消除鱼尾纹的方法效果并不理想。

近年来国内学者采用眼轮匝肌瓣提紧、浅筋膜固定联合颞部皮肤切除的方法消除鱼尾纹,取得了良好的效果,是目前比较理想的一种手术方法,本节将重点予以介绍。

此外也有文献报告采用自体颗粒脂肪注射移植的方法消除鱼尾纹,值得临床进一步深入实践和研究观察。

二、眼轮匝肌的应用解剖

根据眼部解剖学特点,行眼轮匝肌提紧术时须特别注意避免面神经颞支的眼轮匝肌支损伤,所以必须熟悉眼轮匝肌的局部解剖。

眼轮匝肌位于皮下组织和睑板及眶隔之间,围绕睑裂分布,为椭圆形扁肌,其深面紧贴于眶部骨膜及睑筋膜浅面,可分为眶、眶隔前和睑板前三部分。与鱼尾纹消除术有关的部位主要是眶部,眶部在以上三部分中占比最大,为眼轮匝肌的最外围部分。在眼眶前,肌纤维起自睑内侧韧带周围的骨性部,肌束呈弧形,弓向外侧;在外眦外侧上、下部,肌纤维互相交织,部分肌纤维止于皮肤,部分肌纤维移行于邻近额肌和上唇方肌。眼轮匝肌的作用是使眶部周围皮肤产生皱纹,眉下降,上提颊部皮肤,使睑用力闭合,受面神经颞支和颧支支配,面神经颞支穿出腮腺上缘,紧贴骨膜表面,越过颧弓中部发出分支支配眼轮匝肌,在眶上缘外上2cm处进入额肌。

面神经颧支由颞面支分出后,自腮腺上缘穿出,一般与颧弓平行,在颧骨体与颧骨颞突交界下缘斜过颧骨及眶外角,分布于眼轮匝肌、颧肌和提上唇肌(图9-9)。

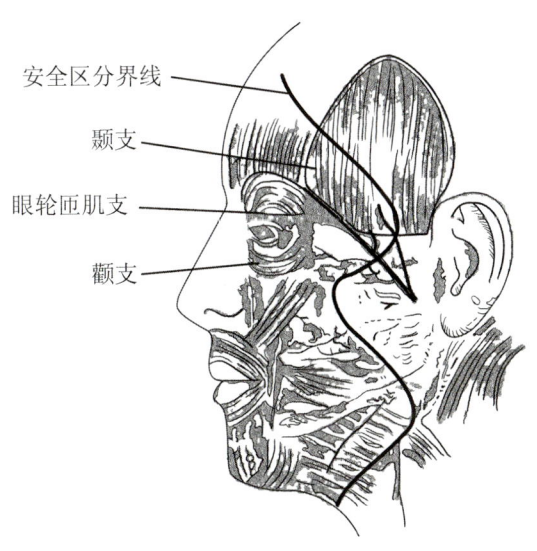

图 9-9　面神经解剖安全区界限

三、外眦部眼轮匝肌瓣提紧鱼尾纹消除术

(一) 术前准备

1. 除常规项目准备外,术前应嘱患者洗澡,特别是要认真地将头发洗净。
2. 在颞部耳上区于发际内 3～5cm 处剪去头发,宽约 2cm,长适度;余发梳理编辫。

(二) 手术方法

1. 切口设计　沿耳前皱襞、耳轮脚向上并稍向后,指向顶部达相当于眶外侧缘的垂线,约于发际内 4cm 处作切口线。切口线完全隐藏在发际内,瘢痕甚为隐蔽。于眶外侧缘 3～5cm 处标出眼轮匝肌外缘的表面投影线,眶上缘外上 3cm 处为面神经颞支进入额肌的危险区。

2. 切开皮肤,分离、暴露眼轮匝肌外侧　在局麻下,沿设计切口线切开头皮和耳前皮肤,达颞浅筋膜浅层,用手指或钝性手术剪沿浅筋膜表面分离皮瓣,直到眼眶外侧缘。提起颞部皮瓣,用钝头剪刀将眼轮匝肌外侧边缘游离出来。正常情况下此边缘一般在眶缘外侧 3～5cm 处。

3. 提紧固定缝合眼轮匝肌　用手指钝性分离,从深筋膜上将眼轮匝肌提起,这样可以减少对面神经颞支的眼轮匝肌支的损伤。

然后用两把镊子将眼轮匝肌往头向和侧向呈放射状提紧,经反复测试,确定提紧适度后,将眼轮匝肌瓣舒展平坦,用 3-0 丝线与颞浅筋膜缝合。缝合时应注意两侧眉梢和眼角的对称性。

如眼角鱼尾纹严重,也可将眼轮匝肌切割成上、下两股后提紧缝合于颞浅筋膜上。

面神经颞支的眼轮匝肌支有很多纤细的小分支和交通支,故即使有少数纤维受损伤,对眼轮匝肌的功能也并无明显影响。

4. 切除多余的皮肤,缝合关闭切口　在固定缝合眼轮匝肌瓣后,将内侧皮肤切口徐徐提起,向颞上外方提拉,切除多余的皮肤,将皮肤分层对位间断缝合。

(三) 术后处理

1. 术后加压包扎 48 小时,酌情应用抗生素、激素、止血剂等。
2. 耳前皱襞无张力的切口线可于术后 5～7 天拆除,发际内有张力的切口缝线于术后 7～10 天拆除。
3. 术后应检查术区有无血肿,两侧眉毛、睑裂、眼外角等的大小、位置是否对称,睑裂能否闭合,额纹是否存在。如有血肿,应在严密消毒后拆除 1～2 针缝线,将积血去除,继续加压包扎 2 天。如双侧眉毛、睑裂和眼角位置明显不对称,必须拆除缝线,将眼轮匝肌瓣的缝合方向和张力进行重新调整。如有额纹消失、睑裂闭合不全等症状,轻度者,其功能会逐渐恢复;严重者必须及时手术探查,进行神经吻合。此手术效果一般比较满意,其原因与以下因素有关:

(1) 眶外侧的眼轮匝肌和皮肤向颞上外方提紧和展平,并固定于浅筋膜上,位置相对稳定且不易移动。

(2) 面神经颞支有许多细小分支分布于眼轮匝肌中,术中有部分细小分支被切断,相对地减弱了眼轮匝肌的收缩作用。

(陶然　陈江萍　宋建星)

参考文献

[1] Knize D M. An anatomically based study of the mechanism of eyebrow ptosis[J]. Plast Reconstr Surg, 1996, 97(7): 1321-1333.

[2] Sykes J M. Surgical rejuvenation of the brow and forehead [J]. Facial Plast Surg, 1999, 15(3): 183-191.

[3] 刘凯,李青峰.SMAS层叠固定术在眉和上睑年轻化手术中的应用[J].中国美容医学,2005,14(3):307-309.

[4] 张诚,刘毅,刘萍,等.部分眉切除加眼轮匝肌悬吊修复上睑松弛[J].中国美容医学,2006,15(2):158-159.

[5] 刘萍,刘毅,张晓萍,等.眉美容整形的美学设计[J].中国美容医学,2004,13(6):701-703.

[6] 张安利,黄泽春,梁志为,等.个性化切眉术56例的定点设计[J].中国美容医学,2007,16(10):1420-1422.

[7] 汪勇,刘晓燕,刘燕红.眉上提术在眼睑部整形中的应用[J].实用美容整形外科杂志,2000,11(4):181-182.

[8] 王宗学,王丽君.文眉失败后提切眉同时去除鱼尾纹的方法和技巧[J].中国美容医学,2009,18(7):940-941.

[9] 聂婕.切眉术150例[J].中华医学美学美容杂志,2005,11(5):270.

[10] 张敬德,邢新,杨超.重睑成形术结合眉埋线固定法治疗上睑皮肤松弛[J].中国美容整形外科杂志,2007,18(3):195-196.

[11] 蒋海越,国冬军,潘博,等.切眉术矫治不良文眉伴上睑松弛[J].中国美容整形外科杂志,2006,17(6):429-430.

[12] 林彪斌,范元涛,张海波.切眉和去眶脂或矫正泪腺脱垂联合整形术[J].中国实用美容整形外科杂志,2004,15(1):19-20.

[13] 邵宏,刘菡.眉缘切口治疗上睑皮肤松弛[J].中国美容医学,2004,13(4):456-457.

[14] 周捍东.眶区皮肤松弛矫正术[J].中国美容医学,2007,16(5):660-661.

[15] 邱晓东,周兴亮,宫昔愿,等.中老年人上睑松垂的治疗[J].中国美容医学,2003,12(1):84-86.

[16] 林茂昌,张琳.下睑眼袋手术严重并发症分析及其预防处理[J].中国美容医学,2007,16(2):199-202.

[17] 杨晓惠,李健宁.实用整容外科手术学[M].第2版.北京:人民卫生出版社,1995:160.

[18] 胡志奇,高建华,罗盛康,等.35岁以下女性上睑皮肤松弛去皮重睑术[J].实用美容整形外科杂志,2003,14(3):122.

[19] 麦慧,杨克敌,何敏.中老年人上睑皮肤松弛矫正方法改进及标准化建立[J].中国临床新医学,2008,1:54-56.

[20] 王丹丹.中老年人上睑松弛手术方法的选择[J].中国医疗前沿,2009,4(3):83.

[21] 张选奋,郭树忠.睑裂周围老化的防治进展[J].中国实用美容整形外科杂志,2004,15(4):206-208.

[22] 麦慧,黄欣,朱格非.提眉术结合去皮重睑术治疗中重度中老年人上睑皮肤松弛134例[J].广西医学,2008,30(12):1865-1866.

[23] 王代双,陈艺明.小切口埋线法眉下垂矫正术[J].中华医学美容杂志,1998,4(4):211-212.

［24］陈兵,徐永成,王晋煌,等.眉毛上提术的应用解剖[J].中华医学美学美容杂志,2001,7(6):314-316.

［25］罗建国,戚可名,陈国璋,等.眉区、上睑的解剖及其在上睑下垂外科中的意义[J].中华整形烧伤外科杂志,1994,10(6):466-469.

［26］颜祥志,刘丽华,颜祥丽,等.切除不良文眉矫治上睑皮肤松弛[J].实用美容整形外科杂志,2001,12(4):199.

［27］王炜.整形外科学[M].杭州:浙江科学技术出版社,1999:998-1000.

［28］杜晓岩,谷永安.经直接眉上提术综合矫治眶周区域老年样改变[J].中国实用美容整形外科杂志,2005,16(3):162-163.

［29］亓发芝.上睑除皱术[J].中国实用美容整形外科杂志,2006,17(2):128-129.

［30］宋儒耀,方彰林.美容整形外科学[M].第3版.北京:北京出版社,2002:564-566.

［31］王松.切眉术的临床体会[J].中华医学美学美容杂志,2006,12(4):245-246.

［32］鲁开化.常用美容手术及并发症修复[M].上海:第二军医大学出版社,2005:42-49.

第十章 上睑下垂矫正术

第一节 概述

正常人在平视前方时,上睑遮盖角膜上方 1~2mm;如上睑覆盖角膜上方超过 2mm,低于正常解剖位置,睑裂较正常变小,可诊断为上睑下垂。

上睑下垂的原因纷繁复杂,它可以是先天性的或后天继发的,可以是真性的或假性的,可以是单独的一个疾病或综合征中的一个表现,甚至是中枢神经系统或全身严重疾患的最初眼部表现,容易误诊误治。

在临床上最多见的上睑下垂是婴幼儿先天性上睑下垂,国内文献报道其发病率为 0.56%,居先天性眼病发病率的第二位,国外报道其发病率为 0.12%。目前认为先天性上睑下垂是一种常染色体遗传疾病,多为常染色体显性遗传。

由于上眼睑遮盖部分或全部瞳孔,使患眼视野受限,患儿往往养成视物时仰头、蹙额、扬眉等习惯,可影响颈部肌肉和颈椎的正常发育;长期视力受损可引起失用性弱视、近视、散光等,给患儿的身体和心理发育造成严重影响,危害较大,需要及早治疗。

上睑下垂矫正术后上睑提升力量得到加强,眼睑恢复到正常位置,但术后早期会出现睑裂闭合不全等情况,往往需要比较长的时间以重新建立睁眼与闭眼力量的平衡,在此期间如不注意患眼的护理,可能会导致暴露性角膜炎等严重并发症,因此需要重视上睑下垂术后的护理和宣教。

关于上睑下垂的手术治疗方法文献报道很多,术式也多种多样,主要分为针对上睑提肌进行处理和针对外源肌肉(额肌)进行处理两大类,但对这些已有的数据资料迄今缺乏循证医学的梳理,目前尚无成形的治疗共识、指南和规范,未来也需要倡导多进行高质量、高证据等级的治疗研究。

第二节 相关解剖和生理

与上睑下垂发病和治疗有关的解剖结构有多个,以下分别进行简要介绍。

一、上睑提肌

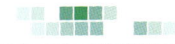

上睑提肌起于眶内破裂孔上方的骨膜,肌腹(为横纹肌)在眶上壁与上直肌之间前行,至眶缘下方移行为腱膜,转向前下方走行,止于睑板上缘。腱膜上窄下宽,呈扇形。该肌收缩时,上睑向后上方做弧形上举。

二、Müller 氏肌

Müller 氏肌是由交感神经系统支配的非横纹肌，起自 Whitnall 韧带附近的上睑提肌远端，与其肌纤维相交织，向下通过腱性成分止于上睑板上缘。Müller 氏肌具有协助上睑保持上提状态的作用，在睁眼状态下该肌起 2～3mm 的上提上睑作用。

三、泪腺和泪液

泪腺是分泌泪液的器官，位于眼眶外上方的泪腺窝里，重约 2g，男性比女性重，有丰富的神经支配。泪腺分为上、下两部分，上部为眶部，较大，形态似杏仁，外径约 12mm×20mm；下部为睑部，较小。泪腺有 10～12 条排泄管，用以排除泪液。

泪液是由泪腺分泌的一种水样液体，在眼球表面形成泪膜（tears film）。泪液由黏液、浆液和脂质组成，其中黏液占 0.6% 以上；浆液占 98% 以上，浆液中水分占绝大部分，固体成分约占 1.8%，包括蛋白质、糖和矿物质，还包括溶菌酶、多种免疫球蛋白、补体、乳铁蛋白等多种复杂成分；脂质占 1.4%，散布于浆液表面形成脂膜，可反射光线、减少泪液蒸发等。正常的泪液具有屏障、抑菌、杀菌及免疫调节等多种功能，在保护眼球、营养眼表组织、完善视觉功能等方面起着重要作用。泪液分泌包括基础分泌和反射分泌，前者的分泌活动无神经支配，日夜不停，分泌量较少，平均每分钟不到 1μl；后者的分泌受交感神经和副交感神经等的支配。

四、Whitnall 韧带

Whitnall 韧带（节制韧带）为上睑提肌表面筋膜增厚而形成的一束横行腱膜，大致位于眼球赤道部正上方。其前缘下方为上睑提肌肌腹与腱膜的移行部位，是上睑提肌腱膜最上缘的标志。Whitnall 韧带充当上睑提肌运动的滑车，对泪腺也起支持作用。

五、额肌

额肌是一块宽阔而菲薄的四边形肌肉，收缩时能上提眉毛，属于表情肌。额肌起自前额中上部的帽状腱膜，其在正中线处有明显的分隔。额肌上缘在颅骨冠状缝下方，向下与眼轮匝肌眶部肌纤维相互交织，并有部分额肌纤维向前下方止于眉区皮肤及皮下。额肌内侧部分肌纤维止于鼻骨，形成降眉肌；额肌中部肌纤维与止于眶内上缘的皱眉肌相互交织。

第三节　病因和分类

只有正确的诊断才有正确的治疗，上睑下垂的诊断看似很容易，但实际上它有真性和假性之分。真性上睑下垂根据其病因可分为机械性、腱膜性、肌源性和神经源性四大类（图 10-1），其病因众多，不单单只有上睑提肌的病变才会造成上睑下垂，临床中需要认真地进行鉴别，避免漏诊。假性上睑下垂是指其他病变造成的外观上类似于上睑下垂，但实际上眼睑上提系统功能正常的情况。

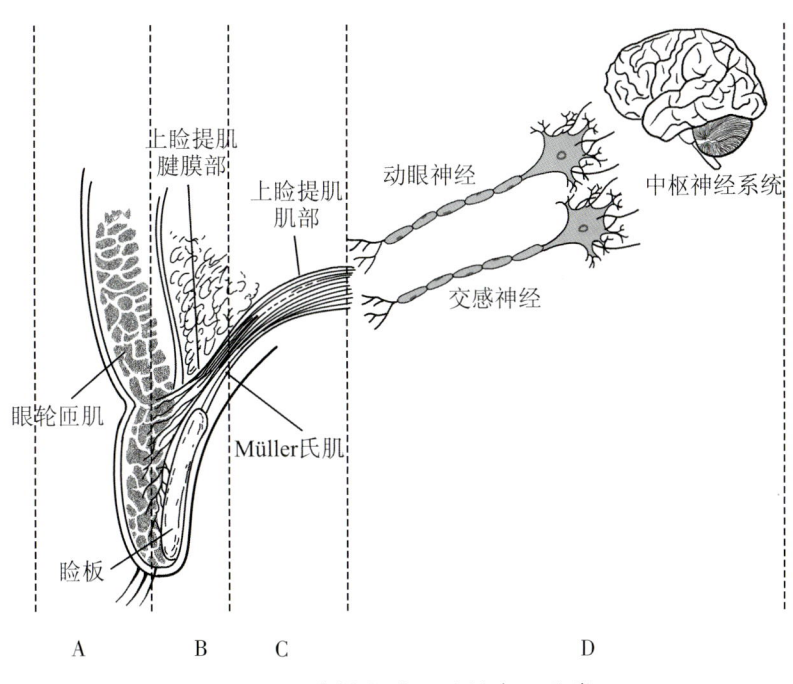

图 10-1 真性上睑下垂的病因分类
A. 机械性　B. 腱膜性　C. 肌源性　D. 神经源性

一、真性上睑下垂

（一）机械性上睑下垂

机械性上睑下垂是指上睑增厚及重量增加引起的上睑下垂，由眼睑本身的病变所致，如感染、肿瘤等。儿童机械性上睑下垂需考虑的病因有皮样囊肿、转移性神经母细胞瘤、睑板腺囊肿、横纹肌肉瘤和神经纤维瘤。其机制不仅包括上睑组织量的增加，还可通过直接破坏上睑提肌引起上睑下垂，治疗以手术去除原发病灶为主。

（二）腱膜性上睑下垂

上睑提肌腱膜从睑板脱离或裂开（disinsertion/dehiscence）也可导致上睑下垂，多为继发性，常为老年性退变或创伤造成，如出生过程受伤，曾有严重眼眶肿胀，甚至白内障手术，都提示上睑下垂可能与上睑提肌腱膜断裂有关。

（三）肌源性上睑下垂

上睑提肌发育不良造成的肌源性下垂是先天性上睑下垂最常见的原因，患者向下看时有上睑迟滞的情况，由上睑提肌纤维化所致。单纯的先天性上睑下垂75%为单侧，大多数表现为单一病情。先天性上睑下垂患者的上睑提肌肌纤维横纹消失，数量减少，走行紊乱，被纤维组织和脂肪组织所取代。

肌源性上睑下垂是儿童上睑下垂最常见的病因，由上睑提肌发育不良所致，其横纹肌纤维的缺陷程度与上睑下垂的严重程度往往成正比。患者上睑提肌收缩及松弛功能均受损，临床表现为患侧上睑下垂伴下视时上睑迟滞，上睑提肌肌力减弱，重睑皱襞消失。

肌源性上睑下垂有时是先天性综合征的一个表现，如睑裂狭小综合征（又称小眼症，blepharophimosis syndrome），表现为双侧的上睑下垂、睑裂狭小、内眦间距过宽、倒转型内眦赘皮和下睑外翻，本书另有专门章节论述。

肌源性上睑下垂也可能是全身性肌肉疾病的一个表现，最常见的是重症肌无力（myasthenia

gravis)。重症肌无力是一种由神经-肌肉接头处传递功能障碍所引起的自身免疫性疾病,主要表现为部分或全身骨骼肌无力和易疲劳,其显著特点是肌无力于下午或傍晚劳累后加重,晨起或休息后减轻,此种现象称为晨轻暮重。女性发病率大于男性,男女之比约为 2:3;各年龄段均可发病,儿童以 1~5 岁居多。重症肌无力的发病原因尚不明确,普遍认为与感染、药物、环境因素有关。重症肌无力患者中 65%~80% 有胸腺增生,10%~20% 伴发胸腺瘤。如果肌无力及上睑下垂程度为非进行性,也可行手术矫正。

还有一些少见的肌源性上睑下垂可见于慢性进行性眼外肌麻痹症、肌强直综合征、进行性肌营养不良症等。

(四)神经源性上睑下垂

神经源性上睑下垂是指各种原因引起的支配上睑提肌的动眼神经和支配 Müller 氏肌的交感神经功能障碍导致的上睑下垂。

动眼神经从颅内发出后经眶上裂进入眼眶,分为上支和下支。上支较小,支配上睑提肌和上直肌;下支较大,支配内直肌、下直肌和下斜肌。动眼神经核及核下性病变,包括脑血管病、颅内肿瘤、脱髓鞘疾病、动脉瘤、基底脑膜炎、外伤、海绵窦疾病和动眼神经炎症等,均可导致神经源性上睑下垂,需仔细鉴别。临床上动眼神经的分支麻痹较动眼神经麻痹多见,动眼神经上支麻痹较下支麻痹多见,眼部症状除上睑下垂外还可有瞳孔开大和复视,诊断需要结合其他神经系统症状和体征,治疗以控制原发病为主。

Müller 氏肌由交感神经支配,上睑下垂如伴发瞳孔缩小(由瞳孔开大肌麻痹所致,但对光反应、集合反应均存在)、无汗(腺体分泌功能紊乱)、患侧眼球轻微下陷,则提示同侧颈部交感神经病变,又称 Horner 综合征。凡可引起颈部及脑干部交感神经受损伤、压迫的因素,如外伤、手术、肿瘤、炎症、血管病变等,均可引起此病。少数病例可为先天性,包括产伤造成臂丛神经损伤、交感神经链先天性肿瘤或颈内动脉畸形等,可导致先天性 Horner 综合征。

下颌-瞬目综合征(Marcus-Gunn 现象)具有特殊的上睑下垂表现,当患者张嘴、咀嚼或将下颌向健侧方向运动时,下垂的上睑可以突然提起而出现比健侧位置还高的现象;咀嚼肌休息时上睑下垂又重新出现。常为散发性并累及单侧,其原因为支配上睑提肌的动眼神经纤维与支配翼外肌的三叉神经纤维之间有异常的中枢性或周围性联系,从而发生错误的支配。反常运动在青春期后有减轻的趋势,青春期后仍无改善者或伴有弱视、斜视、屈光参差的患者应尽早进行手术治疗,以便尽早改善视功能。其治疗较困难,手术多采用患侧上睑提肌断离联合额肌瓣悬吊术或上睑提肌腱膜-额肌瓣吻合术。

其他神经源性上睑下垂还可能是眼睑失用症、眼肌麻痹性偏头痛、多发性硬化症等疾病的一种表现。

二、假性上睑下垂

假性上睑下垂即多种原因引起的睑裂相对变小,而上眼睑活动正常,易与真性上睑下垂混淆。引起假性上睑下垂的病因包括重度皮肤松弛(dermatochalasis)、眼睑痉挛(blepharospasm)、眼睑失用症、Duane 眼球后退综合征、对侧眼睑退缩、上斜视(hypertropia)和眼球内陷(enophthalmos)等。眼球内陷时受累眼球向后退缩,导致上睑覆盖于角膜上较低的位置,与正常侧相比显得有上睑下垂的情况,常见于创伤后眼眶骨折或因眶骨消蚀性病变导致眼眶容积加大的情况。

第四节 术前检查、评估与决策

仔细检查眼部、伴随症状和全身情况,如考虑为神经源性上睑下垂,按需行相应的影像学等检查,并请专科医师会诊。术前照相可作为术中参考及术后对照,上睑下垂患者术前应进行放松状态下平视前方、向上注视、向下注视以及用力状态下睁眼、闭眼等几个位置的照相。

一、病史

详细询问病史有助于判断上睑下垂的病因。询问病史应包括发病年龄、病程,有无眼部外伤史、手术史或眼睑疾病史,有无家族史,还可以拿以往的照片进行对照。

二、检查上睑是否下垂

检查上睑缘相对于角膜巩膜缘和瞳孔的位置,正常上睑缘应位于两者间距的正中间。比较前先要确定两侧瞳孔是否等大,对光反射程度是否相同,当有动眼神经麻痹和 Horner 综合征时两侧会有差异。

对于有重睑的患者可注意上睑皱襞的宽窄及与睑缘的关系,并与健侧相比,若宽度变大或弧度不良,常常提示上睑提肌腱膜断裂。

腱膜前脂肪垫也可作为参考,它附着于上睑提肌腱膜上,当腱膜从睑板连接处断裂向后退缩时,脂肪垫可随其向后移位,与健侧相比上睑显得凹陷,重睑皱襞变浅。

让患者张口和闭口活动下颌,同时观察眼睑的位置。

三、测量上睑下垂的程度

测量上睑下垂的程度可作为手术方式和矫正量的参考,一般有以下几种测量方法:

① 角膜反射光点至上睑缘的距离(margin reflex distance,MRD) 这种测量方法较客观,正常值为 4~5mm。如 MRD 为 2mm,则下垂量为 2~3mm。

② 上睑缘遮盖角膜的距离 正常值为在自然睁眼原位注视时,上睑缘位于瞳孔上缘与角膜上缘之间的中点水平,即上睑缘覆盖上方角膜 1.5~2mm。如上睑遮盖角膜 6mm,则下垂量为 4mm。

③ 两侧睑裂高度 适用于单侧上睑下垂患者。测量原位时的两侧睑裂高度,两者之差即为下垂量。如正常睑裂高度为 9mm,若为 7mm,则下垂量为 2mm。但睑裂高度这个指标并不完全可靠,有时会受下睑位置的影响。

根据测量结果,按下垂量将上睑下垂分为轻度下垂(1~2mm)、中度下垂(3mm)和重度下垂(4mm)三种临床类型(图 10-2)。

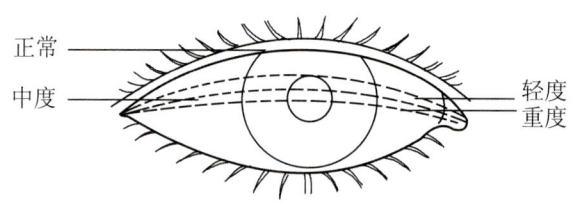

图 10-2 上睑下垂分度

四、测量上睑提肌肌力

上睑提肌肌力的大小对治疗方案的选择具有重要的参考作用,其具体测量方法为:用拇指向后压住眶上缘眉弓处,阻断额肌对上睑的牵引作用,嘱患者尽量向下注视,用直尺刻度对准上睑缘,然后嘱患者尽量向上看,上睑缘从下向上提高的幅度即为上睑提肌肌力。一般将上睑提肌肌力分为良好(≥8mm)、中等(4~7mm)和弱(<4mm)三级。

据统计,中国健康人上睑提肌肌力平均为 13mm,额肌活动幅度平均为 8mm。据 Fox 统计,在无额肌帮助的情况下,上睑活动幅度为 13~16mm;如果有额肌参与,上睑活动幅度可增加至 16~19mm,因此,在测量上睑提肌肌力时一定要排除额肌的作用。

小儿常无法配合,难以准确测定肌力,但可通过观察有无上睑皱襞及额肌收缩的情况来判断。一般而言,具有上睑皱襞(双眼皮)的患者,其上睑提肌肌力也较好。

五、观察有无上睑迟滞现象

正常人眼球下转时,上睑随着眼球下转而下垂。上睑迟滞(lig lag)是指当眼球下转时上睑不能随之下垂,其原因可能是上睑提肌纤维化后弹性变弱或其拉伸受到限制。

很多患者在上睑下垂矫正术后由于上睑提肌缩短或额肌悬吊,会导致在睑裂闭合不全的同时有上睑迟滞的现象。如果术前就有上睑迟滞的情况,手术矫正量应保守一些。

六、上直肌及其他眼外肌功能测定

动眼神经支配数条眼外肌和眼内肌,动眼神经麻痹表现为同侧眼的上直肌、下直肌、内直肌及下斜肌中一条或数条麻痹,不同的眼肌功能异常会引起眼位改变。

用手撑开患者的眼睑,嘱其双眼向各方向运动,观察眼外肌特别是上直肌的功能。在上直肌功能正常的情况下,眼球向上旋转至最大限度时角膜下缘可位于内外眦连线上。

当眼睑闭合时,反射性冲动到达眼外肌,致使眼球向上及轻度向外旋转,称 Bell 现象(Bell 征阳性),该机制在眼睑闭合不全时可保护角膜。当上直肌麻痹或伴有下斜肌功能不全时,Bell 现象消失(Bell 征阴性)。上睑下垂矫正术后发生暴露性角膜炎的风险增大,需谨慎对待。

上睑下垂伴有眼外肌麻痹时还可出现复视,此时下垂的上睑会掩盖复视症状,矫正上睑下垂前需先解决复视,否则矫正后患者的复视会反而变得明显。

七、Müller 氏肌功能检测

检测 Müller 氏肌功能可采用可卡因和肾上腺素试验或 10%去氧肾上腺素试验:将浸有 1:10000 肾上腺素和 5%可卡因的小棉片置于结膜上穹隆,或将 10%去氧肾上腺素(新福林)滴于结膜上穹隆,10 分钟后如有上睑提高,说明 Müller 氏肌有功能,可排除交感神经性上睑下垂。

八、其他眼科检查

1. 角膜知觉试验　该试验提示角膜无知觉者不能手术，因其术后有发生严重暴露性角膜炎的风险。

2. Schirmer试验　用以测量泪液基础分泌率，了解泪腺功能。对于泪液分泌量减少者，手术矫正量应保守。

3. 眼轮匝肌力量测定　让患者用力闭眼来检测其眼轮匝肌功能，眼轮匝肌肌力明显减弱提示肌性病变，这类患者在术后很难取得新的睁眼-闭眼肌力平衡，睑裂闭合不全的情况可能会持续很久，并带来相关并发症。

4. 额肌肌力测量　嘱患者向下看，使额肌伸展放松，将刻度尺置于眶缘眉弓下缘处；再嘱其尽力向上看，使额肌收缩致眉部上提，眉弓下缘上提的距离即为额肌肌力，正常人平均为8mm。

测定额肌肌力可预测利用额肌矫正上睑下垂的效果。一般情况下，额肌肌力＞7mm者预后较好，可以选择利用额肌矫正的手术方案；额肌肌力＜7mm者则预后较差，不能选择利用额肌矫正的手术方案。

5. 其他用于鉴别诊断的检查　例如怀疑重症肌无力时可行新斯的明试验、腾喜龙试验、胸腺CT和MRI、重复电刺激检查等。

九、术前全身检查

术前全身检查包括血常规、肝肾功能、胸片、心电图等。

第五节　手术时机的选择

手术时机的选择需综合参考上睑下垂的病因、严重程度、对视力的影响程度以及是否伴有其他异常等情况而定。

一、先天性上睑提肌发育不良

1. 轻中度单侧或双侧上睑下垂患儿向下注视时（如视近物）视轴不会受下垂的上睑干扰，不伴有斜视、屈光不正或屈光参差的患儿较少发生弱视，所以以3～5岁手术为宜。

2. 严重的双侧或单侧上睑下垂可提早至2岁左右手术，以免发生剥夺性弱视以及头向后仰伸、脊柱后弯等畸形。

3. 睑裂狭小综合征患者最好分期手术，先做内、外眦成形术，半年后再行上睑下垂矫正术。因前者属水平向的睑裂开大，而后者属垂直向的矫正，两个互相垂直方向的手术一次完成会互相干扰，影响手术效果。

4. 大部分Marcus-Gunn综合征患者随年龄增长症状会逐渐减轻或消失，若在青春发育期后下垂仍明显者需考虑手术治疗，主要选择利用额肌的悬吊手术。

二、神经源性上睑下垂

动眼神经麻痹经治疗确无恢复可能且病情稳定6个月以上者才考虑手术，如伴有其他眼外肌麻痹,应先矫正复视,再考虑矫正上睑下垂。

三、外伤性上睑提肌腱膜离断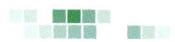

急诊状况下如患者全身和局部情况允许,可进行急诊手术予以修复,否则需在创伤愈合后6~12个月,待创伤局部水肿完全消退、瘢痕软化后再考虑手术。

四、重症肌无力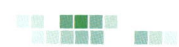

重症肌无力经神经科药物治疗后病情稳定、上睑下垂程度固定1年后可考虑手术。

第六节　手术方案的选择

矫正上睑下垂的手术术式(包括各种改良术式)种类繁多,但从原理分析,目前常用的手术方法主要分为以下两类:①增强上睑提肌肌力的术式,其中包括Müller氏肌切除和(或)部分睑板切除的术式;②借用外源性肌肉(额肌)肌力的手术。曾发展过利用上直肌肌力的手术,由于手术效果差,术后易出现斜视、复视等并发症,目前临床上已淘汰不用。

过去主要是根据上睑提肌的功能来选择不同的手术方法,通常认为上睑提肌肌力中等到好的患者可以选择增强上睑提肌肌力的手术,而上睑提肌肌力差者(<4mm)则需要选择利用额肌的术式。近年来的一个重要进展就是认为上睑提肌肌力差的重度患者也可以选择增强上睑提肌肌力的术式,这样的改变基于以下几点思考:

1. 额肌悬吊的效果一直不够理想,术后并发症发生率较高。
2. 额肌悬吊手术后,随着时间的推移,上睑位置会逐渐下降,而且额肌悬吊手术后睑裂闭合不全、上睑迟滞持续的时间很长,这些都说明使用额肌在很大程度上是利用其悬吊作用,而不是其肌性收缩作用。
3. 在上睑提肌肌力很弱的情况下单纯进行上睑提肌缩短往往需要很大的缩短量且仍难矫正不足,这是过去认为肌力差的患者不适合进行上睑提肌缩短术的主要原因。新的术式进展加入了睑板切除、增加前徙量(刚性缩短)或缩短缝线悬吊于节制韧带上等方法,在相同的肌肉缩短量的情况下增加了肌力,而且其肌力方向与额肌相比更符合生理角度,可以满意地矫正了重度上睑下垂。

目前医师们在关于这两类主要手术的应用指征和具体操作方面有着积极的思考和争论,这些都反映了上睑下垂学术领域的活跃,也说明了治疗方案尚无定论。对上睑下垂术式的选择和创新同样遵循着科学发现的普遍规律,即思考→实践→再思考→再实践的螺旋式上升,实践永远是检验理论的唯一标准。

一、利用上睑提肌矫正上睑下垂的手术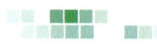

上睑提肌是上提眼睑和维持其张力的主要肌肉,因此从解剖和生理的角度讲,增强上睑提肌肌力的手术合乎生理和美容的要求,效果往往比较理想。

(一)上睑提肌腱膜修补术

1. 适应证　外伤、老年性退变所致的获得性腱膜性上睑下垂,上睑提肌肌力≥10mm。

2 手术步骤

（1）距睑缘 5～6mm 或在原有皱襞线上用亚甲蓝画出类似重睑弧线的切口设计线。

（2）取 2% 利多卡因加适量 1:100000 肾上腺素在眼睑及眶上缘皮下作浸润麻醉（全麻可不加利多卡因）。按设计线切开皮肤，在切口以远用眼科剪分离皮肤与眼轮匝肌，剪除部分睑板前眼轮匝肌，暴露睑板前结缔组织。

（3）向外上牵引睑板，用眼科剪锐性分离、掀起眼轮匝肌，可见其下方的睑板上缘、上睑提肌腱膜和后退的眶隔。

（4）在睑板上缘和眶隔之间仔细辨认，可见原本厚实、银白色的上睑提肌腱膜裂开或变薄，并可见下方红色的 Müller 氏肌。

（5）锐性分离腱膜断缘，用 3-0 丝线或 5-0 可吸收缝线将断缘缝至睑板上缘或睑板表面上 1/3 处，暂时打结固定 3 针（鼻侧、中央、颞侧）。如为局麻可嘱患者坐起，观察眼睑的高度和形态（眼睑高度应过矫 1～2mm）。眼睑高度和弧度满意后，缝线打结固定。

（6）皮肤切口用 8-0 丝线缝合，如健侧为重睑，则缝合时带上深层；如患侧皮肤过多，可去除多余皮肤后缝合。

（二）上睑提肌折叠术

1 适应证 轻中度先天性上睑提肌发育不良所致的上睑下垂，上睑提肌肌力≥10mm 的腱膜性上睑下垂。

2 手术步骤

（1）距睑缘 5～6mm 或在原有皱襞线上用亚甲蓝画出类似重睑弧线的切口设计线。

（2）取 2% 利多卡因加适量 1:100000 肾上腺素在眼睑及眶上缘皮下作浸润麻醉（全麻可不加利多卡因）。按设计线切开皮肤，在切口以远用眼科剪分离皮肤与眼轮匝肌，剪除部分睑板前眼轮匝肌，暴露睑板前结缔组织。

（3）向外上牵引睑板，用眼科剪锐性分离、掀起眼轮匝肌，可见其下方的睑板上缘、上睑提肌腱膜和眶隔。

（4）沿睑板上缘 6～8mm 处偏鼻侧或颞侧纵行切开，在上睑提肌腱膜上作一纵行切口，自此切口伸入眼科弯剪，将上睑提肌腱膜与其下的 Müller 氏肌分离。

（5）用 3-0 丝线或 5-0 可吸收缝线在上睑提肌腱膜距睑板上缘一定距离处（一般先设为 6～8mm）置 3 根水平褥式缝线，缝至睑板上 1/3 位置，暂时成结收紧折叠上睑提肌腱膜。如为局麻可嘱患者坐起，观察眼睑的高度和弧度，调整至满意后打结固定。

（6）皮肤切口用 8-0 丝线缝合，如健侧为重睑，则缝合时带上深层；如患侧皮肤过多，可去除多余皮肤后缝合。

（三）上睑提肌缩短前徙术

这是临床上应用最广的传统术式，通过缩短上睑提肌肌腱或肌腹、前徙上睑提肌腱膜在睑板的附着点达到矫正上睑下垂的目的。

1 适应证 先天性肌源性、腱膜性、机械性上睑下垂，上睑提肌肌力为 4～9mm 的患者。如前所述，近年来一些学者提出，成年患者即使重度上睑下垂，即术前测量上睑提肌肌力≤2mm 者，也可考虑行上睑提肌缩短术，大多数可达到满意效果。

上睑提肌缩短量的确定是手术的重点，特别是儿童，因在全麻下手术，需在术前估算可能需要的缩短量。上睑提肌缩短量主要取决于上睑提肌肌力，并参考下垂量，一般认为每矫正 1mm 下垂量需缩短 4～6mm，肌力越弱，需要缩短的量越大。一般上睑提肌先天性发育不良患者的缩短量大于腱膜性上睑下垂患者,前者的肌力在 4mm 时可缩短 20mm 以上。术中还要检查上睑提肌的弹性,弹性好者可以减少缩短量,但具体缩短量因人而异,以实际手术效果达到满意或预期目标为准。

2 手术步骤 上睑提肌缩短术包括外路法(经皮肤)和内路法(经结膜)两种主要术式。

(1)经皮肤切口的上睑提肌缩短前徙术:从皮肤入路的优点是暴露清楚,解剖标记明确,缩短量易于调整。手术时如发现上睑弧度不满意、内翻倒睫等,处理均较为方便。

1)距睑缘 5~6mm 或在原有皱襞线上用亚甲蓝画出类似重睑弧线的切口设计线。

2)取 2% 利多卡因加适量 1:100000 肾上腺素在眼睑及眶上缘皮下作浸润麻醉(全麻可不加利多卡因);用眼睑拉钩翻转上睑暴露上穹隆部结膜,行结膜下浸润麻醉。按设计线切开皮肤,在切口以远用眼科剪分离皮肤与眼轮匝肌,剪除部分睑板前眼轮匝肌,暴露睑板前结缔组织。

3)向外上牵引睑板,用眼科剪锐性分离、掀起眼轮匝肌,可见其下方的睑板上缘和眶隔。在眶脂肪隆起最高处横行剪开眶隔,暴露眶隔后、腱膜前眶脂肪。切除或烧灼眶脂肪使其后退,即可暴露其下面银白色的上睑提肌腱膜。

4)在睑板上缘从外侧开始纵行向上剪开上睑提肌腱膜,在其后面分离直至穹隆部。在睑板上缘切断上睑提肌腱膜,向上翻转牵引腱膜瓣并与穹隆部的睑结膜分离,一直分离到所需高度,再完成腱膜后面的分离。术中可保留 Müller 氏肌。

5)向下牵引腱膜,观察其内角、外角的牵制方向,沿上睑提肌腱膜两侧剪断外角、内角及节制韧带(Whitnall 韧带),松解上睑提肌。剪开内角时须注意勿过于靠近眶缘或眼球,以免损伤滑车神经及上斜肌;剪开外角时勿过于靠近眶缘,以免伤及泪腺。

6)腱膜前面的分离达到预先估计的缩短量后,测量并用亚甲蓝在腱膜上标记,在标记水平的腱膜中央及内、外侧,用 3-0 丝线或 5-0 可吸收缝线作 3 对水平褥式缝线,将上睑提肌腱膜前徙固定于睑板中上 1/3 交界处,暂时收紧缝线打结。如为局麻可嘱患者坐起并睁眼平视,观察上睑的高度及弧度,如不满意则调整缝线的位置及结扎的松紧度;矫正效果满意后结扎缝线,剪除多余的上睑提肌。

7)皮肤切口用 8-0 丝线缝合,如健侧为重睑,则缝合时带上深层;如患侧皮肤过多,可去除多余皮肤后缝合。

8)如有穹隆部结膜脱垂现象(一般发生在缩短量较多的情况下),可用 3-0 丝线从穹隆部结膜进针,穿过上睑皮肤,作 1~3 对褥式缝线,垫以小棉卷结扎。

9)用 3-0 丝线于下睑睑缘作一 Frost 牵引线,结膜囊内涂多量抗生素眼膏,向上牵引缝线,用胶布固定于额部以关闭睑裂。

该术式中也可在分离上睑提肌腱膜与睑结膜之前在结膜面穹隆部外侧作纵行切口,分离穹隆部结膜至内侧后,将一细橡皮条置入该分离间隙用以标示穹隆位置,便于在后面的皮肤入路操作中辨认。

(2)经结膜切口的上睑提肌缩短前徙术:该术式的术野暴露不如经皮肤切口的好,上睑提肌的暴露受到限制,因而上睑提肌的缩短量较少。主要适用于上睑提肌肌力较好(≥6mm)、下垂较轻并且不希望皮肤有切口瘢痕的患者。

1)麻醉同经皮肤切口的上睑提肌缩短前徙术。

2)用眼睑拉钩翻转上睑,在睑板上缘 2mm 处水平剪开穹隆部结膜,用剪刀向上分离 Müller 氏肌与结膜,直至穹隆顶部。

3)于颞侧睑板上缘的上睑提肌腱膜作一纵行切口,用剪刀分离腱膜前面至鼻侧穿出,用蚊式血管钳从颞侧切口伸入,一叶置于腱膜前,一叶置于 Müller 氏肌后,钳夹住上睑提肌腱膜。

4）在睑板上缘与蚊式钳之间切断Müller氏肌和上睑提肌腱膜，在上睑提肌腱膜与眶隔之间向上分离至所需要的高度。用亚甲蓝标记腱膜缩短位置后用5-0可吸收缝线从后向前作3对褥式缝线。

5）将睑板切除1~2mm，将3对褥式缝线从后斜向前下穿过睑板上方，至相当于上睑重睑线处皮肤面穿出，将缝线结扎在小棉卷上；如不需要形成上睑重睑，则缝线从睫毛上方皮肤面穿出结扎。

6）结膜用7-0尼龙线连续缝合，下睑睑缘作一Frost缝线，向上牵拉闭合睑裂，用胶布将缝线固定于额部。

7）术后6天拆除结膜和皮肤面的缝线。

（四）上睑提肌缩短前徙联合睑板、睑结膜部分切除术

这是近年来在上睑提肌缩短前徙术基础上发展起来的一种综合性术式，其适应证与上睑提肌缩短前徙术类似，适用于先天性肌源性、腱膜性、机械性上睑下垂。

1 手术步骤

（1）距睑缘4~6mm或在原有皱襞线上用亚甲蓝画出类似重睑弧线的切口设计线。

（2）取2%利多卡因加适量1:100000肾上腺素在眼睑及眶上缘皮下做浸润麻醉（全麻可不加利多卡因）。按设计线切开皮肤，在切口以远将皮肤与眼轮匝肌作锐性分离，剪除部分睑板前眼轮匝肌，暴露睑板。

（3）向外上牵引睑板，用眼科剪锐性分离、掀起切口上唇眼轮匝肌，可见其下方的睑板上缘和眶隔。剪开眶隔，暴露眶隔下壁和眶隔脂肪，保持脂肪包膜完整，一般不去除脂肪。眶隔下壁与上睑提肌腱膜牢固黏附，给予保留，以加强上睑提肌腱膜的厚度和强度。

在眶隔下壁浅面向上分离至节制韧带，重度上睑下垂患者分离需超过节制韧带，完成上睑提肌前面的分离。牵拉并活动上睑提肌，如果节制韧带束缚其活动可将韧带两侧剪断松解。

（4）在睑板上缘逐层切断上睑提肌腱膜、Müller氏肌和睑结膜，切除1~2mm宽的睑板，成人剩余睑板的宽度不少于5mm，儿童不少于4mm。

（5）将上睑提肌腱膜-结膜瓣用蚊式钳夹持向近端翻转，在结膜下注射肾上腺素，锐性分离睑结膜直至穹隆部位，完成上睑提肌后面的分离。从外侧开始纵行向上剪开上睑提肌腱膜，在其后面分离直至穹隆部。在睑板上缘切断上睑提肌腱膜，向上翻转牵引腱膜瓣并分离穹隆部睑结膜直至所需高度，完成腱膜后面的分离。将分离出的睑结膜剪除1~2mm后用8-0丝线与睑板断端行间断缝合。

（6）按术前预先估计的缩短量测量并用亚甲蓝在腱膜上标记，在标记水平的腱膜中央及内、外侧，分别用3-0丝线或5-0可吸收缝线作水平褥式缝合，将上睑提肌腱膜前徙固定于睑板中上1/3交界处，暂时收紧缝线打结。如为局麻可嘱患者坐起并睁眼平视，观察上睑的高度及弧度；全麻下一般以术前健侧睑裂宽度为参照。睑裂宽度以成人矫正至9~10mm、儿童矫正至6~8mm为宜。另外，还需了解患者及家属的其他意愿。如不满意则调整缝线的位置及结扎的松紧度；矫正效果满意后结扎缝线，剪除多余的上睑提肌。

在3针水平褥式缝合之间及其两侧再增加4针垂直褥式缝合，将上睑提肌腱膜断端与睑板下1/3处固定，加强腱膜与睑板的附着，同时可以再次调整眼睑上提的高度和弧度，以达到理想的形态。

（7）皮肤切口用8-0丝线缝合，如健侧为重睑，则缝合时带上深层；如患侧皮肤过多，可去除多余皮肤后缝合。

(8) 用 3-0 丝线于下睑睑缘作一 Frost 牵引线,结膜囊内涂多量抗生素眼膏,向上牵引缝线,用胶布固定于额部以关闭睑裂(图 10-3)。

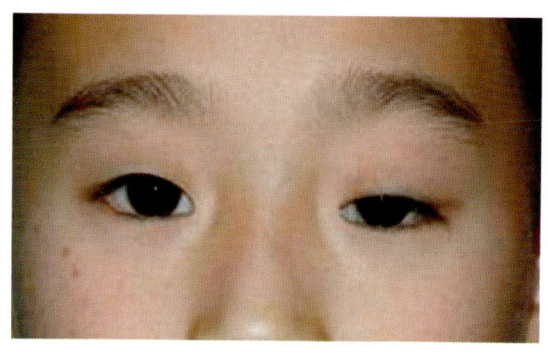
A

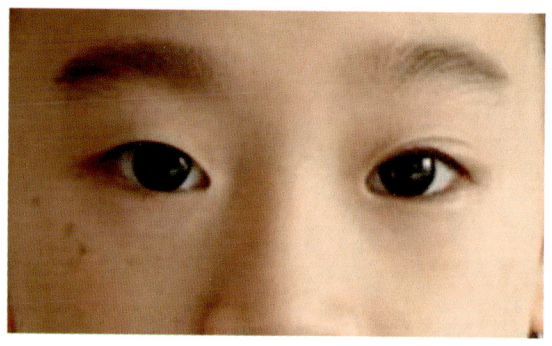
B

图 10-3　先天性左侧上睑下垂的上睑提肌缩短前徙联合睑板、睑结膜部分切除术
A. 术前　B. 术后

2 优点　与传统术式相比,上睑提肌缩短前徙联合睑板、睑结膜部分切除术有如下几方面优点:

(1) 由于同时切除睑板和缩短上睑提肌,因此加大了矫正力度,避免了以往单纯上睑提肌缩短对于重度上睑下垂容易产生矫正不足的缺点。笔者应用这个术式迄今已治疗了 600 余例上睑下垂患者,其中 30% 左右是肌力在 4mm 以下的重度患者,绝大多数患者取得了满意的效果。

(2) 相对灵活,可以通过调整睑板的切除量和上睑提肌的缩短量来适应各类不同程度的上睑下垂。

(3) 由于术中采取切开睑结膜来分离上睑提肌腱膜与睑结膜,解剖准确,避免损伤,将皮肤入路和结膜入路手术的优点相结合,适合于一次或多次矫正手术失败的病例,这些病例往往眼睑部位瘢痕重,解剖结构较紊乱,用传统方法修复困难。

(4) 由于切除了部分睑结膜,有效避免了术后结膜脱垂的发生。

(5) 由于上睑提肌上窄下宽,此术式是将上睑提肌整体当成一个肌瓣进行操作,而不是按传统方法纵行剪开上睑提肌两侧形成新的肌瓣,避免了因新肌瓣两侧悬吊力量不够导致的术后睑缘中间高、两侧偏低、形态不佳的缺点。

(6) 上睑提肌腱膜与睑板的水平褥式缝合和垂直褥式缝合相结合形成了牢固的附着,进一步降低了术后复发的概率。

应用这个术式要注意以下事项:手术涉及部位多,解剖精细,要求术者熟悉解剖,手术操作熟练;也要求患者能完全放松,因此最好在全麻下进行,避免局麻时因患者紧张而导致容易出血、水肿和不能完全配合评估手术效果,而且在全麻状态下可以比较准确地估计矫正量。

二、Müller 氏肌单纯切除缩短术

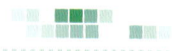

最具代表性的手术方法为睑板-结膜-Müller 氏肌切除术（Fasenella-Servat 手术）,即通过缩短 Müller 氏肌来增强 Müller 氏肌的肌力而提高上睑。

(一) 适应证

先天性肌源性上睑下垂、腱膜性上睑下垂以及 Horner 综合征,上睑提肌肌力≥10mm,下垂量 1.5~2mm。为判断术后效果,术前应做去氧肾上腺素试验测定 Müller 氏肌功能,如试验表明上睑可

以提高到理想位置,则术后效果满意。

(二)手术步骤

1 作皮下及穹隆部结膜下浸润麻醉。

2 用眼睑拉钩翻转上睑,用有齿镊夹住睑板上缘向下牵引,再用两把蚊式钳夹住睑板上缘及穹隆部结膜,两把蚊式钳尖端在睑板中央相抵。被夹住的组织包含睑板、结膜及 Müller 氏肌。

3 将带有 5-0 尼龙线的针从相当于上睑皱襞的颞侧端皮肤面进针,在血管钳上面的穹隆部结膜出针,然后沿着血管钳上面贯穿所夹组织作连续缝合,针距为 2~3mm,最后从上睑皱襞的鼻侧端皮肤面出针。

4 去除血管钳,沿血管钳所夹印迹剪除部分睑板、结膜及 Müller 氏肌。

5 收紧 5-0 尼龙线,用胶布将尼龙线两端分别固定在内、外眦部的皮肤上。

6 结膜囊内涂抗生素眼膏,轻加压包扎。

根据下垂量的不同,一般切除 6.5~9.5mm 的 Müller 氏肌-结膜复合组织。

三、睑板部分切除术

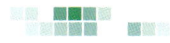

(一)适应证

轻度先天性肌源性上睑下垂和 Horner 综合征,上睑提肌肌力>8mm。

(二)手术步骤

有经皮肤切口和经结膜切口两种方法。在睑板中部切除部分睑板和结膜组织后连续缝合睑板,睑板切除的宽度与下垂量之比通常为 1∶1。睑板的切除量不能超过睑板宽度的 50%~60%,否则会并发睑内翻或睑外翻。

四、利用额肌矫正上睑下垂的手术

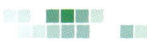

上睑下垂患者常会通过抬高眉部来睁大睑裂,医师观察到这一独特表现,自然会考虑到利用额部力量来治疗上睑下垂,这也是上睑下垂最早的治疗方法,有着悠久的历史。19 世纪中期前,常通过切除上睑皮肤,将上睑悬吊于眉部来矫正上睑下垂。19 世纪中期后,开始利用各种皮下植入物,如缝线、筋膜条(自体或异体)、硅胶条和膨体聚四氟乙烯等,使下垂的上睑与前额之间产生联系。因手术操作简便,额肌悬吊术逐渐得到普及。

但是,额肌悬吊方法是将上睑垂直向上提升,而不是像正常的那样向后上旋转,并不符合生理,术后容易产生睑球分离、睑内翻、倒睫等并发症,且上睑形态不够自然,效果不是十分理想。近年来对重度上睑下垂患者使用上睑提肌矫正术的临床研究取得了进展,使得利用额肌悬吊矫正的方法有逐渐减少的趋势。

(一)额肌间接悬吊术

此术式利用中间物将额肌与上睑联系起来,将下垂的上睑拉起,以达到矫正的目的。阔筋膜悬吊术属于该类手术的代表术式。由于悬吊材料可能出现拉伸变形、固定松脱、与周围组织粘连、异物排斥等不良反应,手术效果往往不可靠,有逐渐被额肌直接悬吊术取代的趋势,目前已很少应用。

(二)阔筋膜悬吊术

1 适应证和禁忌证 适合于上睑提肌肌力<4mm 的各类上睑下垂,对于额肌力量弱的患者如面瘫患者不能使用。

2 手术步骤（以 W 形悬吊为例）

（1）在上睑重睑线的内中 1/3 交界处和外中 1/3 交界处标记 2 个短切口，在眉上缘内、中、外位置标记 3 个短切口。

（2）在上睑及眉上缘皮肤行皮下浸润麻醉。在眉部切开，深及肌肉。在上睑切口下剪除部分睑板前眼轮匝肌，暴露睑板。

（3）将角膜保护板插入上穹隆，将筋膜条的一端从上睑内侧切口穿入，经由眼轮匝肌下方从眉上中央切口穿出；再将筋膜条的另一端从上睑内侧切口穿入，从眉上内侧切口引出，使筋膜条呈 V 形。用上述方法将另一条筋膜固定在眉上中央、外侧切口及上睑外侧切口之间，也形成 V 形。此时两条筋膜呈 W 形排列，W 形下端的两点分别用丝线或编织线缝合固定于睑板上。

（4）在眉部切口牵引两条筋膜将上睑提至适当的高度。如 Bell 征阳性，通常使上睑缘达到上方角膜缘上 1mm 水平（过矫）。将上睑拉到合适的高度时观察其弧度的形状及有无内翻倒睫现象，如有欠缺，则需重新调整筋膜条固定在睑板上的位置。矫正效果确定后用丝线或编织线将筋膜与眉上缘切口深部的额肌缝合固定。

（5）上睑皮肤切口用 8-0 丝线缝合，缝合时带上深层，使睫毛外翘，避免内翻倒睫。眉部切口用 5-0 丝线缝合关闭。用 3-0 丝线于下睑睑缘作一 Frost 牵引线，结膜囊内涂多量抗生素眼膏，向上牵引缝线并用胶布固定于额部以关闭睑裂。

（三）额肌直接悬吊术

其代表术式是额肌瓣悬吊术，为宋儒耀教授首创，因手术效果比较确定，目前已成为利用额肌矫正上睑下垂最常用的术式。

1 适应证和禁忌证 适合于上睑提肌肌力＜4mm 的各类上睑下垂，对于额肌力量弱的患者如面瘫患者不能使用。

2 手术步骤

（1）距睑缘 4~6mm 或在原有皱襞线上用亚甲蓝画出类似重睑弧线的切口设计线。

（2）取 2% 利多卡因加适量 1:100000 肾上腺素在眼睑及眉部皮下作浸润麻醉（全麻可不加利多卡因）。按设计线切开皮肤，在切口以远锐性分离皮肤与眼轮匝肌，剪除部分睑板前眼轮匝肌，暴露睑板。

（3）在切口以近锐性分离皮肤与眼轮匝肌，向上依次暴露眶隔前眼轮匝肌、眶部眼轮匝肌、眉部额肌，注意剥离至眉下部位时切勿损伤毛囊。为方便暴露和分离额肌，也可以在眉下方作辅助切口，深达额肌表面。

（4）在眶上缘处辨认额肌与眼轮匝肌交织处，在此作一横行切口全层切开额肌，在额肌后方向上剥离达眉上 1~2cm，注意勿损伤内侧的眶上神经血管束。向下牵拉额肌检查其弹性，将额肌整体作为一个肌瓣，如限制明显可在两侧各作一纵向松解切口。

（5）在眶隔前眼轮匝肌与眶隔之间进行分离以形成通道，将额肌瓣从通道中穿出，用 3-0 丝线或 5-0 可吸收线作褥式缝合，将额肌瓣的内、中、外侧分别与睑板中上 1/3 处相应的内、中、外侧暂时固定。观察上睑的高度、弧度及有无内翻倒睫，如有欠缺，则需调整缝线的位置和松紧，一般使上睑缘位于上方角膜缘处。

（6）上睑皮肤切口用 8-0 丝线缝合，缝合时带上深层，使睫毛外翘，避免内翻倒睫。眉部如有切口则用 5-0 丝线缝合关闭。用 3-0 丝线于下睑睑缘作一 Frost 牵引线，结膜囊内涂多量抗生素眼膏，向上牵引缝线并用胶布固定于额部以关闭睑裂。

第七节 矫正术后的并发症

一、矫正不足

（一）原因

矫正不足的原因包括：①术式选择不当，患者肌力差而选择了只适合于轻度患者的术式；②术中操作不当，在上睑提肌缩短术中缩短量不足、缝线结扎过松或滑脱、分离上睑提肌腱膜时损伤，在额肌悬吊术中筋膜悬吊高度不够或额肌固定位置过低、缝合固定线滑脱、制作额肌瓣时损伤等。

（二）处理

术后出现矫正不足，一般情况下须在术后 3~6 个月后待局部肿胀消退再考虑二次手术，结合术前检查，在术中解剖确认原因后作对症处理。

二、矫正过度

（一）原因

矫正过度容易发生在后天性上睑下垂，特别是腱膜性上睑下垂者行上睑提肌缩短术时上睑提肌缩短量过大，或在额肌悬吊术中阔筋膜牵拉过度、切开额肌瓣的位置过高、分离不充分而勉强下拉与睑板缝合。

（二）处理

1. 对于上睑提肌缩短术者，术后早期可用手向下按摩上睑，或嘱患者闭眼后用手压住上睑，再努力睁眼，如此反复训练会有一定效果。如果过矫较多，特别是出现角膜并发症时，需及时手术，将上睑提肌向睑板上缘移位固定，重新结扎时缝线适当放松；如仍不能矫正，可按上睑退缩手术做上睑提肌延长手术。

2. 对于额肌悬吊术者，术后上睑缘的高度随时间推移会逐渐下降，早期过矫 1~2mm 者无须处理。如出现角膜并发症时，需及时手术将额肌瓣或悬吊筋膜向睑板上缘移位固定，并放松结扎缝线。

三、眼睑闭合不全

（一）原因

采用额肌悬吊术和缩短量大的上睑提肌缩短术时，术后尤其是早期容易出现眼睑闭合不全。Bell 征阴性者术后出现眼睑闭合不全容易导致暴露性角膜炎，手术矫正量应保守。

（二）处理

随着时间推移，术后眼睑闭合不全会逐渐减轻或消失。为了避免角膜并发症的发生，术后的眼部护理至关重要，包括白天定时滴眼药水或人工泪液，可戴大框眼镜避免风直接吹眼部，睡前于结膜囊内涂大量眼药膏；术后早期在眼睑闭合不全最严重时使用 Frost 缝线在睡眠时关闭眼睑。

四、干眼症

(一) 表现

干眼症(角结膜干燥症)多由于泪液质或量异常或动力学异常,使泪膜稳定性下降所致。常见症状包括眼部干涩和异物感,也可有烧灼感、痒感、畏光、充血、疼痛、视物模糊易疲劳、有黏丝状分泌物等。

(二) 原因

上睑下垂矫正术后眼睑闭合不全,眨眼次数减少;长时间在室内空调环境或户外强风干燥环境中泪液过度蒸发,泪膜分布不均匀。

(三) 处理

避免长时间看电脑和手机等不良用眼习惯,少接触空调及烟尘环境。应用自体血清或人工泪液,严重者应尽量使用不含防腐剂的人工泪液。可配戴湿房镜、硅胶眼罩、治疗性角膜接触镜等,以延长泪液在眼表的停留时间。

五、暴露性角膜炎

(一) 表现

暴露性角膜炎是上睑下垂矫正术后最严重的并发症之一,术眼有异物感、畏光、流泪;检查见睫状充血,角膜出现点状浅层浸润,上皮脱落或混浊水肿,严重者可继发感染而形成角膜溃疡(图10-4)。暴露性角膜炎多出现在角膜下方,如 Bell 征阴性,也可出现在角膜中央。

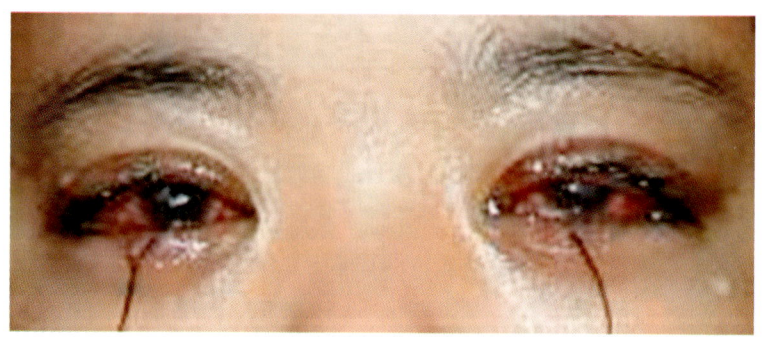

图 10-4　双侧闭合不全致暴露性角膜炎

(二) 原因

① 眼睑闭合不全,Bell 征阴性,泪液分泌减少。

② 手术消毒液灼伤角膜,术中操作不当误伤角膜,术后形成内翻倒睫,术毕未作 Frost 缝线,局部加压包扎过紧擦伤角膜,术后眼部护理不当。

(三) 处理

① 一旦出现角膜上皮脱落或浸润,应及时作下睑 Frost 缝线,涂大量抗生素眼膏,包盖患眼,密切观察角膜情况。

② 若经保守治疗 1～2 天后病情未见好转,应果断松解悬吊,将上睑复位,使眼睑能自然闭合,3 个月后可考虑再次手术。

六、上睑缘或重睑线成角，弧度欠佳，两侧不对称

（一）原因

1. 术中上睑提肌或额肌在睑板固定点的分布或力量不均匀，某一点过高或过低，都会导致上睑缘成角，弧度欠佳。
2. 画线时双眼高度、弧度不对称，或缝合皮肤切口时，缝线穿过其下组织的高低不一致。
3. 单眼上睑下垂时，虽然画线时双眼高低对称，但由于矫正不足，致使下垂眼重睑过宽。

（二）处理

加强术中处理，在重要固定点确定前嘱患者睁眼或坐起进行效果观察，有问题及时调整。

七、上睑内翻倒睫

（一）原因

1. 上睑提肌腱膜或筋膜（额肌）瓣在睑板上的附着位置太低。
2. 眼睑皮肤切口位置过高，使切口下方皮肤过宽，缝合后切口下方的皮肤松弛下垂，推挤睫毛内转形成倒睫。
3. 皮肤缝合时，下方未挂缝睑板导致睑缘内翻形成倒睫，多出现于睑缘内侧部位。

（二）处理

调整上睑提肌腱膜或筋膜（额肌）瓣在睑板上的附着位置，或切除部分切口下唇的皮肤，或皮肤缝合时缝线穿过深度组织以增加外翻力量。

八、上睑迟滞，复视、斜视发生，穹隆结膜脱垂

这些并发症的原因和处理已在前文讲述，此处不再重复。

（杨群　罗旭松　杨军）

参考文献

[1] 李冬梅.眼部整形美容手术图谱[M].北京:人民卫生出版社,2008:193-221.
[2] 范先群.眼整形外科学[M].北京:北京科学技术出版社,2009:110-133.
[3] 杨群,汪希.提上睑肌缩短术在治疗重度先天性上睑下垂中的应用[J].实用美容整形外科杂志,2002,13(6):304-306.
[4] 杨媚,赵延勇.先天性上睑下垂发病机制的研究进展[J].医学综述,2013,19(15):2772-2775.
[5] 栾国刚,谌余余,熊莎,等.先天性上睑下垂对眼散光量及轴长的影响[J].国际眼科杂志,2013,13(10):2135-2137.
[6] 马洪珍.提上睑肌缩短及前徙术治疗重度先天性上睑下垂的临床分析[J].中国美容医学,2013,22(22):2191-2192.
[7] 戴艳丽,张译心,邱怀雨,等.颈内动脉海绵窦段动脉瘤继发颈内动脉闭塞的海绵窦综合征一例[J].中华眼科杂志,2013,49(4):366-368.
[8] 潘贰,张毓,李琳,等.翼状韧带悬吊矫正先天性重度上睑下垂[J].中华整形外科杂志,2011,27(4):253-255.
[9] 宋玫,刘毅,陈元婕,等.宽大额肌瓣悬吊治疗重度先天性上睑下垂[J].中国美容

医学,2011,20(9):1334-1336.

[10] Liu F, Yang F, Luo X S, et al. A modified technique combining excision of the levator muscle and tarsus for blepharoptosis in Asians: a 6-year experience with 116 cases [J]. Aesthet Plast Surg, 2012, 36(1): 41-48.

[11] Tianyi L, Haiyan S, Fei L, et al. Blepharoptosis correction by excision of levator muscle and tarsus in Asians[J]. J Craniofac Surg, 2010, 21(3): 652-655.

[12] Ng J, Hauck M J. Ptosis repair[J]. Facial Plast Surg, 2013, 29(1): 22-25.

[13] Chang S, Lehrman C, Itani K, et al. A systematic review of comparison of upper eyelid involutional ptosis repair techniques: efficacy and complication rates [J]. Plast Reconstr Surg, 2012, 129(1): 149-157.

第十一章
先天性小睑裂综合征的手术治疗

第一节 概述

整形外科中有一种特殊的以睑裂狭小为主要表现的眼部外观畸形，称为先天性小睑裂综合征，又称为睑裂缩小-上睑下垂-反向内眦赘皮综合征（blepharophimosis-ptosis-epicanthus inversus syndrome，BPES），包括 Kohn-Romato 综合征及 Komoto 综合征。Kohn-Romato 综合征又称眼睑四联征，由 Komoto 在1921年首次报道。同年，Dimitry 报道了以小睑裂为特征的一个家族，首次提出了 BPES 是多种畸形的综合征，而且是一类常染色体显性遗传病。

Kohn-Romato 综合征和 Komoto 综合征具有相似的特征，两者都具有上睑下垂、小睑裂、反向内眦赘皮、内眦间距增宽等特征（图 11-1），部分病例伴有全身异常。

本病国外少见，而国内较常见。本病的命名目前并不统一，有称小眼症、眼睑四联征、Komoto 综合征及 Vignes 综合征等，但较通用的名称为先天性小睑裂综合征。

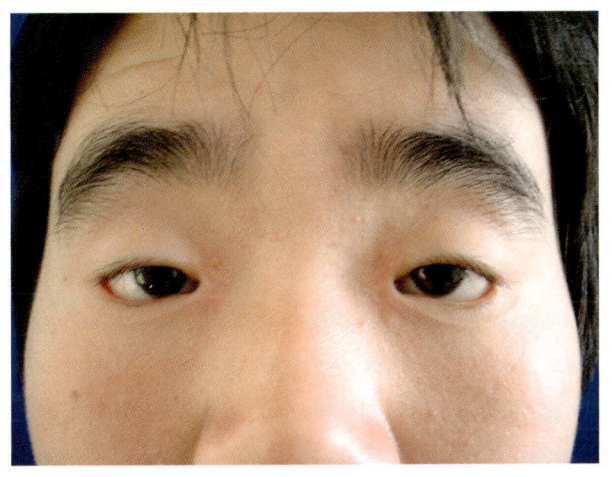

图 11-1 先天性小睑裂综合征的典型表现：上睑下垂、小睑裂、反向内眦赘皮、内眦间距增宽

第二节 发病机制

一、遗传方式

先天性小睑裂综合征是一种常染色体显性遗传病，多发生于自发的基因突变，有家族性发病史。根据其遗传方式可分为两型（图11-2）：Ⅰ型（普通型），由父亲传代，女性患者伴有不孕症，外显完全，外显率为100%；Ⅱ型，父母亲传代机会相等，不完全外显，外显率约为96.5%。

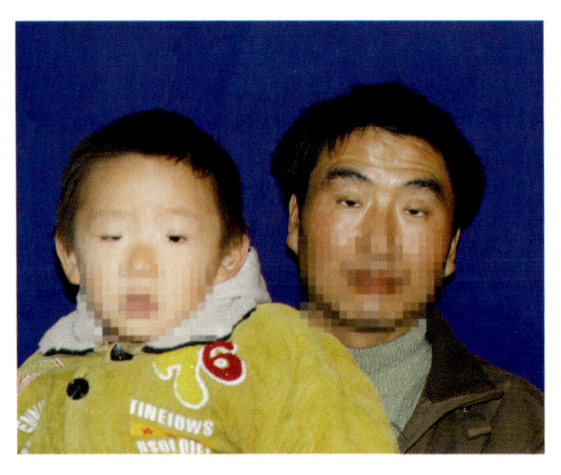
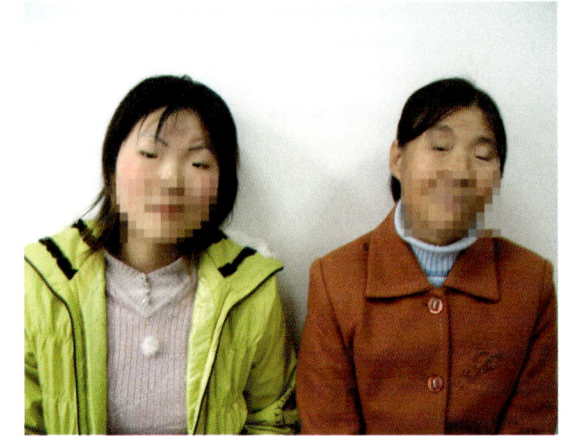

图 11-2　先天性小睑裂综合征的类型
A. Ⅰ型（普通型），父亲遗传给儿子　B. Ⅱ型，母亲遗传给女儿

二、染色体异常

Harrsr 等（1995）用标记物 U3S1238、D3S1309、D3S196、D3S1237Xd 对两个先天性小睑裂综合征的家系（呈常染色体显性遗传分布）作全血的细胞连锁分析，推断本病的基因位点可能在 3q，并得出发生率为万分之一、完全外显的结论。张为民等（2001）对一个 BPES Ⅰ型家系的致病基因进行基因连锁、染色体定位研究，对染色体 3q 区域的 4 个微卫星标记 D3S3045（3cen-q21）、D3S1764（3q22-24）、D3S3053（3q）、D3S2436（3q）进行连锁分析，未见患者在这 4 个位点有缺失，发现该家系与 3q22-24 区域的 D3S1764 位点紧密连锁，由于标记位点之间的距离较大（20～30cm），尚不能确定致病基因。

Crisponi 等（2001）用定位克隆方法发现小睑裂综合征的致病基因是位于染色体 3q23 的 FOXL2 基因，同时用原位杂交方法观察 FOXL2 的表达，发现在小鼠发育状态下的眼睑和成熟卵巢具有选择性高表达。Baere 等（2001）多国临床和基础研究人员通过对荷兰、美国、意大利、中国、日本等国的 BPES Ⅰ型、Ⅱ型家族，难以分型的 BPES 家族以及散发病例的 FOXL2 基因进行突变分析，发现 FOXL2 21 个相关突变点及 1 个微小缺失，而 200 位正常人和家系中的正常者则没有这些突变，因而确定了 FOXL2 基因与本病相关。

第三节　临床表现和诊断

先天性小睑裂综合征可分为两型：Ⅰ型由父亲传代，女性患者伴有不孕，通常有继发闭经或月经不规则、小子宫及卵巢萎缩，外显率为100%；Ⅱ型父母亲传代的概率相同，外显率为96.5%，男女患者均有生育能力。

小睑裂综合征是一种先天性的复杂眼部畸形，其主要特征包括睑裂狭小、上睑下垂、眼距过宽和反向内眦赘皮。本病主要表现为水平方向的睑裂狭窄，正常人水平方向的睑裂宽度为25～30mm，而患者水平方向的睑裂宽度仅为20～22mm。

本病患者的上睑下垂表现为双侧重度对称的上睑下垂，由于重度上睑下垂影响视野，故患者常用抬头、抬眉的特殊姿势来代偿视野不佳，因长期使用额肌抬上睑，也会导致眉上额纹加深。眼距增宽通常是睑裂狭窄所致。反向内眦赘皮是从下眼睑处向上延伸而形成的内眦赘皮。

除了以上四个主要特征外，患者还可伴有斜视、弱视、泪液排泄障碍及视神经盘缺损，其中斜视的发生率可达20%～27%，弱视的发生率可达39%～56%。另外，患者还表现为鼻背宽阔低平、拱状腭及杯状耳。

需要注意的是，Ⅰ型患者中女性常有不孕症状。该类患者的不孕是由卵巢功能发育不良及卵巢早衰引起的，其卵巢早衰表现为40岁以前即出现绝经，且血循环中雌激素与促性腺激素水平下降。发病早期患者卵巢中的卵泡正常并可出现正常的月经初潮，但后期可出现卵泡发育不正常，从而导致卵巢及子宫发育异常。

先天性小睑裂综合征根据睑裂狭窄、上睑下垂、眼距增宽及反向内眦赘皮四大临床特征不难得出诊断。但由于患者的睑裂小，对斜视的检查可能造成困难。对Ⅰ型女性患者进行生殖系统B超检查可发现子宫发育不良及条纹状卵巢。

第四节　手术治疗

先天性小睑裂综合征的治疗目的主要是预防眼部疾患及改善眼部外观，手术治疗是其首选方案。手术前需对患者进行术前评估，包括上睑提肌肌力测定，弱视、斜视检查，Bell征检查，并评估有无重症肌无力等异常。由于本病是由眼部多种畸形共同造成的，因此手术矫正方法也较为复杂。手术的主要目的是改善眼距增宽、内眦赘皮及上睑下垂。通常需首先纠正眼距增宽与内眦赘皮，然后进行上睑下垂的矫正，因为内眦矫正后往往会加重上睑下垂。内眦成形术通常在3～5岁时进行，手术方式包括Mustarde法、双Z瓣、Z改形、倒V瓣、Y-V推进等多种术式。

外眦开大常用的有Von Ammnon法和Fox法。由于内、外眦成形术均会遗留不同程度的瘢痕，一般先行内眦开大手术，当瘢痕稳定后若睑裂的长度仍小于20mm时再行外眦开大手术。

上睑下垂的矫正通常在内眦成形术后进行，为了不影响视力发育，推荐尽早手术。由于本病患者往往是重度上睑下垂，因此常规上睑提肌折叠或上睑提肌缩短的方法常不能得到满意的矫正。针对重度上睑下垂的修复，传统采用额肌瓣或利用额肌的各种材料悬吊可以获得较好的矫正效果,但因手术改变了上睑上提的生理解剖结构,故对术后睁眼时的外形稍有影响。现有报道通过联合切除上睑提肌与睑板的方法进行重度上睑下垂的矫正,即通过切除睑板来减少上睑提肌的切除量,由于仍利用上睑提肌来修复,在获得矫正的同时也可获得较好的外形(图11-3)。

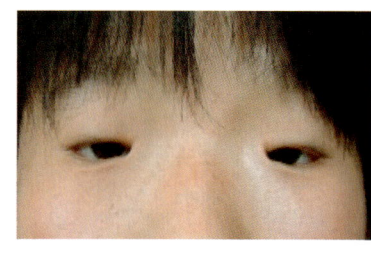 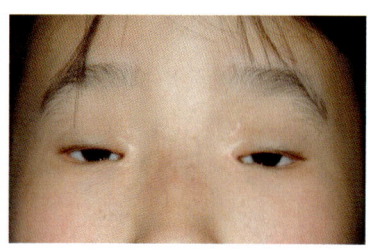 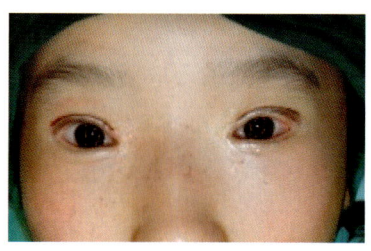

图11-3　先天性小睑裂综合征的手术治疗
A. 术前　B. 内眦开大术后　C. 上睑下垂矫正术后

需要注意的是,本病不但有眼部外形的异常,而且女性患者常可合并生殖系统异常,因此还需在术前对女性进行妇产科的相关检查。治疗时需要进行激素替代治疗,不孕患者还需到辅助生殖科进行进一步的专科治疗。

（刘菲　杨军　宋建星）

参考文献

[1] Allen C E, Rubin P A. Blepharophimosis-ptosis-epicanthus inversus syndrome (BPES): clinical manifestation and treatment[J]. Int Ophthalmol Clin, 2008, 48(2): 15-23.

[2] Kim J H, Bae J. Differential apoptotic and proliferative activities of wild-type FOXL2 and blepharophimosis-ptosis-epicanthus inversus syndrome(BPES)-associated mutant FOXL2 proteins[J]. J Reprod Dev, 2014, 60(1): 14-20.

[3] Liu F, Yang F, Luo X S, et al. A modified technique combining excision of the levator muscle and tarsus for blepharoptosis in Asians: a 6-year experience with 116 cases [J]. Aesthet Plast Surg, 2012, 36(1): 41-48.

[4] Schlade-Bartusiak K, Brown L, Lomax B, et al. BPES with atypical premature ovarian insufficiency, and evidence of mitotic recombination, in a woman with trisomy X and a translocation t(3;11)(q22.3;q14.1)[J]. Am J Med Genet A, 2012, 158A(9): 2322-2327.

第十二章 美容性下睑眼袋整形术

第一节 概述

一、眼袋的概念

由于下睑皮肤、眼轮匝肌、眶隔膜退变松弛,眶脂肪移位、脱垂等病理性改变,导致下睑组织不同程度的臃肿、膨隆或下垂,形成袋状的异常形态,称下睑眼袋,又称眼睑袋状下垂、眼睑袋、眼睑脂肪袋(eyelids fat pockets)等(图 12-1)。

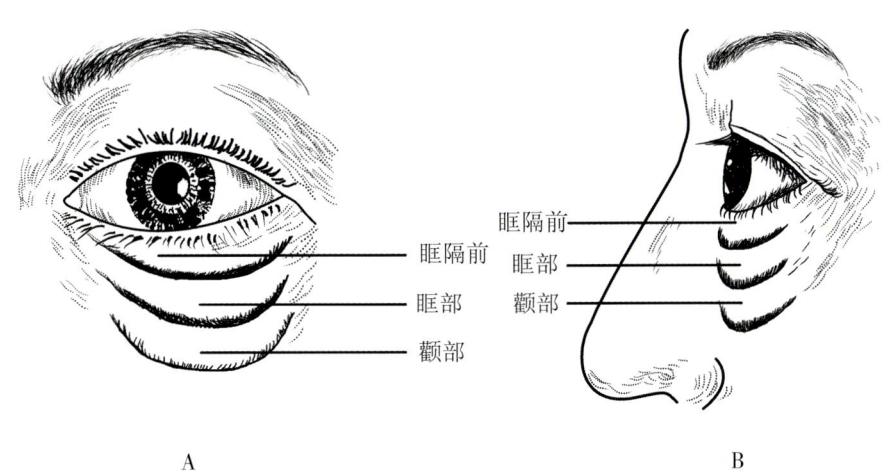

图 12-1 眼袋
A. 正面观 B. 侧面观

由于上睑也可发生眼袋,因此广义的眼袋应包括上睑眼袋。但上睑的情况比较复杂,类型多,一般临床上所称的眼袋系指下睑眼袋。下睑眼袋多见于 40 岁以上的中老年人,男女均可发生,常伴有外眦部鱼尾纹增加等面部老化改变,是面部组织衰老的形态标志之一。

有些青年人也可发生下睑眼袋,多与家族遗传因素有关。下睑眼袋的出现令人失去青春的光彩,给人以衰老憔悴之感,不但对容貌美观有极大影响,重者还可给生活和工作带来不便。因此近年来要求行下睑眼袋整形术者越来越多,眼袋整形术已成为眼部整形美容外科的常见手术之一。

二、眼袋的形成

对于下睑眼袋的形成原因,目前存在以下两种学说:

(一)衰老退变学说

下睑眼袋多发生于40岁以上的中老年人,与人体衰老、面部组织老化和退行性改变有密切关系。其形成原因一般认为与以下因素有关:

1. 下睑皮肤弹性减弱,松弛下垂。
2. 下睑眼轮匝肌退行性改变,弹性减弱,松弛萎缩。
3. 眶隔膜变性松弛,支持力减弱。
4. 眶脂肪变性移位,或眶脂肪增生过多。

上述任何一种因素的存在均可导致下睑眼袋的形成,但一般均有两种或两种以上因素并存。

下睑皮肤、眼轮匝肌、眶隔膜为眶前支撑结构,由于其退行性改变、松弛、无力,将眶脂肪向前方推拥,导致下睑局部臃肿、膨隆或下垂而形成眼袋。

依据上述下睑眼袋的形成机制,林茂昌等形象地将下睑皮肤、眼轮匝肌、眶隔膜称为眼袋前壁,而将膨出移位的眶脂肪称为袋内容物,两者的病理改变相辅相成,互为因果,是形成下睑眼袋的主要原因。

关于眶脂肪的病因学意义,以往曾有两种截然不同的看法,其外科处理方法也有很大的区别。一种观点认为眶脂肪增生过多,致脂肪膨隆疝出,手术重点应切除过多的脂肪;另一种观点认为眶脂肪变性移位,推拥袋前壁膨出脱垂,处理原则是将眶脂肪还纳到正常解剖位置并加以固定。两种观点均有一定的理论依据,但都不能圆满地解释所有的临床现象。

(二)遗传因素学说

部分年轻人也可发生下睑眼袋,多与家族遗传因素有关,可认为是一种先天性睑畸形改变。

此外,某些人(特别是年轻人)在下睑睑缘下方的睑板前有一条横行隆起,特别是微笑时更为明显,使下睑表现出隆起臃肿,这种征象是由于下睑眼轮匝肌局部肥厚或松弛堆积所致,并无皮肤眶隔松弛和眶脂肪膨隆移位,有学者将其称为肌性下睑眼袋,也有学者认为此种形态属假性下睑眼袋。

第二节 临床分型

下睑眼袋的形态多种多样,其临床分型至今尚无统一标准,以下介绍几种常用的分型方法。

一、依据眼袋形成的原因分型(丁芷林)

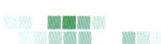

1. 单纯皮肤松弛型 以单纯皮肤松弛、皱纹增多为主要表现。
2. 眶脂肪疝出型 眶隔后脂肪并无明显增多,但眶隔外的组织松弛、张力降低,导致眶脂肪疝出。在手术中尚未打开眶隔膜,脂肪组织就自动暴露出来(图12-2)。
3. 眶脂肪增多型 主要表现为眶内脂肪组织增多,同时存在皮肤、眼轮匝肌的松弛,在下眼睑形成明显的松垂、臃肿。
4. 单纯眼轮匝肌肥厚型 主要表现为眼轮匝肌肥厚,在下睑形成臃肿,但皮肤并不松弛。多见于年轻人,实际上是指肌性眼袋。

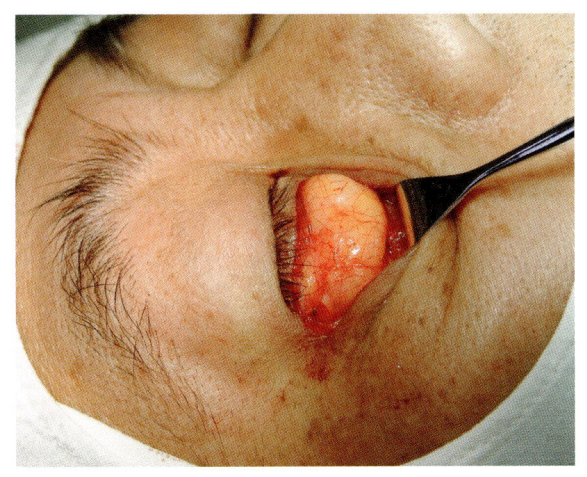

图 12-2 眶脂肪疝出型:术中尚未打开眶隔膜,脂肪组织就自动暴露出来

二、依据临床表现和解剖学特点分型(孙福田)

1. 皮肤松弛型 以下眼睑皮肤无弹性、松弛为主,并形成很多皮肤皱纹,同时伴有眼轮匝肌松弛,但无眶脂肪突出移位。

2. 眶脂肪脱垂型 由于眼睑皮肤、眼轮匝肌、眶隔膜松弛无力,使眶脂肪移位、脱垂,使下睑向外膨突或呈袋状形态。

3. 眼轮匝肌肥厚型(特殊型) 表现为睑缘下方的水平状横行隆起,常发生于经常微笑或习惯性眯眼者,以年轻人多见。

4. 混合型 指兼有上述两型或两型以上特点者,特别是皮肤松弛型和眶脂肪脱垂型,或皮肤松弛型和眼轮匝肌肥厚型,但三种类型同时存在者罕见。随年龄增长,混合型下睑眼袋逐渐增多。

三、依据睑皮肤、眼轮匝肌、眶脂肪的状况分型(岸本武)

1. Ⅰ型 表现为皮肤松弛,皮下脂肪萎缩。
2. Ⅱ型 表现为皮肤和眼轮匝肌松弛。
3. Ⅲ型 表现为皮肤和眼轮匝肌松弛,眶脂肪下垂突出。
4. Ⅳ型 表现为眶脂肪膨出,皮肤和眼轮匝肌紧张度尚好。

四、依据眼袋所处的水平位置分型(Furnas)

1. 睑板前眼袋(肌性睑袋)。
2. 眶隔前眼袋。
3. 眶区眼袋。
4. 颧部眼袋(面颊部眼袋)。

五、依据眼袋前壁和袋内容物的病变程度和临床表现分型(林茂昌)

1. 轻度下睑眼袋 眼袋前壁病变程度轻,袋内容物膨出不明显。坐位平视检查时,下睑皮肤、眼轮匝肌、眶隔膜略显松弛,眶脂肪稍向前膨隆移位或不明显。松弛、隆起的范围局限于眶下缘以上区域。此种类型多见于中老年人、眼袋初发期或年轻人的下睑眼袋。

2. 中度下睑眼袋 眼袋前壁病变程度较明显，袋内容物增加，前隆明显。坐位平视检查时，可见下睑皮肤、眼轮匝肌、眶隔膜明显松弛、下垂，眶脂肪明显向前下方隆起、脱垂移位。松弛、隆起、脱垂的范围较广，以眶骨下缘区域最为明显。此种类型多见于中老年人，往往伴有明显的外眦部鱼尾纹，下睑鼻颧沟、颧沟往往连成一体或形成一弧状沟纹。临床上要求手术整复者以此型最多。

3. 重度下睑眼袋 眼袋前壁病变程度重，袋内容物显著增加，并向下移位、脱垂。坐位平视检查时，可见下睑皮肤、眼轮匝肌、眶隔膜明显松弛，眶脂肪推拥袋前壁向下方隆起、脱垂移位，呈兜袋状，下睑鼻颧沟与颧沟连成一体，且往往被脱垂的眼袋遮掩。松弛、脱垂、隆起的范围较大，主要位于眶骨下缘以下区域，可波及面颊部。此种类型多见于老年人，且面部老化明显，多皱纹，常常伴有眉及外眦角下垂，表现为外眦遮蔽，呈特有的三角形睑部形态。

以上轻、中、重度下睑眼袋分类法不包括单纯眼轮匝肌肥厚，即肌性眼袋在内，因为林茂昌认为肌性眼袋不属于真正的下睑眼袋，应称之为假性眼袋。

下睑眼袋的分型对于临床诊断、术式选择和手术处理原则具有重要意义。上述介绍的几种分类方法各有一定的理论依据和特点，是否适合临床实际情况，尚有待实践和研究。

第三节 处理原则、术式选择及术前准备

一、处理原则

目前对于下睑眼袋的整形方法主要有经皮肤切口入路法（外路法）和经结膜切口入路法（内路法）两大类。临床上应根据下睑眼袋的形成机制及临床类型、患者的具体情况进行综合分析，以选择适宜的术式进行处理，不能千篇一律地采用一种方法解决所有问题。

依据下睑眼袋的形成机制和解剖形态学特征，我们认为对于下睑眼袋的处理原则应从加固修复眼袋前壁（皮肤、肌肉、眶隔膜）和处理好眼袋内容物（眶脂肪）两方面着手进行，这也是下睑眼袋手术成功的两个关键环节，尤其对中、重度下睑眼袋的处理，更应遵循这一原则。

二、术式选择

对于轻度下睑眼袋，由于眼袋前壁病变程度轻，眶脂肪移位、隆突不明显，故整形矫治时可选择单纯加固眼袋前壁或单独处理眶脂肪的术式。

对于中、重度下睑眼袋，由于眼袋前壁病变程度明显，袋内容物（眶脂肪）显著膨出和增加，故应选择同时处理加强眼袋前壁和袋内容物（眶脂肪）的术式方可奏效。

临床上应根据上述原则灵活掌握。

目前有外路法和内路法两类眼袋矫正术式，笔者体会外路法更有利于下睑眼袋的整形，其适应证广，尤其对于中、重度眼袋的矫治，此术式最为适宜；而内路法因为不能同时处理眼袋前壁，故只适用于年轻人袋内容物轻度膨出的下睑眼袋。

三、术前准备和检查

一般常规准备和检查可参阅美容重睑术的有关章节。下睑眼袋因其形态、隆起下垂情况、范围、类型和临床表现有所不同，术前应仔细认真地做好检查。

1. 坐位、仰卧位检查 首先令受术者端坐，两眼平视，观察正、侧位下睑眼袋的整体形态、隆起下垂情况、部位范围以及下睑皮肤皱纹、松弛程度及其他伴随征象（有无下睑松弛性外翻、睑球分离，有无上睑外侧皮肤松弛下垂、外眦角移位，鱼尾纹的程度和走向等）。

继而可用眼科无齿镊或以手指提起下睑皮肤，注意观察体会皮肤肌肉的弹性、抵抗力、松弛程度及移动范围，并测出多余皮肤量，做出标记，供术前设计和术中参考。

然后再令受术者仰卧，注意观察眼睑皮肤、眼轮匝肌及眶脂肪回纳、膨隆、退缩的动态变化情况。

2. 睁闭眼、张开口试验 令受术者做睁眼、闭眼动作，观察眼轮匝肌有无松弛或有无收缩减弱、增强，同时观察皮肤沟纹和眼袋的整体形态变化。

令受术者做张口、闭口动作，观察下睑皮肤张力变化，并在张口、双眼球上视，使下睑皮肤处于最大张力的状态下，再次估计判断出多余的皮肤量。

上述检查的主要目的在于正确判断下睑眼袋的形态特征和临床类型，认真做好术前设计、术式选择、术中操作及手术后效果的预测，做到心中有数。

第四节 外路法整形术

下睑眼袋的外路法整形术是指经皮肤切口入路的整形术式，也是临床上最常用的术式，分为皮瓣法和肌皮瓣法。

一、皮瓣法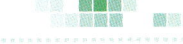

（一）适应证

从原则上讲，本法适用于一切无禁忌证的下睑眼袋患者，具体更适用于以下类型的眼袋患者：

1. 中老年性下睑眼袋，尤其是中、重度眼袋者。
2. 伴有皮肤松弛、眶脂肪轻度膨隆的年轻的轻度下睑眼袋者。
3. 单纯皮肤松弛型或单纯眼轮匝肌肥厚型眼袋（肌性眼袋），如本人迫切要求，可考虑此手术。

（二）禁忌证

1. 患有严重心、肝、肾、脑等脏器疾病者。
2. 患有严重的出血性疾病者。
3. 精神病患者或精神状态异常者。
4. 患有眼病，尤其是感染性眼病者不宜手术。
5. 瘢痕体质、过敏体质者最好不做。
6. 妇女怀孕、月经期间应避免手术。
7. 面神经瘫痪且伴有睑裂闭合不全者。
8. 对手术期望值过高、有不切实际的要求者最好不做。
9. 亲属不同意或本人对手术的心理准备不充分者不应急于手术。

（三）优缺点

1. **优点** 可同时处理眼袋前壁（皮肤、眼轮匝肌、眶隔膜）和袋内容物（眶脂肪），适应证广，术后效果可靠。

2. 缺点　术前设计、手术操作技巧要求高,术中出血较多,术后皮肤遗留切口瘢痕,如操作不当易发生并发症。

(四) 手术方法

1. 皮肤切口线设计　受术者仰卧位,下颏放平,双眼向额区方向注视,此时下睑皮肤处于紧张状态。距下睑缘最下排睫毛1.5mm处,由下泪小点下方开始,平行最下一排睫毛,自内向外,直达外眦角部,然后转向外眦角外下方,顺鱼尾纹方向延伸5～8mm,画出切口主线。

令受术者轻闭双眼,以切口主线为基线,用眼科无齿镊于下睑内、中、外三处向下夹起下睑松弛之皮肤,以局部皮肤平整且不造成下睑外翻及睑球分离为度,画出切口辅线,其两端与主线弧形相交。两线之间的皮肤宽度和范围即为将要切除的皮肤量。

2. 麻醉　用含有适量肾上腺素的2%利多卡因行眶下神经及下睑局部浸润麻醉。

3. 切开和分离　沿皮肤切口主线切开皮肤全层达眼轮匝肌表面;或先在外眦部将皮肤切一小口,再将眼科剪伸入切口,在眼轮匝肌表面进行分离,然后沿主线标记剪开皮肤。自皮肤切口沿眼轮匝肌表面向下分离,直达眶下缘下1cm处,使皮肤与眼轮匝肌分开呈刀形皮瓣,创面出血点可用电凝等方法止血。

4. 去除眶脂肪　向下翻转皮瓣,充分暴露下睑创面和眼轮匝肌表面,于眶下缘稍上方处顺眼轮匝肌纤维方向水平钝性分离眼轮匝肌,暴露下睑眶隔膜,轻压眼球,此时可见眶脂肪推拥眶隔膜向前膨突。横行剪开眶隔膜,即可见眶脂肪自行疝出,继而剪开、剥离眶脂肪包膜,用止血钳夹住疝出的多余眶脂肪予以剪除,剪除的眶脂肪断端若有出血可用电凝或结扎止血;亦可采用"老鼠啃面包"式的方法切除眶脂肪。一般先切除中央脂肪团,再酌情切除部分眶内、外侧脂肪团。脂肪切除量因人而异,一般以切除轻压眼球时自动疝出的脂肪为度。

5. 缝合　眶隔膜若有松弛无力可酌情用5-0丝线缝合,若无松弛也可不缝。眼轮匝肌若有松弛变性可给予单纯折叠缝合,部分切除缩短或作眼轮匝肌悬吊紧缩。

6. 切除皮肤　复位翻转的皮瓣,令受术者双眼向上额部注视,用有齿镊夹持皮肤外侧角边缘并向外上方牵拉,使游离的下睑皮瓣与睑缘主线切口重叠,其超过主线切口以上的多余皮肤即为切除的皮肤量。切除皮肤之前应与术前设计相比较并作适当调整,原则上切除皮肤的范围应与术前设计的切口辅线相一致或不超出辅线的范围。

7. 缝合切口　将皮肤展平,与切口主线自然对合,并修剪外眦部三角区多余的皮肤,切口用5-0或6-0美容尼龙线间断缝合。同法施术于另一眼。

8. 术后包扎　双眼结膜囊内及切口涂抗生素眼膏,敷料覆盖,加压包扎。

(五) 术后处理

1. 术后3～5天酌情应用抗生素、止血剂、激素等,以预防感染和减轻术后反应。
2. 术后24～48小时复诊,予以换药,解除包扎。
3. 用抗生素眼药水点眼1周。术后5～7天拆线,老年者可间断拆线。
4. 拆线后切口处可应用瘢痕软化类药物。

二、肌皮瓣法

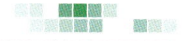

(一) 适应证

同皮瓣法,尤其适用于皮肤与眼轮匝肌均松弛的眼袋者。

（二）禁忌证

同皮瓣法，不适用于肌性眼袋者。

（三）优缺点

1. 优点　①同皮瓣法；②操作简单，损伤小，出血少，易分离，术后下睑平整。
2. 缺点　基本同皮瓣法。

（四）手术方法

1. 切口线设计及麻醉　同皮瓣法。
2. 切开和分离　沿睑缘下方切口主线切开皮肤和眼轮匝肌全层，直达睑板表面；或在切口主线外侧先将皮肤、眼轮匝肌切一小口，用眼科剪伸入切口，沿主线标记将皮肤、眼轮匝肌一并剪开。沿眼轮匝肌深面、睑板及眶隔膜表面向下钝性分离，直达眶缘下 1cm 处，使皮肤与眼轮匝肌作为一层，呈刀形肌皮瓣。此层间比较疏松，极易分离，且出血少。
3. 去除眶脂肪　翻转下睑剥离的肌皮瓣，充分暴露眶隔膜，此时即可见眶内脂肪推拥薄弱松弛的眶隔膜向前膨出。眶隔膜及眶脂肪的处理方法同皮瓣法。
4. 肌皮瓣的处理　复位翻转的肌皮瓣，将肌皮瓣向外上方牵拉，按皮瓣法操作原则，切除适量的肌皮瓣。将肌皮瓣展平，与睑缘下切口主线自然对合，此时可将外眦部眼轮匝肌悬缝于外上方深层筋膜或眶骨膜上，并修剪外眦角部多余不平整的肌皮瓣。
5. 缝合　切口用 5-0 或 6-0 美容尼龙线间断缝合，眼轮匝肌可以不作缝合或带少许与皮肤切口一并缝合。同法施术于另一眼。
6. 术后包扎　双眼结膜囊内及切口处涂抗生素眼膏，敷料包盖，加压包扎。

（五）术后处理

同皮瓣法。

三、手术技巧与注意事项

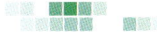

（一）皮肤切口主线的设计

外路法中皮肤切口主线的设计，一般专业书和文献中均有叙述：距下睑缘下 2mm 处与睑缘平行画线。众所周知，下睑缘指下睑上方游离的边缘，其前后宽约 2mm；靠眼球一侧称睑缘后唇，靠皮肤一侧称前唇。前唇较钝圆，与睑皮肤相连，生有 2～3 排睫毛，睫毛生长的宽度及范围因人而异。因此，切口主线设计以距睑缘多少毫米的说法比较笼统，不十分精确。我们常以下睑缘最下一排睫毛为标志，以距其 1～1.5mm 为标准，由下泪小点下方开始，横向平行最下一排睫毛，由内向外，直达外眦角部，然后转向外眦角外下方，顺鱼尾纹方向延伸 5～8mm，画出主线。这种皮肤切口线既可避免术中伤及睫毛囊，又可使术后切口瘢痕被睫毛遮掩而减少暴露。

此外，画线时，在内眦下泪小点处应稍向内下倾斜，以防止术后因切口瘢痕牵扯导致泪小点外移或外翻，造成溢泪现象；而在外眦部，切口线斜向外下方时不能超越外眦角隐沟，以免术后瘢痕牵引导致上睑外眦部下移，造成外眦角畸形。

（二）皮肤切除量的设计和掌握

下睑眼袋整形术中皮肤切除量是否合适直接关系到手术矫正的效果及术后是否会出现下睑外翻、睑球分离等并发症问题，因此设计、操作时应格外小心、慎重。皮肤切除量的掌握应遵循"宁少勿过，力求适中"的原则。

1. 术前设计　首先让患者坐位平视，于睑缘睫毛下方画出皮肤切口主线后，以皮肤切口主线为准，用眼科无齿镊在内、中、外三处将其下方松弛之睑皮肤轻轻夹起，以不出现下睑外翻和睑球分离为度。然后在夹起的皮肤下方画出切口辅线,其两端顺弧度向内、外与主线两端相连,主线与辅线之间松弛的皮肤即为术中拟切除的皮肤量。

坐位测试设计后,再令患者仰卧,此时下睑眼袋多回退,应认真核对,作适当调整,最后用碘酒将画线固定。

2 术中皮肤切除量的掌握 皮肤切除是在手术的最后阶段进行的,其方法有以下几种:

(1)按术前设计的皮肤切除范围切除多余的皮肤。

(2)嘱患者双眼向眉额部注视,使下睑及颊部皮肤处于一定的张力状态,再用眼科镊提起皮瓣外侧角,并向外上方提拉,使游离的下睑皮瓣与睑缘主线切口重叠,其重叠部以上多余的皮肤即为切除的皮肤量(图12-3)。用眼科剪在下睑切口与外眦角切口交界处垂直剪开一小口,其长度视皮肤松弛度而定。在此切口底部与主线切口上缘外眦角处固定缝合1针,观察满意后,沿切口主线重叠处先将内侧多余的皮瓣剪除,再将固定缝线外侧多余的皮瓣剪除。

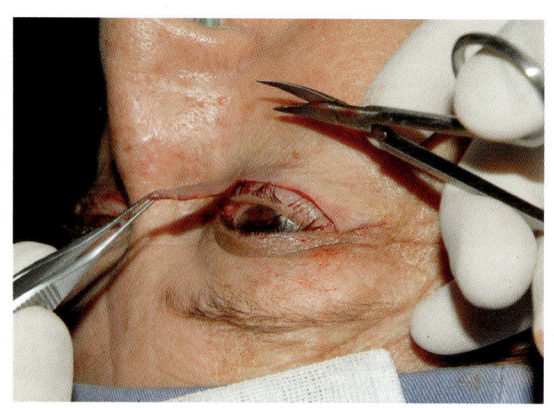

图12-3 用眼科镊提起皮瓣,剪除下睑皮瓣与睑缘切口重叠以上多余的皮肤

(3)嘱患者双眼向眉额部注视,将皮瓣外眦角提起向外上方提拉,使游离皮瓣与睑缘切口重叠。根据皮瓣重叠后超出切口主线的量,在皮瓣内、中、外三点垂直于主线切口处各切一豁口,豁口尖部与主线切口线自然对合,然后在此三处各缝1针,使皮肤松弛度适中,下睑不出现外翻和睑球分离。最后分段将皮瓣超出切口主线的部分切除,并修整外眦部使之平整。多余皮瓣的切除一定要适度,过于保守、切除不足则术后手术效果会受影响;反之,切除过多,则会引起术后睑球分离或下睑外翻。

无论采用哪一种方法,在切除皮肤之前一定要与术前设计相比较,并作适当调整。原则上皮肤的切除范围不宜超过术前设计的切口辅线。

在行肌皮瓣法时,可按上述原则将皮肤、肌肉一并切除。

(三)眶隔膜及眶脂肪的处理

下睑眶隔膜退变、薄弱及眶脂肪移位、膨出也是形成下睑眼袋的重要因素之一。

术中将皮肤、眼轮匝肌分离牵开后,即可见到菲薄松弛的眶隔膜及其下方的眶脂肪向前膨出(图12-4)。

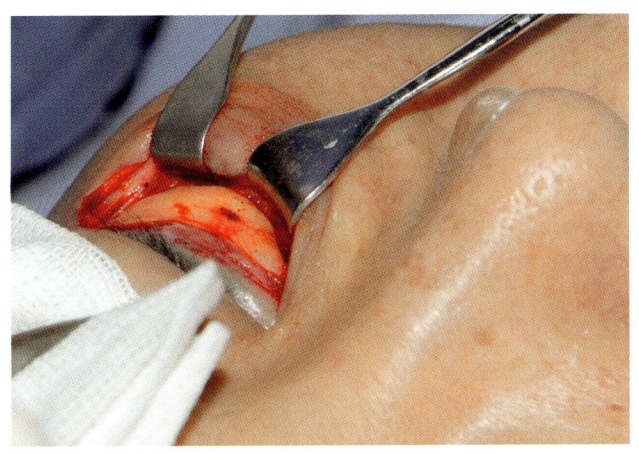

图 12-4 术中可见到菲薄松弛的眶隔膜及其下方的眶脂肪向前膨出

原则上,下睑眶隔膜应在低位、中央部切开,即在近眶骨下缘稍上方横行切开 5~8mm 眶隔膜。一般情况下,眶隔膜切开后即可见到中央部脂肪团自动向前膨出(图 12-5),如果此时用手指在睑下区轻轻加压,脂肪膨出将更为明显。一手用眼科镊夹持膨出的脂肪团,另一手持眼科剪小心分离其包膜。因中央部脂肪团少有血管或血管极细,故可采用"老鼠啃面包"的方法,渐渐将膨出的眶脂肪作适量剪除;若遇有较大血管,可采用电凝或结扎的方法进行处理。

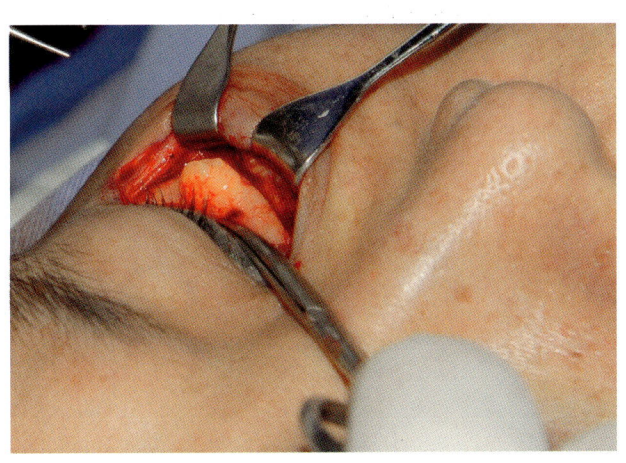

图 12-5 在近眶骨下缘稍上方横行切开 5~8mm 眶隔膜,眶隔膜切开后中央部脂肪团自动向前膨出

切除眶脂肪时不可向外过多牵拉或切除过量,以防术后造成下睑凹陷畸形。眶脂肪的切除量以轻压眼球时(压下平面,以不超过眼眶上、下缘平面为度)仅切除自动膨出的部分为妥。

轻、中度眼袋大多只切除部分中央脂肪团即可,内、外侧脂肪团可不必切除;重度眼袋可同时处理内、外侧脂肪团。内侧脂肪团因血管丰富且较粗大,并与下斜肌关系密切,处理时应格外小心。血管多需结扎,同时应避免向深处盲目掏剪,以防造成眼肌损伤而出现复视或斜视。外侧脂肪团在眼球前下底部较深处,除非严重膨出者,否则一般不需处理。

眶脂肪若采用结扎切除法,一次结扎量不宜过多,否则术后易形成面部硬结及局部粘连。虽然目前有学者主张不切除眶脂肪,仅将其复位固定并同时紧缩眶隔膜,以矫治眶脂肪膨出,但大多数学者仍认为术中切除部分眶脂肪是矫治眼袋必不可少的步骤。

术中眶脂肪处理后,眶隔膜是否需要修补缩短?由于重度眼袋者均存在眶隔变薄和松弛,故一般情况下,我们主张行眶隔膜适度缩短修补缝合,目的在于加强其张力,以抵挡眶脂肪再度向前膨出。

眶隔膜修补时应特别注意不能缩短过量,否则易造成其垂直张力过大,术后牵拉整个下睑垂直下移,眼球下方露白范围增加,影响美观,严重者可并发下睑闭合不全。

眼袋一般都伴有泪槽沟,目前大多采用眶隔脂肪组织释放重新分布的方法:于眶缘骨膜表面将肌肉附着点剪断、分离(图12-6),分离宽度为1cm左右(图12-7),将眶脂肪下移并缝合固定于骨膜上(图12-8)。此方法可以有效矫正泪槽沟(图12-9),同时对上提中面部组织、改善鼻唇沟有明显的作用(图12-10)。

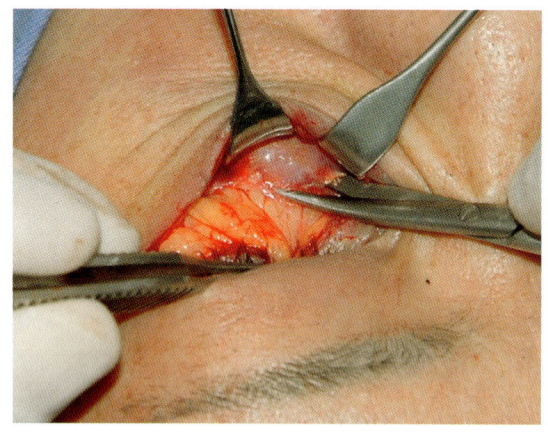

图12-6　于眶缘骨膜表面将肌肉附着点剪断、分离

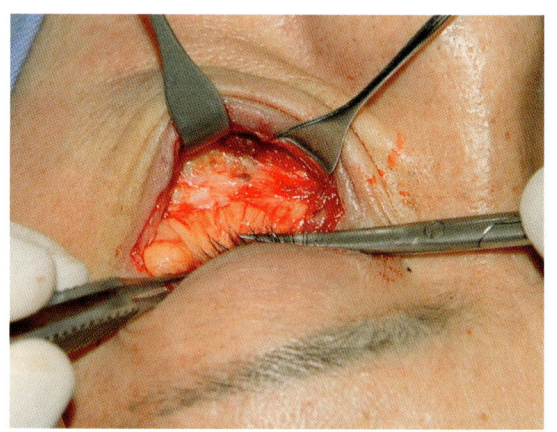

图12-7　于下眶缘骨膜上分离1cm左右

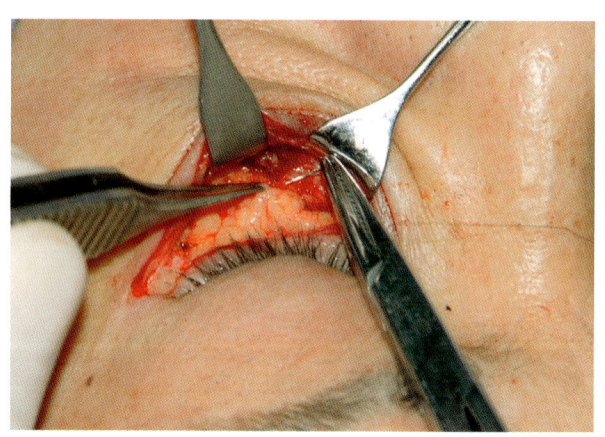

图12-8　将眶脂肪下移并缝合固定于骨膜上

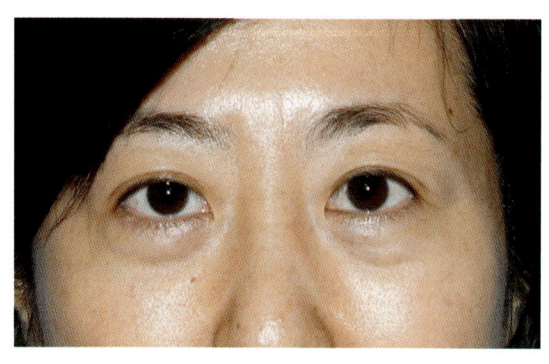

A

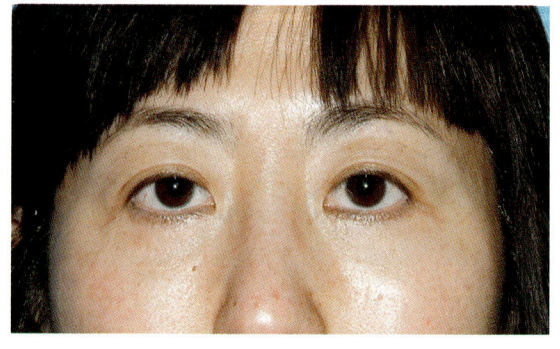

B

图12-9　眶隔脂肪组织释放重新分布的方法可以有效矫正泪槽沟
A. 术前正位,眼袋及泪槽沟明显　B. 术后正位,眼袋及泪槽沟明显改善

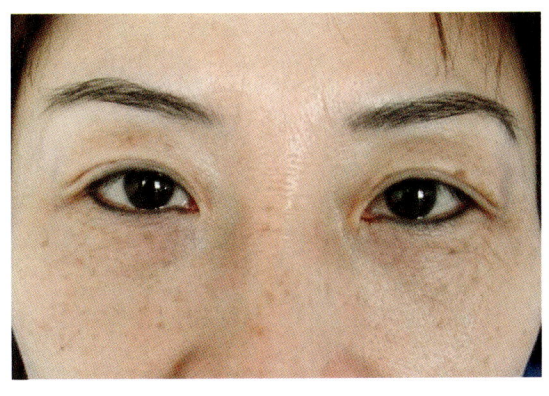 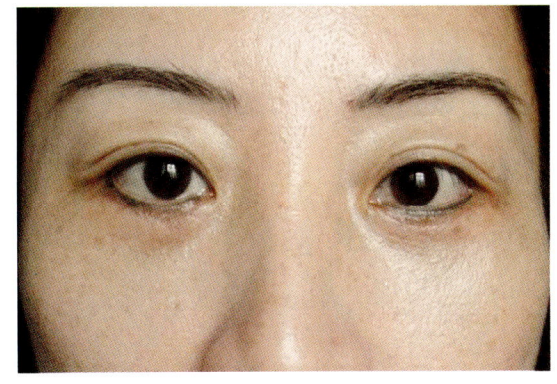

A   B

图 12-10　眼袋修复术后，中面部组织有较明显的上提，鼻唇沟得到明显改善
A. 术前　B. 术后 10 个月

（四）下睑眼轮匝肌的处理

下睑眼袋的产生与眼轮匝肌退变、松弛密切相关，尤其是轻、中度眼袋，一般都需处理眼轮匝肌。

在行皮瓣法时，可给予单纯眼轮匝肌折叠缝合，部分切除缩短或眼轮匝肌悬吊紧缩。

折叠缩短的方法虽简单，但术后局部欠平整，皮下易出现硬结；部分缩短时，术中切除的眼轮匝肌出血多，肌肉损伤较大。眼轮匝肌悬吊紧缩时应在外眦角外上方选好适当的悬吊点，将眼轮匝肌悬吊于深筋膜或眶骨骨膜上，此方法效果好。

在行肌皮瓣分离法时，肌肉的切除伴随皮肤一并进行，最后行眼轮匝肌悬吊紧缩术。

肌皮瓣法操作简单，出血少，分离层次清楚，术后下睑平整，不出现皱襞，效果好，值得提倡应用。

但是，皮肤与肌肉的老化程度是不同步的（图 12-11），一般皮肤较眼轮匝肌更加松弛，会有更多的松弛组织需要切除，合理的方案是根据实际情况分别切除多余的皮肤与肌肉（图 12-12）。

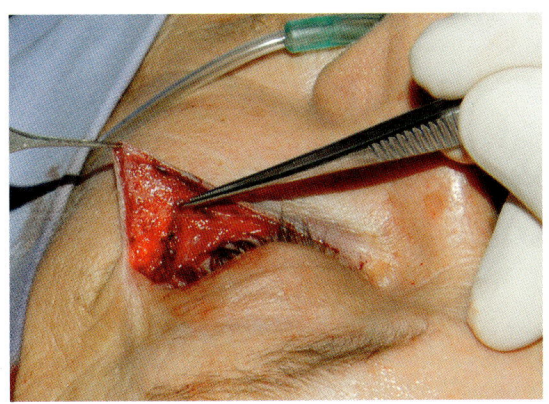

图 12-11　术中显示，提紧组织后皮瓣与肌瓣的长度是不同的

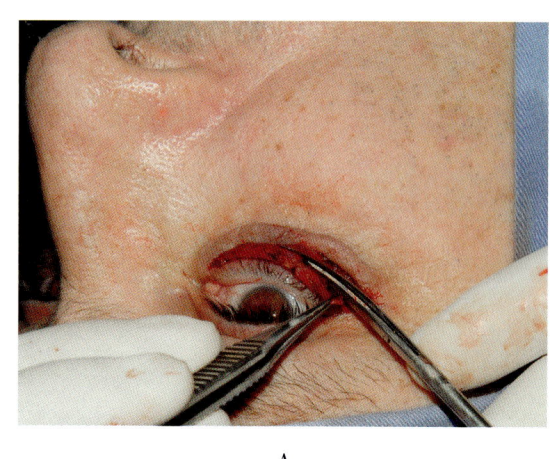
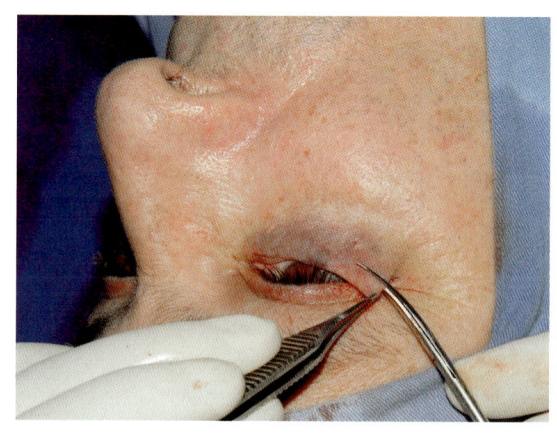

图 12-12　手术中按松弛的实际情况剪除组织
A. 先去除眼轮匝肌　B. 再去除多余皮肤

(五) 注意对称原则

下睑眼袋一般应双侧同时手术矫正,因此在术前设计、术中操作时应遵循"对称美"的原则。术前定点画线时,线的部位、长度、弧度、宽度等均应力求双侧准确一致。

术中注入的麻药量,皮肤、肌肉、眶脂肪的切除量,眶隔膜缩短的程度,双侧均应对称一致;手术操作最好自始至终由一人完成,只有这样,才能防止术后出现两侧切口线、矫正程度不对称等现象,才能使眼袋的矫正尽善尽美,达到增添容貌美之目的。

(六) 力求按显微手术要求进行

在器械方面应选择眼科用锐利的刀、剪、镊,以尽量减少组织损伤和术后反应。

在缝线方面,一般应用 5-0 或 6-0 美容尼龙带针缝线。缝合关闭切口时,由于切口上、下缘皮肤的厚度不等,故应遵循"厚浅薄深"的缝合原则,即皮肤切口厚的一侧进针应浅,切口薄的一侧进针要深,以求边缘对合平整,避免高低不平及错位缝合,减少术后切口瘢痕。

此外,缝合时应在睑缘一侧切口缘进针,力求一次进针成功,针距以 3~4mm 为宜,以尽量减少对睫毛的意外损伤。术后拆除缝线后,局部可加用瘢痕软化霜类药物,力求使切口瘢痕线细而不显。

眼袋整形术是眼部整形美容外科手术中难度相对较大、要求较高的手术之一,也是较易出现问题的手术,因此临床工作中一定要认真做好术前检查、设计,眼袋类型的判断,术式选择和患者的咨询解释等工作,术中做好每一环节的细致精确操作,只有这样才能达到预期的理想矫治效果。

第五节　内路法整形术

一、适应证

内路法整形术主要适用于单纯眶脂肪移位膨出或过多,而无皮肤松弛的年轻下睑眼袋者。对皮肤轻度松弛,但皮肤弹性良好,本人主观要求不遗留切口瘢痕,或近期有社交活动,不愿行外路法的轻度眼袋患者,在充分做好术前咨询的情况下也可考虑实施内路法整形术。

二、禁忌证

1. 同外路法整形术。
2. 对于皮肤、眼轮匝肌、眶隔膜明显松弛的中、重度下睑眼袋者，也不宜采用本法。

三、优缺点

1. 优点　①本法系经结膜切口入路行下睑眼袋整形，故皮肤无切口，术后无显露的切口瘢痕，无睑外翻、睑球分离、溢泪、睑裂闭合不全、下睑退缩等并发症的发生；②结膜切口小，操作简单；③不需处理眼袋外壁，组织损伤小，出血少。
2. 缺点　①由于本法不能同时处理眼袋外壁（皮肤、眼轮匝肌、眶隔膜），故适应证范围小，尤其不适用于中、重度下睑眼袋的矫治；②操作时要求术者必须熟悉眼睑及眼球的局部解剖，否则易造成角膜及下斜肌损伤。

四、手术方法

1. 0.5%～1%丁卡因液行结膜表面麻醉。2%利多卡因加少许肾上腺素在下睑结膜穹隆部结膜下注入1～2ml行局部浸润麻醉。
2. 用眼睑拉钩或牵引缝线翻转下睑，暴露下睑穹隆部结膜。令患者双眼向眉额注视并轻压眼球，使眶脂肪向前推拥结膜，下睑筋膜层向前膨隆于眶下缘区。
3. 摸清眶下缘，于下睑睑板下缘结膜处横行切开结膜5～10mm（图12-13），此处结膜与眶隔膜非常接近。切开后沿眶隔浅面向眶下缘方向钝性分离（图12-14），暴露眶隔膜，并可见其下面中央部的眶隔脂肪团（图12-15）。有时为充分暴露内、外侧脂肪团，可适当将结膜切口向两侧扩大。
4. 剪开眶隔膜暴露眶脂肪后，分离其包膜，眶脂肪团即自动膨出（图12-16），提起并剪除。遇血管用钳夹法（图12-17）、电凝法（图12-18）或结扎法处理。于同一切口内侧剪除内侧脂肪团；外侧脂肪团如果没有膨出，不必掏剪，如果有膨出则一并小心处理。剪除眶脂肪量需适度，过多则术后形成下睑凹陷畸形，不足则效果欠佳。切除之眶脂肪量，以轻压眼球时残余眶脂肪团与眶下缘平齐即可。

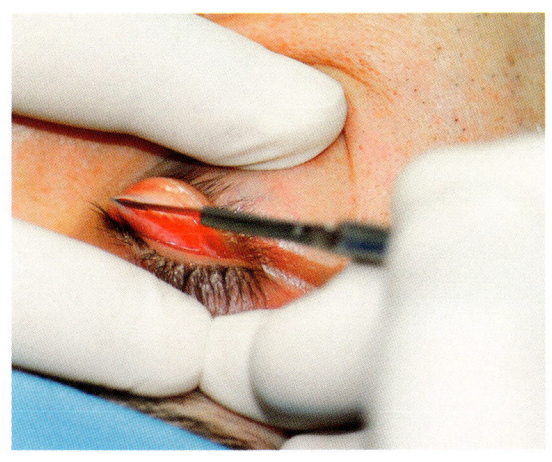

图12-13　于睑板下缘结膜处横行切开结膜5～10mm

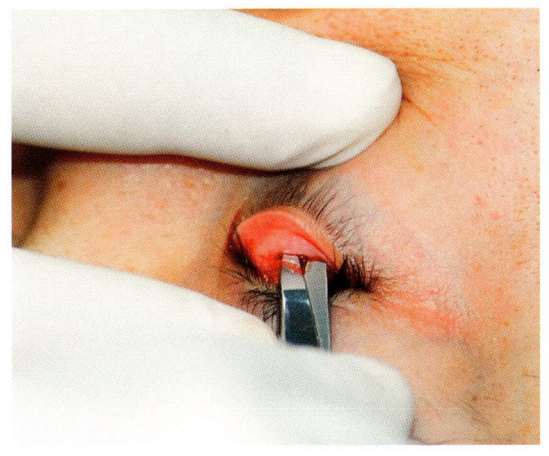

图12-14　用剪刀沿眶隔浅面向眶下缘方向钝性分离

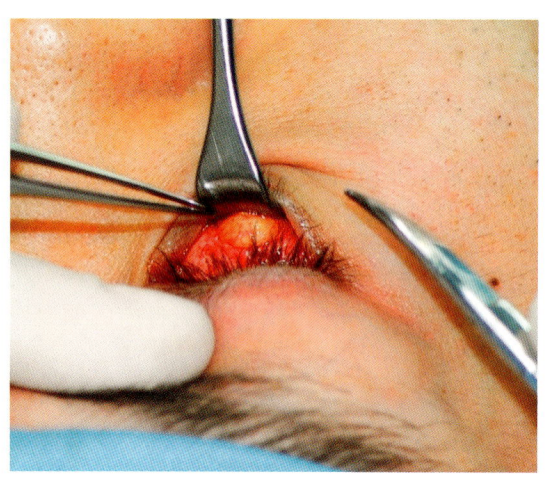

图 12-15 暴露眶隔膜,并可见其下面中央部的眶隔脂肪团

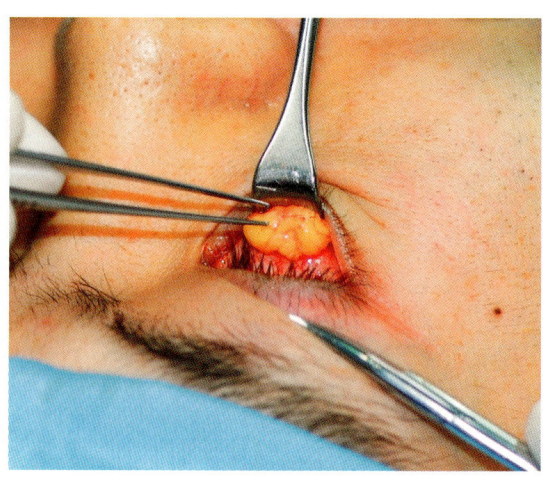

图 12-16 剪开眶隔膜后,眶脂肪团即自动膨出

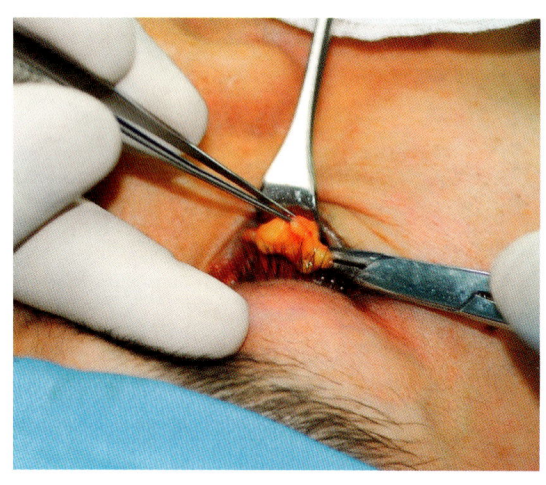

图 12-17 用钳夹法去除脂肪

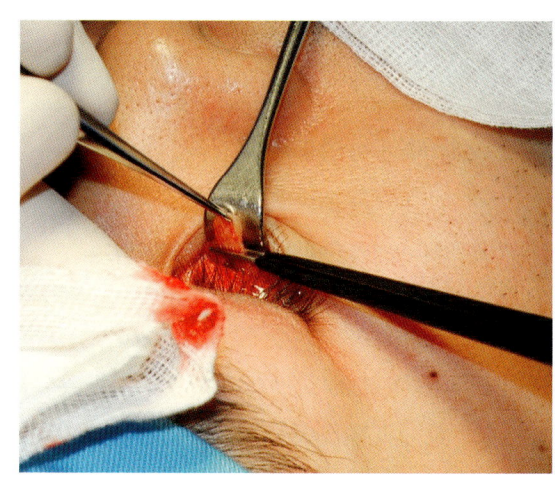

图 12-18 用双极电凝法去除脂肪

5 检查创面无出血后,用 5-0 或 7-0 尼龙线连续将结膜切口缝合,两端留长线头,不予打结,分别从内、外眦角部位出眼外。

6 结膜囊内涂抗生素眼膏,或于结膜下注射庆大霉素 40000u＋地塞米松 2.5mg。敷料包盖,加压包扎 24 小时。

五、术后处理

1 酌情应用抗生素、止血剂、激素类药物。

2 术后第 2 天解除加压包扎,清洁结膜囊,并嘱用抗生素眼液每日滴眼 4 次,涂抗生素眼膏每晚 1 次。

3 酌情行局部冷敷。

4 术后 5～6 天拆除结膜缝线。

(陈江萍　宋建星)

[1] Goldberg R A, McCann J D, Fiaschetti D, et al. What causes eyelid bags Analysis of 114 cosecutive patients [J]. Plast Reconstr Surg, 2005, 115 (5): 1395-1402; discussion 1403-1404.

[2] Bassichis B A. Lower lid blapharplasty [J]. Operat Tech Oto-laryng, 2007, 18 (3): 209-216.

[3] Hwang K, Kim D J, Hwang S H, et al. The relationship of capsulopalpebral fascia with orbital septum of the lower eyelid: an anatomic study under magnification [J]. J Craniofac Surg, 2006, 17(6): 1118-1120.

[4] Hamra S T. Arcus marginalis release and orbital fat preservation in midface rejuvenation[J]. Plast Reconstr Surg, 1995, 96(2): 354-362.

[5] 刘尊敏,夏东胜.19例眼袋术后继发出血的处理体会[J].实用医学杂志,2009,25(10):1570.

[6] Yeh C C, Williams E F. Fat management in lower lid blepharoplasty [J]. Facial Plast Surg, 2009, 25(4): 234-244.

[7] 王向义,聂云飞,裘名宜,等.眼袋分型与下睑成形术[J].实用美容整形外科杂志,2001,12(2):92.

[8] 田孝臣,岳纪良.睑袋的形成与治疗进展[J].中华整形外科杂志,2000,16(1):53-55.

[9] 汪晓蕾,夏成俊,崔日香,等.下睑成形术的术式选择[J].实用美容整形外科杂志,1997,8(3):130-132.

[10] 杨志祥,王方薪.下眼袋矫正术的体会[J].实用美容整形外科杂志,1994,5(2):65-66.

[11] 黎鳌,杨果凡,郭恩覃.手术学全集:整形与烧伤外科卷[M].北京:人民军医出版社,1996:1087-1088.

[12] 张涤生,冷永成.整形外科手术图解[M].南京:江苏科学技术出版社,1996:716.

[13] 徐乃江,朱惠敏,杨丽.实用眼整形美容手术学[M].郑州:郑州大学出版社,2003:73-99.

[14] 李冬梅.眼部整形美容手术图谱[M].北京:人民卫生出版社,2008:168.

[15] Kakizaki H, Zhao J S, Zako M, et al. Microscopic anatomy of Asian lower eyelids[J]. Ophthal Plast Reconstr Surg, 2006, 22(6): 430-433.

[16] George L Spaeth.眼科手术学——理论与实践[M].谢立信,董晓光,李绍伟,译.第3版.北京:人民卫生出版社,2004:399.

[17] Rocca Robert C. Della(美).眼整形外科·手术设计与技术[M].李冬梅,译.北京:人民卫生出版社,2003:51.

[18] 夏君慧.老年性下睑内翻两种手术矫正方法疗效观察[J].临床眼科杂志,2009,17(3):270-271.

[19] 周群,郑重.老年性下睑内翻矫正术不同术式的疗效比较[J].国际眼科杂志,2010,10(5):982-983.

[20] 张志昊.下睑轮匝肌折叠术治疗老年性下睑内翻[J].临床眼科杂志,2009,17(6):551-552.

[21] Baker S S, Muenzler W S, Small R G, et al. Carbon dioxide laser blepharoplasty[J]. Ophthalmol, 1984, 91(3): 238-244.

[22] Mittelman H, Apfelberg D B. Carbon dioxide laser blepharoplasty—advantages and disadvantages[J]. Ann Plast Surg, 1990, 24(1): 1-6.

[23] Glassberg E, Babapour R, Lask G. Current trends in laser blepharoplasty: results of a survey[J]. Dermatol Surg, 1995, 21(12): 1060-1063.

[24] 李勤,刘春利,苑凯华,等.Ultrapulse 5000C 型超脉冲 CO_2 激光经结膜入路整复眼袋[J].实用美容整形外科杂志,1999,10(3):137-138.

[25] 齐兴国,解翔,闫瑞红,等.超脉冲 CO_2 激光在眼袋整复中的应用[J].实用美容整形外科杂志,1998,9(1):12-13.

[26] Zarem H A, Resnick J I. Expanded applications for transconjunctival lower lid blepharoplasty[J]. Plast Reconstr Surg, 1991, 88(2): 215-220.

[27] 郭会越,刘林刚.下睑眼袋矫治的术式选择与应用体会[J].中国美容医学,2007,16(6):815-816.

[28] 张浩,李安平.中老年人下睑眼袋的个体化修复术[J].中国美容医学,2009,18(1):58-59.

[29] 林茂昌,张琳.下睑眼袋手术严重并发症分析及其预防处理[J].中国美容医学,2007,16(2):199-202.

[30] 马刚,林晓曦,胡晓洁,等.CO_2 点阵激光治疗眶周皱纹的临床观察[J].中国美容整形外科杂志,2010,21(3):170-172.

[31] 余文林,李勤,刘宏伟.点阵激光的临床应用及进展[J].中国美容医学,2009,18(9):1534-1538.

[32] 秦宏智,王洁晴,胡刚,等.微创激光技术——像束激光在美容外科的应用进展[J].中国美容整形外科杂志,2008,19(2):128-132.

[33] Hu S, Chen M C, Lee M C, et al. Fractional resurfacing for the treatment of atrophic facial acne scars in Asian skin[J]. Dermatol Surg, 2009, 35(5): 826-832.

[34] 张桂丽,王建国,陆华.像束激光治疗黄褐斑60例疗效观察[J].四川医学,2009,30(8):1306-1307.

[35] Graber E M, Tanzi E L, Alster T S. Side effects and complications of fractional laser photothermolysis: experience with 961 treatments [J]. Dermatol Surg, 2008, 34(3): 301-305; discussion 305-307.

[36] 韦强.超脉冲 CO_2 激光在眼袋治疗中的应用[J].广西医科大学学报,2009,26(1):118-119.

第十三章
眼袋整形术的常见并发症及其处理

眼袋整形术是美容外科最常见的门诊手术之一,其并发症的发生率也高居整形美容术后并发症的前三位。眼袋整形术的常见并发症有出血、血肿、术后瘢痕、下睑不平整、睑退缩、睑外翻、下睑区域凹陷等,罕见并发症有眼球损伤、失明、复视、青光眼等。本文主要针对常见并发症的预防、修复进行阐述。

第一节 淤血或血肿

眼袋整形术后皮下组织有轻度淤斑,一般术后 1 周可渐退;少数患者由于术中止血不彻底,造成术后血肿,血肿可发生硬结机化,消退吸收的过程较漫长。为防止血肿出现,术前要仔细检查患者有无高血压史、近期内有无使用血管活性药、血小板及出凝血时间是否在正常范围等。为防止这类并发症,术前 2 日可应用维生素 K_1 10mg 肌内注射,每日 1 次,并停用丹参或人参等活血化瘀药。术中要严密止血,术后需要加压包扎。一旦术后发生血肿,术后 3 天内可以拆除 1~2 针,清除淤血;如有活动性出血须立刻止住。一般性淤斑、青紫,术后 2 周内可自行消退。如有血肿硬结,可做理疗,以促进吸收。

第二节 下睑不平整

1 原因 ①下睑眼袋眶隔脂肪有三团,其中间一团比较容易膨出,如果去除脂肪时不注意,很容易造成脂肪残留不均匀;②每个人眶隔脂肪分布不同,术前没有仔细观察,术中去脂量判断不准;③眼轮匝肌和皮肤较松弛,没有展平缝合。

2 处理方法 再次修复术可以在手术半年后进行。手术主要是去除多余的脂肪,分离展平眼轮匝肌和皮肤。可以将眼轮匝肌提紧缝合在外侧眶骨膜上,然后仔细分层缝合眼轮匝肌和皮肤(图 13-1)。

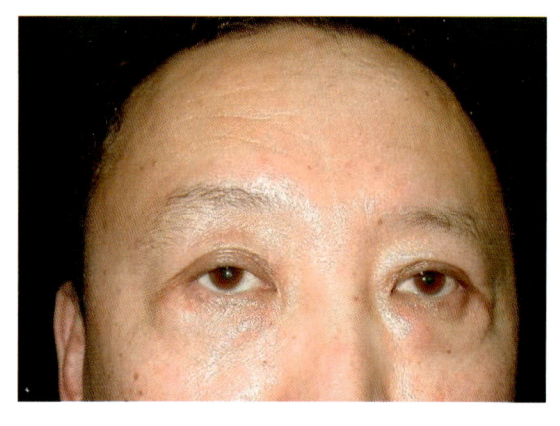
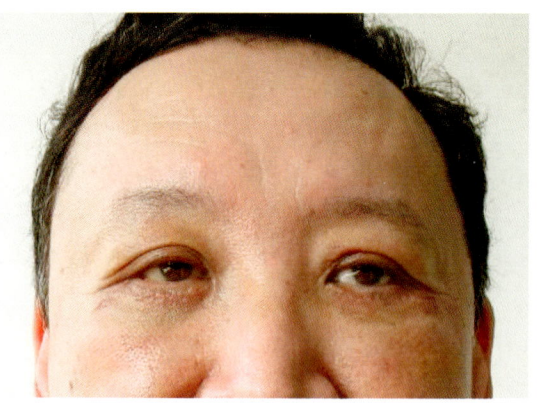

图 13-1 下睑不平整的修复
A. 眼袋整形术后下睑不平整 B. 再次修复术后

第三节 下睑外翻

下睑外翻、下睫毛外翻、泪点外翻是眼袋整形术后较严重的并发症。

1 原因 ①术中皮肤、眼轮匝肌切除过多;②术中创伤过大,术后血肿机化,瘢痕挛缩;③切口太靠近睑缘,同时下睑板前眼轮匝肌未能很好地保留,瘢痕与睑板粘连挛缩,造成睑缘外翻。

2 分级 Ⅰ度下睑外翻,睑球分离,泪点、泪湖分离;Ⅱ度下睑外翻,下睑结膜外露,睫毛外翻;Ⅲ度下睑外翻,下睑穹隆结膜外翻。

3 处理 一般轻度下睑外翻(Ⅰ度下睑外翻)可在3~6个月内自行恢复,平时可用手指轻柔地向上按摩下睑皮肤,使皮肤渐渐松弛,下睑外翻尽快恢复;适当的理疗也有助于恢复。在早期由于下睑外翻,眼球过度暴露,受术者会很不舒服,此时可以用3M胶纸将下睑外侧向上粘住,使下睑缘贴敷在眼球上,减小睑下垂的力量,帮助眼轮匝肌恢复张力。如果下睑外翻严重,3个月后还未恢复,可考虑再次手术修复。

第四节 常见并发症的矫正方法及进展

一、眼轮匝肌提紧术

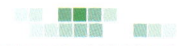

首先按眼袋原切口切开皮肤,广泛分离下睑区的皮肤,将下睑眼轮匝肌暴露出来,并用眼科剪在距睑缘5mm处锐性分离眼轮匝肌至眶下缘,松解其间的瘢痕;然后将眼轮匝肌向外上提紧,固定在眶外侧缘骨膜上(图13-2)。必须强调的是,肌肉固定点要向上超过外眦点,否则术后受重力影响易出现缝合点松弛下垂。

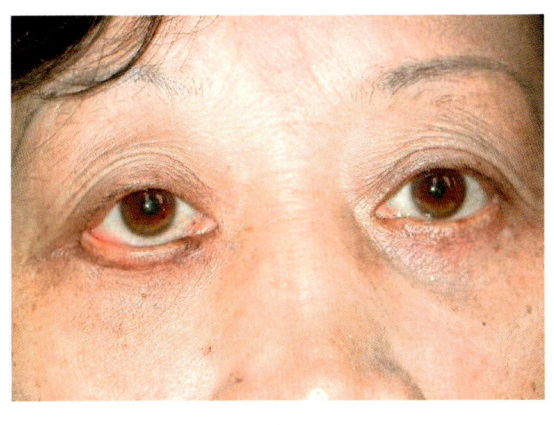
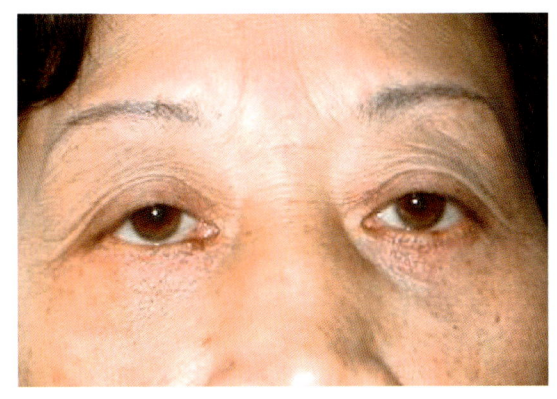

图 13-2　眼轮匝肌提紧术
A. 眼袋整形术后睑缘退缩　B. 眼轮匝肌提紧术修复后

二、外眦整形术

(一) 外眦固定术

Hamra 于 1998 年报道该术式。操作时可在眶外上方的上睑皮肤作长约 0.5cm 的横切口,用眼科剪沿切口方向向下分离显露骨膜；也可经原眼袋切口将眶外侧的眼轮匝肌与深面的骨膜分离,并用眼睑拉钩将其向上牵拉,显露眶外上缘的骨膜。在外眦角灰线处用尖刀作长约 2mm 的小切口,用 4-0 双针尼龙线由外眦角切口进针,经外眦韧带由内向外做 U 形缝合,缝针由眶外上缘的骨膜穿出,轻拉缝线两端,使下睑缘上移复位,并在适当的张力下打结。术中应调整缝线穿出眶骨骨膜的位置,使重新固定的外眦角高于内眦角 2mm。术后双眼轻压包扎 48 小时,术后 6 天拆线。

(二) 外眦成形术

该法又称外侧睑板条修复术,由 Anderson 等于 1979 年首先报道。手术方法是经原眼袋切口切开皮肤,松解瘢痕,将眶外侧的眼轮匝肌与深面的骨膜分离,并用眼睑拉钩将其向上牵拉,显露眶外上缘的骨膜,切开外眦,松解外眦韧带,去除下睑缘外侧端皮肤与结膜 2~3mm,暴露出睑板,用 4-0 尼龙线将睑板缝合至外侧眶壁里面的骨膜上,调整外眦的高度和张力(图 13-3)。术后双眼轻压包扎 48 小时,术后 6 天拆线。

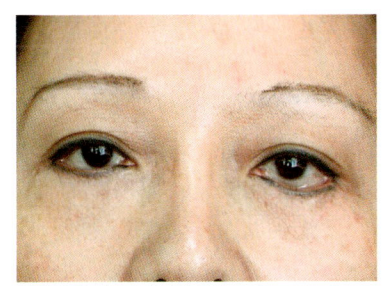
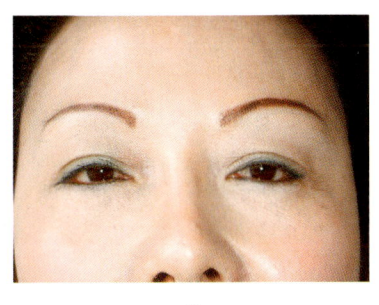

图 13-3　外眦成形术
A. 术前　B. 术后 6 天　C. 术后 3 个月

(三) 颞部皮肤及 SMAS 提紧术

在颞部及耳前作切口,分离至眼角并分离眼轮匝肌外侧缘,将眼轮匝肌及其周围的筋膜(即颞部 SMAS 筋膜)提紧,并将皮肤适度提紧。

三、局部皮瓣转移修复术

严重的下睑外翻皮肤缺损过多,可用局部皮瓣来修复,常用的有鼻旁皮瓣、外眦部皮瓣、上睑肌皮瓣。在此,我们推荐上睑肌皮瓣转移术,手术方法为:按原切口切开下睑皮肤,小心分离皮下组织,松解瘢痕,暴露眼轮匝肌。此时下睑复位,显露出下睑皮肤缺损的范围,测量其宽度和长度。在上睑重睑皱襞处设计肌皮瓣,将蒂放在外眦处,长宽比例可以达到或略超过 1:5。此瓣一定要带上眼轮匝肌,其外侧蒂部可以宽一些、厚一些,只要够移至下睑缺损处即可。缝合肌皮瓣时手法要轻柔,仅缝皮肤边缘。由于带有肌肉,皮瓣血供较有保证。术后皮肤颜色正常,再造了下睑部的眼轮匝肌,眼形明显改善。大多数下睑外翻,特别是以外侧外翻为主的都可采用此法。此肌皮瓣转移后所形成的"猫耳朵"一般都可在 3 个月后自行消失,无须再行手术调整。

典型病例如下:

1 病例一 眼袋整形术后下睑外翻,患者长期按摩下睑皮肤,晚上用胶布粘连上睑和下睑才能闭合双眼,经过一段时间后发生下睑退缩,眼白暴露过多,眼睛干涩,经常发生角膜炎。利用较松弛的上睑组织形成上睑眼轮匝肌肌皮瓣,转移修复下睑(图 13-4)。

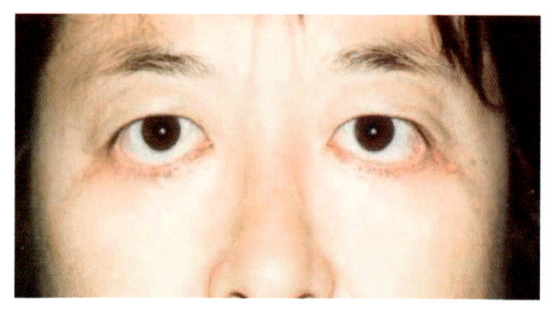
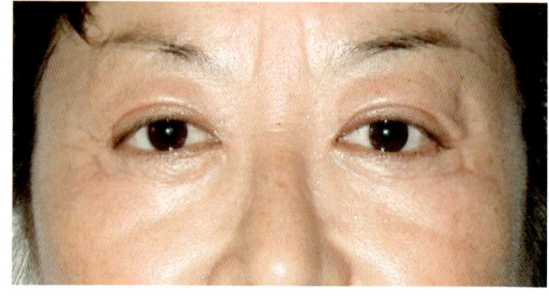

A   B

图 13-4 病例一
A. 眼袋整形术后下睑外翻   B. 上睑肌皮瓣转移修复术后半年

2 病例二 眼袋整形术后导致右眼下睑严重外翻,闭眼不全,结膜炎(图 13-5)。

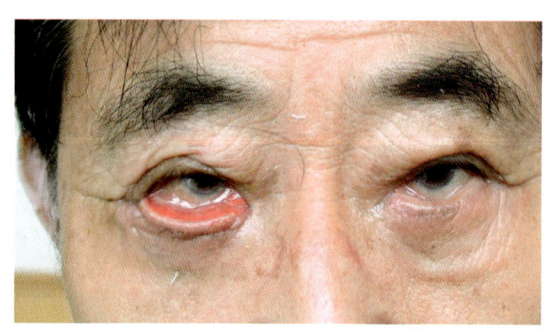
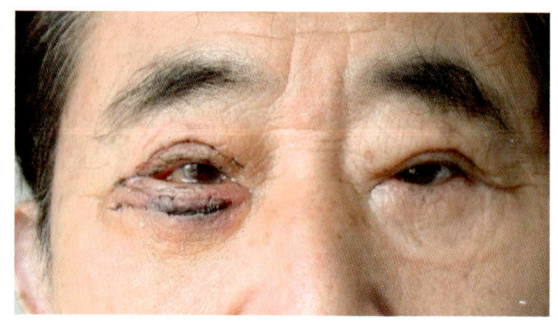

A   B

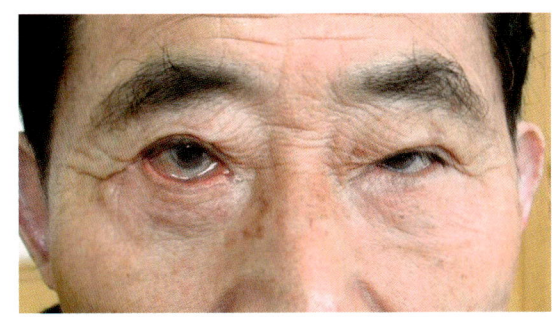
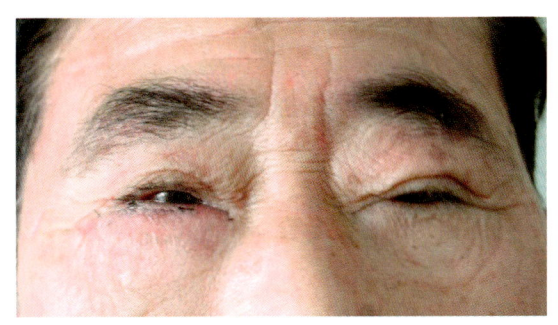

图 13-5 病例二

A. 眼袋整形术后右眼下睑外翻 B. 上睑肌皮瓣转移修复下睑外翻 C. 修复术后半年又渐渐发生下睑外翻
D. 采用睑板楔形切除缩短睑缘再次修复术后

四、植皮术

在没有其他合适的办法的情况下可选用游离皮片植皮术,一般取对侧的上睑皮肤或耳后皮肤。

第五节 眶下睑沟及眼鼻沟凹陷畸形

眶内脂肪球去除过度可导致眶下区凹陷,预防方法主要是在手术中去除脂肪要谨慎,可在术中测试:用血管钳夹住脂肪向外拉出后,把皮瓣放下,如见眶下皮肤有明显凹陷,即可把脂肪送回眶隔内,避免术后产生眶区凹陷。如在术后发现睑下沟明显,受术者要求修复矫正时可行脂肪移植充填术,必要时同时做下睑眼轮匝肌提紧术。手术方法为:抽取腹部或大腿内侧脂肪组织,制备纯脂肪。用 1ml 注射器接 2mm 钝头脂肪充填注射管,抽吸脂肪后将其注入眶缘。注意注射层次要在眼轮匝肌深部,紧贴眶骨膜。如果脂肪充填过浅,术后易形成高低不平。近年来用玻尿酸注射充填眶下睑沟及眼鼻沟凹陷取得了较好的近期效果。

第六节 其他少见的并发症

眼袋整形术后其他少见的并发症有复视、眼球损伤、球后血肿、视力障碍甚至失明等,这些均为较严重的后果,重在预防,避免发生,因为一旦发生则很难补救。

(杨群 罗旭松 杨军)

参考文献

[1] Hamra S T. Repositioning the orbicularis oculi muscle in the composite rhytidectomy [J]. Plast Reconstr Surg, 1992, 90(1): 14-22.

[2] 周丽云.眼袋整形术后下睑外翻的治疗[J].中华整形烧伤外科杂志,1994,10:433.

[3] 王炜,杨群,杨红华.眼睑美容手术及其并发症的防治[J].实用美容整形外科杂志,1994,5:169.

[4] 林自华,阎国富,何威.下眼袋整形术并发症原因分析及处理[J].重庆医学,2003,32(1):54.

[5] 贾玉莉.关于下眼袋整形术并发症原因分析及处理研究[J].健康必读,2011,8(8):9.

[6] 林茂昌,张琳.下睑眼袋手术严重并发症分析及其预防处理[J].中国美容医学,2007,16(2):199-200.

第十四章 睑内翻畸形矫正术

眼睑内翻（entropion of eyelid）为眼睑特别是睑缘向眼球方向翻转的异常状态。眼睑内翻不但有碍美容，而且由于睑缘向内翻转，使睫毛刺激眼球，经常在角膜、结膜表面摩擦刺激，轻者引起异物感、充血、疼痛、羞明、流泪等症状，重者可造成角膜损伤、感染，形成溃疡，愈后形成角膜白斑甚至失明，后果十分严重。

第一节 睑内翻畸形的分类与治疗

根据发病原因的不同，眼睑内翻主要分为先天性睑内翻、慢性痉挛性睑内翻、急性痉挛性睑内翻、瘢痕性睑内翻等。

一、先天性睑内翻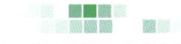

1. 病因　主要发生于婴幼儿，多在下睑近内眦侧，多数由于内眦赘皮牵拉、体质肥胖及鼻根部发育不饱满所致，轻者可随年龄增长而自愈。

2. 临床表现　多为双侧。因婴幼儿睫毛细软，刺激症状不明显，可伴有畏光、流泪等。

3. 治疗　随着年龄的增长及鼻梁的发育，先天性睑内翻可自行消失，因而可不急于手术。如3～5岁时内翻仍未消失，或刺激症状明显者可考虑手术治疗。较小儿童，可采用缝线内翻矫正术；年龄较大或内翻严重者则可行下睑皮肤轮匝肌切除术。

二、慢性痉挛性睑内翻（老年性睑内翻）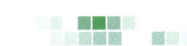

1. 病因　有两种说法：一为眼轮匝肌痉挛、肌纤维向上卷缩而使眼睑内翻；二为下睑缩肌无力，眶隔和下睑皮肤松弛，睑板下缘倾向外，睑缘倾向内（主要由轮匝肌收缩的两种力量引起，一是使上、下睑紧贴眼球，二是使上、下睑互相接近）。

2. 临床表现　常见于老年人的下睑。内翻的睫毛刺激角膜，患者有畏光、流泪、异物感等症状。睫毛摩擦角膜而致角膜上皮脱落，如继发感染，可发展为角膜溃疡，愈后遗有角膜白斑，也可表现为新生血管长入，使角膜失去透明度，可导致严重的视力障碍。

3. 治疗　主要为手术治疗，采用皮肤轮匝肌切除术，通过切除松弛的皮肤、部分眼轮匝肌达到矫正内翻的目的。

三、急性痉挛性睑内翻

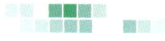

急性痉挛性睑内翻是由于炎症或突然的眼内异物等刺激引起眼轮匝肌反射性痉挛,从而使睑缘向内翻转。此病为一过性的,病因去除后眼睑痉挛自行缓解,眼睑即可恢复原位。

四、瘢痕性睑内翻

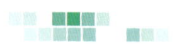

1. 病因　由睑结膜及睑板瘢痕性收缩引起,常见于沙眼后。此外,结膜外伤、结膜天疱疮等病之后也可发生。

2. 临床表现　因内翻的睫毛刺激角膜,患者有畏光、流泪、异物感和眼睑痉挛等症状,睫毛摩擦角膜而致角膜上皮脱落,如继发感染,可发展为角膜溃疡,愈后遗有角膜白斑,也可有新生血管长入,使角膜失去透明度,可导致严重的视力障碍。

3. 治疗　见本章第二节。

第二节　瘢痕性睑内翻矫正术

瘢痕性睑内翻是指由于各种原因引起睑结膜、睑板瘢痕性收缩牵引,造成眼睑内层比外层短,从而使睑缘内卷、睫毛内倒的异常状态。通常由严重沙眼、炎症性结膜病变、睑结膜或睑板的化学腐蚀伤、热灼伤、外伤以及肿瘤术后瘢痕形成等原因引起。

瘢痕性睑内翻是持久的,唯一的治疗方法就是通过手术矫正。各种瘢痕性睑内翻矫正手术的基本原理是解除睑结膜、睑板的向内牵引因素,矫正睑板的异常形态,使睑缘恢复到正常生理位置,达到治疗目的。

瘢痕性睑内翻矫正术术式繁多,临床工作中应依据其形成原因,结合实际情况,选择恰当的术式,才能获得满意效果。

本节将重点介绍临床中常用的几种术式。

一、睑板切断术

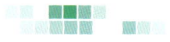

此类手术的优点是简单易行,其原理是将睑板自睑板下沟处切断,解除瘢痕牵引,缝线结扎使睑缘恢复到正常位置。

(一) 适应证

适用于睑板变形、肥厚不明显的病例。

(二) 麻醉

表面麻醉、穹隆部结膜下及睑皮下浸润麻醉。

（三）手术方法

1. 翻转眼睑，用 11 号刀片在距睑缘 2mm 的睑板下沟处作一与睑缘平行的、从内眦部一直延伸至外眦部的睑板切口，可按内翻程度切开睑板全厚的 2/3 或完全切透至暴露眼轮匝肌，然后用纱布压迫止血。

2. 用带 0 号线的双针等距离作 3 对褥式缝合。每一对缝合均是从距切口后缘 1mm 的睑结膜进针，穿过睑板及睑板眼轮匝肌，从距睑缘 3~5mm 处的皮肤出针，同一根线的另一针在第一针旁 2mm 处以同样方式穿出皮肤。完成 3 对褥式缝合后，垫以小棉卷后结扎，使睑缘呈轻度外翻，术后 5~7 天拆线（图 14-1）。

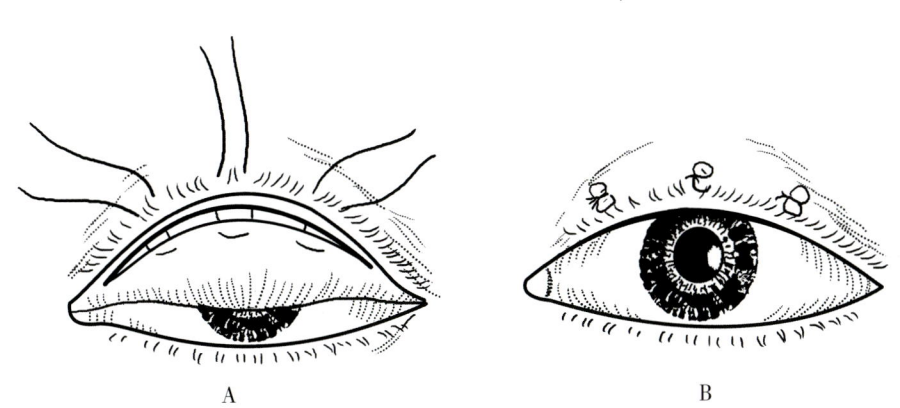

图 14-1 睑板切断术
A. 沿睑板沟切断睑板，作 3 对褥式缝合　B. 缝线穿出皮肤面，结扎在棉枕上

（四）手术注意事项

1. 为防止术后产生睑缘角状畸形，需确保切口径路必须整齐，深度必须一致。在整个切口径路上都应与睑缘保持平行，缝线要与睑缘垂直，每针褥式缝合的两根线距离不能太远。

2. 作切口时应注意勿损伤睑板与眼轮匝肌之间的睑缘动脉弓，也不要伤及眼轮匝肌纤维。

3. 切开睑板的深度不够或切开线离睑缘过远及缝线不够紧时，术后几天乃至几个月易复发。对较严重的睑内翻、多次术后再发的睑内翻和睑缘部呈弧形弯曲的睑内翻，为使效果确实，可联合行睑缘的灰线切开再穿线，缝线方法同上。

4. 角状畸形一般发生在睑内翻矫正术后 2~3 周，睑缘中央部呈三角形翘起，并呈轻度外翻。角状畸形不仅有碍容貌，而且有流泪、异物感等症状。修复轻度角状畸形时宜在原切口处重新切开，剪除其中的肉芽后进行分离，使睑缘恢复正常的平坦状态，然后按原手术方式作 3 针褥式缝合加以矫正。重度角状畸形者切除瘢痕后往往有较大的睑板睑结膜缺损，常需作睑板睑结膜滑行来修复缺损。具体方法如下：

重新切开睑板下沟或切断睑板，分离粘连，切除瘢痕后，使角状畸形消失。在原角状畸形的两侧作垂直切口，切开睑结膜及睑板，其长度从睑板切开的断端一直延伸至穹隆部，将这欲滑行的睑板与下面的眼轮匝肌分离（注意勿损伤提上睑肌腱膜），然后将这块组织向睑板切断处切口滑行，用 5-0 号丝线作连续缝合，将线头穿出皮肤，结膜囊内涂抗生素眼膏，覆盖纱布，7 天后拆线（图 14-2）。其他矫正术后若发生角状畸形也可依情况采用此方法矫正。

5. 术后首次换药时如果发现矫正过度，可提前 1~2 天拆线。拆线后如仍有明显外翻，一般在数天后可自行恢复，不必匆忙处理。

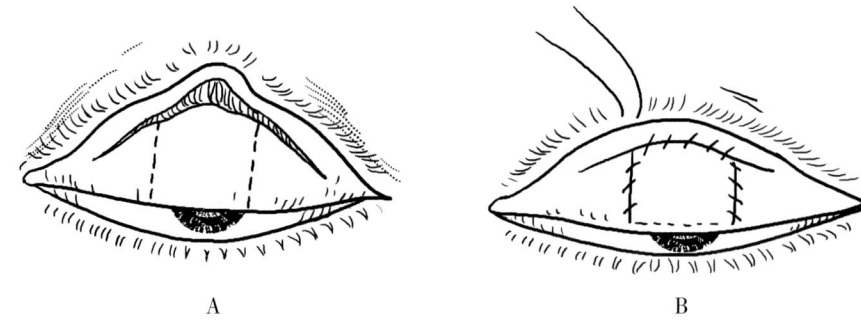

图 14-2　角状畸形睑板结膜滑行修复法
A. 角状畸形处行睑板切断，两侧剪开、分离　B. 睑板结膜瓣滑行缝合

二、"六三一"内翻矫正术

所谓"六三一"指手术时缝 6 次，作 3 对褥式缝线，在睑板沟作 1 个切口。"六三一"也属于睑板切断术，由王导先于 1952 年介绍。

（一）适应证

适用于较严重的睑内翻及做 Hotz 手术失败的病例，是临床上常用的方法之一。其优点为：

1. 先穿缝线后切开，术中出血减少且便于操作。
2. 缝线在相当于重睑处出针，不损伤睫毛根部，美容效果好。
3. 结膜面进针部位上移到睑板上缘，减少了缝线对角膜的刺激。

（二）麻醉

包括表面麻醉以及穹隆部结膜下、睑皮下浸润麻醉。

（三）手术方法

1. 缝线　用食指翻转上睑，清楚地露出上睑穹隆部结膜。用长约 35cm 的 1 号丝线，从近睑板的穹隆部进针，绕过睑板前面，穿过睑板眼轮匝肌，距睑缘 3~5mm 处皮肤出针。另一针从其旁 2~3mm 处穹隆部进针，以同样方式从皮肤出针，完成一针褥式缝合。3 对褥式缝合线分别置于眼睑的中央、中内与中外 1/3 交界处。也可以用一根针一根线完成 3 针褥式缝合，但需注意从皮肤面进针时千万不可伤及眼球。

2. 切开睑结膜、睑板　翻转上睑后，用 11 号刀片在睑板下沟垂直切开睑结膜，切断睑板。切断睑板时必须注意不要切断睑板前面的缝线，切口与睑缘平行，和睑板等长。当切口接近内眦部时，注意不要伤及泪小管。压迫止血后，分别将 3 根缝线拉紧，观察矫正是否满意、睑缘有无角状畸形。如睑缘弧度不理想，应重新调整缝线的位置；如矫正不足，应检查一下睑板是否切断。然后在线结内置一小棉卷或细塑料管结扎，术后 7 天拆除缝线，手术示意图见图 14-3。

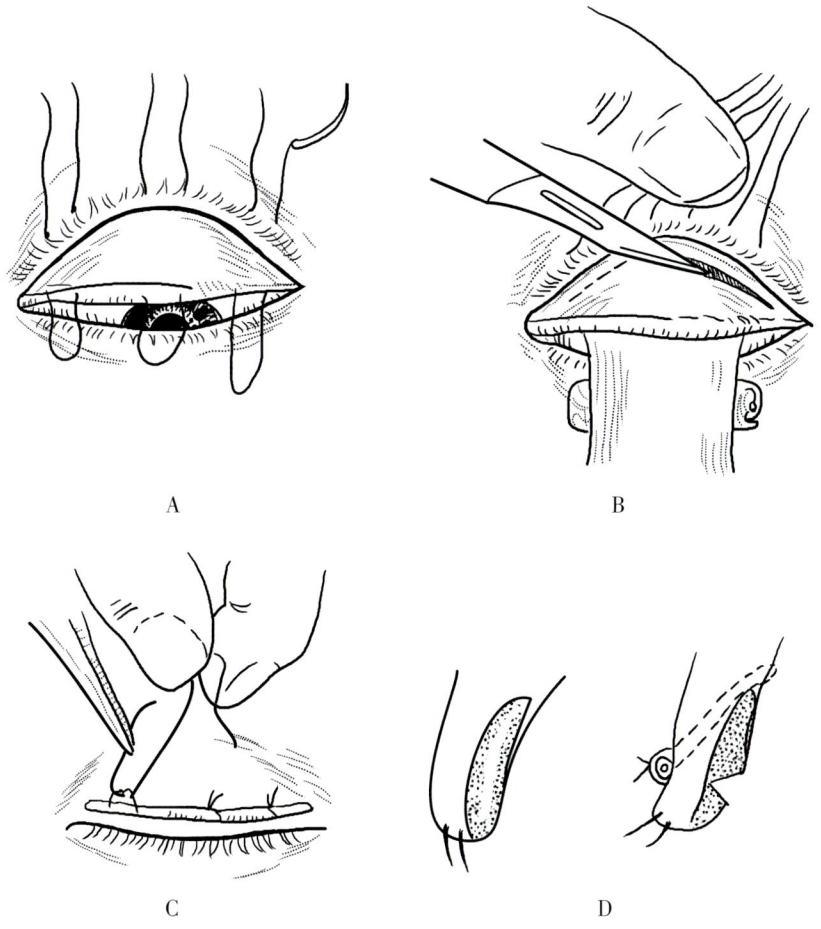

图 14-3 "六三一"内翻矫正术
A. 从穹隆部向皮肤面作 3 对褥式缝线　B. 切断睑板下沟　C. 于皮肤面将缝线结扎于细塑料管上　D. 术前、术后侧面图

三、Hotz 睑板楔形切除术

该手术属于睑板矫形类手术,主要是从睑板的前面把变形、肥厚的睑板削平或作一条楔形切除,以恢复睑板的正常形态,从而改变睑缘位置及睫毛方向,达到矫正目的。本术式虽然操作较复杂,手术时间长,出血较多,但由于术后效果可靠,不易造成睑缘角状畸形,且能同时处理松弛的上睑皮肤,术后能形成重睑,故临床医师多喜欢采用此术式。

（一）适应证

适用于重度瘢痕性上睑内翻,特别是睑板明显肥厚、弯曲变形且眼睑皮肤松弛的患者。对于其他术式失败及伴有角状畸形的睑内翻以及有角膜炎症的病例也多选用此术式。

（二）麻醉

眼睑局部浸润麻醉,用 0.5%～1% 丁卡因液结膜表面麻醉。

（三）手术方法

1. 用亚甲蓝在上睑皮肤画切口线　这往往需双侧对称设计。如睑内翻严重,切口线宜靠睑缘近一些(3～4mm)。若内翻不严重,切口线应按重睑术式设计,以便术后形成较为自然美观的重睑。若上睑皮肤松弛可同时设计切除皮肤的切口线。

2. 切开皮肤,剪除切口下轮匝肌　将金属板置于上方结膜囊内,将上睑托起,按切口设计线切开皮肤,并剪除切口下及近睑缘部的一条眼轮匝肌,暴露睑板。若皮肤松弛则同时按设计剪除适量上睑皮肤。

3 切除睑板 若上睑板肥厚或表面凹凸不平,可先用 15 号圆头刀在睑缘上方 1.5mm 处(避开睫毛根)垂直切开睑板全厚的 2/3,然后将刀放平,以拉锯式动作向上刮切睑板,将睑板削薄,再用镊子提起这条睑板组织,剪除之。如睑板不是十分肥厚,可分别在距睑缘 1.5mm 及 3.5mm 处斜行切开,使两个切口在睑板深层会合,即将睑板作一条楔形切除,注意勿切穿睑板。

4 缝合 用 3-0 丝线穿针,一般由内眦部开始,缝针穿过切口下唇皮肤、皮下组织,横行穿过睑板切口上缘,但不要穿透结膜。然后从切口上唇皮肤穿出,注意穿出点须和切口下缘的穿入点对称。其他 4 针缝至睑板时,可垂直穿过,并根据内翻的程度,调整缝线穿过睑板的高度。

5 结扎 将缝线调整均匀,一并剪断,结扎缝线后内翻得到矫正,睫毛恢复到正常位置。术后常规应用抗生素 3 天,7 天后拆除缝线,手术示意图见图 14-4。

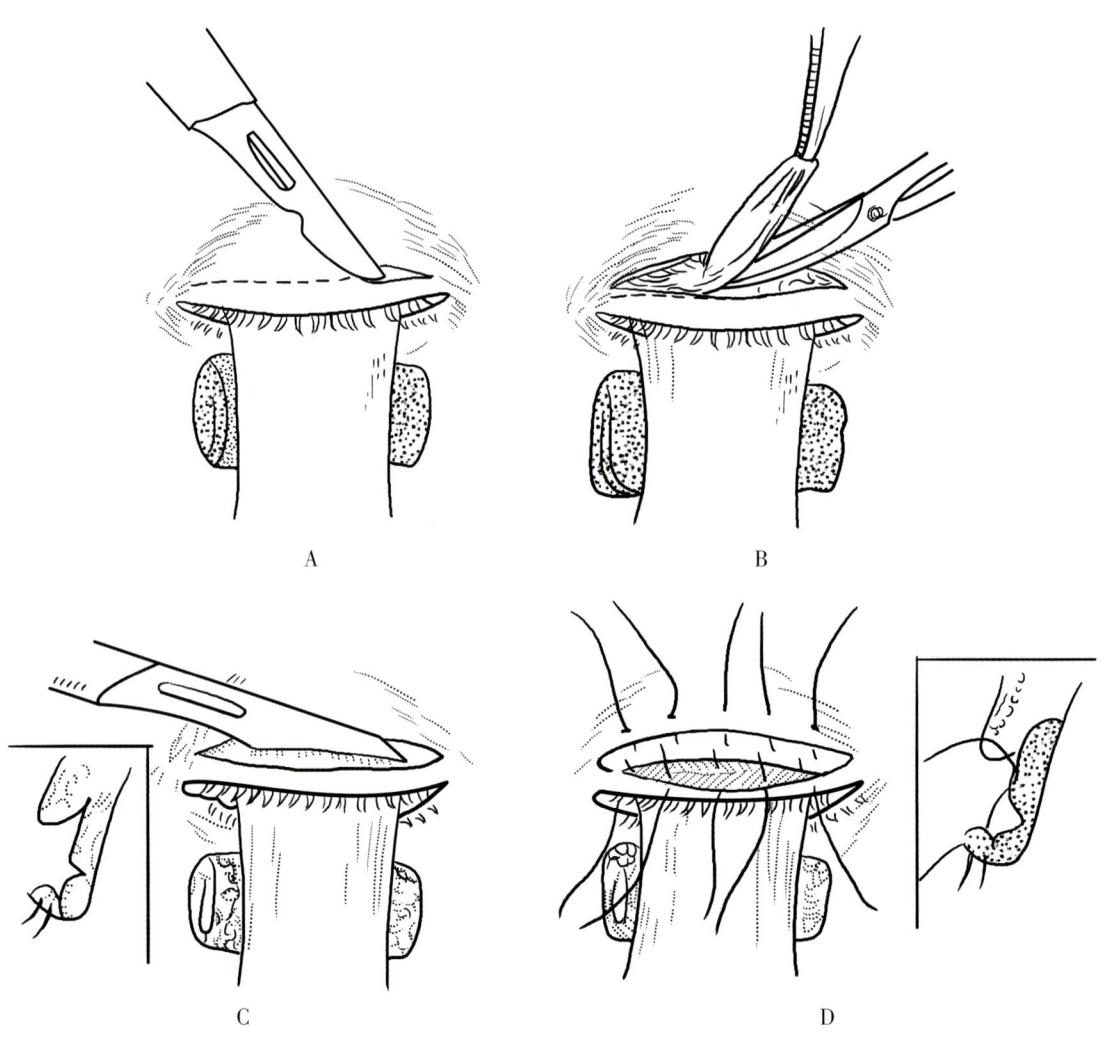

图 14-4 Hotz 睑板楔形切除术
A. 按设计线切开上睑皮肤　B. 切除一条眼轮匝肌,分离暴露睑板　C. 作睑板楔形切除
D. 自皮肤切口下唇,经睑板切口上缘,从皮肤切口上唇作缝合

(四)手术注意事项

1 内眦部矫正不足 其原因可能是:

(1)内眦部睑板薄弱,逐渐消失,缝合时缝线没有穿过睑板。

(2)内眦部睑板第一针缝线未横行穿过睑板,因而无力。

（3）皮肤切口过高。如术中发现矫正不足，可将缝线收紧些结扎。如还不理想时，应拆除该部位缝线，重新缝合，缝合时应将带睑板的几针尽量缝得靠睑板上缘的边缘处。缝线在眦部的睑板上缘处一定要横缝，如仍感不足，可将缝线全部缝在睑板上缘的睑板眶韧带上。如仍不满意，可作局部的灰线切开。

2. 皮肤对合不严或错位　其原因是由于上、下创缘的缝线穿出位置不对称，进针部位离皮肤边缘过远（一般应为 1mm），或皮肤缝线结扎时，皮肤卷缩在创口内。皮肤对合如果不严密，拆线后创口容易裂开，既延长治疗时间，又易发生感染。所以在结扎缝线时，应注意仔细对合创缘，特别要注意横缝睑板的第一针缝线，其穿过睑板后穿出皮肤的位置应与穿入皮肤的位置相对应，不要发生错位缝合。

3. 睑缘中央部坏死　即术后 3～4 天，在睑缘中央部发现充血、水肿，进而逐渐坏死、结痂，在上睑缘形成角状切迹，甚至发生眼睑闭合不全。其原因可能是：

（1）睑板切口过于靠近睑缘，或在中央部切透了睑板和结膜。

（2）对切口下缘的剥离做得过多。

（3）中央部缝线过紧等。换药时如发现睑缘部糜烂，应及早拆除中央的一条缝线，一般不会影响矫正睑内翻的效果。

（4）术前因长期患睑缘炎而使睑缘部呈弧形弯曲或发生轻度眼睑闭合不全的患者，切口切开中央时容易偏向睑缘，所以作睑板切开时，切口线应注意与弧形睑缘平行。

4. 上睑下垂　此并发症极少发生，其原因是在剪除眼轮匝肌时损伤了上睑提肌，所以在剥离和剪除眼轮匝肌时不要过深或超出睑板上缘。一旦术后发生睑下垂，应先观察，如术后 3～6 个月仍不见恢复，可行手术矫正上睑下垂。

四、睑缘后移或睫毛移位法

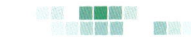

睑缘后移或睫毛移位法即通过切开睑缘，使睑缘后移或睫毛移位，从而达到矫正内翻的目的，主要用于特别严重的反复发作的局限性内翻，以及作为前述手术后疗效欠佳病例的补充治疗。

（一）睑板皮肤错位缝合法

主要用于多次手术反复再发，伴有皮肤缩短、睫毛乱生的重症睑内翻患者。

1. 手术方法

（1）局麻后，自上睑泪小点外侧 1mm 处向外眦沿灰线切开睑缘全长。

（2）自灰线切口向上剥离至睑板上缘及穹隆部，将上睑分劈为前、后两叶（前叶为皮肤、肌肉，后叶为睑板结膜）。

（3）在靠近内、外眦角部与睑缘垂直向上剪开睑板（后叶）的两端，继而将睑板瓣向下牵引，至暴露出睑板上缘为止。

（4）用 15 号小圆刀片将睑板的前面削平、削薄。

（5）将带有双针的缝线，从距睑板游离缘上方 6mm 处横行穿过睑板，潜行 3mm 后出针，再分别于距睑缘上 2mm 处由后向前将两针穿出皮肤。先缝中间，后缝两侧，如此做成 3 对褥式缝线，垫棉枕后结扎。手术示意图见图 14-5。

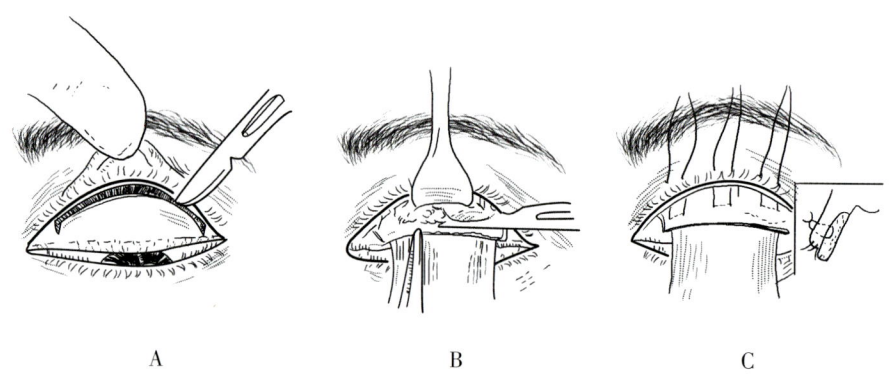

图 14-5　睑板皮肤错位缝合法
A. 切开灰线,在内、外眦部垂直剪开睑板　B. 削下睑板前面　C. 睑板皮肤错位缝合

2 手术注意事项　该手术不适用于伴有结膜明显缩窄、变小的患者。另外,手术时,在睑板上进针的部位要高一点,在皮肤上的出针部位要低一点,只要结扎后能在睑缘处露出 2~3mm 的睑板即可。睑缘与睑板缘无需缝合。

(二) Machek-Blaskovics 睫毛移位法

该法主要用于睑板高度肥厚粗糙、内翻倒睫严重且用其他方法难以矫正的病例。手术方法如下:

1　于上睑泪小点外侧 1mm 处作睑缘唇间切开至外眦,向上剥离 8mm,使上睑分劈成前、后两叶。

2　距睑缘 4mm 及 8mm 的皮肤处各作一与睑缘平行的切口,以形成宽度为 4mm 且与睑缘等长的皮肤肌肉桥状瓣,使其可以随意下移,以修补睑缘的皮肤缺损区。

3　将睑缘处带有睫毛的皮瓣向上移动,然后将上方 4mm 宽的桥状瓣向下移动,在内、外眦两端,上方的桥状瓣压在睫毛瓣表面。

4　缝合桥状瓣与睑缘处睑板结膜创缘后,再缝合睫毛瓣的上缘与上睑上侧创缘,最后将两个皮瓣之间的创缘缝合。术后 7 天拆线。

5　创口完全愈合后再修整内、外眦部皮肤皱褶(图 14-6)。

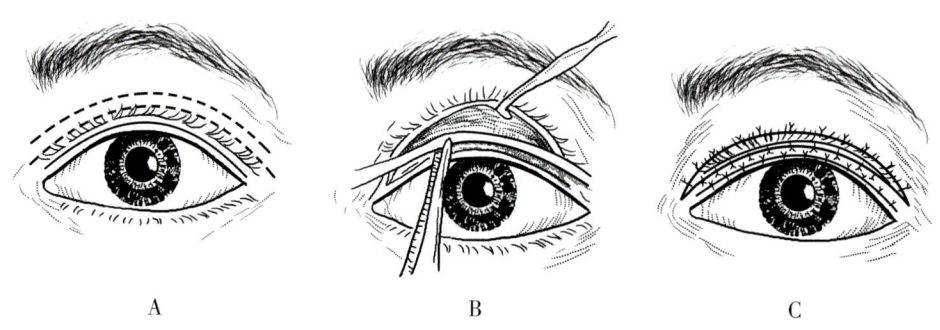

图 14-6　Machek-Blaskovics 睫毛移位法
A. 切开灰线,上睑作皮肤肌肉桥状瓣　B. 桥状瓣与带睫毛皮瓣互换位置　C. 缝合皮肤切口

(三) Spencer-Watson 眦部 Z 瓣睫毛移位法

此法仅用在位于内、外眦部的局限性内翻倒睫。手术操作如下:

1　以外眦部局限性睑内翻为例,于睑缘唇间灰线作切口,长度应略长于睑内翻范围,向上剥离少许,做成前、后两叶。

② 在相应的睑缘上方设计一 Z 形皮瓣,Z 形皮瓣的下脚应与唇间切口相连,分离切口间皮肤,做成两个小的舌形皮瓣(皮瓣要有足够厚度,可将睫毛毛囊包含在内)。

③ 两皮瓣互换位置,将带有睫毛的皮瓣移向上方。

④ 缝合时应用 7-0 号线,先固定两个瓣尖,再缝合各创缘。注意作唇间灰线切开时,必须将所有内翻倒睫的部分都包括在内,做成的各皮瓣宽度约 3mm,蒂部应宽些。此法亦可同时用于内、外眦倒睫的矫正。手术示意图见图 14-7。

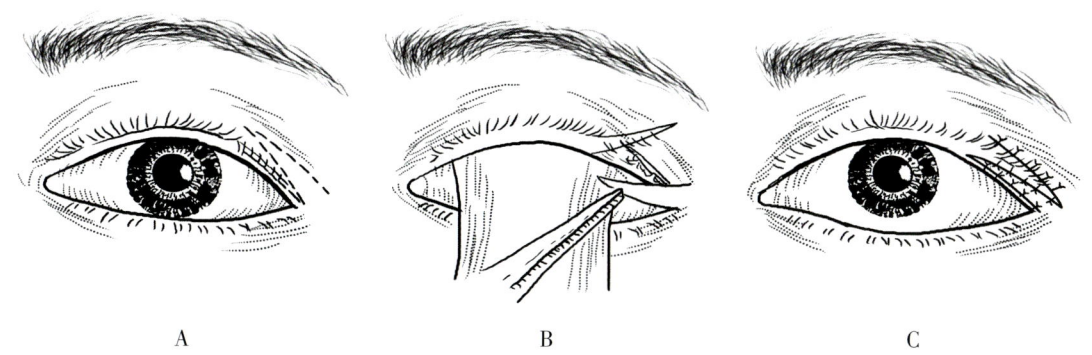

图 14-7　Spencer-Watson 眦部 Z 瓣睫毛移位法
A. 于内翻处行灰线切开,设计 Z 切口线　B. 作 Z 形切开,一瓣内包含内侧的睫毛　C. 皮瓣换位后缝合

五、灰线切开充填术

该手术尤其适用于内翻程度在整个睑缘不一致的病例,以及在做过其他内翻手术后还有部分内翻未能矫正的病例,它可以与其他瘢痕性睑内翻矫正术同时施行,也可单独施行。灰线切开后植入物一般为保存的角膜、巩膜、阔筋膜、切下的睑板或唇黏膜。植入后可使该处睑缘略为增厚,使内卷的睫毛离开眼球表面。手术方法如下:

① 切开内翻矫正术未能完全矫正处的睑缘灰线,深约 2mm。切口应超过残留内翻的两端,但在内侧应距离泪点至少 2mm。

② 取一条宽约 1.5mm、长与灰线切口长度相等的植入物,修剪成楔形,嵌入灰线切口。用 5-0 丝线作连续缝合,缝线应穿过植入物的创口缘,将线头结扎在睑缘前唇,以免触及角膜和结膜,亦可作间断缝合。术后 7 天拆线。手术示意图见图 14-8。

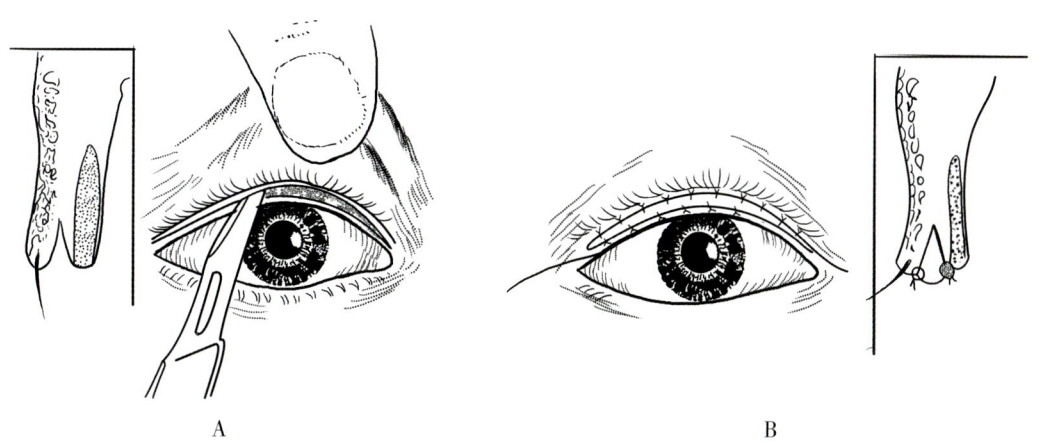

图 14-8　睑缘灰线切开充填术
A. 灰线切开　B. 楔状物嵌充于灰线切口内,缝合切口

六、睑板睑结膜游离移植术

(一) 适应证

此法适用于严重的瘢痕性睑内翻的病例,特别是那些已经多次手术,睑板、结膜已有明显畸形或缩短的病例,通过该手术不但可以增加睑板、睑结膜的垂直长度,松解眼睑内层对睑缘的牵引,使内卷的睑缘得以复位,而且可以继续保持睑板对眼睑的支持作用。移植的睑板、睑结膜取自同侧或对侧的上睑。

(二) 麻醉

采用下穹隆结膜下及近睑缘皮下浸润麻醉,同侧或对侧上穹隆及眼睑皮下浸润麻醉。

(三) 手术方法

1. 切开睑结膜、睑板 用眼睑拉钩或牵引缝线翻转下睑,在距睑缘 2mm 处作一与睑缘平行的睑结膜、睑板切口直至暴露眼轮匝肌。

2. 形成植床区 于切口两侧睑板下将睑板与眼轮匝肌分离,形成一能容纳新月形睑板、睑结膜片的植床区,植床区中央最宽处为 2~3mm。

3. 取上睑移植片 用眼睑拉钩或牵引缝线翻转上睑,于上睑中部切取宽 2~3mm 的新月形睑板、睑结膜片。在上睑结膜、睑板缺损处作睑板与其下的眼轮匝肌分离,然后用 8-0 或 9-0 尼龙线连续缝合切口,两端线头穿过眼轮匝肌从皮肤面引出。如结扎后上睑有内翻倾向,缺损处也可不予缝合,让结膜上皮逐渐增生覆盖。

4. 将移植片置于植床区 将切取的上睑板、睑结膜片移植于下睑植床区,伸展对合创缘后,间断或连续缝合。观察下睑弧度是否满意,如下睑较对侧为高,说明移植片太宽;如下睑变直,缺乏应有的弧度,则提示移植片中央部分太宽。以上两种情况都必须修剪移植片后再行植入,直到满意为止(图 14-9)。

术毕时结膜囊内涂眼膏,以减少缝合对角膜、结膜的刺激。术后 7~10 天拆除缝线。

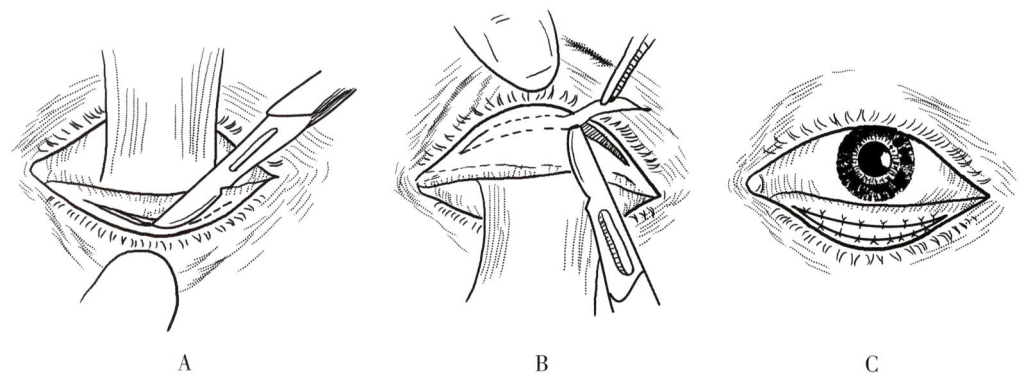

图 14-9 睑板睑结膜游离移植术
A. 睑板结膜切断、分离后形成植床 B. 上睑取睑板结膜游离移植片 C. 将移植片植入下睑植床,缝合切口

(黄明欢 楼晓莉 宋建星)

参考文献

[1] 张建文,陈言汤,刘林皤,等.应用颞动脉岛状皮瓣转移眼窝再造[J].中华显微外科杂志,1998,21(3):225.

[2] 黄婉芬.颞动脉皮瓣在眼睑整复治疗中的应用[J].中华眼科杂志,1980,16(4):369.

[3] 司徒朴,侯文明,熊明根,等.颞额部皮瓣修复眼睑外翻的体会[J].中华整形烧伤外科杂志,1995,11(4):290.

[4] 孙志成,马凤娟.带蒂皮瓣睫毛移位法治疗瘢痕性上睑内翻疗效观察[J].中国中医眼科杂志,2011,21(4):224-225.

[5] 李凤鸣.中华眼科学[M].北京:人民卫生出版社,2005:872.

[6] 范先群.眼整形外科学[M].北京:北京科学技术出版社,2009:141.

[7] 陈镇国,卢纯洁,王强.异体巩膜联合生物羊膜移植修复眼睑全层大缺损临床观察[J].中国实用眼科杂志,2010,28(2):142.

[8] 龚岚,邱孝芝.异体巩膜移植治疗复发性瘢痕性睑内翻的临床分析[J].中华眼科杂志,2007,43(1):63.

[9] 陈涛,李冬梅,秦毅,等.异体巩膜移植治疗烧伤后瘢痕性眼睑内翻[J].中华全科医师杂志,2010,9(4):282.

[10] 李冬梅.眼部整形美容手术图谱[M].北京:人民卫生出版社,2008:112-118.

[11] 许美玲,孙凤海,马洪梅,等.老年性上睑皮肤松垂及睑内翻矫正术[J].国际眼科杂志,2010,10(4):649.

[12] 徐峰,周斌,金小琴.老年性上睑皮肤松弛伴睑内翻倒睫的手术治疗[J].中国美容医学,2009,18(9):1261-1262.

[13] 何晓璐,张姬慧,林泰南.外侧睑板条悬吊联合下睑缩肌前徙术治疗老年性睑内翻[J].国际眼科杂志,2011,11(6):1099-1100.

[14] 罗丽华,王康,王伟.两种手术方法治疗老年性下睑内翻临床对比观察[J].中国美容医学,2013,22(5):532-534.

[15] 于建康,魏萍.眼轮匝肌缩短联合皮肤切除矫治老年性下睑内翻[J].中国美容医学,2010,19(12):1788-1789.

第十五章 睑外翻畸形矫正术

睑外翻(ectropion of eyelid)表现为眼睑和眼球脱离密切接触,泪小点与眼球不能贴附,睑结膜向外翻转外露,可以并发溢泪及睑结膜干燥、充血、肥厚甚至角化,导致睑缘糜烂、变形以及睫毛生长错乱、脱落等。由于下睑板窄小且受重力影响,所以更易发生外翻。而上睑只有当皮肤缺失较多时才会发生外翻,但严重性大于下睑外翻。因为上睑外翻、眼睑闭合不全时容易发生暴露性角膜炎,如同时有下睑外翻者,眼睑完全不能闭合,角膜裸露失去保护,一旦治疗延误,角膜会因干燥而上皮脱落,发生溃疡,形成白斑,继而妨碍视力,甚至导致失明。

睑外翻临床表现为:①轻度,仅睑缘离开眼球,但由于破坏了眼睑与眼球之间的毛细作用而导致溢泪。②重度,睑缘外翻,部分或全部睑结膜暴露在外,使睑结膜失去泪液的湿润,最初表现为局部充血、分泌物增加,久而久之会变得干燥粗糙、高度肥厚,呈现角化。下睑外翻可使泪点离开泪湖,引起溢泪。更严重时,常有眼睑闭合不全,使角膜失去保护,角膜上皮干燥脱落,易引起暴露性角膜炎或溃疡。

第一节 睑外翻畸形分类与治疗

睑外翻可分为先天性睑外翻、痉挛性睑外翻、老年性睑外翻、麻痹性睑外翻和瘢痕性睑外翻五种,后两种在临床上最为常见。

一、先天性睑外翻

先天性睑外翻极为少见,病因不明,可能是由眼睑横径过长、眼轮匝肌无力所致。有时伴有睑缺损,可见于面裂 9、10、11 型,多发生于上睑,除外翻外常伴有结膜水肿。对先天性睑外翻新生儿可在上、下睑缘内中 1/3 和外中 1/3 交界处作睑缘粘连,因粘连后瞳孔两侧仍可有视野。1 个月后打开粘连,如外翻仍存在,需做眼睑全层的横径缩短术。

二、痉挛性睑外翻

痉挛性睑外翻多见于儿童,由于角膜、结膜病变,在眼睑皮肤紧张而眶内容物又充盈的情况下,因刺激而引起眶部眼轮匝肌痉挛。此症常见于泡性角膜结膜炎、眼球突出等患者,一般无需手术,但应解除刺激因素。

三、老年性睑外翻

老年人由于组织发生退行性变化,眼轮匝肌及其周围筋膜、睑缘韧带松弛、薄弱、张力减退,加上皮肤松弛、重力下垂,可造成睑外翻,仅发生于下睑。不同程度的睑外翻会导致泪点远离眼球,造成溢泪,同时由于泪液的刺激,下睑易发生皮肤湿疹。而慢性结膜炎及皮肤湿疹使患者频频擦泪,更加剧了外翻的程度。

矫正手术的原理是缩短眼睑横径,增强眼睑水平向张力。临床采用的手术方法主要是眼睑紧缩术,此法与麻痹性下睑外翻治疗机制相同,即缩短下睑横径。

眼睑紧缩术(又称 Kuhnt-Szymanowski 矫正法)具体操作方法为:如下睑外侧外翻明显,切口起自下睑内中 1/3 交界处睑缘,到外眦外上方。如内侧外翻也明显,切口可自下泪点处开始,切开灰线至外眦部,越过外眦,向外上方皮肤延伸,切口延伸之长度约为所估计睑结膜板三角形切除之底长。灰线被劈成两层,前层包括皮肤和眼轮匝肌,后层包括睑结膜和睑板,两层间分离至少深达 10mm。根据外翻程度,在后层,于中央或外侧作一底向睑缘而尖朝穹隆部的睑板、结膜三角形切除,用 8-0 尼龙线将创缘对接缝合,缝线留长,术毕可固定于下睑皮肤,否则线头会刺激角膜;或作睑结膜下连续缝合,然后将前层肌皮瓣向外上方牵拉,被牵拉向上的外眦角的皮肤及眼轮匝肌也作一相应的三角形组织块切除,并剪去部分被牵引超过外眦角的有睫毛的睑缘皮肤和皮下组织,用 5-0 丝线缝合前层切口创缘,灰线切开处间断缝合,如此可达到下睑全层紧缩的目的。对于较严重的病例,有时还需在睑板下缘切除一条睑结膜。

如果外翻局限在下睑中央,可仅在下睑缘中段作一段灰线切开,分离劈开前、后两层组织瓣,在中央部切除一块底近睑缘的三角形后层组织瓣,于靠近泪点处切除同样大小的前层组织瓣,创缘间断缝合。

对下睑内侧张力不足、下泪点远离眼球且长期溢泪的老年患者,可做内眦成形术,以增加下睑内侧部张力。

四、麻痹性睑外翻

由于周围性面神经麻痹、外伤或腮腺恶性肿瘤切除术、胆脂瘤性中耳炎等累及面神经,面神经额支和颧支损伤,眼轮匝肌失去张力而变松弛等因素,加上重力牵引,致使下睑外翻、睑裂不能闭合,称为麻痹性睑外翻。

目前临床上较为常用的手术方法有:

(一)眼睑紧缩术

采用同矫治老年性睑外翻一样的眼睑紧缩术,即将下睑后层缩短、前层移位。

(二)永久性外侧睑缘粘连术

适用于顽固性病例,经其他治疗方法治疗无效,因睑裂闭合不全引起角膜病变者。该手术不但可缩短睑裂横径,减少角膜、结膜显露,还可使麻痹的下睑得到支持。

1 手术方法一:距外眦 6～10mm 处作上、下睑缘灰线劈开直达外眦部,在劈开的两层组织间分离,深达 6～7mm。在距外眦 6～10mm 的下睑将内层组织瓣垂直切开约 3mm,将这块内层组织瓣向上推移,插入上睑外眦部灰线劈开的两层组织间,然后用 5-0 丝线在下睑内层组织瓣上作 2～3 对褥式缝合,缝线经过上睑灰线劈开的外层组织瓣,穿出皮肤后结扎。上、下睑缘创口用 7-0 丝线间断缝合,术后 7 天拆线。

2 手术方法二:可在下睑缘外侧作 6～10mm 的灰线劈开,从切口的近中央端作一垂直于下睑缘的皮肤、眼轮匝肌切口,向下潜行分离 6~7mm,将这块皮瓣向上滑动;而在相对应的上睑作一尖端向外而基底向内的三角形皮肤、眼轮匝肌切除,同时切除下睑皮瓣上的睫毛部分组织,用 5-0 丝线将此下睑前层组织瓣向上推移,与上睑相应的创面作一针褥式缝合。褥式缝合的方法是将缝线从外层皮肤进针,从眼轮匝肌面出针,再自上睑皮肤缺损处的睑板面进针,结膜面出针,继而自下睑切口内层组织瓣的结膜面进针,睑板面出针,再自睑板面进针,结膜面出针,然后从上睑内层组织瓣的结膜面进针,从下睑外眦部前层组织瓣的皮肤面出针。如上褥式缝合完成,提紧并垫以小棉卷后结扎,使下睑三角形皮瓣上滑到上睑皮肤缺损处,皮肤用 5-0 丝线间断缝合。

(三) 悬吊术

悬吊材料可以用自体或同种异体筋膜、颞肌瓣,或硅胶绳、PTFE 束等。但对眼球较为突出的患者悬吊提紧时,下睑缘会向眼球下方滑动,效果适得其反,故不宜采用此法。

1 筋膜悬吊术 可采用自体或同种异体筋膜,取 0.5cm 宽、20cm 长的筋膜一条,浸泡于 0.25%氯霉素或庆大霉素液中备用。于健侧眉毛内上缘,患侧内眦部内上方鼻骨处、外眦外上方发际内各作 0.5~1cm 的小切口。发际内切口需分离暴露颞肌筋膜,用筋膜导引针从颞部切口皮下插入,经过下睑板前面,由内眦部切口出来,制成隧道。将筋膜条从对侧眉上切口通过隧道经颞部切口抽出。由于筋膜行程长,故此针需分段将筋膜引入。如此筋膜条放置于皮下隧道中,筋膜条的两端分别暴露在颞部和健侧眉上切口外。在保持张力、使睑外翻眼睑闭合不全消失的情况下,用 5-0 丝线或可吸收涤纶线将筋膜一端与健侧额肌褥式缝合。在颞部,将颞肌筋膜平行于肌纤维方向作两个 1cm 长的切口,提起一束颞肌纤维,将筋膜条绕过颞肌束下方一圈再固定于颞肌筋膜上。在筋膜穿行过程中,可在下穹隆下衬一护板以保护眼球,并使筋膜条尽量安置在睑缘处皮下,可使它充分发挥悬吊力量。

2 颞肌瓣悬吊术 于患侧颞部发际作 2~3cm 的切口,暴露颞肌筋膜,分离出两条 3~5cm 长(足够到达患眼内眦部),且蒂在下方的带有筋膜的颞肌束,于眼睑内、外眦各作 0.5cm 小切口,将颞肌束通过皮下隧道分别置于上、下睑缘皮下,内眦端固定于鼻骨骨膜上。缝合固定时不可使肌肉处于过度紧张状态,以免影响血供而引起肌肉组织的退行性变化。

五、瘢痕性睑外翻

瘢痕性睑外翻是临床上最为常见的睑外翻,可由热力灼伤、化学伤、爆炸伤、炎症感染、眼睑肿瘤术后、不良的外伤缝合或整形术中对皮肤切除量估计不当等原因造成。瘢痕性睑外翻情况很复杂,可能仅为单纯的皮肤缺失、瘢痕挛缩,也可能是由于深部组织损伤、骨折移位或骨质缺损、下睑缺少支持组织而塌陷形成外翻,还可伴有睑板、睑缘等组织的缺失畸形。

手术必须在炎症彻底控制、瘢痕挛缩稳定后进行。但在等待手术期间,必须采取保护眼球的措施,如室外要戴风镜、滴消炎眼药水、夜间上眼膏或用油纱布覆盖患眼。手术方法可根据外翻程度和邻近组织情况来选择,详见本章第二节。

第二节 瘢痕性睑外翻的手术治疗

一、概述

睑外翻根据病因和发病机制不同,可分为瘢痕性睑外翻和非瘢痕性睑外翻,临床上以瘢痕性睑外翻最为常见。

瘢痕性睑外翻常由眼睑的疖肿感染、热灼伤、化学伤、爆炸伤、骨髓炎或眶骨膜炎、缝合不正确的裂伤、肿瘤切除及眼睑整形手术操作不当等原因引起,导致眼睑皮肤和眼轮匝肌缺失及广泛瘢痕形成,组织缩短、牵引使睑缘离开眼球,睑结膜部分或全部向外翻转等异常状态。

一般来说,因下睑睑板较小且受重力影响,外翻更常见于下睑,而上睑只有当皮肤缺失较多、瘢痕明显时才易发生。

正常眼睑对眼球特别是角膜具有保护作用,而且也是维系眼部及容貌美的主要组成部分。睑外翻时,由于睑结膜甚至穹隆部结膜长期直接暴露于空气中,遭受各种刺激,故变得干燥、充血、肥厚甚至角化。下睑外翻常导致泪小点离开泪湖或泪点外翻,从而引起溢泪症状。严重的睑外翻使睑裂不能闭合,角膜暴露且得不到泪液的滋润保护,致角膜上皮干燥剥脱,引起暴露性角膜炎甚至角膜溃疡,造成视力严重障碍甚至失明。

瘢痕性睑外翻手术的目的,首先要考虑恢复眼睑的正常解剖位置,解决眼睑外翻,以保护眼球和视功能,在此前提下同时考虑获得容貌上的改善。

临床上对于眼睑外翻手术的矫治处理是眼部整形美容外科中的一个重要课题。本节主要介绍矫正瘢痕性眼睑外翻的方法、操作注意事项等有关内容。

二、手术的一般原则和注意事项

瘢痕性睑外翻由于原因不同,其外翻性质、程度、范围等差别很大,但其共同的特点是都有一定程度的组织破坏和瘢痕牵引。矫正瘢痕性睑外翻的各种手术,其基本原理都是消除瘢痕对睑缘垂直方向的牵引力量,增加眼睑外层的垂直长度,以恢复眼睑的正常位置和形态。因此,无论采取何种手术方式,都应了解手术的一般原则和有关的注意事项。

(一)术前

1 由于原因不同,瘢痕性睑外翻的程度和范围差别很大,因此术前应详细了解有关病史,特别是造成眼睑外翻的原因、时间,掌握皮肤粘连的情况、瘢痕牵引的方向、外翻的程度,估计皮肤缺损的范围,设计手术方式及选择供皮区。当然患者的全身情况、局部或全身有无感染性病灶,亦应全面知晓。

2 眼睑的整形美容与全身其他部位的整形美容相比有其特殊性,患者对美容的要求往往较高,所以在决定手术方式时,要全面、周密考虑,将手术方式和可能产生的后果向患者和家属详细说明(尤其是较大面积的瘢痕性睑外翻患者)。

3 眼睑皮肤是全身最薄的皮肤,其厚度不足1mm,所以在考虑作游离植皮,尤其是上睑植皮时,供皮区应选择结构和厚度与其相近的部位,以维持上睑的正常运动和眼睑外观。一般可选择对侧上睑、同一眼的上睑皮肤(需皮量较小的患者)以及耳后、锁骨上区或上臂内侧皮肤等。

(二) 术中

1. 切口应距睑缘 2~3mm 并与睑缘平行,沿瘢痕外缘切开皮肤后,可用 11 号刀片或 15 号小圆刀刀充分剥离皮下组织,争取全部切除瘢痕,使睑缘复位,并形成良好的受皮区基底,有利于移植皮片成活。瘢痕切除不彻底将影响移植皮片生长,如瘢痕与骨壁粘连时,可在眶骨缘附近弧形切开,并彻底剥离,但不要直接在粘连部位作切口。

2. 睑缘位置应稳定且具有一定的张力,否则将直接影响到泪液的导流和眼睑对眼球的保护。设计手术方案时,应充分考虑,尽量减少手术瘢痕对睑缘的牵引。

3. 长期未获修复的瘢痕性外翻的眼睑,松解后睑缘常显得过长,难以完全回复到正常位置。遇此情况时可同时行眼睑水平径缩短,以促使睑缘复位。具体方法可作楔形切除,切除的部位以上睑于内中 1/3 交界处,下睑于外中 1/3 交界处较为合适。

4. 切取移植皮片时应稍大于受皮区,以防术后发生皮片收缩。

5. 移植皮片前,应仔细检查受皮区创面有无出血,以免发生皮片下积血,影响皮片愈合。

6. 术毕时必须作粘连性睑缘缝合,粘连性睑缘缝合常常是较大游离植皮成活的重要保证。其目的是保证创面舒展平坦,使植片保持在适当位置上,并对抗术后植片与皮下组织的瘢痕收缩。而单纯的睑缘缝合仅适用于较小的皮片移植,睑缘粘连性缝合一般于术后 3~6 个月剪开。如果过早剪开,会因皮片收缩又出现外翻。

7. 上、下眼睑都有外翻者,以同时手术矫正为好。

(三) 术后

1. 术后应采取轻度压迫、绷带包扎,其作用有三:①可使移植皮片制动并紧密贴附于创面上,保持正确位置,利于其愈合和成活;②减少术后出血,避免移植皮片下形成血肿;③预防术后感染。但注意切勿包扎过紧,以免影响局部血液循环,造成皮片坏死。

2. 植皮术应在术后第 6~8 天首次更换敷在创面上的敷料。如更换过早,易使皮片移动,或使长入皮片的新生毛细血管断裂,造成出血,不利于皮片生长愈合。但要每天巡视患者,注意绷带的松紧情况,观察有无渗血、压痛、异味等,询问患者有无局部跳痛,发现绷带松脱应及时重新包扎。

3. 第一次更换创面敷料时,要十分小心,切勿用力猛揭敷料,避免引起出血或创口撕裂。必要时可用无菌性生理盐水浸润纱布,轻轻逐层揭取。

4. 换药时可根据创面愈合情况,一次或分次拆除缝线。

5. 术后可常规应用抗生素 3~5 天。

三、手术时机的选择

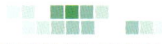

对创伤、睑脓肿等形成的瘢痕性睑外翻,可待创伤愈合或炎症消退后 3 个月实施手术。而眼睑烧伤后的瘢痕性睑外翻植皮手术时间,则众说纷纭。有人主张早期手术,即创面炎症基本消退但上皮还未完全形成时,即行手术。其理由是:在多数情况下,如手术距烧伤时间过长,局部形成的粗厚瘢痕导致的睑外翻不但有可能发生暴露性角膜炎,也增加了手术的难度。主张晚期手术的人则认为,如手术距烧伤时间过短,局部瘢痕变化尚没有完结,手术后易再度出现瘢痕牵引而导致睑外翻,因此应在伤后半年以上施术。

结合临床实践,我们认为若创面愈合后发生严重外翻且有发生暴露性角膜炎可能者,应早期手术给予矫正;若外翻不甚严重,一般在角膜得以保护的情况下,应待炎症基本消退、瘢痕稳定后再予以矫正,一般在伤后半年左右手术较为适宜。

四、临床上常用的手术方法及选择

瘢痕性眼睑外翻主要有三种矫正方法:游离皮片植皮法、带蒂皮瓣转移法、皮肤改形法。

一般皮肤缺损较小的,可采用直接或皮肤改形缝合法。皮肤缺损较大的可依情况选择带蒂皮瓣转移法或游离皮片植皮法。

带蒂皮瓣转移法的优点是成活率高,皮瓣的组织结构、颜色与缺损处原来的皮肤相近。但因为带蒂皮瓣取材于眼睑附近,不管手术多么细致,供瓣区仍不免遗留瘢痕,有碍容貌。

游离皮片的供皮区可选在隐蔽部位,且切取皮片大小、厚薄不受限制,因此临床上许多医师都喜欢用游离皮片植皮法来修补缺损面积较大的创面。但术后皮片能否成活、是否收缩以及色泽如何等都将成为术者所担忧和顾虑的问题。

五、常用的手术方法介绍

(一)游离皮片移植法

1. 适应证 适用于各种创伤、烧伤、眼睑脓肿、肿瘤切除及睑整形术时皮肤过多切除等所形成的瘢痕性睑外翻。

2. 麻醉 局部浸润麻醉。麻药中不宜加肾上腺素,以免因继发性血管扩张产生皮片下血肿,从而影响皮片成活。结膜囊内用0.5%~1%丁卡因液行表面麻醉。

3. 手术方法 示意图见图15-1。

(1)切除瘢痕,彻底切除松解瘢痕,创缘周围潜行分离,使睑缘恢复到正常位:将金属垫板置于结膜囊内,在距睑缘3mm处平行睑缘切开皮肤,切口要比瘢痕长些,在皮肤和皮下瘢痕组织间进行剥离。由于皮肤与瘢痕粘连较紧,剥离时要十分耐心、仔细,避免剥破皮肤。然后将皮下的瘢痕组织一并切除。有出血时,要充分压迫止血,如遇动脉性出血可结扎止血,止血一定要彻底。术中可用镊子牵引睑缘,检查皮下组织是否仍有残余的瘢痕索条,如有紧张的索条应将其切除。

(2)粘连性睑缘缝合(或单纯性睑缘缝合):在上、下睑外中1/3和内中1/3的睑缘前唇之间,各作深约1mm、长3~4mm的组织切除,用0号丝线作褥式缝线。为防止皮肤割裂伤,结扎时可衬以小橡皮片,但结扎不能太紧,否则血供受影响,对愈合生长不利。

(3)切取皮片:将消毒纱布、纸片或透明塑料薄膜贴在受皮区的创面上,印上皮肤缺损面的血印后剪下。较血印宽度增加1/3,长度增加1/5,在供皮区用亚甲蓝画线,作为切取皮片面积。供皮区作局部浸润麻醉,用11号刀片沿标记线切开皮肤,在一侧略作剥离后,用1号线作一牵引缝线,或用血管钳夹住皮下组织,用刀或剪刀切取全厚皮片。供皮区创缘两侧潜行剥离后,分别缝合皮下组织及皮肤,可用1号丝线间断缝合,若张力大可行褥式缝合。

(4)移植皮片缝合:将取下的皮片贴敷在受皮区的创面上,如有多余,应予剪除,使皮片边缘自然和受皮区创缘对合。用5-0丝线先缝合两对角处,然后作间断缝合,缝线中留几对长线,以留作打包之用。缝合创缘的针距为3~5mm,缝合时应由皮片侧进针,以免皮片移动。缝合完毕后压出皮片下的积血,用凡士林纱布数层重叠于皮片上,打包结扎,再以恰当的压力加压包扎。

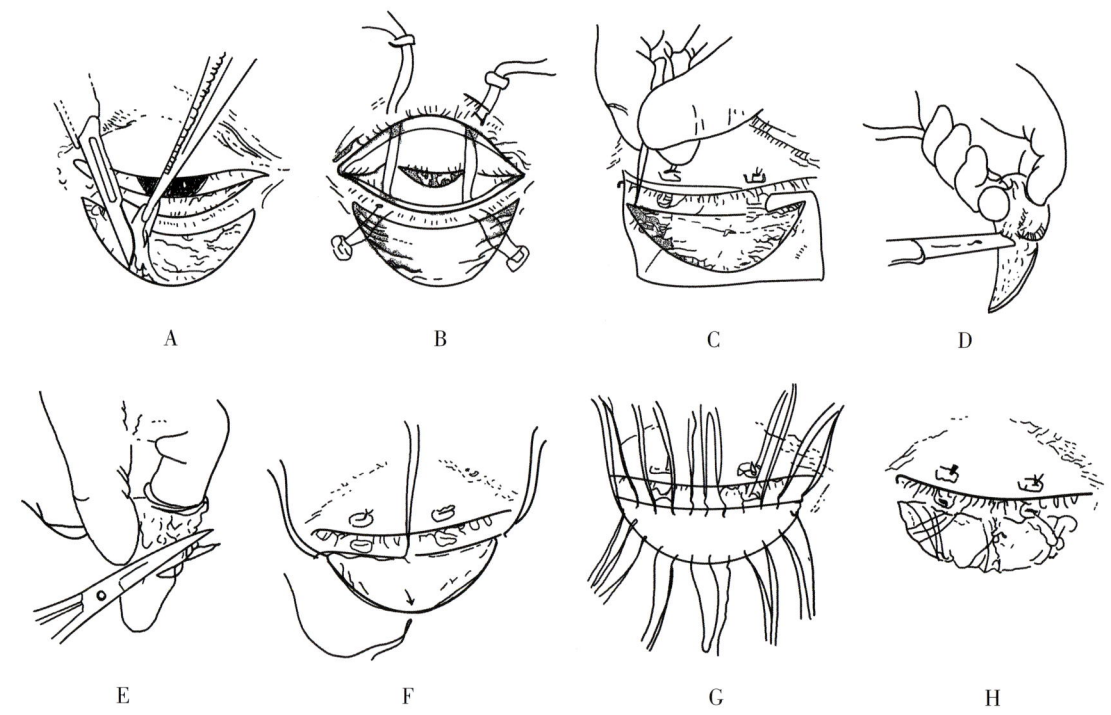

图 15-1 游离皮片移植矫治瘢痕性睑外翻

A、B. 切除瘢痕,外翻复位,作睑缘粘连缝合　C、D、E、F. 切取皮片,修剪后移植于下睑缺损剖面　G、H. 缝合移植片,留长线头,打包加压固定

4　术后处理　术后全身应用抗生素数天。若术后情况正常(无渗液及异常气味),可在术后6～8天首次换药,拆除皮片缝线,再继续加压绷带包扎4～5天。但如有渗液或绷带松动移位,则需及时更换敷料。术后2周拆除睑缘粘连之缝线,睑缘间的肉芽性粘连可于术后2～4个月剪开,如下睑皮片有收缩倾向,宜再晚些剪开。供皮区应在术后8～10天拆线,若张力大可晚些拆线。

受皮区拆线时如见皮片呈粉红色,与基底粘连紧密,说明皮片完全存活。如发现皮片尖端发紫,并非坏死,不必处理。但如果皮片呈紫色,有波动感,说明皮片下有血肿形成,需用空针吸出积血,再加压包扎,皮片仍有可能存活。游离植皮失败最常见的原因是皮片下血肿形成及感染,另外,皮片固定不良、皮片与创面之间新生血管易受损伤、皮片营养不良也是失败原因。

(二)带蒂皮瓣转移法(旋转皮瓣)

此类手术特别适用于其他手术失败的病例或顽固的下睑外翻。该手术系将缺损部位邻近区域的皮肤经剥离后旋转移植于缺损部位。上睑缺损常选用颞部皮瓣,下睑缺损多选用颞部或同侧上睑皮瓣。睑内侧较小的缺损也可用鼻颊皱襞处皮肤旋转加以修复。下睑外翻伴下眶缘骨质少许缺损的病例,行此手术往往既可矫正睑外翻,又可弥补眶缘凹陷性畸形。但如眶骨缺损大,则需做植骨术。以下介绍临床上常用的带蒂皮瓣转移法,以供医师选择应用。

1　颞部皮瓣转移矫正下睑外翻

(1)适应证:适用于瘢痕较深、附近的皮肤尚健康的下睑外翻及下睑再造。

(2)麻醉:局部浸润麻醉。

(3)手术方法:示意图见图15-2。

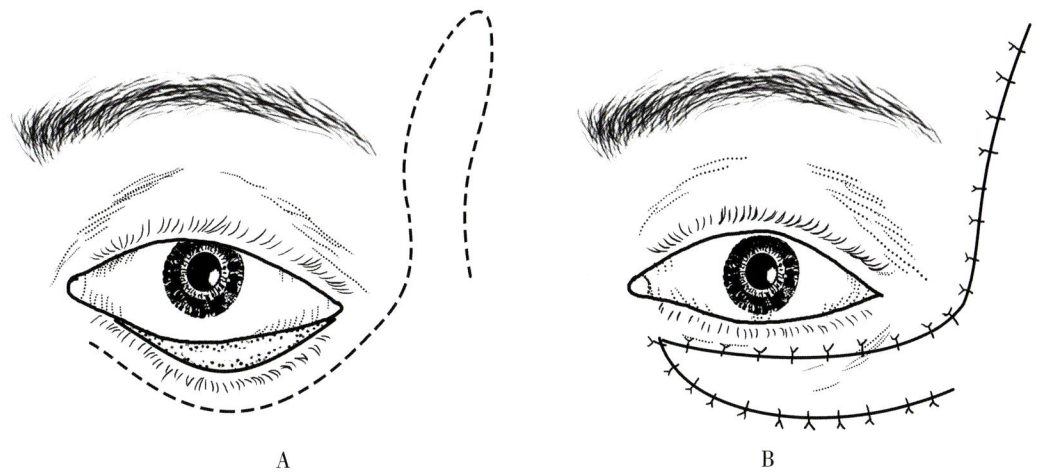

图 15-2　颞部皮瓣转移矫正下睑外翻
A. 下睑切口及颞部皮瓣设计　B. 将皮瓣转移修复下睑外翻

1）切除瘢痕及睑裂缝合的方法同游离皮片移植法。在创面外侧缘，向上至眉弓颞侧稍后方画出与皮肤缺损区大小、形状相同的标线。然后，用圆刃刀沿标记线切开皮肤。

2）在皮瓣顶部穿过一条缝线，分离皮瓣，使之游离。

3）将皮瓣转移，平放于创面上，并使边缘对齐，先缝合尖端，再用 4-0 或 5-0 丝线在创缘周围作间断缝合。

4）供皮区两侧创缘作适当分离后间断缝合，术毕单眼压迫绷带包扎。

2　颞部皮瓣转移矫正上睑外翻

（1）适应证：用于上睑与骨质有粘连的瘢痕性睑外翻，或用于在切除瘢痕组织以后有深部组织缺损、创面凹陷等的病例。

（2）麻醉：局部浸润麻醉。

（3）手术方法：示意图见图 15-3。

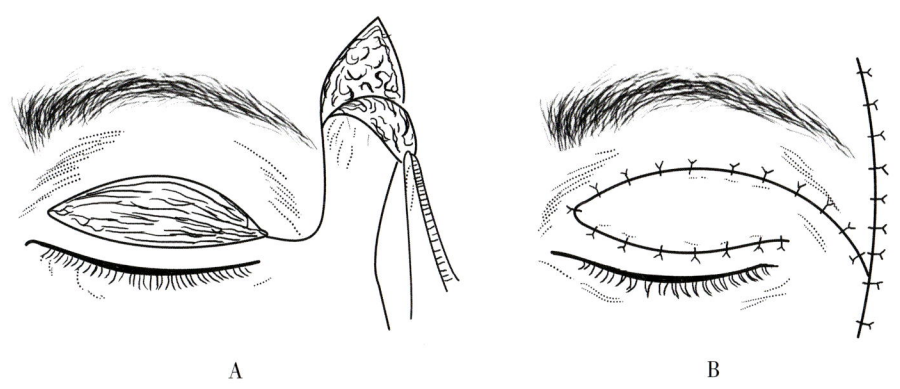

图 15-3　颞部皮瓣转移矫正上睑外翻
A. 制作上睑植床和颞部皮瓣　B. 将皮瓣转移修复上睑缺损区并缝合

1）距睑缘 2～3mm 与睑缘平行切开皮肤，剥离皮下组织，解除瘢痕粘连，切除皮肤及皮下的瘢痕组织。

2）使外翻的眼睑复位，切除部分已被牵引延长了的睑缘及睑板结膜组织。

3）作间断的睑缘缝合，闭锁睑裂，必要时作创缘的减张缝合或穹隆部牵引缝合。

4）测量眼睑皮肤缺损区的大小,用消毒纱布或透明纸制成模型,按放大 1/4~1/3 的标准在颞上(或颧下)作出切取皮瓣的标志。

自上睑创面的外角(或外缘)作长约 1cm 的延长切口,再由此向上按放大的取样模型切取皮瓣。如颞侧皮肤因有瘢痕不能取用,也可切取鼻侧或额部皮肤。但由于该处可供移植皮肤量少,且在颜面中部,故较少应用。

5）剥离皮瓣及周围皮下组织,将皮瓣转移敷盖于上睑创面,修剪对齐,间断缝合。

6）供皮区两侧创缘分离后,间断缝合。

7）创面盖以纱布,加压绷带包扎。

3 其他术式介绍　示意图见图 15-4。

（1）上睑旋转皮瓣矫正下睑外翻。

（2）颧部旋转皮瓣矫正下睑外翻。

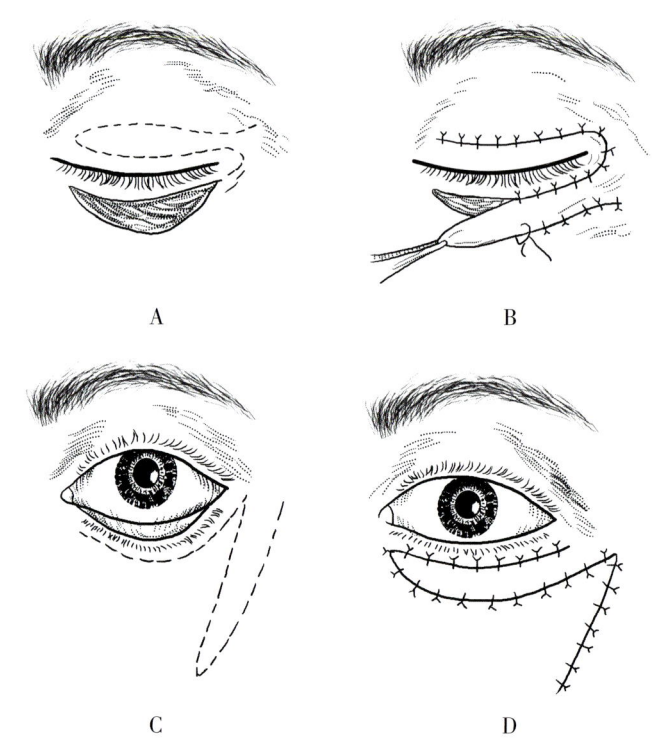

图 15-4　旋转皮瓣矫正睑外翻
A、B. 利用上睑旋转皮瓣矫正下睑外翻　C、D. 利用颧部旋转皮瓣矫正下睑外翻

4 带蒂皮瓣转移法注意事项

（1）由于面部血供丰富,蒂部宽度与皮瓣长度之比可增到 1:5,超过此限,皮瓣尖端可因缺血而坏死。

（2）旋转角度不应超过 90°,以免组织过度扭曲影响血供。

（3）旋转后蒂部近侧可出现"猫耳",不宜即刻予以修整,以免影响蒂部宽度而导致皮瓣尖端血供不足,除非蒂部宽度与长度比例较小,修整后不会影响到血供。

（三）皮肤改形法

常用的皮肤改形法有 3 种:横切纵缝法、Z 成形术、V-Y 成形术。

1 横切纵缝法

（1）适应证:适用于瘢痕位于睑缘附近并与其平行的下睑外翻。

（2）麻醉：局部浸润麻醉。

（3）手术步骤：示意图见图15-5。

1）切除瘢痕，将瘢痕平行睑缘作梭形切除。

2）作单纯性睑缘缝合，若外翻症状轻也可不作睑缘缝合。

3）缝合切口，于两侧创缘处行皮下剥离后作间断缝合（线结与睑缘平行）。此时，平行睑缘的切口即变成和睑缘相垂直的切口，局部绷带轻压包扎。

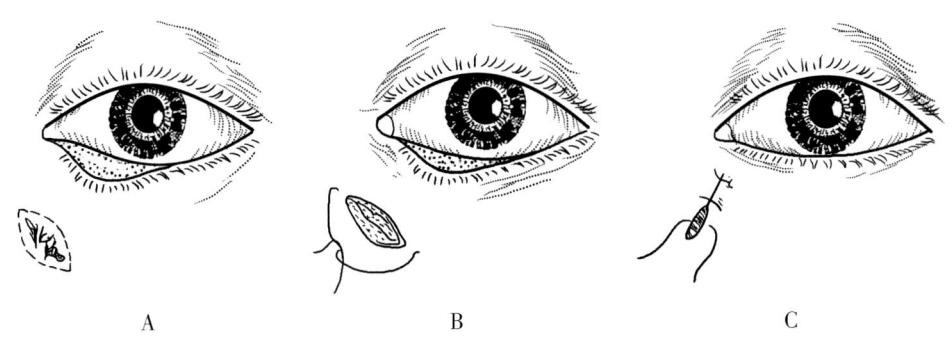

图15-5 横切纵缝法
A. 梭形切除瘢痕，使外翻复位 B、C. 皮下分离后，纵行缝合

2　Z成形术

（1）适应证：适用于睑缘垂直状瘢痕引起的轻度睑外翻。

（2）麻醉：局部浸润麻醉。

（3）手术方法：示意图见图15-6、图15-7。

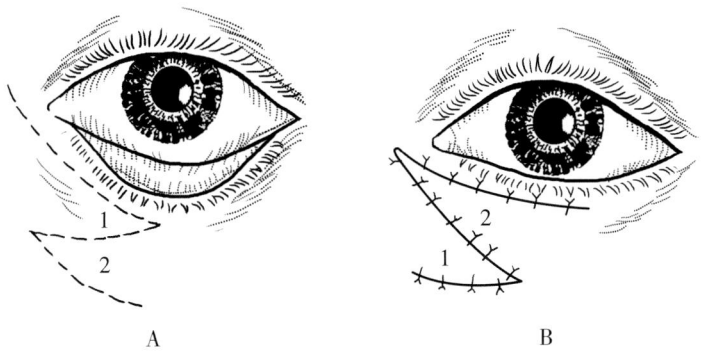

图15-6 Z成形术矫正睑外翻
A. 按切口线Z形切开 B. 两瓣易位缝合，外翻复位

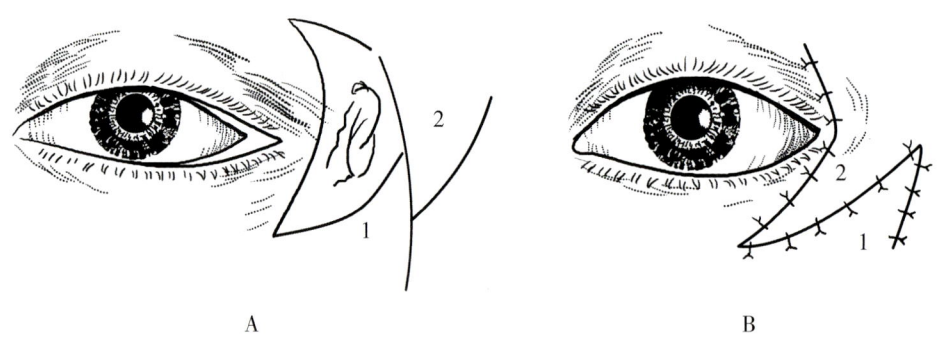

图 15-7 外眦部睑外翻 Z 矫正术
A. 按设计线切开、切除瘢痕后皮下分离 B. 皮瓣易位缝合

1）设计画线：手术前先用亚甲蓝沿瘢痕牵引线画出主轴线，在主轴线两端各作一互相平行、等长的斜线，与主轴线相交的夹角以 60°为宜，度数越大，长度增加也越大。但角度超过 70°时，皮瓣转位会发生困难，而且还易造成较大的"猫耳"。

2）切开及错位缝合：沿亚甲蓝设计线切开后，将切口周围的皮下组织进行剥离，切除皮下引起睑外翻的瘢痕索条，形成两个三角形皮瓣，然后将两皮瓣互相转位缝合，术毕局部行绷带轻压包扎。

3）手术注意事项：
①深层或广泛瘢痕不宜选用 Z 成形术，因血供差，皮瓣不易成活。
②皮瓣的基部及中间不应有瘢痕横过，以免血供受到影响，造成尖端坏死。
③在特殊情况下，两斜线可以不等长，两夹角也可不相等。
④如瘢痕较长，可作数对小的 Z 形皮瓣予以矫正（图 15-8）。

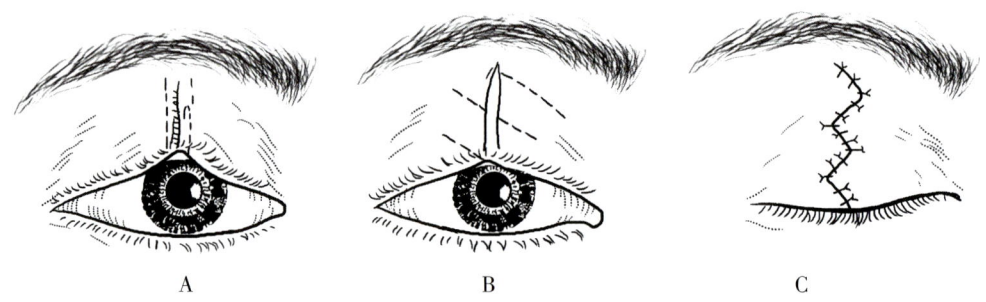

图 15-8 双 Z 形瓣矫正上睑外翻
A. 切除瘢痕，皮下分离 B. 做双 Z 形瓣切开 C. 皮瓣易位，睑外翻矫正、缝合

3 V-Y 成形术

（1）适用于中央部轻度睑外翻而无广泛瘢痕的病例，如慢性睑湿疹、睑缘炎等疾病造成的睑外翻。

（2）麻醉：局部浸润麻醉。

（3）手术方法：示意图见图 15-9。

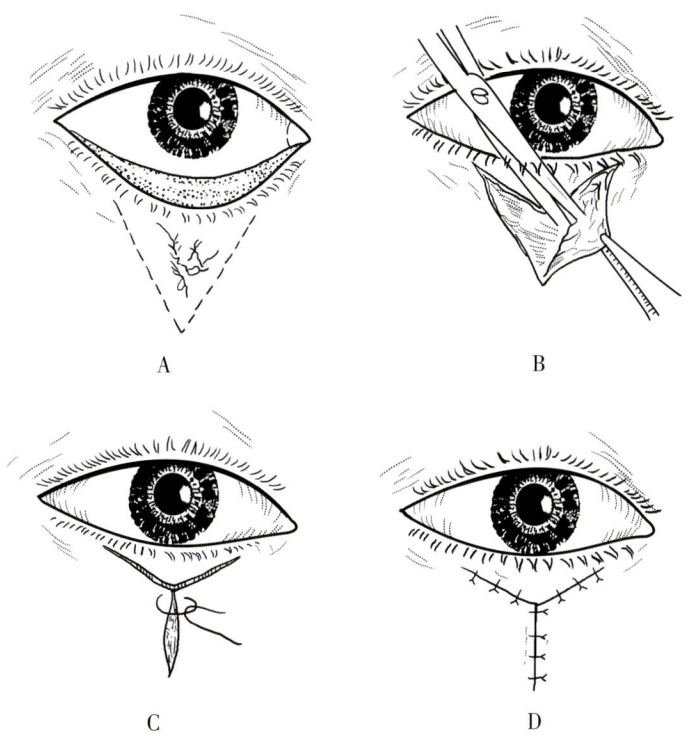

图 15-9　V-Y 成形术矫治睑外翻
A、B. V 形切开,清除瘢痕,皮下分离,拉拢切口两侧　C、D. Y 形缝合,外翻得以矫正

1)切开皮肤,于睑缘瘢痕的两侧作两个斜切口,使两者在下端相交呈 V 形,并使 V 形的夹角尽量小于 60°。

2)缝合,在瘢痕和皮下组织间进行剥离,切除皮下瘢痕组织。在睑缘处做两条牵引线向上方牵拉,使睑缘复原。由 V 形的下角开始做 Y 形缝合,最后用胶布将牵引缝线固定于额部。

（陈江萍　宋建星）

参考文献

[1] 黄婉芬.颞动脉皮瓣在眼睑整复治疗中的应用[J].中华眼科杂志,1980,16(4):369.

[2] 黎鳌,杨果凡,郭恩覃.手术学全集:整形与烧伤外科卷[M].北京:人民军医出版社,1996:1087-1088.

[3] 傅建化,刘丽忠,徐盈斌,等.瘢痕性睑外翻的皮瓣修复[J].中华整形烧伤外科杂志,1998,14(5):392.

[4] 张建文,陈言汤,刘林嶓,等.应用颞动脉岛状皮瓣转移眼窝再造[J].中华显微外科杂志,1998:225.

[5] 司徒朴,侯文明,熊明根,等.颞额部皮瓣修复眼睑外翻的体会[J].中华整形烧伤外科杂志,1995,11(4):290.

[6] 张涤生,冷永成.整形外科手术图解[M].南京:江苏科学技术出版社,1996:716.

[7] 徐乃江,朱惠敏,杨丽.实用眼整形美容手术学[M].郑州:郑州大学出版社,2003.

[8] 王炜.整形外科学[M].杭州:浙江科学技术出版社,1999:635.

[9] 刘玲,徐永成,刘文阁,等.上睑眼轮匝肌肌皮瓣在修复瘢痕性下睑外翻中的应用[J].中国美容医学,2008,17(2):194-195.

参考文献

［10］岳毅刚,李佩英.鼻唇沟任意型皮瓣血供的解剖学基础［J］.中国临床解剖学杂志,2002,20(4):259-260.

［11］柴筠,余道江,孙卫,等.鼻唇沟窄蒂皮瓣修复下眼睑皮肤缺损［J］.中国美容整形外科杂志,2013,24(1):51-52.

［12］侯春林,顾玉东.皮瓣外科学［M］.上海:上海科学技术出版社,2006:93-96.

［13］王毅,鲜小庆.额部扩张皮瓣在修复瘢痕性眼睑外翻中的应用［J］.中国美容医学,2013,22(7):726-729.

第十六章 内眦赘皮矫正术

第一节 概述

内眦赘皮是指发生在内眦部的一种纵向弧形的皮肤皱褶,又称内眦皱襞、睑鼻皱襞。一般由上睑向下延伸,少数由下睑向上伸展,将内眦角及泪阜部分或全部遮掩,表现为内眦间距离加宽。由于鼻侧睑裂部的巩膜被过多掩盖,给人以内斜视的假象,影响眼及容貌美观,重者可遮挡部分鼻侧视野,妨碍视觉功能。

内眦赘皮广义上分为先天性和后天性两种。

先天性内眦赘皮一般为双侧性,多单独出现,不伴有其他眼部先天异常,称单纯性内眦赘皮。部分先天性内眦赘皮患者可伴有小睑裂、上睑下垂、小眼球及其他眼部先天发育异常,为某些先天性综合征的局部体征之一。先天性内眦赘皮在东方民族较为常见,尤其是蒙古人种更为多见,为种族特征,故有"蒙古皱襞"之称。在白种人和黑种人中少见,被视为异常。

后天性内眦赘皮又称瘢痕性内眦赘皮、外伤性内眦赘皮,主要由外伤、烧伤以及眦部手术后瘢痕收缩,内眦部皮肤受到牵拉紧张所致,其形态多不规则,单侧者多见,常伴有邻近组织损伤和畸形,如内眦韧带损伤、睑裂粘连移位、泪道损伤及鼻眶部骨折等。

第二节 先天性内眦赘皮的分类

一、依其高度和形态分类

依据内眦赘皮的高度和形态可分为以下几类(图16-1):

1. 眉型内眦赘皮 起自眉部,向下经内眦延伸至泪囊或鼻部。
2. 睑型内眦赘皮 起自上睑睑板区以上,向下经内眦延伸至眶下缘处,可与下睑鼻颧部皱襞融合在一起。
3. 睑板型内眦赘皮 起自上睑睑板区(上睑皱襞),向下延伸至内眦部逐渐消失。
4. 倒向型内眦赘皮 又称逆行性或倒转型内眦赘皮、下睑型内眦赘皮,起自下睑,向上延伸至稍高于内眦的弧形皮肤皱襞。该型对上睑的累及相对较少。

中国人多见的是睑板型(图16-2),其次为睑型,眉型少见。倒向型内眦赘皮往往伴有小睑裂和上睑下垂，通常是 Komoto 综合征（眼睑综合征）的一个体征。

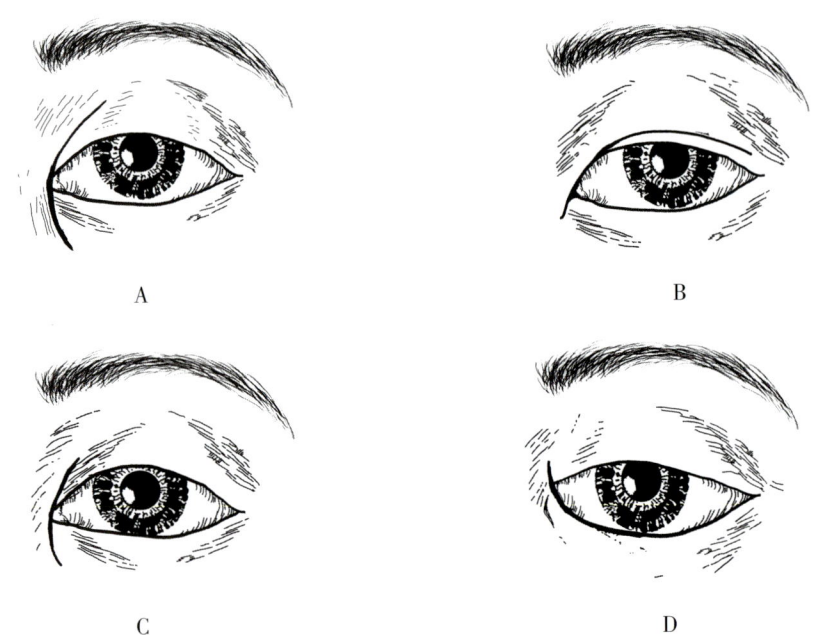

图 16-1　内眦赘皮的类型
A. 眉型内眦赘皮　B. 睑型内眦赘皮　C. 睑板型内眦赘皮　D. 倒向型内眦赘皮

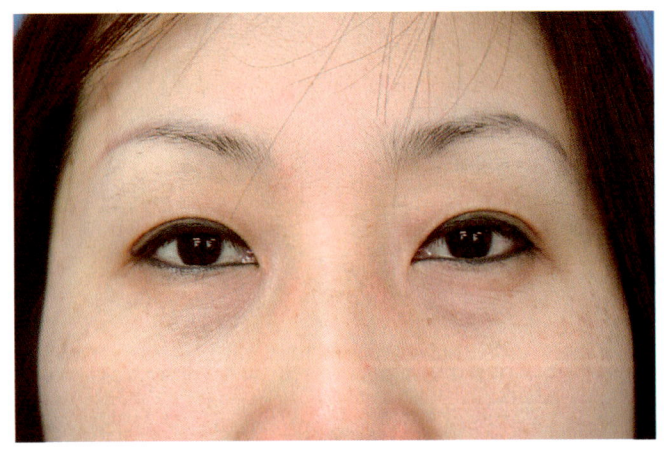

图 16-2　睑板型内眦赘皮，中国人多为此型

二、依其程度分类

依据内眦赘皮的宽窄及遮掩泪阜的程度可分轻、中、重度三类（图 16-3）。

1. 轻度内眦赘皮　赘皮窄，宽 1~1.5mm，皱襞遮蔽泪阜不足 1/2。
2. 中度内眦赘皮　赘皮宽 1.5~2.5mm，遮蔽泪阜 1/2~2/3。
3. 重度内眦赘皮　赘皮宽度超过 2.5mm，泪阜几乎或完全被遮蔽。

了解和认识内眦赘皮的类型和程度，对术式选择和提高手术成功率十分重要。

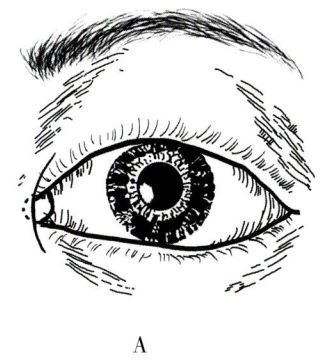 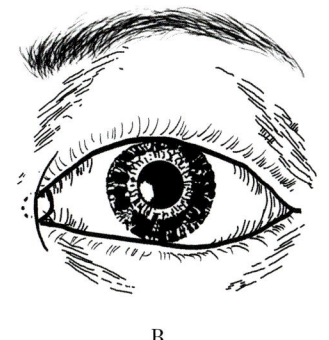 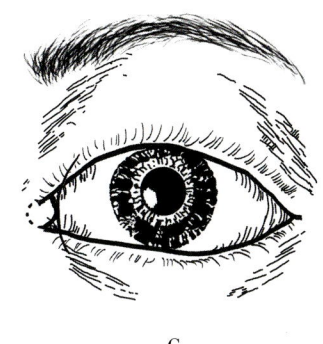

图 16-3　内眦赘皮按程度分型
A. 轻度　B. 中度　C. 重度

第三节　内眦赘皮的发生率及遗传规律

一、国人内眦赘皮的发生率

国人内眦赘皮的发生率尚缺乏较大群体的调查资料,胡诞宁调查了 2220 只眼,内眦赘皮的发生率为 47.8%,男、女发生率较接近。10 岁以下儿童发生率最高,为 79.59%。

二、内眦赘皮发生的影响因素

内眦赘皮的发生与种族、地区、年龄、遗传等因素有密切关系。

（一）种族因素

内眦赘皮在不同种族中的发生率有着明显的差别,一般在黄种人中较多见,尤其常见于中亚、北亚和东亚等地的蒙古人种,为种族特征之一,故又称"蒙古皱襞"。而白种人和黑种人中则没有或极少存在。白种人中只有 2%～5% 的人有不同程度的长期存在的内眦赘皮。

据有限资料统计,我国内眦赘皮的发生率为 47.8%～53.66%。

（二）年龄因素

内眦赘皮的发生率与年龄因素有密切关系,年龄越小,发生率越高,随着年龄的增长其出现率逐渐减少,特别在 40 岁以上变化非常明显。在朝鲜人中,20～25 岁人群中约 92% 有内眦赘皮,26～39 岁人群中占 77%,40～50 岁人群中占 36%,而 50 岁以上只占 15%。胡诞宁统计,国人 10 岁以下儿童 79.5% 有内眦赘皮,20 岁以上成年人平均为 21.7%,随着年龄的增长,内眦赘皮出现率明显降低,至 50～59 岁时仅占 3.5%,60 岁以上则降低为 1.5%。

（三）遗传因素

据国内外学者研究,一般认为内眦赘皮为常染色体显性遗传。单纯型内眦赘皮多为常染色体显性遗传,也有在一代中多数同胞发生或近亲结婚者后代出现,而另有一些则未发现有遗传倾向。

先天性上睑下垂合并内眦赘皮者都有较强的遗传倾向,男性多于女性,父亲较母亲易于传递,但很少且只限于一代同胞发病或有近亲婚史的家族。

第四节　内眦赘皮的形成原因及影响因素

内眦赘皮形成的机制至今尚不完全清楚,通常认为其形成与以下因素有关:

一、内眦赘皮形成的解剖因素

从解剖学分析,内眦赘皮的形成存在以下三种理论:

(一)水平向皮肤过剩理论

此理论认为内眦赘皮的发生主要由于鼻梁与内眦之间水平向皮肤发育过度,导致皮肤过多,鼻梁低平,使过多的皮肤形成皱襞,导致内眦赘皮的形成。

随着年龄的增长,鼻梁发育高起,内眦赘皮会逐渐减轻或消失;捏起鼻梁部皮肤,内眦赘皮亦可消失。临床上采用一些切除水平向皮肤的方法可以矫正某些内眦赘皮的事实支持这一理论。但这一理论并不能圆满地解释以下现象:

① 在鼻骨发育及内眦水平向皮肤正常的人中仍有内眦赘皮的发生。

② 中老年人的鼻梁发育停止,内眦皮肤松弛明显,但内眦赘皮的发生率却继续降低,提示鼻梁低平和内眦水平向皮肤过剩不是内眦赘皮形成的唯一因素。

③ 临床上对于一些赘皮,尤其是中、重度赘皮,采用切除内眦赘皮处的皮肤的方法往往效果不佳,不久局部形成瘢痕,赘皮复发,不仅不能矫正,反而可使赘皮加重。

(二)垂直向皮肤紧张理论

此理论认为内眦赘皮的发生主要是由于内眦部垂直方向的皮肤张力过大或不足,紧张牵拉使内眦产生皱襞所致。对于无内眦赘皮者,如用手指将内眦部皮肤上下拉紧,即可形成内眦赘皮。

中老年人虽鼻梁不再发育,但由于内眦部皮肤逐渐松弛,减少了垂直向的张力,也减少了形成内眦赘皮的因素,从而使内眦赘皮减轻或消失。

临床上采用加大内眦部皮肤的垂直向长度、缓解垂直向张力的术式矫正内眦赘皮获得了较好效果。

以上事实均支持垂直向皮肤张力过大而形成内眦赘皮的理论。

(三)内眦部轮匝肌异常理论

此理论认为内眦赘皮的形成是内眦部皮肤与其深层组织结构的正常关系失谐,特别是皮下眼轮匝肌及纤维脂肪组织过多,眼轮匝肌常肥大增生或附着异常,从而对皮肤产生异常的张力所致。部分内眦赘皮的形成与此有关,而不是皮肤过多或缺少,尤其是睑板型、睑型内眦赘皮。

因此主张局部切开赘皮皮肤,切除该区域多余的眼轮匝肌,并将皮肤附着于深层组织(骨膜),这样既可矫正内眦赘皮且不影响美观,又不需要采取复杂的皮瓣移位术。

国内宋儒耀认为眼轮匝肌睑板前部分在内眦本应消失,如果未消失,且在外面又覆以皮肤即形成内眦赘皮。

总之,关于内眦赘皮形成的解剖学原因,目前一般认为主要与内眦部皮肤垂直张力过大、鼻骨及颅骨发育不良、内眦部眼轮匝肌及其附着异常造成的内眦部纵向牵拉、内眦部皮肤宽松等诸多因素有关。

多数学者认为,内眦赘皮的形成不是由内眦水平向皮肤过多所致,因而不主张单纯行内眦部皮肤切除的方法予以矫正。

二、内眦赘皮形成的种族、遗传因素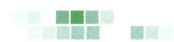

内眦赘皮的发生与种族关系密切。黄种人中内眦赘皮最为常见,尤其在蒙古人中,为种族特征,属正常形态。而在白种人和黑种人中一般没有或极少存在,认为是异常。在我国人群中,内眦赘皮特别是睑板型内眦赘皮是正常的生理变异,一般也不影响美观,因此极少需手术矫治。

内眦赘皮的形成也已证实与遗传因素密切相关。一般认为属常染色体显性遗传。父母均无者,其子女一般也为阴性。父母之一有者,子女发生率高于50%。父母均有者,70%以上的子女有发生。

三、内眦赘皮形成的发育、年龄因素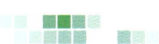

任何人种在胚胎期第3~6个月时均有内眦赘皮存在,但黑种人和白种人在出生前便倾向于消失。各种民族的婴幼儿及儿童都有内眦赘皮发生的可能。但白种人在出生后内眦赘皮大多消失,仅少数鼻梁低平的儿童可能有内眦赘皮,随着年龄的增长及鼻梁的发育,多自行消失,至成人仅2%~5%的人有不同程度的内眦赘皮存在。

东方人虽内眦赘皮发生率高,但随年龄增长逐渐减少,特别在40岁以上变化非常明显。

此外,在胎儿期的第3~6个月,任何人种均有内眦赘皮形态表现,而出生后则各有不同,因而推测内眦赘皮是胎儿期的改变在成年期的延续,胎儿发育过程正常与否对出生后内眦赘皮的形成有直接影响。

第五节　内眦赘皮的手术时机及术式选择

一、手术时机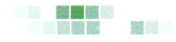

内眦赘皮在婴幼儿及儿童时期比较多见,随着年龄的增长、鼻骨及面部结构的发育,内眦赘皮有自然减轻或消失的可能,因此,此期一般不需要手术。应等到青春期以后,待面部结构发育完全稳定后再根据内眦赘皮的程度考虑是否需要手术矫正。

内眦赘皮矫正术是一种选择性手术,术前须根据以下情况考虑是否手术或何时手术:

1. 若赘皮程度轻,不伴有其他眼部畸形,对容貌美观影响不明显者,可不必手术。
2. 若内眦赘皮明显、确实影响美观而需手术者应推迟到16岁以后进行。
3. 对于合并小睑裂、上睑下垂或倒向型内眦赘皮者,因症状不会随年龄增长而消失,多主张尽早进行分期或联合手术,有学者提出2岁后即可行手术矫正。
4. 对于Komoto综合征(也称眼睑综合征)患者,原则上也应尽早给予矫正。因单纯矫正上睑下垂往往会加重赘皮的程度,故应先矫正内眦赘皮、小睑裂等畸形,待3~6个月局部解剖关系稳定后再矫正上睑下垂。

我们认为矫正内眦赘皮不必过于提前,只有伴随其他畸形需要尽早矫正时,才考虑一并予以矫正。

5. 对于后天发生的瘢痕性内眦赘皮,若单纯影响美观,应于伤后6个月瘢痕稳定软化后再行手术矫正;若合并睑内外翻、睑部分缺损、泪囊炎等,则需尽早修复治疗,以防发生并发症,影响视功能。

二、术式选择及评价

内眦赘皮的矫正方法颇多,临床上应按赘皮类型、轻重程度及解剖学基础来选择疗效稳定可靠、术后局部遗留瘢痕少、并发症少的手术方式进行矫正。

1. 内眦部皮肤切除术是基于水平向皮肤过剩理论而产生的,虽然方法简单易行,但复发率高,常引起继发性赘皮,增加再次手术的难度。目前已很少采用或仅用于轻度赘皮矫正,而且往往系改良术式。

至于切除鼻背部梭形皮肤矫正内眦赘皮的方法不仅无效,而且会导致不美观的瘢痕,早已废弃不用。

2. 当前矫正内眦赘皮的主流方法是根据赘皮形成垂直向皮肤紧张理论而采用的局部皮瓣移位法,即利用赘皮本身水平方向的一些相对过剩的皮肤来补偿垂直方向的不足,以缓解和解决赘皮垂直方向的皮肤张力,使赘皮处皮肤重新分布而平复,达到矫正目的。目前临床上修复内眦赘皮较多采用的是不同的Z瓣成形术及其改良术式,但Z瓣成形术虽效果可靠稳定,术后亦可能遗留切口瘢痕,有时这种瘢痕和赘皮同样显眼而影响外观,是其不足之处。

3. 最近认为内眦赘皮的成因与赘皮下眼轮匝肌异常及其对皮肤产生的异常张力有关,正是眼轮匝肌在内眦处交叉走向,决定了其表面皮肤的形态(图16-4),因此主张将局部赘皮横切纵缝,切除该区域多余的眼轮匝肌,并将皮肤固定于深层骨膜组织,这样既可达到矫正目的,又不影响美观,也不需要采用复杂的皮瓣移位手术。这是目前最常用的内眦赘皮矫正术式。

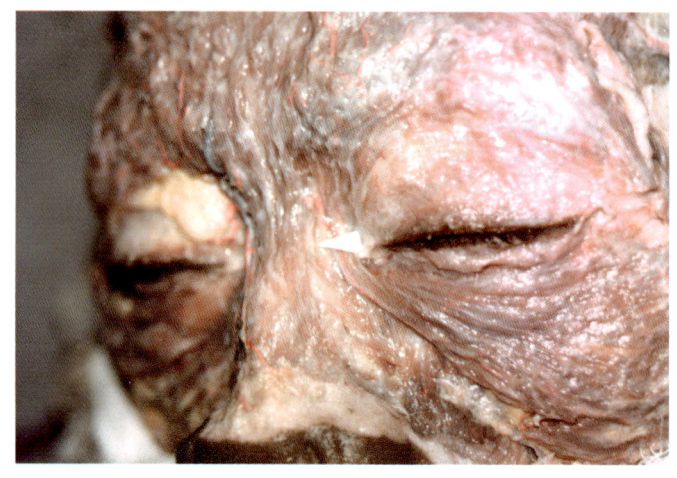

图16-4　内眦解剖:白色箭头处为眼轮匝肌在内眦处的交叉走向

Jordan等于1989年对10例不同类型的内眦赘皮(其中7例为睑板型,3例为睑型)进行矫治,获得了较满意的效果,证明了内眦赘皮可以通过切除其下的眼轮匝肌等组织和对皮肤进行深固定来矫治。

国内宋儒耀认为睑板前部的眼轮匝肌在内眦部本应消失,如果未消失,则形成内眦赘皮,因此采用在赘皮处作一个4mm的皮肤切口,通过切口夹住肌纤维,将其大部分剪除,然后采用重睑术埋线结扎法处理,以消除赘皮。

根据内眦赘皮成因的眼轮匝肌异常理论而提出的术式为内眦赘皮的手术矫正提供了一种新的手段和方法,值得临床进一步实践、探讨和研究。

4. 对于内眦赘皮伴有其他眼部畸形的矫治需权衡利弊,分清主次,往往需分期或同时联合手术进行。若内眦赘皮伴有内眦远距(内眦间距过宽),在矫正时必须同时缩短加固内眦韧带方能奏效,因此一定要选择能同时暴露内眦韧带的术式,如 Spaeth 法、Mustarde 法等。

5. 临床对鼻梁低平伴轻度内眦赘皮者,在施行隆鼻术时往往见内眦赘皮同时减轻或消失。因此,若从内眦赘皮角度分析,隆鼻术对于矫正伴鼻梁低平的轻度内眦赘皮是有一定作用和可行性。但在临床实际工作中应向患者讲明,隆鼻的主要目的是矫正塌鼻畸形,而内眦赘皮的矫正只是附带效果。值得指出的是,对于鼻梁发育正常的轻度内眦赘皮者,企图用填高鼻梁的方法来矫正内眦赘皮的效果是微乎其微的,不宜提倡。

第六节 内眦赘皮的矫正方法

内眦赘皮临床手术矫正方法很多,现选择部分不同类型的手术方法介绍如下:

一、横切纵缝法

(一) 技术特点

横切纵缝法是近几年来国内最常用的内眦赘皮矫正方法,此手术操作简单,容易掌握,适用范围广,术后瘢痕不明显,外形自然,深受广大医师和求美者的欢迎。

(二) 手术方法

1. 新内眦点定位　用牙签探测内眦深度(图 16-5),根据探测结果确定新内眦点的位置并用亚甲蓝标出。

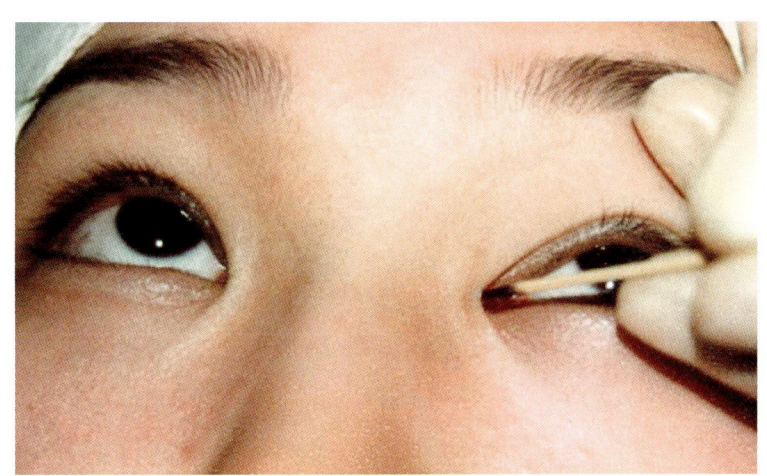

图 16-5　内眦切开前用牙签探测内眦深度,帮助确定新内眦点的位置

2. 横行切开皮肤及部分内眦韧带　在内眦部作横行皮肤切口,切口的内侧端为新内眦点(图 16-6)。切开皮肤及皮下组织后,在切口四周行皮下分离。切口下的部分内眦韧带必须作适当的切断,到达局部松解的目的。

3. 纵向缝合　横行切开后伤口呈 V 形,用 5-0 或 6-0 无损伤尼龙线将伤口水平移动、纵向缝合,并固定于鼻侧腱膜上(图 16-7),以有效减少伤口缝合张力,明显减轻瘢痕的形成。

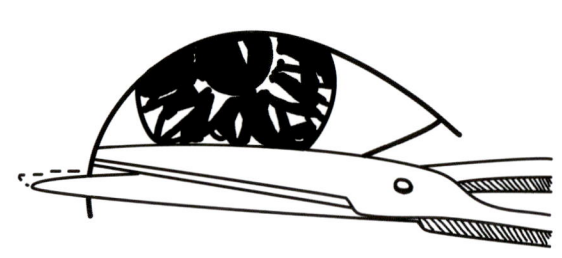

图 16-6　横行切开内眦部的皮肤

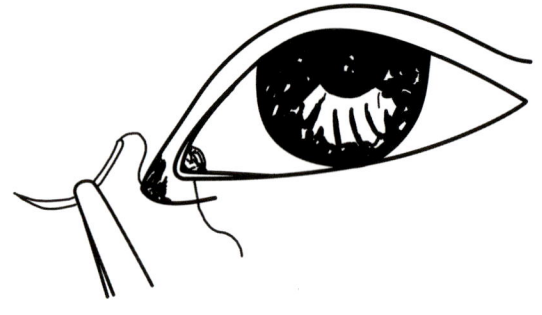

图 16-7　用尼龙线纵向缝合，并固定于鼻侧腱膜上

4. 修剪"猫耳朵"　伤口缝合后，切开上、下两侧赘皮形成的"猫耳朵"，用精细剪刀去除两侧多余的皮肤。切口通常可以自然对合（图 16-8），或用 5-0 尼龙线各缝合 1 针。

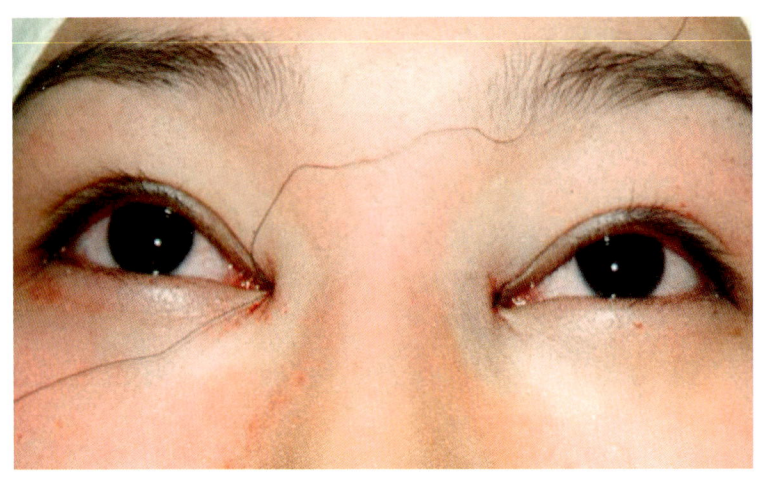

图 16-8　一般水平缝合 1 针，伤口可以自然对合

（三）补充说明

1. 以往常用的 Z 形皮瓣方法可有效矫正内眦赘皮，但是小的三角瓣错位缝合后，皮肤切口方向与皮纹不一致，再加上局部缝合张力，术后非常容易产生内眼角瘢痕（图 16-9），令术者和求美者担心不已，而且术后一旦出现眼角瘢痕，通常没有好的解决方法。

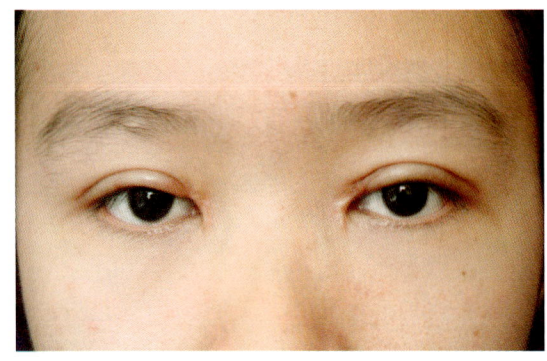

图 16-9　内眦赘皮单 Z 形矫正术后 9 个月，局部形成明显瘢痕

2 应用横切纵缝技术进行矫正,术后早期内眦显得尖锐和不够自然,但是1～2周后内眦即变得圆滑,6个月后效果会非常自然(图16-10)。

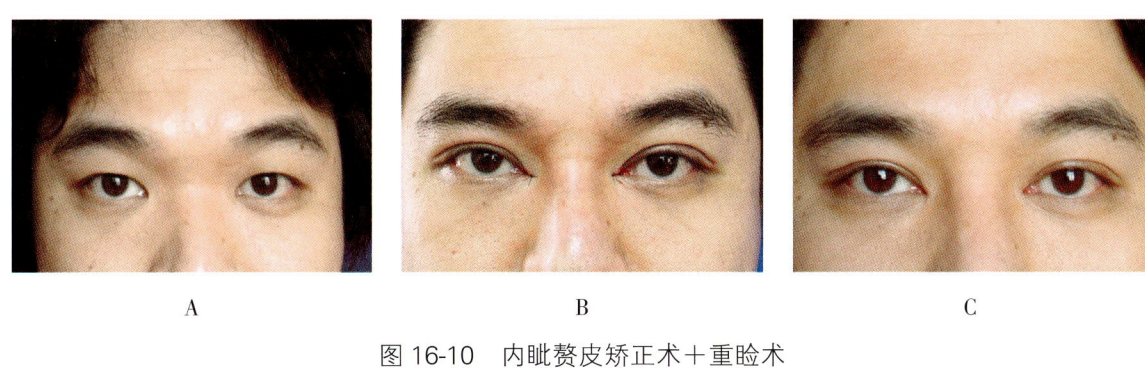

图 16-10　内眦赘皮矫正术＋重睑术
A. 术前　B. 术后即刻　C. 术后6个月

3 内眦赘皮对重睑手术的效果具有巨大影响,如果不做内眦赘皮矫正术,重睑线在上睑内侧及眼角处呈双重效果,重睑效果不够完美(图16-11)。

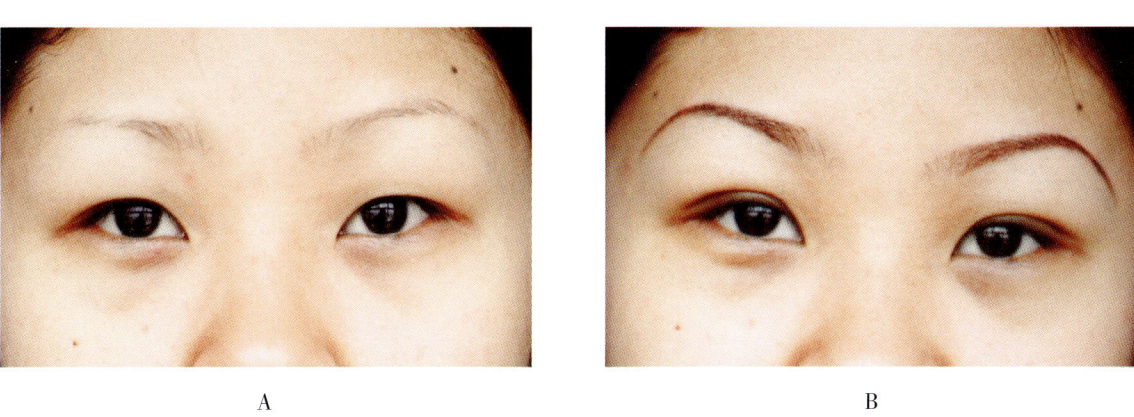

图 16-11　内眦赘皮未矫正的重睑术
A. 术前　B. 术后1年

4 中度以上的内眦赘皮使得外双重睑线在内眼角处出现分叉现象(图16-12),其矫正的最有效手段就是应用横切纵缝的内眦赘皮矫正术。可以用牙签将眼角向内侧轻推,如果重睑线连在一条线上(图16-13),预示手术效果满意。

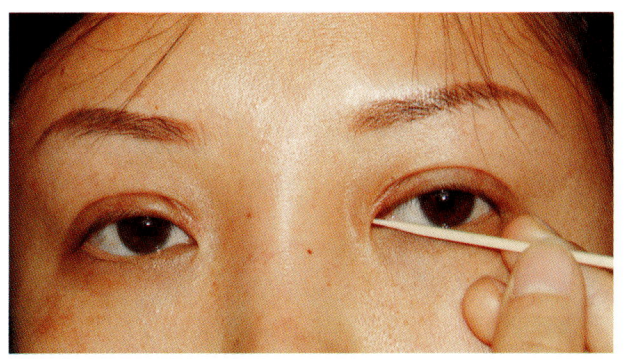

图 16-12　内眦赘皮使得外双重睑线在内眼角处出现分叉现象

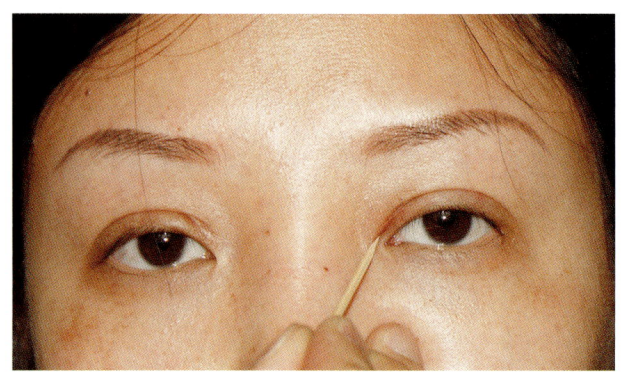

图16-13 用牙签将眼角向内侧轻推,分叉重睑线连在一条线上,预示手术效果满意

5 如果求美者偏好扇形双眼皮,同时本身为轻度内眦赘皮(内眦赘皮深度＜1mm)时,单纯重睑术就可以取得较好的临床效果(图16-14)。但是,对于中、重度内眦赘皮,特别是重度内眦赘皮,建议在重睑术的同时行内眦赘皮矫正术,否则内眼角的多余赘皮会遮盖部分眼白,使眼球产生偏斜的感觉(图16-15)。

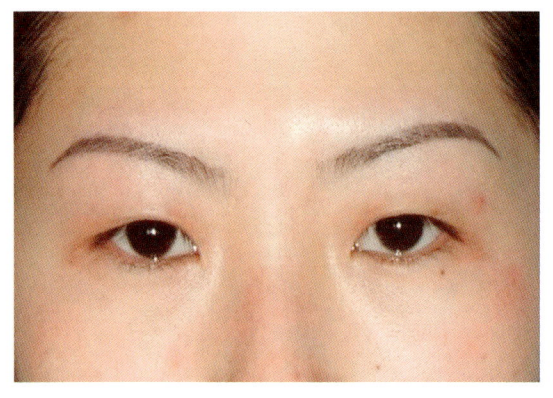
A

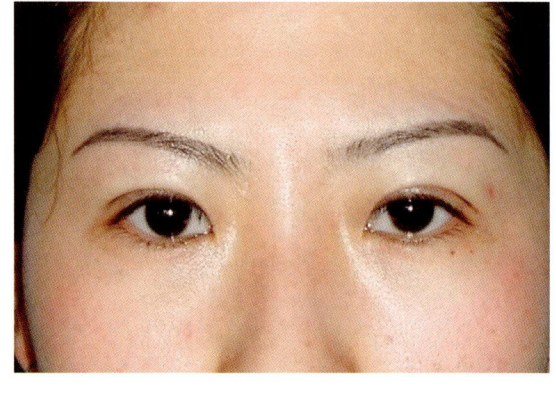
B

图16-14 轻度内眦赘皮的单纯重睑术
A. 术前　B. 术后3个月

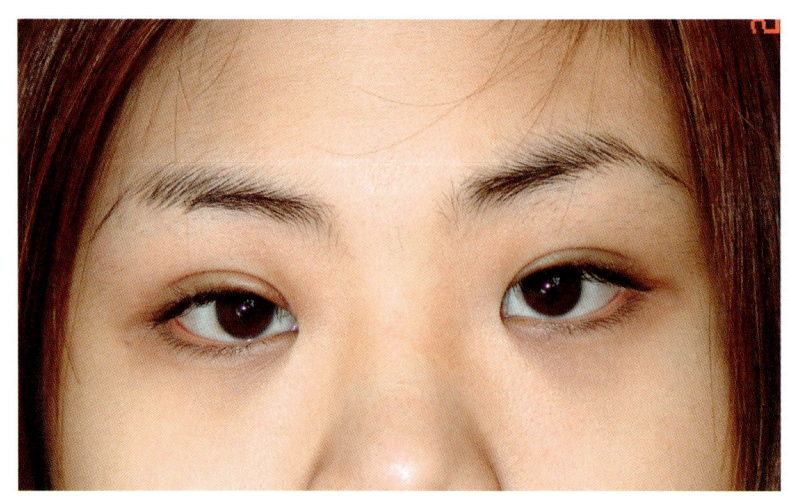

图16-15 重度内眦赘皮者的多余赘皮遮盖部分眼白,使眼球产生偏斜的错觉

6 如果轻度内眦赘皮的求美者希望得到平行型（外双形）重睑，但又担心内眦赘皮矫正术后产生眼角瘢痕，可以将重睑线开在内眦赘皮上臂上方 1mm，适量去除内眼角切口上方的部分眼轮匝肌，通常可以取得良好的重睑效果（图 16-16）。

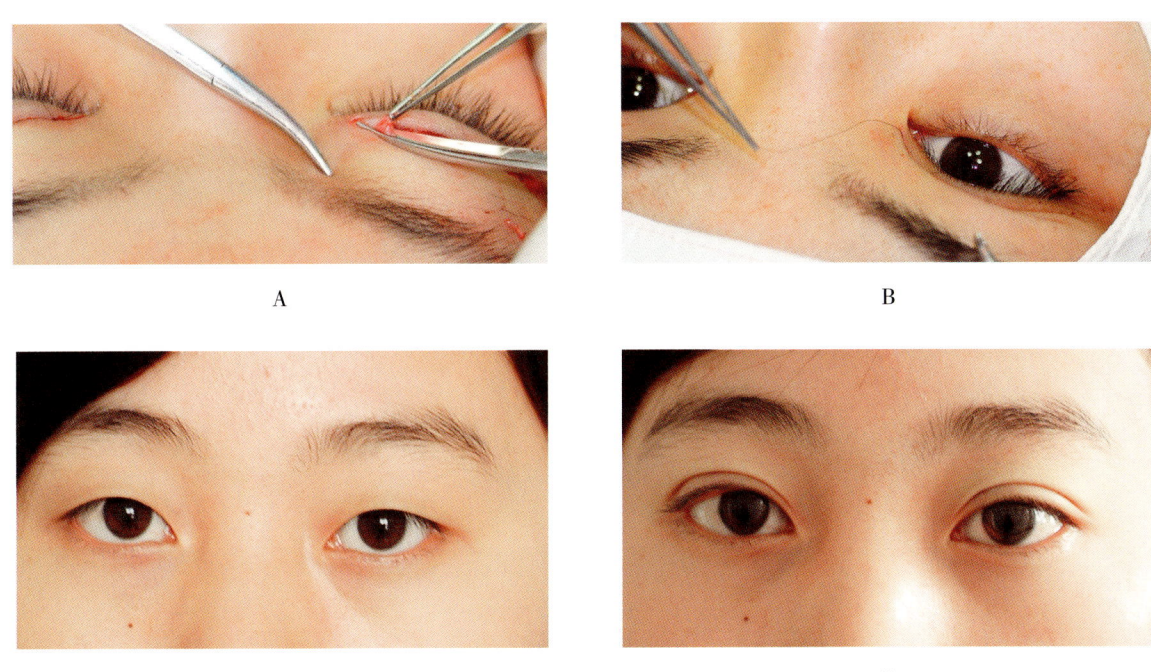

图 16-16　轻度内眦赘皮的平行型重睑术
A. 重睑线开在内眦赘皮上臂上方 1mm，适量去除内眼角切口上方的部分眼轮匝肌　B. 缝合后为平行型重睑
C. 术前　D. 术后 6 个月，平行型重睑自然

二、单纯内眦部皮肤切除法

单纯内眦部皮肤切除法主要适用于窄、短且范围不大的轻、中度内眦赘皮。

手术方法是切开内眦部皮肤，稍加分离后向鼻背部牵拉，待赘皮消失、露出内眦角后，再依情况将多余的皮肤选择不同的方法单纯切除、缝合。此类方法有以下几种，但效果多不理想。

（一）半月形皮肤切除法

于内眦部赘皮鼻侧，沿皮肤走行方向设计并切除半月形皮瓣，切口两缘对位缝合（图 16-17）。

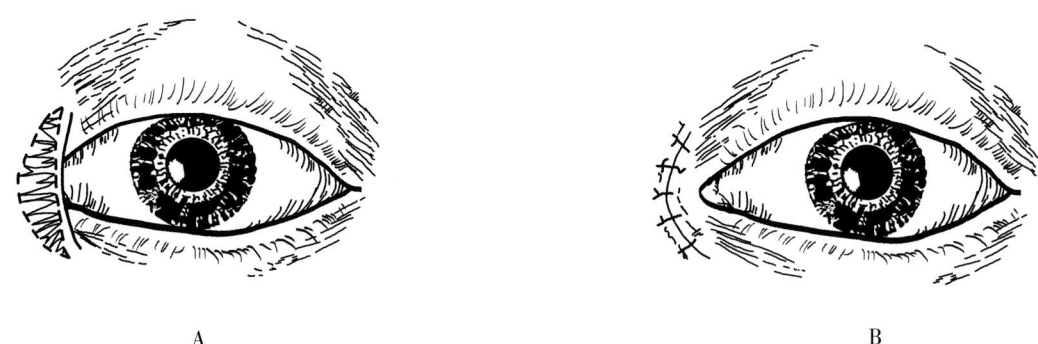

图 16-17　半月形皮肤切除法

（二）V形皮肤切除法

在内眦部赘皮鼻侧近内眦角作一尖端向鼻梁的横V形皮肤切口，剥离皮下组织，向鼻梁方向牵引皮肤，暴露内眦角，确定需切除的皮肤量，然后行V形切除、缝合，术后瘢痕不明显，可获得良好的重睑效果（图16-18）。

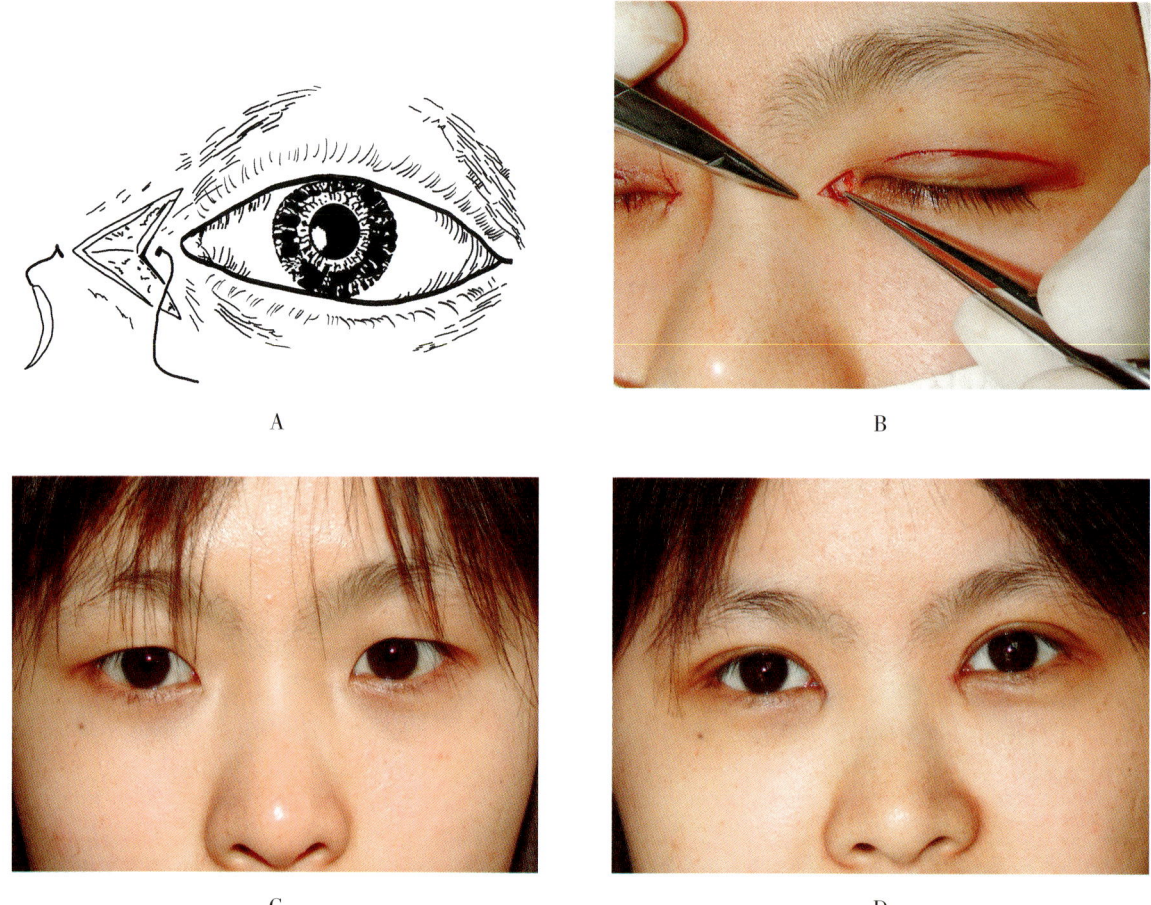

图16-18　V形皮肤切除法
A. 示意图　B. 术中　C. 术前　D. 术后3个月，局部无明显瘢痕

（三）双弧形皮肤切除法

在靠近鼻梁侧作纵行的弧线形切口，靠近内眦侧切口为两个相连的小弧形，在中央形成一个三角形尖端，其尖朝向内眦角，切除中间的皮肤，缝合后可增加向鼻侧的牵引范围（图16-19）。

（四）W形皮肤切除法

在靠近内眦角侧作一纵行的弧线形切口，靠近鼻梁侧作一尖端朝鼻梁方向的横W形切口，在皮下剥离，切除切口之间的皮肤（图16-20）。

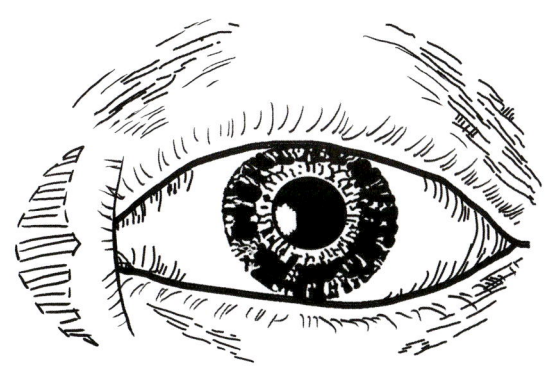

图 16-19　双弧形皮肤切除法

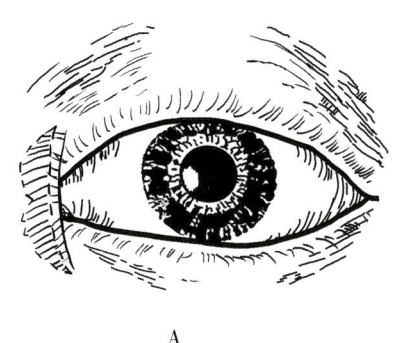 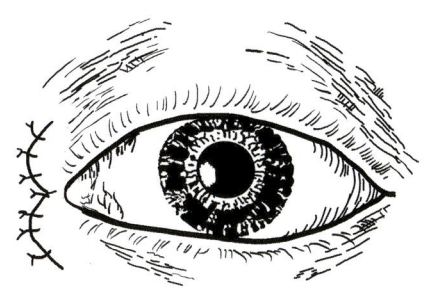

A　　　　　　　　　　　　　　　　　　B

图 16-20　W 形皮肤切除法

三、L 形皮肤切除法

此法仅适用于下睑倒向型内眦赘皮（图 16-21）。

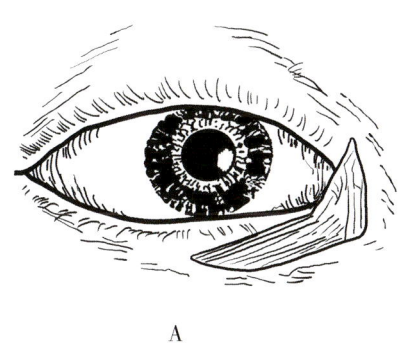 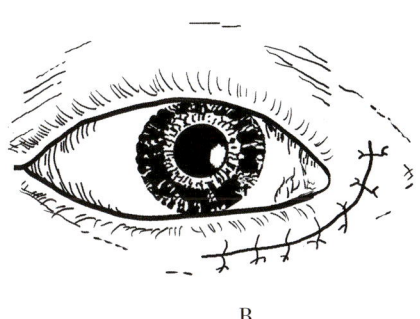

A　　　　　　　　　　　　　　　　　　B

图 16-21　L 形皮肤切除法

（一）手术方法

1　从内眦赘皮的上端作一斜向下睑并距下睑缘睫毛下 2mm，平行延伸至下睑中央的皮肤切口。

2 依据下睑赘皮情况设计第二条皮肤切口线,以定出应切除的皮肤宽度。方法为:将下睑内眦部切口上缘的皮肤向鼻下方牵拉至赘皮消失,在鼻侧皮肤上用亚甲蓝做出标记点,并分别向上、外侧延伸,向上延伸线近乎垂直,与原皮肤切口两端相连,即为第二条皮肤切口线。沿此线切开皮肤,在其中央部作略呈 L 形(或近似半月形)的皮肤切除。

3 切开四周皮下组织,稍加分离,首先在切口中央缝合 1 针,然后用 5-0 或 6-0 美容尼龙线间断缝合皮肤切口,局部敷料包盖,轻度加压包扎。

(二)注意事项

1 内眦部第一条切口线的下方应与睑缘平行,距睫毛下缘 2mm,其长度不应短于下睑中央部。

2 术中应反复测试拟切除的皮肤量,适度掌握,切除过多易造成下泪小点外翻或睑球分离,切除过少则矫正不足。

3 两条皮肤切口线应在注射麻药前大致设计画出,术中再进行认真调整。

四、皮肤切除赘皮翻转法

此法适用于赘皮短、范围不大的单纯内眦赘皮(图 16-22),其手术方法为:

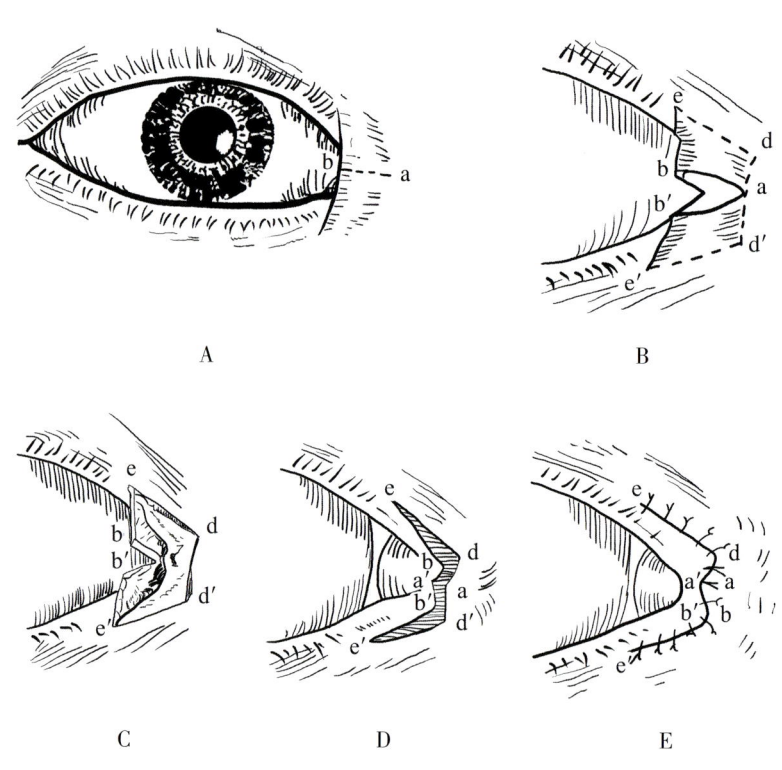

图 16-22 皮肤切除赘皮翻转法
A. 确定新内眦点　B、C. 设计两个四边形皮肤切除区　D、E. 缝合

1 确定新内眦点　正常人的内眦角位于瞳孔中央与鼻梁中线的水平连线中点,依此确定新内眦点并用亚甲蓝标出,设新内眦点为 a。

2 横行切断内眦赘皮　于内眦与上、下睑缘距离相等处、内眦赘皮嵴上(皮肤折叠处)定出 b 点,并由 b 点至 a 点将内眦赘皮横行切开。此时由于赘皮的纵向牵引关系,切口两侧上下张开,使赘皮分成上、下两部分,将赘皮后叶相应处定点为 a′点。

3. 于赘皮前设计两个四边形皮肤切除区 于切开后形成的上、下部分赘皮前设计两个四边形皮肤切除区,即 abed 和 ab′e′d′,并切除两个四边形皮肤。

d 点及四边形确定方法:术中用眼科有齿镊夹持 b 点,将赘皮内屈翻转向外,以能将原内眦角充分暴露为度。此时将 b 点落在皮肤的相应处定为 d 点,用亚甲蓝标出。然后将 d 点与 a 点相连,并向上引斜线交于上半部赘皮嵴处,即 e 点。be 线沿赘皮嵴画出即形成 abed 四边形。同法设计下方的四边形 ab′e′d′。上、下两四边形相似或依实际情况有差异。

4. 后叶赘皮向前翻转缝合
(1) 将 a′与 a 点缝合。
(2) 牵拉 b 点,将赘皮后叶向前翻转,使内眦角上半部充分暴露,并将 b 点与 d 点缝合。
(3) 适当修剪翻转的赘皮边缘,使 be 与 de、ba′与 da 平整对合,依情况间断缝合。
(4) 同法行下方后叶赘皮的翻转缝合,完成内眦赘皮的矫正,暴露出内眦角。

此术式的优点是既达到了缓解、解除内眦赘皮纵向张力的目的,又减少了其横向松弛的皮肤;术后切口线曲折,不产生新的皮肤张力,且靠近内眦角处瘢痕不明显;术式简单,值得临床应用。缺点是只适用于赘皮短、范围不大的单纯型内眦赘皮,对伴有其他畸形者不适用。

五、Y-V 成形术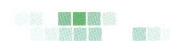

此法(图 16-23)适用于较严重的内眦赘皮,若联合行内眦韧带缩短,也适用于伴有内眦远距的内眦赘皮,其手术方法为:

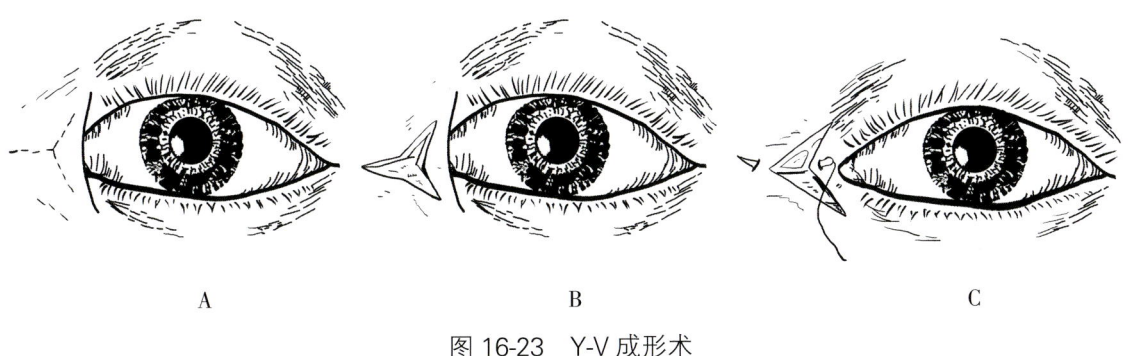

图 16-23　Y-V 成形术

1. 在内眦部作向内眦角的横行 Y 形皮肤切口。Y 切口的上下宽度一般应大于内眦角部睑裂,其两臂分别与上、下睑缘平行,Y 的长轴与内眦角一致,向鼻侧指向鼻根部,臂与轴长视内眦赘皮严重程度而定。

2. 切开皮肤及皮下组织后,在切口四周行皮下分离,然后牵拉横 Y 两臂交点处并向鼻部牵拉,与 Y 轴端缝合,缝合后创口呈横 V 形。缝合前可先在皮下用 5-0 尼龙线缝一针,以减轻皮肤的横向张力。

3. 如伴有内眦间距增宽,可在缝合前先暴露出内眦韧带,予以缩短固定或折叠固定缝合。

六、皮瓣换位法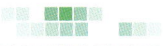

目前矫正内眦赘皮最常用的方法是采用各种类型的皮瓣换位,利用赘皮水平方向的一些相对过剩的皮肤来补偿垂直方向的不足,以减轻和缓解垂直方向的张力,达到矫正的目的。

皮瓣换位法的效果通常比较理想,但术后可能遗留局部瘢痕,此种瘢痕和赘皮同样显眼,为其不足之处。

(一) 单 Z 瓣成形术

此法(图 16-24)适用于正向型的各种程度的内眦赘皮,其手术方法为:

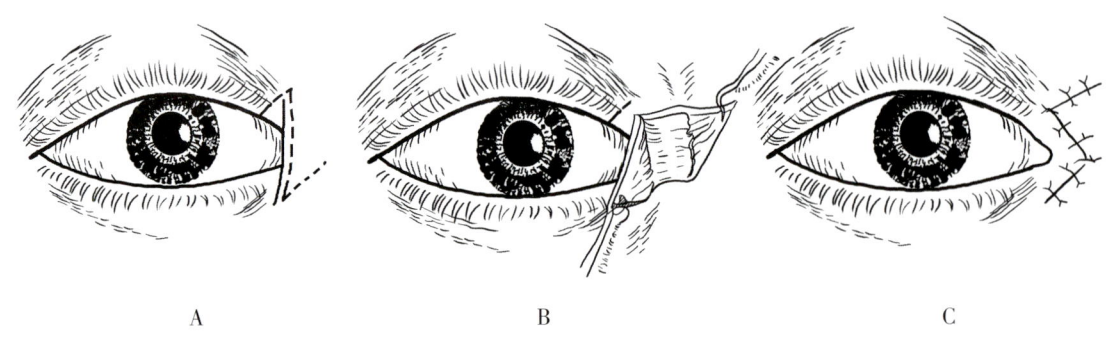

图 16-24 单 Z 瓣成形术
A. 切口设计 B. 切开皮瓣换位 C. 缝合

1 顺内眦赘皮缘全长作一弧形 Z 中轴皮肤切口。

2 在中轴切口两端各作一条与中轴成 45°~60°角、互相平行、方向相反的 Z 两臂切口,上方切口大致与上睑缘垂直,下方切口则斜向鼻上方。上、下两臂切口的长度及与中轴线之间的角度视情况灵活掌握。

3 沿皮肤切口行皮下组织分离,形成两个方向相反的三角形皮瓣,将两个皮瓣互相交错换位,并适当修剪,使各切口缘平整对合。

4 用 5-0 或 6-0 尼龙线间断缝合皮肤切口。

(二) Fox Z 瓣成形术

此法适用于轻、中度正向型的内眦赘皮(图 16-25),其手术方法为:

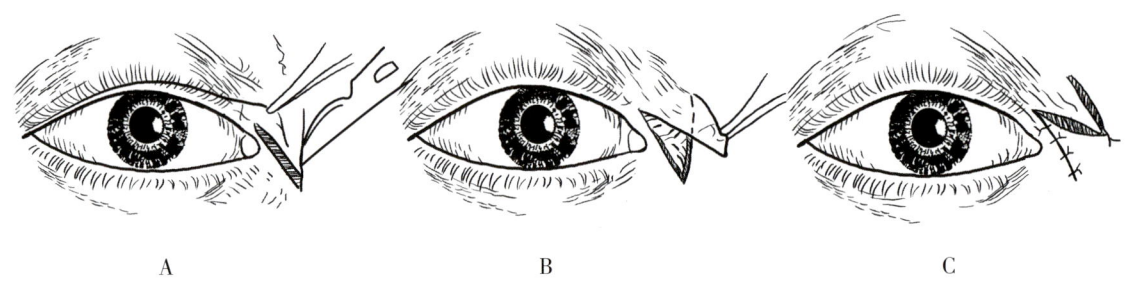

图 16-25 Fox Z 瓣成形术
A. 切口赘皮形成第一个三角形皮瓣 B. 制作第二个三角形皮瓣 C. 将两个皮瓣换位缝合

1 将内眦赘皮提起,沿提起之皱襞两侧各向下作一斜行皮肤切口,交于赘皮下方,形成第一个三角形皮瓣。剥离此皮瓣,使之游离。

2 将剥离后的皮瓣向鼻侧牵拉,直至内眦赘皮消失,并露出内眦角。

3 沿此皮瓣的顶端斜行向上画线,与第一个三角形皮瓣创面区鼻侧切口缘的向上延长线相交,并沿画线切开皮肤,形成第二个三角形皮瓣。

4 皮下组织适当分离后,将两个皮瓣交错换位。适当修剪各皮瓣缘,使之对合后,用 5-0 或 6-0 尼龙线间断缝合。

(三) Spaeth 双 Z 瓣成形术

此法适用于：①中、重度内眦赘皮；②伴睑裂的较小内眦赘皮；③伴内眦间距增宽的内眦赘皮（图 16-26）。其手术方法为：

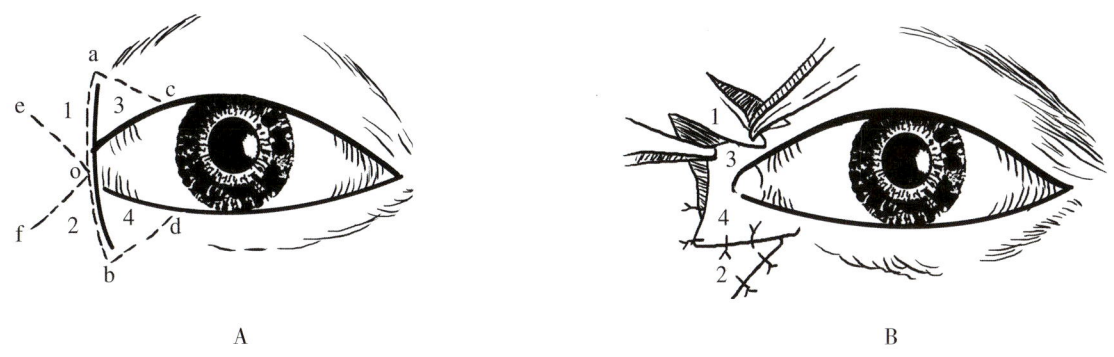

图 16-26　Spaeth 双 Z 瓣成形术

1 沿内眦赘皮缘纵轴全长画弧形线 ab，于 ab 两端分别朝上、下睑缘内 1/3 处画斜行线 ac、bd，长度约为赘皮的一半。沿画线切开，并行皮下分离，形成 3、4 两个三角形皮瓣。

2 于 a、b 两端将两个三角形皮瓣牵拉至鼻上及鼻下方展开，使内眦角完全暴露，并在 a、b 移位后相应的皮肤处标出 e、f 两点。将内眦赘皮缘切口（ab 线）中央点 o 分别与 e、f 点相连，形成 oe、of 线。将 oe、of 切开，并分离皮下形成 1、2 两个三角形皮瓣，如此制成两个双 Z 形皮瓣 1、3 和 2、4。

3 将 1、3 两个三角形皮瓣与 2、4 两个三角形皮瓣相互交错换位，使各切口平整对合，用 5-0 或 6-0 尼龙线间断缝合。如伴内眦间距增宽，可在缝合前于创面中先分离，暴露出内眦韧带，给予缩短固定或折叠固定，再转换皮瓣，修整平复后缝合。

(四) Spaeth 改良法

Spaeth 改良法可以改善内眦赘皮及松弛上、下睑的紧张度，但在暴露内眦角及缩短内眦间距方面尚嫌不足，故有学者在原方法的基础上进行改良，并取得了较好效果（图 16-27）。现将我们的做法介绍如下：

1 依原 Spaeth 法设计做成 1 和 2、3 和 4 两对三角形皮瓣。

2 在 e、f 两点间作弧形连线，并切除 e、o、f 之间的三角形皮肤。

3 在各切口四周进行皮下组织分离，充分暴露内眦韧带，行内眦韧带缩短加固或内眦韧带折叠固定。将 3、4 皮瓣区的皮肤向鼻侧推牵，并将皮瓣 1 与 3、2 与 4 转位互换，适当修整，使创缘平

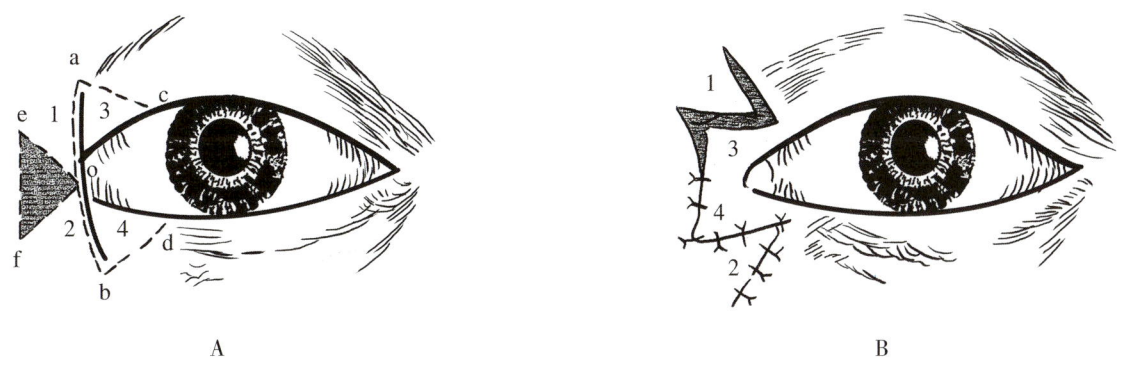

图 16-27　Spaeth 改良法

整对合后用 5-0 或 6-0 尼龙线间断缝合皮肤切口。

4 睑裂明显缩小者可同时行外眦扩大成形术,以增强手术效果。

（五）Mustarde 四瓣法成形术

此法适用于：①中、重度内眦赘皮；②伴内眦间距增宽的内眦赘皮；③Komoto 综合征患者（图 16-28）。其手术方法为：

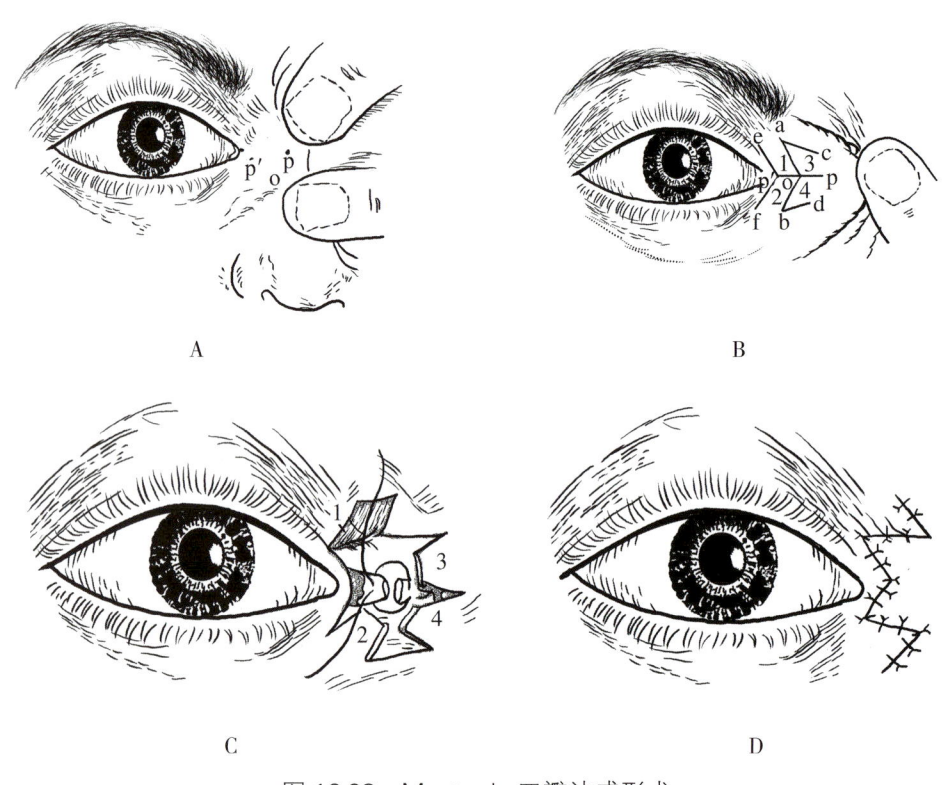

图 16-28　Mustarde 四瓣法成形术

1 正常人内眦点位于瞳孔中央与鼻背中线连线的中点，依此在鼻侧内眦皮肤预定出新内眦点 p，用亚甲蓝标出。

2 将赘皮向鼻侧牵拉，使之消失，暴露出内眦角，并在患者实际内眦角处定出 p′点。

3 连接 p 点和 p′点成 pp′线，取其中点定为 o 点。从 o 点起分别向外上、外下方向各作与 pp′线成 60°角的直线 oa、ob，其长度比 pp′线约短 2mm。

4 再从 a、b 两端向鼻侧各作一条互成 45°角的线 ac、bd，其长度与 oa、ob 相等。

5 从 p′点距上睑缘约 3mm 处各作一条线 p′e、p′f，其长度也与 oa、ob 相等。

6 沿上述设计之切口线切开皮肤及皮下组织，并行剥离，形成四个皮瓣 1、3、2、4。

7 将 p′点缝至 p 点处，并将 1 与 3、2 与 4 两对皮瓣互相交错换位，修整切口处多余皮肤，使之平整，用 5-0 或 6-0 尼龙线间断缝合。

8 伴有内眦间距增宽者，应于缝合前充分暴露内眦韧带，同时行内眦韧带缩短术。此法可使内眦间距缩短 8mm 左右。

9 若同时伴有内眦间距增宽、小睑裂、鼻背低平，可同时行内眦韧带缩短、外眦开大成形术及隆鼻术。若伴有上睑下垂，应在矫正上述畸形后择期另行上睑下垂矫正术。

Mustarde 四瓣法成形术是目前矫正内眦赘皮较常用的方法，疗效好，其缺点是术后局部瘢痕多，虽可随时间推移趋向减轻和不明显，但对于轻度内眦赘皮仍不宜采用此法。

七、赘皮下眼轮匝肌切除皮肤深固定法

此法适用于睑板型、睑型、眉型内眦赘皮或合并上睑下垂者。以睑板型赘皮为例,其手术方法为:

1. 画出眼睑皱褶线,并使这一皱褶线向内侧延伸于内眦赘皮嵴上。
2. 用2%利多卡因与1:100000肾上腺素的混合液行上睑和内眦部切口皮下浸润麻醉。
3. 沿所画的上睑皱褶线和赘皮线作皮肤切口,切口不宜低于赘皮。
4. 在上睑皱褶处切口下切除一条眼轮匝肌,同时将赘皮切口下眼轮匝肌一并切除。赘皮下眼轮匝肌常常表现为肥大增生,故切除赘皮下眼轮匝肌是重要步骤之一。术中往往有内眦角及其附近血管损伤出血,应仔细予以电凝止血。
5. 用可吸收的6-0铬制肠线或5-0、6-0尼龙线、丝线,将赘皮皮肤两缘缝扎固定于深部组织(鼻骨骨膜上)。
6. 上睑皱褶形成按重睑术术式进行,同时形成重睑。

此术式的主要理论依据是内眦赘皮的产生与赘皮下眼轮匝肌过多并对皮肤产生异常张力有关。手术的关键步骤是通过切除内眦赘皮下的眼轮匝肌组织,并将皮肤深固定来进行矫正。此法首见于Jordan的介绍,国内宋儒耀所主编的《美容整形外科学》也有类似的术式介绍。

八、矩形瓣法

此法适用于单个Z成形术难以矫正的严重内眦赘皮,包括先天性和外伤性内眦赘皮;也适用于合并上睑下垂的先天性小睑裂或内眦间距增宽的矫正。

(一) 手术方法

1. 原始设计 如图16-29所示,此瓣分别由矩形的S瓣、顶角为45°的T瓣和直角的U瓣组成。各瓣的边长相等,ab为需延长的轴线,各瓣交换位置缝合后,ab延伸为a′b′。

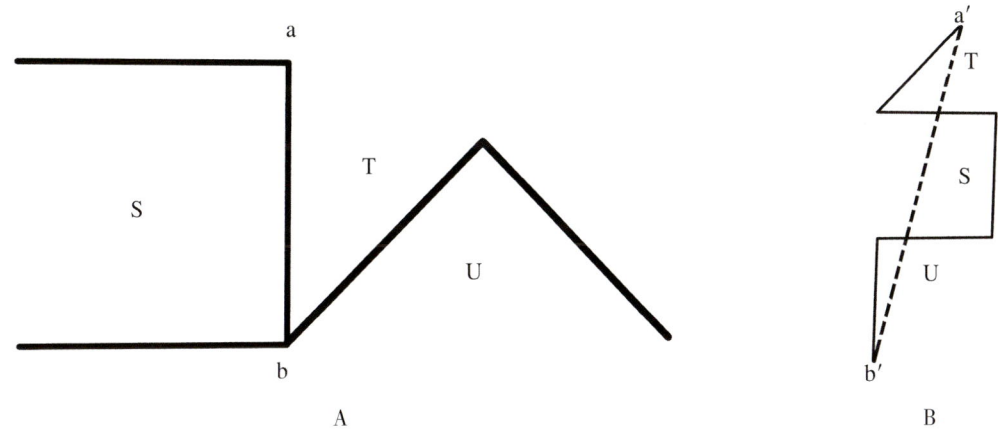

图16-29 矩形瓣法设计
A. ab为延伸的轴线 B. a′b′为延伸后的轴线

2. 改良设计 定新内眦点，即正位注视前方时瞳孔中央与鼻梁中线的中点 g,h 为内眦赘皮边缘的中点。c、d 两点一般设计在内眦赘皮深面皮肤边缘约 2mm 处。ab 为 gh 的中垂线，并取 gh 的 1/2 为其长度，ac、bd 等距。连接 ac、bd，则 S 瓣蒂与 ab 等长，术后有内眦角过大的缺点（此是与矩形瓣成形术的直角原始设计不同点一）。并使 ac、bd 比 ab 略长 2mm（是为了满足术中将内眦韧带折叠缝合，以使内眦更为理想地内移之需要，此为与矩形瓣成形术各边等长的原始设计不同点二）。设计 ae、ef 与 ab 三线等长，使角 bae 为 45°，角 aef 为 90°。若为反向型内眦赘皮，则设计与此上下相反。

3. 手术操作 按上述画线——切开，深达眼轮匝肌层，掀起皮瓣，显露内眦韧带并折叠缩短缝合，或将其牵拉缝合于鼻侧壁骨膜上。然后将矩形瓣与两三角瓣交错移位互相缝合，内眦赘皮得以矫正（图 16-30）。

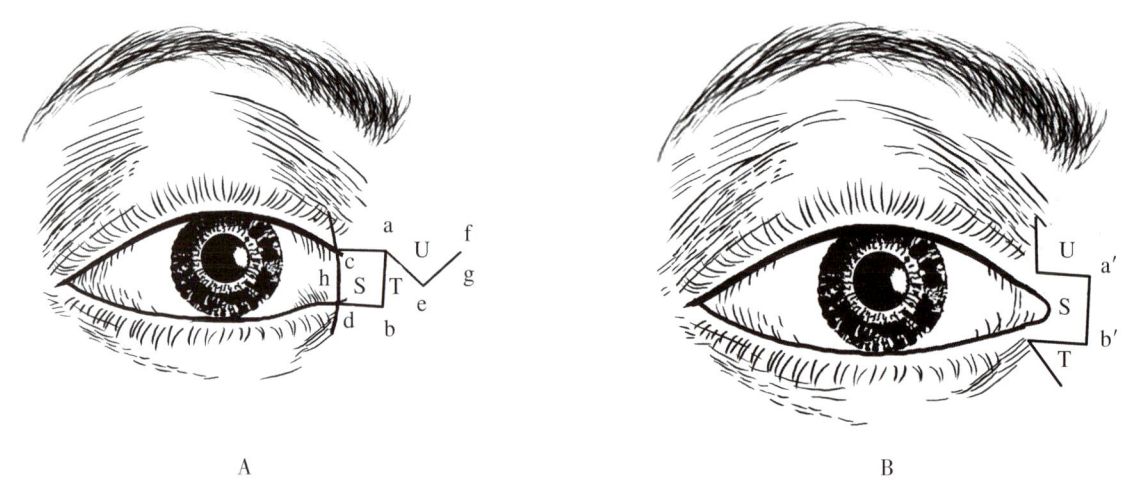

图 16-30 矩形瓣法改良设计矫正内眦赘皮
A. 改良设计示意图　B. 术后示意图

（二）优缺点

轻度的内眦赘皮用 Z 成形术常可取得矫正效果；对于严重的内眦赘皮，常用的矫正术式有 Spaeth 双 Z 瓣成形术、Y-V 成形术和 Mustarde 四瓣法等。相比之下，矩形瓣法具有以下优点：

1. 设计合理，疗效确切 内眦赘皮的形成，是因为内眦部皮肤垂直向张力过大，使该部位产生一皮肤皱襞，而不是因内眦部水平向皮肤过多所致。合理的矫正手术都是用水平向的皮瓣转位来增加内眦的垂直长度，以减轻垂直向张力，取得矫正之效果。

矩形瓣法利用推进及旋转皮瓣充分延长了垂直向的长度，其理论轴线的延伸量可达原长的 2.8 倍，比双 Z 成形术、Y-V 成形术更能松解垂直向过大的张力，且能避免缝合线与延伸方向的平行，防止术后再挛缩。矩形瓣法矫正内眦赘皮一般可使内眦间距减少 9.5mm，比 Mustarde 法（8mm）效果好。

2. 皮瓣血供可靠 各种矫正内眦赘皮的术式无不注重所设计皮瓣的血供。矩形瓣法所设计的皮瓣数少，仅为三瓣，且皮瓣夹角较大，故推进和旋转后各瓣的血供能得到充分保障，在治疗严重瘢痕性内眦赘皮时，更能体现其血供良好的特点。

3. 形态美观自然 各种矫正严重内眦赘皮的术式，其目的都是恢复正常的内眦角位置，并塑造圆钝而自然的内眦角形态。矩形瓣法矫正内眦赘皮时，是将含有实际内眦点的矩形瓣整体拉向新内眦点，术后形成的新内眦形态比较钝圆、自然。

而 Mustarde 法将含有实际内眦点的三角瓣拉向新内眦点时，由于三角瓣尖端受牵拉而有一定的水平轴线张力，故所形成的新内眦常呈锐角而稍欠自然。且与 Mustarde 法、Spaeth 双 Z 瓣成形术相比，矩形瓣法切口线少，所涉及范围小，术后内眦部瘢痕不明显，外观平整。

4 设计、操作简易　矩形瓣法设计线较少，边长也基本相等，角度相对固定，设计、操作均简单易学，术中也易调整。

（三）手术注意事项

1 矩形瓣法设计时应注意 S 瓣的角度变化。

2 术中 U 瓣转位时，应注意避免可能出现的"猫耳朵"，使局部更为平整。

术后矩形瓣的 a′b′线并不与原设计线 ab 平行，a′点较 b′点距瞳孔垂线为远，适合于普通型内眦赘皮（赘皮由外上走向内下）的矫正。而反向型内眦赘皮（赘皮由外下走向内上）的矫正则应注意设计时作上下颠倒。

第七节　术后并发症及其预防和处理

一、术后感染

其原因、处理及预防见第十三章"眼袋整形术的常见并发症及其处理"。

二、切口瘢痕明显

（一）原因

1 内眦赘皮术后切口遗留线状瘢痕应属正常现象，尤其是多皮瓣移位术后更为明显。术前应向患者解释清楚，一般在术后 3～6 个月瘢痕会变得不明显。

2 若局部瘢痕明显呈条索状，甚至有增生倾向，多由于术式选择不当、手术操作粗暴、缝线过粗或皮肤切口张力过大引起。

3 术后切口感染，或为瘢痕体质者。

（二）处理

1 一般切口线状瘢痕无需处理。

2 切口瘢痕明显者术后可给予理疗、局部按摩或瘢痕软化类药物。

3 瘢痕增生明显且有碍美观者，可在手术 6 个月后行手术切除矫正。

（三）预防

1 注意手术操作时应精巧、轻柔，防止不必要的创伤，皮肤对合平整，用细线在无张力下进行缝合。

2 术中严格按无菌技术操作，术后注意预防感染，一旦有感染迹象应及时处理。

3 瘢痕体质者不予手术。

三、溢泪

其原因、处理、预防见第十三章"眼袋整形术的常见并发症及其处理"。

四、矫治不理想或赘皮复发

(一)原因

1. 术式选择不当,如严重内眦赘皮选择单纯皮肤切除术式,多不能达到预期目的。
2. 处理欠妥,如内眦赘皮伴内眦间距增宽、小睑裂等其他畸形,若不一并处理,术后往往效果不理想。
3. 缝线松脱或挂缝不牢,如行内眦韧带缩短或赘皮切开深固定不牢等,均可导致术后赘皮矫正失败或复发。

(二)处理

矫治不理想或复发之内眦赘皮的处理,只有等术后 3~6 个月再选择适当的手术方式给予重新矫正。

(三)预防

针对发生原因,做好预防工作。

五、皮瓣坏死

即术后皮瓣与周围皮肤的颜色不一致,变黑或液化脱落。

(一)原因

1. 皮瓣太薄。
2. 术中操作粗暴,钳夹皮瓣损伤;皮瓣比例不当、对合不好,缝合后张力过大,导致缺血坏死。
3. 术中止血不彻底,皮瓣下血肿造成坏死。
4. 手术后处理不当,皮瓣转移后位置固定制动不佳,造成牵拉、扭转、折叠或撕脱,影响成活。
5. 术后感染。

(二)预防

针对发生原因,术中皮瓣制作时应保留一定厚度的皮下组织,操作时尽量轻柔、准确,以减少创伤,尤其是皮瓣尖端更应注意。术中注意彻底止血,术后局部均匀加压包扎固定。术中、术后均应做好预防感染的措施。

(三)处理

1. 术中缝合后若发现皮瓣颜色异常或血供障碍,应立即拆除缝线作适当处理,同时用热盐水纱布行局部热敷,有的可恢复正常。
2. 若发现皮瓣下有血肿,应及时清理,并重新充分止血。
3. 若术后皮瓣尖端坏死,可酌情予以剪除。

由于内眦部血供丰富,一般情况下只要严格按无菌及无创操作原则进行,术后皮瓣均能成活,极少发生坏死。

(陈江萍　楼晓莉　宋建星)

[1] 宋建星,孙美庆,陈江萍,等.东方人内眦赘皮的解剖及治疗[J].中华医学美学美容杂志,2001,7(5):251-253.
[2] 范先群.眼整形外科学[M].北京:北京科学技术出版社,2009:309-311.
[3] 马旭,杨大平,李宁,等.重睑术联合 Park-Z 成形术矫正内眦赘皮[J].中国美容

医学,2013,22(16):1686-1689.

[4] 张余光,杨群,汪希,等.眼轮匝肌的解剖结构和力学方向对上睑形态的影响[J].中国实用美容整形外科杂志,2004,15(2):70-72.

[5] Park J I. Z-epicanthoplasty in Asian eyelids [J]. Plast Reconstr Surg, 1996, 98(4): 602-609.

[6] 刘延伟,胡刚,秦宏智,等.内眦赘皮基础解剖学研究及矫正术的新进展[J].中国美容整形外科杂志,2011,22(2):127-128.

[7] 李娜,李广帅,刘林嶓,等.改良Y-V成形内眦赘皮矫治术联合切开法重睑术的临床应用[J].中国美容医学,2014,23(1):1-3.

[8] 童燕萍,叶建华.M成形法内眦赘皮矫正同期重睑成形术[J].实用医学杂志,2010,26(11):1993-1994.

[9] 贾万新,张兆峰,章开恒,等.重睑术合并内眦赘皮矫正术的临床研究[J].中国美容医学,2013,22(8):813-815.

[10] Blair V P, Brown J B, Hamm W G. Correction of blepharophimosis and epicanthus[J]. Arch Ophthalmol, 1932, 7: 831.

[11] 赵宏武,宋建星.内眦赘皮的解剖成因[J].中华医学美学美容杂志,2001,7(4):215.

[12] 林茂昌.现代眼部整形美容学[M].西安:世界图书出版公司,1997:290-295.

[13] 王飔,柳大烈,陈兵,等.内眦韧带的解剖研究及其在内眦赘皮矫正术中的应用[J].中国美容医学,2009,18(11):1635-1637.

[14] 宋儒耀,方彰林.美容整形外科学[M].第3版.北京:北京出版社,2002:603-609.

[15] 赵宏武,卢范,宋建星.内眦赘皮的解剖成因探究[J].中国美容医学,2001,10(3):176-177.

[16] Liu Y, Lei M, Wang Y, et al. Lazy S-curve epicanthoplasty in Asian blepharoplasty[J]. Aesthet Plast Surg, 2012, 36(2): 254-260.

[17] 张海明,徐洋,郑行跃,等.内眦赘皮术式改进同期行重睑成形术[J].中华整形外科杂志,2003,19(4):273-275.

[18] 孟令军,牛磊,代金荣,等.改良Z成形术在重度内眦赘皮矫治中的应用研究[J].中国美容医学,2011,20(1):39-41.

[19] Liu L, Li S, Fan J, et al. Inverted "V-Y" advancement medial epicanthoplasty [J]. J Plast Reconstr Aesthet Surg, 2012, 65(1): 43-47.

[20] 张安利,黄泽春,晏丹,等.横一字切开法内眦赘皮矫正术同期行重睑术的疗效观察[J].中国美容医学,2010,19(10):1447-1449.

[21] 马力,任冲,齐彦文,等.改良横切纵缝法联合重睑成形术矫正内眦赘皮[J].中日友好医院学报,2010,24(3):143-146.

[22] 牛进宝,李高中,申鸿.小切口重睑成形术同期内眦赘皮矫正[J].中国美容医学,2011,20(2):204-206.

[23] Field L M. Cascading epicanthal skin resection and aesthetic reconstruction[J]. Dermatol Surg, 2000, 26(9): 888-890.

[24] Yoo W M, Park S H, Kwag D R. Root z-epicanthoplasty in Asian eyelids[J]. Plast Reconstr Surg, 2002, 109(6): 2067-2071.

[25] Fujiwara T, Maeda M, Kuwae K, et al. Modified split V-W plasty for entropion

with an epicanthal fold in Asian eyelids[J]. Plast Reconstr Surg, 2006, 118(3): 635-642.

[26] 潘葵,陈兵.内眦赘皮矫正术的研究进展[J].中国美容医学,2006,15(10):1204-1206.

[27] 宋儒耀.美容整形外科学:增订版[M].北京:北京出版社,1992:217.

[28] 黄金龙,闻可,沈干,等.非连续法重睑术同期内眦赘皮矫正[J].中国美容医学,2007,16(6):813-814.

[29] 林茂昌.现代眼部整形美容学[M].西安:世界图书出版公司,1997:281-284.

[30] 马秀兰,池红,张莹莹.重睑成形术联合内眦赘皮矫正术的临床观察[J].中国美容整形外科杂志,2010,21(8):473.

[31] 杨云霞,曲妙轩,李静林,等.两种内眦开大手术方法的临床应用分析[J].中国美容医学,2010,19(7):952-954.

[32] Zhao Y Q, Luo D A. Modified Y-V epicanthoplasty with raised medial canthus in the Asian eyelid[J]. Arch Facial Plast Surg, 2010, 12(4): 274-276.

[33] 曹彦,陈辉,李小莉,等.内眦赘皮与上睑皮肤松弛同期矫正的设计及效果观察[J].中国美容医学,2009,18(1):50-52.

第十七章
外眦整形术

一、外眦松解术

外眦松解术适用于眼睑痉挛、眼形改变的修整。另外，在修复眼睑缺损中如先做外眦松解，有利于缺损缝合，一般可以松解 5mm 左右的距离。手术方法为：作外眦切口，仅切开皮肤和眼轮匝肌，不切开结膜。牵开创口，用血管钳在眶缘内侧探查外眦韧带，将外眦向鼻侧牵拉，使韧带处于紧张状态。根据需要剪断外眦韧带的上支（上睑有缺损时）或下支（下睑有缺损时），也可以上、下支一起剪断。如想达到更彻底的松解，可在外眦韧带附近分离，把眶隔与眶缘分离。最后缝合外眦皮肤，术后 5 天拆线。

二、外眦成形术（睑裂开大术）

外眦成形术的目的是使睑裂永久性开大，用以矫治睑裂小于正常者，如小睑裂综合征或因外伤、眼部疾患、睑缘炎症所致的睑缘粘连。

1 Von-Ammon 外眦成形术　在局麻下行外眦角切开，切口的长短根据睑裂开大的程度决定。将钝头剪刀从切口插入，于球结膜下作潜行剥离，上下均剥离达穹隆部。剥离范围应包括整个外眦部，使结膜充分松动，可以在无张力情况下拉至外眦角创口。用 5-0 丝线将球结膜颞侧尖端与眦角创口的尖角先缝合 1 针，其他上、下睑缘创口逐针间断缝合。然后用 3-0 丝线于外侧结膜处作一针褥式缝合，缝线从新的外眦角结膜进针，从距眦角 4～5mm 处皮肤引出，垫以小油纱垫后结扎，以形成新的外侧穹隆。术后 5～7 天拆线（图 17-1）。

如果球结膜有张力，不能拉至外眦角与皮缘接触，可将球结膜剥离至角巩缘，沿角巩缘作弧形切口，以降低张力，向外眦牵拉较为容易。

此手术的缺点是术中需要修整外侧上、下睑缘的弧度；手术后由于结膜部分退缩，所开大的睑裂要比设计的短。

2 Fox 外眦成形术　在实际外眦点定点 aa′，在新的外眦点定点 b，b 点距实际外眦点 4～6mm。因外眦过度开大后，开大的部分没有睫毛，而且结膜强行向外牵拉与皮肤缝合会使外侧穹隆消失，粉红色的结膜外露于睑缘，有损容貌。沿着上睑缘弧度向下约 4mm 处作 c 点，连接 aa′c 与 bc，在上、下睑缘外 1/4 处劈开眼睑，使之呈前、后两叶。将切口向下延伸，切开 aa′c 与 bc，在一定范围内进行潜行剥离，但剥离范围不能超过新外眦点 b。经过充分剥离，c 点向 a 点退缩，将 c 点与 a 点缝

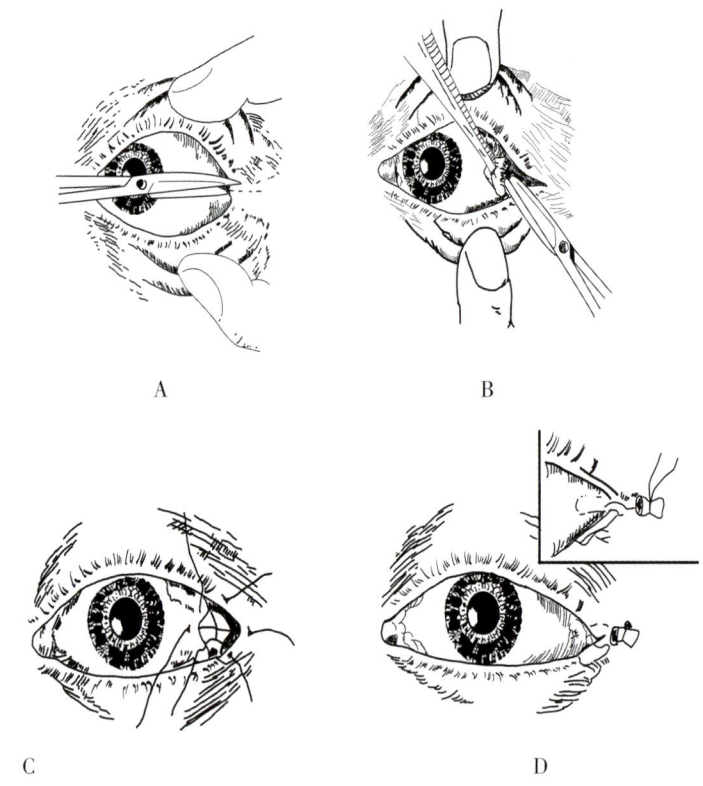

图 17-1 Von-Ammon 外眦成形术
A. 按标记线剪开外眦 B. 分离松解球结膜 C. 结膜与皮肤作间断缝合
D. 结膜皮肤褥式缝合

合、a′点与 b 点缝合。剥离外侧球结膜达上穹隆,将结膜切缘与皮肤切缘缝合,于外侧结膜作一褥式缝合,缝线从外眦皮肤引出,垫以小油纱垫结扎,以形成外侧穹隆。术后 5~7 天拆线(图 17-2)。

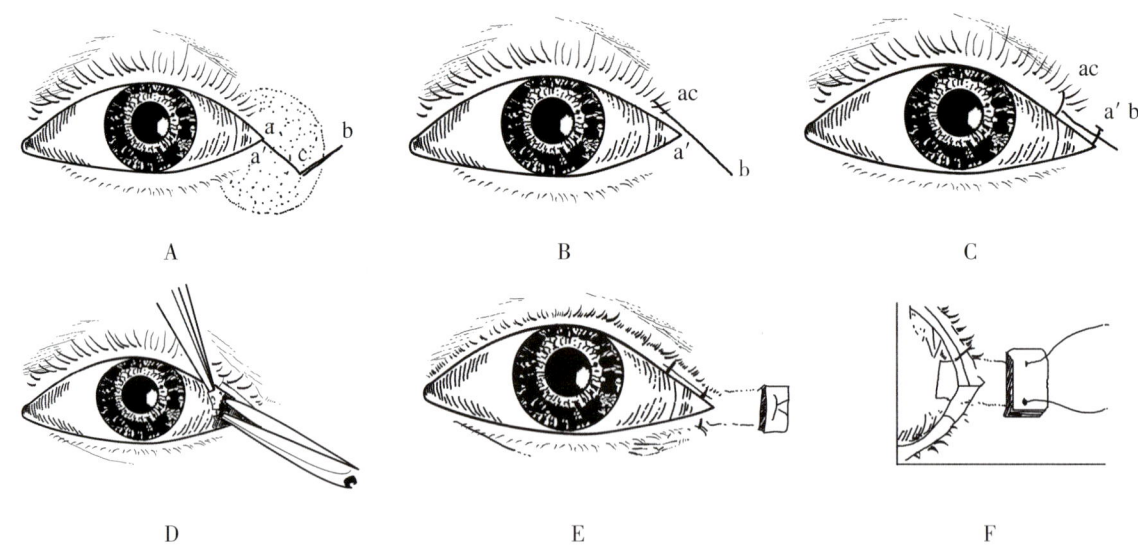

图 17-2 Fox 外眦成形术
A. 画出标记线及剥离范围 B. 将 c 点缝至 a 点 C. 将 a′点缝至 b 点 D. 在球结膜下分离 E、F. 于外侧结膜作褥式缝合,缝线从皮肤穿出

3 Blascovics 外眦成形术　其原理主要是从外眦部加长上睑,故适用于上睑过短的小睑裂患者。

手术方法为:从外眦角顺着上睑的弧度向外下方延长作切口,长约 1cm;然后于该切口外下端向外上作另一切口,亦长约 1cm,在两切口的夹角形成一三角形皮瓣。于此皮瓣下作剥离,在距三角形尖端 0.75cm 处将皮瓣切除,在切口颞侧缘处作皮下潜行分离约 1cm,然后将创缘缝合,这样创缘便被推向鼻侧,作为上睑缘的延长部分。然后从眦角创口将球结膜剥离松动,将球结膜与三角形基底部缝合(图 17-3)。

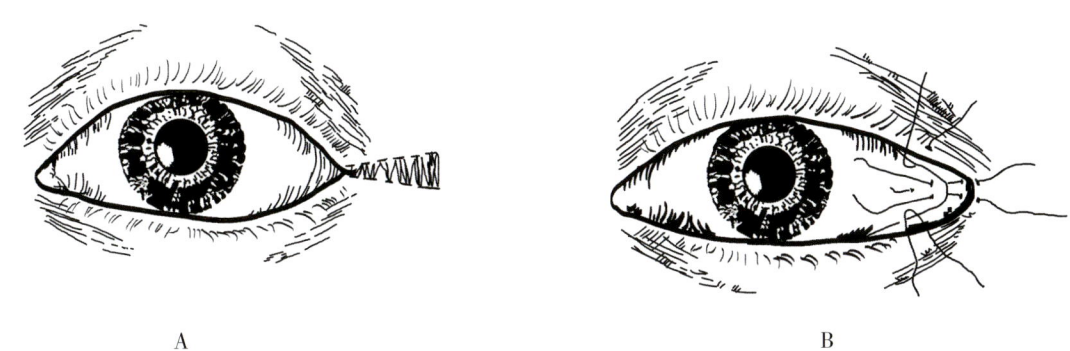

图 17-3　Blascovics 外眦成形术
A. 按画线切除一楔形皮瓣　B. 结膜与皮肤间断缝合

三、外眦钝圆矫正术

正常外眦为锐角,先天性畸形或眦角外伤后经常呈现钝圆形,且多合并眼睑粘连或其他损伤,其修复方法如下:

1　矛头状皮肤切除术　适用于外眦部有垂直瘢痕通过,无睑缘粘连而皮肤松动的病例。在距外眦角 10mm 的颞部皮肤处作一矛头状皮肤肌肉切除,矛头尖端朝外。矛头尖端皮下需用 3-0 尼龙线缝合 1 针,以减轻缝合口张力,皮肤创缘用 5-0 丝线间断缝合。术后 5～7 天拆线(图 17-4)。

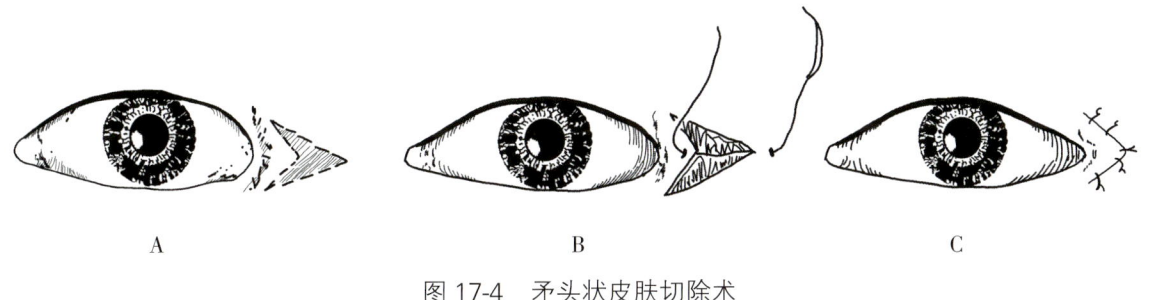

图 17-4　矛头状皮肤切除术

2　V-Y 成形术　在外眦部作 Y 形皮肤肌肉切开,经过潜行分离,缝合成 V 形(图 17-5)。

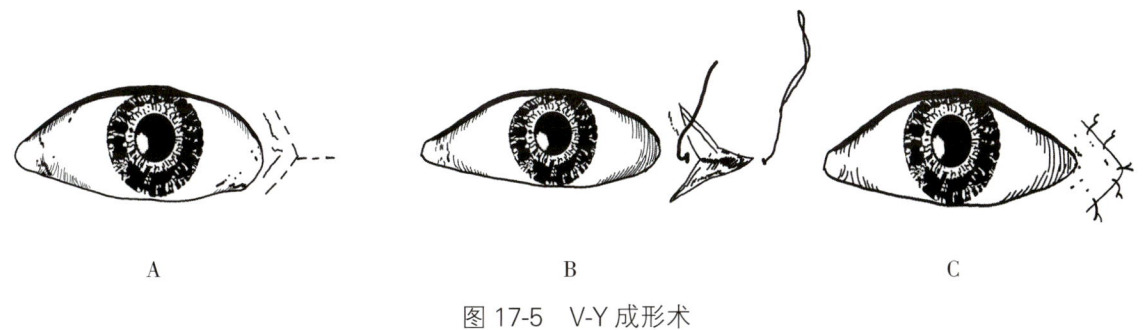

图 17-5　V-Y 成形术

四、外眦缝合术(睑裂缩短术)

外眦部睑缘缝合可以使睑裂永久性缩短;也可作为暂时性治疗,一旦疗程结束,可再将粘连剪开,恢复原状,无损外形。该手术适用于睑裂过长所致的睑裂不对称、轻度眼球突出,可通过缩短睑裂以保护角膜。对麻痹性睑裂闭合不全者,缩短睑裂可使睑裂闭合不全得到改善,同时还可上提下睑,减少溢泪。

睑裂缩短程度的测定:睑裂过长且与健侧不对称时,可以健侧为标准。正常人睑裂长度平均为28～30mm,可作为参考。如为睑裂闭合不全,可用拇、食两指从外眦角起将上、下睑捏合,使睑裂能闭合,以可遮盖角膜为度。以下介绍外眦的缝合方法:

1 Elschnig 睑缘缝合法 与上法相同,只是上、下睑前叶保留,上睑后叶切除一三角瓣,于下睑后叶做成一个相应的三角形睑板结膜瓣,用缝线拉向上后互相嵌合。上、下睑缘睫毛一般应切除后缝合,但如考虑日后仍有放大睑裂之可能,则可保留不切除(图 17-6)。

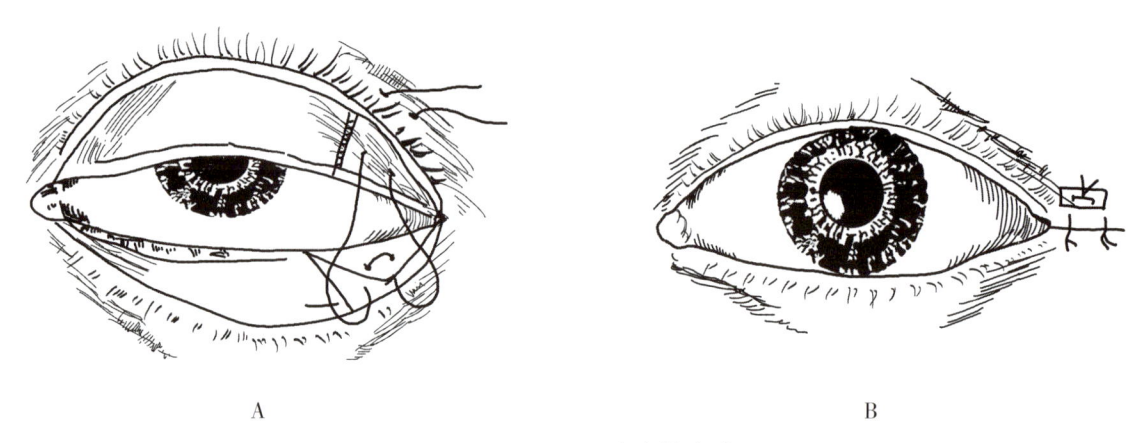

图 17-6 Elschnig 睑缘缝合法
A. 将下睑板瓣移入上睑 B. 缝合外眦

2 Goldstein 睑缘缝合法 将上、下睑外眦部灰线劈开,形成前、后两叶,上睑切除前叶三角瓣,保留后叶三角创面作为基底,下睑切除同样大小的后叶三角瓣,将前叶作为移行瓣,并将睫毛缘去除。将下睑前叶三角形皮瓣向上牵引,覆盖于上睑后叶的三角形创面上,缝合创缘。

3 Wheeler 睑缘缝合法 将上、下睑缘外眦部灰线劈开,形成前、后两叶,于下睑后叶垂直剪成一块方形睑板结膜移行瓣,充分分离其周围组织使之松动,上提插入上睑前、后两叶之间。用双针缝线从上睑结膜面穿过后叶,自两叶间切口穿出,再穿过下睑方形睑板结膜瓣,又复从上睑两叶间切口穿过上睑前叶,然后穿出上睑皮肤。提紧缝线,使下睑方形瓣插入上睑的前、后叶之间,垫以小油纱垫后结扎。上、下睑的前叶睑缘缝合 1～2 针。该部的睫毛是否去除,应视将来睑裂是否要放大而定。

(董雷 宋建星)

第十八章 眼睑缺损的修复

在组织学上,由前向后可将眼睑分成 7 层,即皮肤层、皮下组织层、眼轮匝肌层(横纹肌层)、肌下组织层、纤维层(睑板)、Müller 氏肌层(平滑肌层)、结膜层(睑结膜)。

在临床上,我们以灰线为界线,将眼睑分成前、后两层,前层包括皮肤、皮下组织、眼轮匝肌和肌下组织,称为皮肤肌肉层;后层包括睑板、Müller 氏肌和睑结膜,称为睑板结膜层。这一分层的概念对于指导眼睑的重建手术极为重要。

眼睑的皮肤、肌肉、睑板和睑结膜的全层缺损称为眼睑缺损(eyelids defect),缺损的程度可以仅为睑缘切迹,也可以是部分眼睑或全部眼睑缺损。

眼睑是眼球的保护屏障,具有重要的生理解剖功能,无论缺损轻重,都会造成外观上的畸形。轻者结膜反复发生炎症、溢泪,重者导致角膜裸露,如不及时修复,可威胁视力,导致失明。

第一节 眼睑缺损的分类和修复重建目的

一、分类

(一)根据病因分类

1. **先天性眼睑缺损** 主要是指先天性面裂畸形导致的上睑或下睑缺损,如 3、4、5、6 型面裂可导致下睑裂及睑缺损,9、10、11 型面裂可导致上睑裂及睑缺损。先天性眼睑缺损有的可以查询到家族史,其缺损是因中胚叶发育缺陷所致。先天性眼睑缺损可以发生在单侧或双侧,常伴有眦角、泪道、眉等畸形和眶骨缺损。大多数患者视力正常,缺损周围组织质地良好。

2. **后天性眼睑缺损** 大多数因外伤引起,以烧伤和爆炸伤为多见,还可发生在眼睑肿瘤手术后。良性肿瘤术后导致的缺损范围局限,周围组织弹性良好;恶性肿瘤由于切除广泛,术后缺损范围大,如眼球完好,为保护视力,必须及时修复。各种外伤所致的眼睑缺损,其邻近组织常因瘢痕挛缩而失去弹性,并有组织移位,严重者伴有眶骨骨折、眼肌损伤,出现复视,眼球也可能同时遭到毁损,故伤情复杂,更需周密的设计及分期修复。

(二)根据缺损程度分类

1. **按缺损的深度分类** 可分为眼睑浅层(或前层)缺损、眼睑全层缺损。
2. **按缺损的范围分类** 可分为眼睑部分缺损、眼睑亚全和全缺损。
3. **按缺损的部位分类** 可分为睑缘缺损、眼睑外侧部缺损、眼睑中央部缺损和眼睑内侧部缺损。

临床上,上述情况可能同时存在,因此眼睑缺损的分类较难统一。

二、修复和重建的基本目的

眼睑缺损修复和重建的基本目的是：①恢复眼睑的解剖结构，以达到保护眼球的目的；②重建眼睑特有的瞬目功能；③美容上达到令人可以接受的效果。其中恢复眼睑的解剖结构是所有眼睑缺损修复和重建手术的根本目的，但同时必须力求恢复眼睑的瞬目功能，使泪液膜能够得到充分的替换，并在美容上给予患者一个可以令人接受的效果。

第二节 眼睑修复的基本原则

对眼睑的整形修复，应当首先了解眼睑缺损原因、缺损部位、缺损范围、有无视力及周围组织能否提供移植等情况，以供制定眼睑缺损修复方案时参考。

1 先天性眼睑缺损者多见于上睑，上睑因缺损不能闭合，对视力威胁较大，故宜尽早修复。因缺损周围组织的质地都属正常，所以应优先考虑利用，可选择局部组织推移、滑行、旋转等修复方法。而后天性眼睑缺损，尤其是外伤所致者，周围组织有错位愈合，有时组织缺损并不多，只要准确、恰当地进行组织瓣转移，即可达到修复目的。

2 缺损位于上睑时，应考虑到上睑有快速灵活的眼睑开合功能，故修复时组织瓣不宜过于臃肿肥厚。上睑也是保护眼球和角膜的主要屏障，一般情况下用正常的上睑组织来修复下睑缺损是不恰当的。在上睑修复过程中，细致地修复上睑提肌极为重要，因为修复后的上睑如无上睑提肌的功能则呈下垂状态，对失明者会影响外观，对有视力者则会遮挡视线。下睑受重力的影响，如睑板缺损，则会因支撑缺失而下陷，故修复时必须补充支撑性组织，并辅以筋膜悬吊术，以保持其良好、稳定的支撑作用。

3 轻度缺损，即缺损范围不超过全睑长度的 1/3 时，可直接拉拢缝合。老年患者眼睑组织松弛，如缺损达全睑长度的 1/3，仍能直接缝合，不至于影响外形和功能。中度缺损是指缺损范围在眼睑全长的 1/3～1/2 之间，此时应尽量利用本眼睑形成的睑板-结膜瓣，通过旋转或推进，并结合游离植皮来修复。重度缺损是指缺损范围超过全睑的 1/2 或上、下睑同时有部分或全部缺损者，其修复原则如下：

（1）上睑重度缺损：①用下睑全层旋转组织瓣或下睑全层滑行组织瓣来修复上睑；②用额部动脉岛状瓣修复上睑外层，内层利用穹窿部结膜及球结膜滑行或旋转至皮瓣底部。

（2）下睑严重缺损：①用上睑睑板、睑结膜滑行瓣修复下睑内层，外层采用游离植皮；②用上睑全层滑行组织瓣修复下睑；③局部滑行皮瓣结合鼻中隔黏软骨膜-软骨复合组织瓣修复法。

（3）上、下睑同时有严重缺损：内层可尽量利用上、下穹窿结膜残端形成瓦合皮瓣，如结膜量不足，可以用鼻中隔黏软骨膜-软骨复合组织补充其不足；外层以额部岛状瓣修复。可暂时封闭睑缘，日后打开重新形成睑裂。

4 有视力存在或有条件行角膜移植者，为防止发生暴露性角膜炎，应尽早修复。再造眼睑的衬里必须是润滑的黏膜。在一切修复方法中，结膜面不应有缝线穿过，可作结膜下边缘缝合，缝线和线结安置于睑缘外。无视力者，可待局部瘢痕松解后择期修复，再造眼睑的衬里可用皮片或皮瓣移植修复。

5 如为纵向缺损，因内眦有泪道，故只能利用缺损颞侧残剩组织转移的方法来修复；如为横向缺损,可利用缺损部上下的组织推进来修复。上、下穹隆的结膜甚为松动,可以充分利用它为蒂,行睑板-结膜瓣推移或旋转。

第三节　眼睑各层组织缺损的修复原则

眼睑按其解剖特点可分为三层,外层是富有弹性的皮肤,中层是有支撑结构的睑板,内层为滑润的结膜。外、中两层间有自然解剖层次,易于分开;中、内两层紧密结合不易分离,故在修复过程中必须针对各层的修复分别制定方案。

一、皮肤缺损的修复

眼睑皮肤缺损可应用游离植皮和带蒂皮瓣修复。如睑板和结膜的缺损可用带蒂的组织瓣修复,外层可应用游离植皮,这样修复的眼睑,上睑厚度尤为适中。皮片可取自耳郭后乳突部、锁骨上窝或上臂内侧,其肤色、质地、厚薄都比较接近眼睑皮肤。对上睑皮肤松弛的老年患者,可切取正常侧上睑的全厚皮片,但对切取量要正确估计,以免影响正常侧上睑的功能和外形。当睑板和结膜的缺损是以游离移植的组织修复时,皮肤应采用带蒂皮瓣法修复。首选的应该是眼睑本身形成的滑行或旋转皮瓣,但由于供区面积很小,故其应用受到限制。一般可利用额、颞、颧颊等部位设计带蒂皮瓣或带血管蒂的岛状瓣等,只有当局部无法提供足够面积的皮肤时,才考虑应用远位的皮管或皮瓣游离移植。用皮瓣修复上睑皮肤缺损的最大缺点是:由于皮瓣厚实臃肿,其重量超过上睑提肌的肌力,可造成上睑机械性下垂,或造成下睑松弛下垂甚至外翻,必要时需按下睑麻痹性外翻行筋膜悬吊术,或是二期对臃肿之皮瓣进行去脂术。

二、睑板缺损的修复

睑板为致密坚韧的纤维结缔组织,并有弹力纤维,类似弹性软骨,对眼睑起着重要的支撑作用,可以保持眼睑的固定形态。上睑板有上睑提肌附着;下睑受重力作用,一旦睑板缺损,失去支撑,就会导致下垂外翻。支撑组织可用同种异体的巩膜、耳郭软骨片或鼻中隔软骨片替代。如睑板用巩膜替代,则睑结膜必须通过穹隆部结膜或球结膜滑行修复。如上睑提肌的残端可以找到,则应将睑板的替代物与肌肉残端连接,以恢复上睑上提的功能。最为理想的是上、下睑板可以互相弥补的随同结膜层的带蒂移植。

三、睑结膜缺损的修复

有视力者必须采用滑润的黏膜作为衬里。黏膜可取自口唇或颊黏膜,但后期有发生皱缩和有黏液腺分泌的缺点。临床经常应用的是鼻中隔黏软骨膜-软骨复合组织游离移植。如为无视力者,衬里可采用游离皮片移植。

四、全层缺损的修复

眼睑全层缺损的修复即对眼睑的外、中层或内、中层,或外、中、内三层同时进行缺损的修复。对于小面积的缺损,眼睑外、中层组织可取自耳郭带有软骨片的皮肤,眼睑内、中层组织可取鼻中隔黏软骨膜-软骨复合组织或腭黏骨膜片游离移植。对于内、中、外三层组织缺损的综合修复,主要采取本眼睑形成的局部推进或旋转的睑板-结膜瓣，或以穹隆为蒂的睑板-结膜复合组织瓣来修复眼睑的中、内层，外层采用游离植皮。

第四节　眼睑部分缺损的修复方法

一、直接缝合法

直接缝合法适用于睑缘因黑痣、囊肿、乳突状瘤或纤维瘤等手术切除后，接近睑缘且横径为2~3mm的三角形缺损或切迹。

1 如缺损仅在睑缘皮肤上，可沿缺损两侧将眼睑顺灰线劈开，两侧睑缘潜行分离、滑行，直接拉拢缝合（图18-1）。

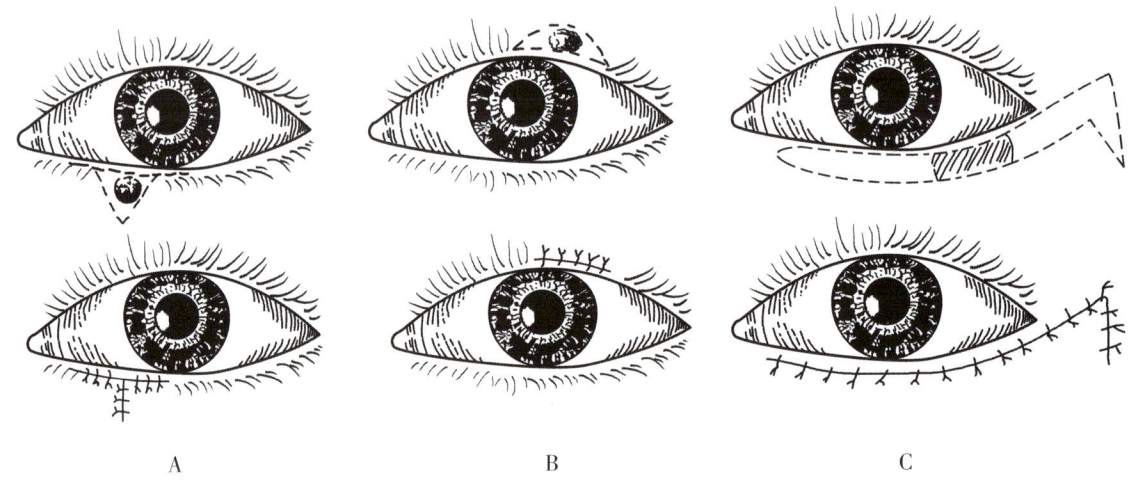

图 18-1　直接拉拢缝合
A. 切开灰线，将缺损处修成三角形，拉拢缝合　B. 新月形切除病灶，缝合　C. 怪刀式切除病灶，缝合

2 如肿瘤波及睑缘全层，可将肿瘤三角形切除后，沿缺损区作睑缘灰线横切口劈开，于两层组织瓣间锐性分离，在创缘一边切除后叶一三角形组织块，包括睑板和黏膜；在创缘另一边切除前叶一三角形组织块，包括皮肤和眼轮匝肌。然后将前、后创缘错开，分别用8-0尼龙线间断缝合，使前、后叶缝合口不在同一平面，可免除直线形挛缩在睑缘形成小切迹（图18-2）。但如缝合时张力过大，则不宜用此法，因为两层三角形组织瓣切除后错开缝合扩大了缺损，增加了缝合张力，必要时可切断外眦韧带减张。

3 对于上、下睑皮肤松弛者，如近睑缘仅为前叶组织水平向为主的小型缺损，可将缺损两侧切口稍加延长，把前叶缺损修剪成新月形，在皮下作潜行剥离，将松弛之皮瓣向下推移与睑缘缝合。此法术后瘢痕不显，但无睫毛。

4 对于下睑前叶组织缺损较大且皮肤较松弛的患者，可将切口向内侧延长达睑缘全长，并超过外眦部，向下方作一附加切口，在皮下充分潜行分离，将皮瓣向外上方提起，修剪去除缺损两侧重叠于睑缘的皮肤及外上方多余的三角形皮肤，然后行创缘间断缝合。

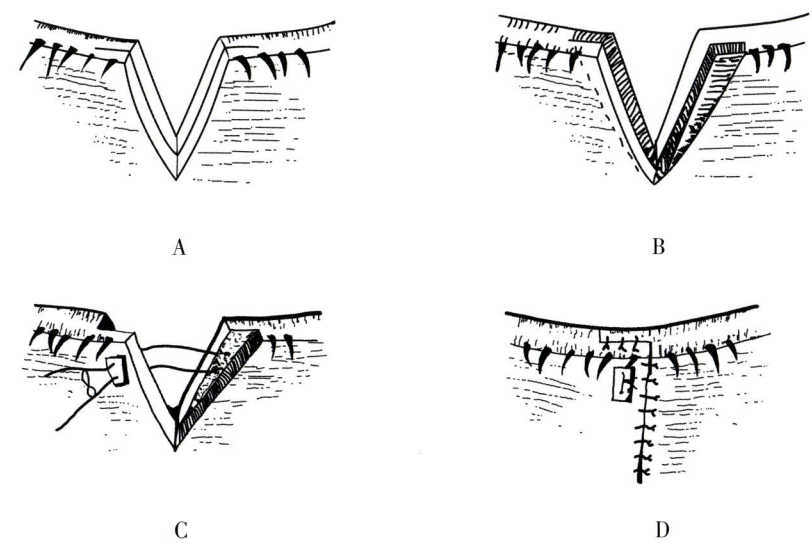

图 18-2　眼睑劈裂错位缝合法

A. 将缺损区修剪成三角形,两侧自睑缘灰线劈开,形成前、后两叶　B. 于缺损一侧切除后叶一三角形组织块,另一侧前叶切除等大三角形组织块　C、D. 将前、后叶错位缝合,修补缺损区

二、眼睑皮肤及睑板推移或滑行法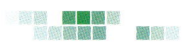

(一) 垂直向滑行皮瓣

垂直向滑行皮瓣适用于上睑宽而垂直径小的皮肤缺损的修复。首先应将上睑缺损修剪成矩形,然后在缺损上缘两侧各向内、外眦延伸作横行切口,在横切口两侧各切除三角形皮肤一块,三角形的尖角向着内、外眦,三角形的底宽等于或略小于缺损的高度,这样,上睑皮肤形成了一个矩形突起。在皮瓣及邻近皮下作潜行分离,将此矩形皮瓣向下推移覆盖创面,对位后行间断缝合(图 18-3)。

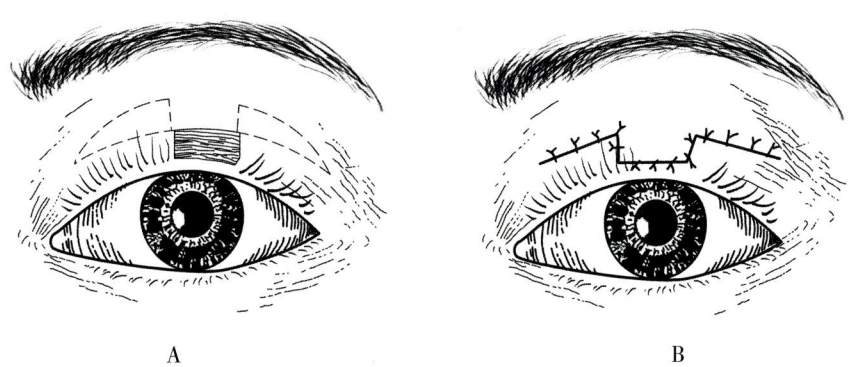

图 18-3　上睑垂直向滑行皮瓣修复睑缘部及睑板缺损

A. 切除病灶,将缺损区修剪成矩形,在缺损区上方两侧各作三角形皮肤切除,中央部形成一矩形皮瓣　B. 将中央矩形皮瓣分离后向下滑行移位修补缺损,缝合

(二) 上睑垂直向滑行睑板-结膜瓣

上睑垂直向滑行睑板-结膜瓣适用于上睑缘及睑板部分缺损的修复,一般指缺损达睑板长度的 1/2,垂直向缺损在 4~5mm 之间。首先劈开缺损口两侧的灰线,然后在上睑缝一牵引线,翻转上睑,暴露睑板缺损区,沿睑板缺损线向左、右各切开 2~3mm,在此切开的两端向上将睑结膜和睑板纵行切开,直达穹隆部,如此上睑板被切成三段。分离睑板上眼轮匝肌,将中间段睑板除上睑提肌

仍附着于睑板上缘外,其余全部游离,以便能松弛地推移达正常睑缘水平。然后在这段睑板的两角各切除方形组织一块,其高度与缺损高度相等,这样,睑板形成了一个突出部分,正好镶嵌到睑缘的缺损部位。缝合时注意线结不能打在结膜面,以免刺激角膜。结膜可作连续缝合,缝线引自皮肤。缝合睑缘时,必须使滑行瓣和两侧创缘对齐,形成正常的上睑弧度,然后垂直向滑行皮瓣修复上睑外层皮肤,或作游离植皮。

(三)下睑缘和睑板部分缺损的修复

因下睑板狭小,所以可在缺损端两侧将睑板切断,充分剥离睑板和眼轮匝肌,形成一个蒂在穹隆黏膜的下睑板-结膜瓣。由于穹隆黏膜的松动度很大,可将此瓣上移到缺损部位和睑缘缝合。如下睑板的上半部缺损,可将下睑板下半部切开,做成一个结膜蒂组织瓣向上推移修复缺损,皮肤可游离植皮或作水平向的滑行皮瓣修复(图18-4),此滑行皮瓣无垂直向的牵引力,故不易造成睑外翻。

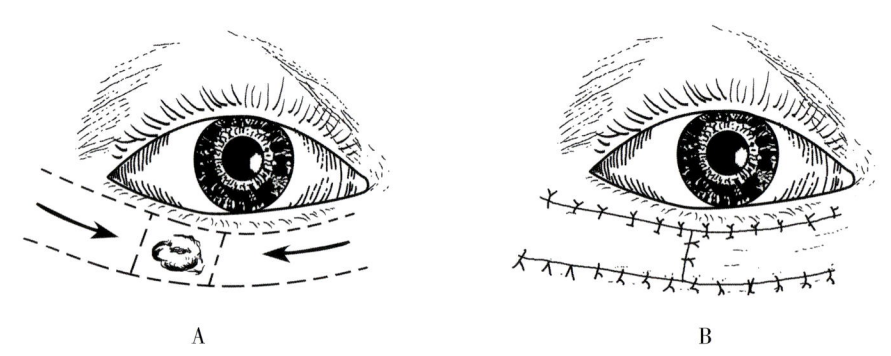

图 18-4 双侧滑行皮瓣修复下睑缺损
A. 病灶矩形切除,两侧延伸切开 B. 两侧皮瓣向中央滑行,对位后缝合

(四)上、下睑外侧睑板较大范围缺损的修复

对于此类缺损,可以在上睑板以穹隆结膜和上睑提肌为蒂设计多个三角形瓣,将三角形睑板结膜瓣逐个转移到上睑板外侧缺损处,将睑板缝合固定。睑板上的缺损则利用在球结膜上的另一附加切口分离结膜下组织,将此结膜瓣转移覆盖之。下睑板缺损时可将正常一半的下睑板横切成两个半块,利用皮下组织及结膜为蒂,将下半块移到缺损部位,皮肤缺损可以游离植皮修复。此手术方法常用于眼睑分裂切除术后,因为手术可以一期完成,所以优于应用对侧睑板组织修复的方法。

(五)应用对侧睑板组织修复睑缘睑板缺损

1 Hughes手术 即用上睑滑行组织瓣修复下睑缺损,通过上睑睑板、睑结膜滑行替代下睑缺损之内层,利用游离植皮、滑行皮瓣或旋转皮瓣修复缺损之外层。由于上睑板的高度大于下睑板一倍,因此用此手术修复上睑时会受到很大的限制。

手术需分期进行。第一期,在缺损部距上睑缘4mm处与睑缘平行切开睑结膜和睑板,切口宽度与下睑缺损相等,将上睑分成前、后两叶,分离深度至少为10~12mm。在上睑板切口处两旁作纵行切开,形成一舌形且蒂在上睑提肌和上穹隆黏膜的睑板结膜瓣,向上穹隆分离的深度以此瓣能无张力地向下移行为度,注意切勿损伤上睑提肌。然后将此舌形瓣拉到下睑缺损处,将上、下睑板作结膜下缝合,外层创面游离植皮。此时上、下睑处于睑缘粘连的闭合状态,轻加压包扎,10天后拆除游离植皮缝线。6~8周后行二期手术,在睑裂处剪断睑板-睑结膜滑行组织瓣,切口略向上弯曲以适应上睑原水平切口的弧度(图18-5),切缘予以修平,以免擦伤角膜。

此手术的缺点是:①用于修复上睑有很大的限制。②如果滑行瓣的宽度大于缺损部位,下睑会

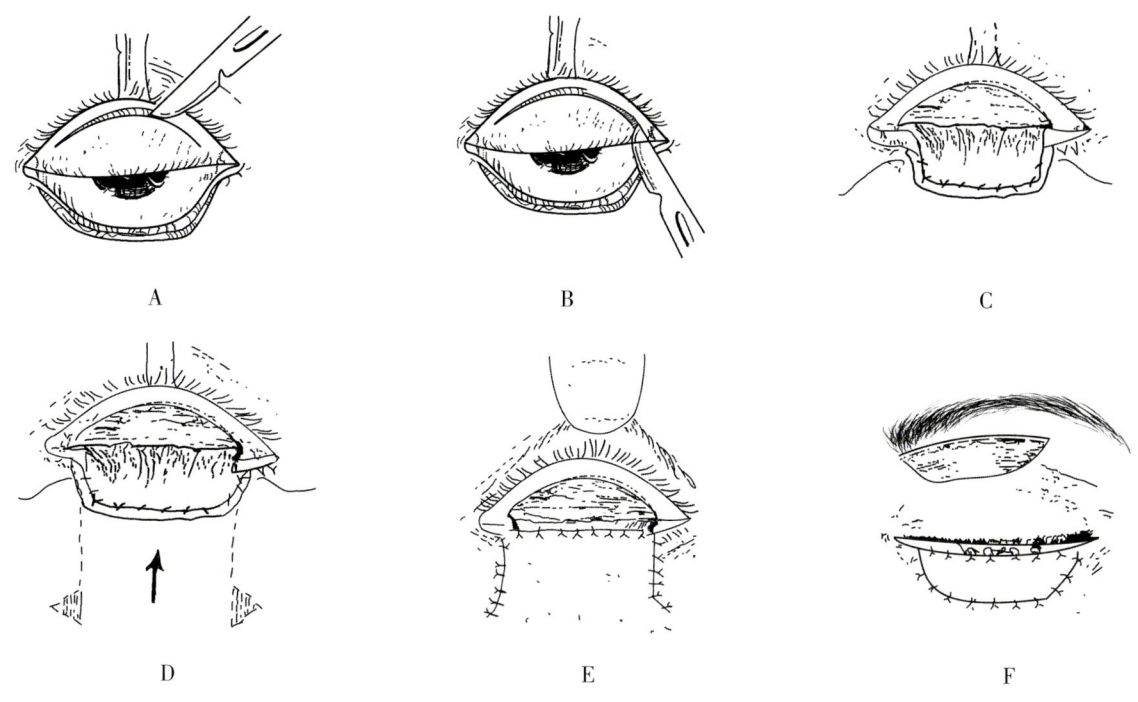

图 18-5 Hughes 手术
A. 距上睑缘 3～4mm 切断结膜睑板　B、C. 作上睑结膜-睑板瓣并下移与下睑缺损内层缝合　D、E. 作下睑皮肤瓣滑行向上覆盖创面,修复下睑缺损外层　F. 用同侧上睑皮肤移植修复下睑外层

因紧张度降低而外翻;如滑行瓣过窄,则造成下睑内翻,需通过外眦松解术予以矫正。③如果上睑的睑结膜、睑板水平切口离睑缘过近(一般不应小于 4mm),可能产生上睑瘢痕性睑内翻和倒睫。④如果上睑睑板-睑结膜滑行瓣松解不充分,勉强向下拉移,术后可能产生上睑垂直径缩短及上睑退缩。⑤下睑游离植皮后皮片收缩,可能引起下睑外翻。

2 Mustards 手术　即用下睑组织瓣交叉移植修复上睑缺损。适用于上睑垂直向缺损大、缺损上方睑板极少或全无,无法利用睑板-结膜瓣滑行修复者。该手术的原理同 Abbe 唇组织瓣交叉移植,可利用下睑全层旋转组织瓣修复上睑。

用镊子以正常的张力将缺损两侧组织向中间拉,测出缺损部位的实际宽度、高度和上睑长度,以确定下睑旋转组织瓣的大小。在下睑对应上睑缺损中点标出 a 点,以实际缺损宽度的一半作为旋转组织瓣的宽度。若缺损位置近外眦部,则蒂置于鼻侧;若缺损位置近内眦部,则蒂置于颞侧。为保留睑缘动脉弓对组织瓣的血供,蒂部切口应距睑缘 3～5mm,只要眼轮匝肌不切穿,不致损伤睑缘动脉弓。在外眦部作一切口,切断外眦韧带下支,将下睑全层组织经 180°旋转到上睑缺损处,创缘用 8-0 尼龙线分层缝合。如缺损位于中央,必须将上睑提肌腱膜与眼轮匝肌下面的组织缝合,创缘用 5-0 丝线缝合。术后 7 天拆线。3 周后组织瓣已从上睑获得足够血供,可以断蒂并作睑缘修整(图 18-6)。

3 Culter-Beard 手术　即利用下睑全层组织瓣滑行修复上睑,如用上睑全层组织瓣滑行修复下睑,则称为反向性 Culter-Beard 手术(图 18-7)。两者的原理一样,手术需分两期进行。第一期,在下睑缘下 3mm 或上睑缘下 4mm 作水平全层切口,保留睑缘动脉弓,切口宽度略小于缺损宽度。在水平切口两侧作垂直切口,长度根据缺损高度而定,此时睑缘呈一桥状,因保存了动脉弓,故血供有保证。将切开的下眼睑形成一矩形组织瓣,经过桥状睑缘的后面滑行到缺损处。结膜可作连续缝合,如能找到上睑提肌断端,可将它和眼轮匝肌下组织缝合。皮肤、肌肉分层用 5-0 丝线间断缝合,水平切口之创缘让其暴露。术后轻轻加压包扎,3 个月后行第二期手术,在相当于新的睑缘处剪断

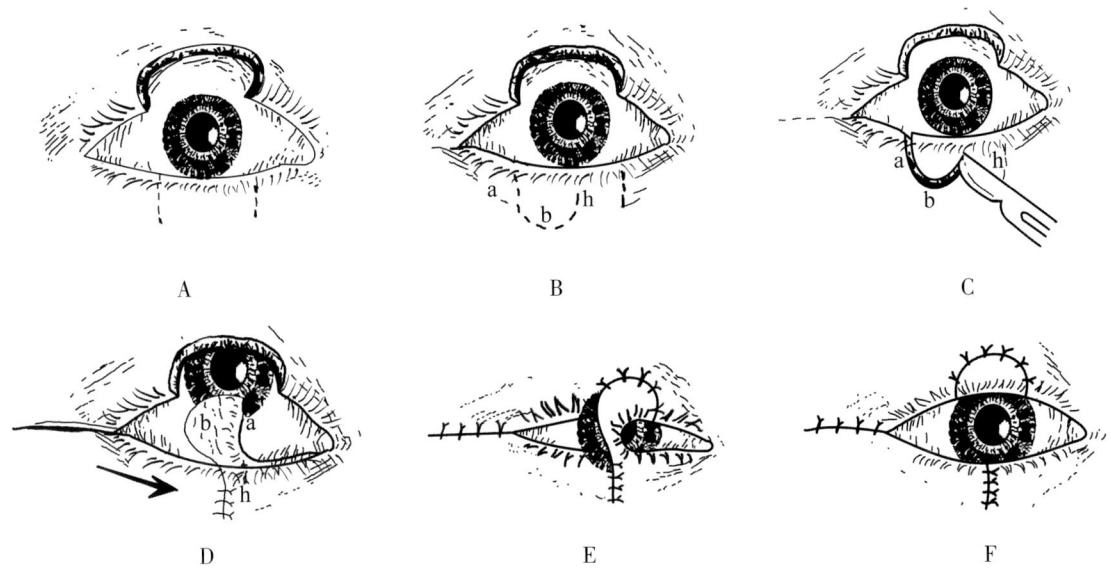

图 18-6 Mustards 手术

A. 依据上睑的实际缺损宽度,于下睑相应处作出标记 B、C. 距下睑缘 3～4mm 处起,向颞侧作下睑瓣 D、E. 切开外眦,剪断外眦韧带下支,在皮下分离,将带蒂下睑瓣翻转向上修补上睑缺损并缝合 F. 术后 3 周左右断蒂并修整睑缘

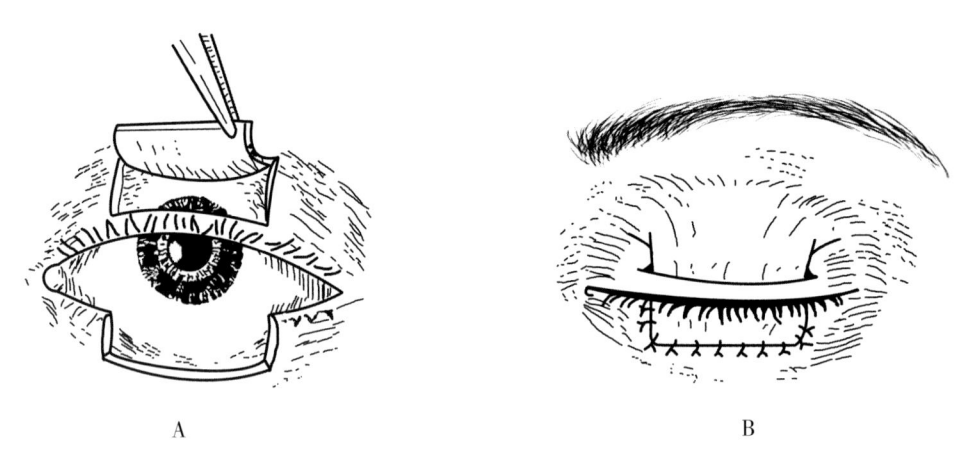

图 18-7 反向性 Culter-Beard 手术
A. 作上睑全层组织瓣 B. 将上睑组织瓣向下滑行至下睑缺损处缝合

滑行瓣,修整后将新的睑缘间断缝合。在剪断滑行组织瓣时,结膜要比睑板留得长些,以便在形成新的上睑缘时不致皮肤内卷而刺激角膜。下睑桥状创缘的上皮要刮除,与滑行瓣的切口缘缝合。如上睑垂直向的缺损过大,不宜采用此法,否则下睑会下坠,而且上睑的外形和功能也会受到影响。

反向性 Culter-Beard 手术适用于下睑缺损,且水平向长度为下睑横径的 1/2～2/3,垂直向长度在 8mm 以内的病例。因为如垂直向缺损超过 8mm,上睑的滑行组织瓣不能充分覆盖,勉强拉拢缝合后上睑的形态和功能会受影响。同时应注意上睑保留桥状全层睑组织的宽度应有 6～7mm,以保证有充分的血供。

第五节　眼睑全部缺损的再造

当严重的外伤或烧伤导致上、下眼睑组织全部缺失时，以上手术方法均无法选用，必须进行眼睑再造。

一、皮肤缺损的修复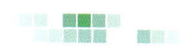

与瘢痕性睑外翻的矫正方法相同，皮肤缺损可采用全厚或中厚皮片植皮，也可以在额、颞、颧、颊部设计皮瓣，通过滑行或旋转进行修复。上睑皮肤松弛的老年患者可采用上睑旋转皮瓣修复下睑。除了上睑旋转皮瓣法、额部皮瓣修复法、颞部皮瓣修复法、颧部皮瓣修复法之外，还可设计以下一些皮瓣：

1. 颞部旋转推进皮瓣　对下睑的皮肤缺损可减张，便于直接缝合。由外眦向颞部发际、耳前作微向上凸的弧形切口，行皮下分离形成皮瓣，向缺损区推移，以助缺损区减张缝合。颞部切口也可设计Z成形术，以免除眼睑被切口瘢痕向外牵拉的力量。

2. 颊部旋转皮瓣　适用于下睑较大范围的缺损。为保持皮瓣的稳定性，在外眦部应将皮瓣的皮下组织与眶缘骨膜固定。如旋转角度过大，也可逆行切开减张。

3. 前额部镰刀状皮瓣　主要用于修复下睑。手术需分三次进行：①设计皮瓣，皮下先进行黏膜或中厚皮片移植；②2～3周后将皮瓣转移到下睑缺损部位，予以修复；③3～4周后断蒂，将采用的皮瓣回复原位。

4. 颞浅动脉岛状瓣　先在耳屏前上方测得颞浅动脉搏动，画出颞浅动脉前支的走行方向，再决定前额皮瓣的大小及部位。设计时应考虑动脉蒂要有充分长度及皮瓣转移的方向。按血管走行方向切开皮肤，在皮下略作分离，即可显露颞浅动脉。在动脉两侧3～4mm处切开皮下筋膜，以保护血管蒂，将宽7～8mm、含颞浅动脉蒂的岛状皮瓣游离，最好能使动脉通过皮瓣全长，或至少达1/2，以保证充足的血供。蒂的长度以能在转移后无张力为准。在皮下作一隧道，将岛状皮瓣通过隧道到达眼睑缺损处，血管蒂不能紧张也不能扭曲。将眼睑缺损处创缘剖开，和眼睑内层缝合，前额供区直接缝合。如缺损面积大，可以游离植皮。

二、睑板复合组织缺损的再造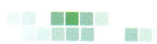

睑板复合组织缺损时，可采用以下方法进行再造：①耳郭皮肤带软骨片复合组织游离移植，修复眼睑缺损的中、外层；②同种异体巩膜可以替代睑板；③鼻中隔黏软骨膜-软骨复合组织瓣游离移植，修复眼睑中、内层，该法适用于下睑，如应用于上睑，因厚度和重量会影响上睑功能，必须同时进行上睑动力再造。

如移植睑板代用品，代用品必须内侧与内眦韧带或鼻侧骨膜固定，外侧与外眦韧带或眶缘骨膜固定，以保持眼睑的外形和张力。

鼻中隔黏软骨膜-软骨复合组织瓣切取法：术前3天于鼻腔内滴消炎眼药水，剪鼻毛。手术采用鼻腔1%丁卡因表面麻醉。在中隔前下方至少距鼻梁和鼻小柱6mm处作弧形切口，因为保留此6mm宽度的软骨可维持鼻中隔的支撑力，避免鼻梁塌陷。切开软骨膜和软骨，用骨膜剥离器向对侧鼻中隔黏软骨膜和软骨间分离，切勿穿通对侧黏膜，以免造成中隔穿孔。用刀切透所需大小的软骨块,并自软骨块边缘用骨膜剥离器在同侧黏软骨膜与软骨间分离,扩大原始的黏膜和骨膜切口,如此切取的游离复合组织片的黏软骨膜大于软骨片,便于移植时与四周组织缝合。用凡士林油纱条或碘仿纱条填塞两鼻孔,以压迫止血,待创面自行愈合。因为睑板是非常菲薄的,故中隔软骨可以修成似睑板的厚度,并使软骨向有黏软骨膜面弯成相应的弧度,以利于与眼球的贴合。移植时,可将此游离的复合组织瓣用 5-0 丝线缝于缺损处,黏膜下作连续缝合,缝线不穿过软骨,并使软骨缘与睑板缘平行。为保持游离组织瓣的稳定性,需双眼包扎 10 天。

三、结膜缺损的修复

当上、下睑全缺损时,可将上、下穹隆结膜翻转,缝合成一合叶状的结膜瓣,外层皮肤行游离移植。用这种方法再造的上睑是没有上提功能的,所以再造的上睑应稍短,其睑缘与正常侧张眼状态下的睑缘一致,以达到张眼状态下两睑裂大小相近的目的。

第六节 眼球及眼睑缺失的修复

眼球及眼睑缺失多见于眼部恶性肿瘤切除术后,一般以佩戴赝复体为宜。

第七节 术后并发症

眼睑缺损,特别是爆炸伤和恶性肿瘤切除术后的缺损情况错综复杂,所以需要掌握各种修复方法的原理和操作要点,并结合术者的临床经验严密设计修复方案,否则,不当的设计和操作都会导致术后并发症,常见的有修复量不足、睑裂闭合不全、下睑下坠外翻等。如采用对侧睑板睑结膜滑行修复眼睑缺损时未注意睑缘的处理,会引起睑缘皮肤内卷而刺激角膜。结膜创面不应存在的线结也会刺激角膜,导致疼痛不适和角膜反复炎症。

导致术后并发症的原因有:①修复的组织量不足或缝合张力过紧,或术后瘢痕收缩,致使上睑垂直的量不足而发生上睑退缩、睑裂闭合不全;②上睑修复之皮瓣过于臃肿,功能受限,形成机械性下垂;③上睑张力过大导致睑裂缩小;④当用对侧滑行组织瓣修复缺损时,组织瓣过宽致下睑紧张度降低,可造成下睑下坠外翻;⑤修复下睑的组织瓣过重,会因重力而致下坠;⑥在利用对侧组织瓣修复缺损时,如睑板、睑结膜切口离睑缘过近(小于 4mm),术后可因瘢痕收缩形成睑内翻倒睫;⑦二期手术离断组织瓣重塑睑缘外形时未注意睑缘的处理,术后皮肤会刺激角膜;⑧结膜面不应有线结,如操作不当,线结也会损伤角膜;⑨用鼻黏软骨膜复合组织游离移植修复眼睑时,应注意内、外眦区与鼻侧骨膜、眶外缘骨膜的固定,否则再造的眼睑不能保持其张力和稳定性。

(王一村 董雷 宋建星)

第十九章 眼睑凹陷的脂肪移植术

第一节 概述

过去抽吸出的脂肪都被当做废物丢弃,现在医疗界对抽出的脂肪有了崭新的认识,脂肪移植术成了目前最受关注的美容项目和市场增长点之一。脂肪颗粒取于自体,不会产生免疫反应和排异反应,植入安全,塑形持久,具有明显的性价比优势,被誉为人体的"软黄金";脂肪干细胞被认为是不久的将来人类最为理想的组织充填物。

以充填为主要目的的脂肪移植始于 1893 年,但由于临床应用后大部分被吸收,故 20 世纪 60 年代后很少被应用。1986 年,Illouz 和 Teimourian 首先报道用注射法将脂肪注入软组织凹陷处获得成功;Ellenbogen 也报道了使用 4~6mm 珍珠样大小的游离脂肪移植成功地整复了面萎缩、面部过深的皱纹、眼睑凹陷以及凹陷性瘢痕等,因此脂肪小珠或颗粒脂肪注射移植法在美容外科中逐渐受到关注和欢迎。

许多实验证实,大块自体脂肪游离移植后,只有接近有血供的植入床的一部分脂肪细胞可以成活,而靠近移植体中央的脂肪细胞因未能及时建立血供,可发生无菌性坏死,破裂释放出游离脂肪。而脂肪小珠或脂肪颗粒被分散地注入同一组织内,具有营养作用的体液容易渗入,血管也容易进入,小珠和颗粒几乎有均等的机会与进入的血管接触并相连,因此比整块脂肪移植更易成活。

眼睑凹陷通常是由于在重睑成形术或睑袋整形术中眶隔内脂肪切除过多,或由于老年性退行性改变所致,表现为眼部显现老态(因脱水和慢性消耗性疾病引起的眼睑凹陷不属于整形范围)。

脂肪移植的优点是:①无论供区还是受区都不遗留瘢痕;②充填方式简单,可以进行门诊手术,具有可靠性和安全性;③术后恢复快,一般不影响患者的学习与工作;④小范围的凹陷通过一次注射即可完成,如果充填量不足,尚可再次注射;⑤较少出现并发症。据报道,个别病例也可出现局部炎症、感染和位置欠佳等情况。

第二节 脂肪移植术

一、供区的选择

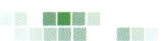

目前的研究表明,身体不同部位的脂肪移植其成活率没有明显差异,供区的选择主要取决于

术者的操作习惯、方便程度及患者的具体情况。常见的供区有腹部、臀部、大腿内侧、大腿外侧及双侧膝关节内侧等部位。

二、麻醉

准备进针部位的表面皮肤以2%利多卡因麻醉,在整个供区注射适量的麻醉肿胀液,不宜注射过多。有实验表明,脂肪细胞外的肿胀液因为渗透压的差异,可以影响脂肪细胞的活力。

三、脂肪的提取

1. 块状脂肪　这是最早,也是最经典的脂肪提取方法,曾经被遗忘过一段时间。最近的动物实验证实,块状脂肪与抽取脂肪颗粒移植的成活率没有显著差异。笔者常常应用块状脂肪移植的方法矫正眼睑凹陷。在供区作一小的隐蔽切口,按照眼睑凹陷的范围及程度切取脂肪组织,然后根据情况用剪刀将脂肪块剪成0.3mm×0.3mm大小的脂肪颗粒。

2. 脂肪抽吸　用20ml一次性注射器连接内径2mm左右的吸管,吸管前段开孔为单孔或双孔,用手动方法在供区脂肪深层或浅层抽吸。抽出的组织中含有脂肪颗粒、液化脂肪、纤维组织、血液及肿胀液。

一般没有必要用吸脂机抽脂,因为移植脂肪用量不多。此外,有许多学者认为机器吸脂对脂肪破坏较大。

四、脂肪的处理

1. 离心法　将取出的脂肪置入针筒中,随后用离心机以1000~3000r/min的速度进行离心。不同的医师应用的离心速度不同,但总体原则是低速离心,以减少对脂肪细胞的损伤。

2. 过滤法　将取出的脂肪倒在厚的无菌纱布或棉垫上,将脂肪中的液体及油脂吸附过滤(图19-1),然后将纯脂肪装入5ml注射器,再通过转接口注入1ml注射器内(图19-2)。

动物对比实验和临床对照观察均表明,过滤法与离心法移植后脂肪的成活率基本一致。但由于过滤法更加方便,因此更受临床医师的青睐。在国际上许多学者已放弃离心法而重新开始应用过滤法。

也可用纱布或粗网眼的过滤器滤去脂肪碎片、纤维组织和血液,如此反复两次,留下的即为浓缩的脂肪颗粒。

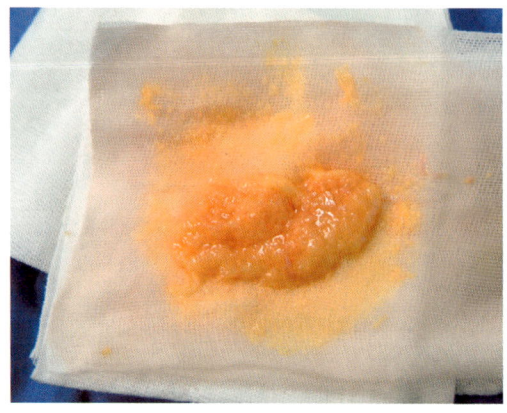

图19-1　用厚纱布进行脂肪吸附过滤

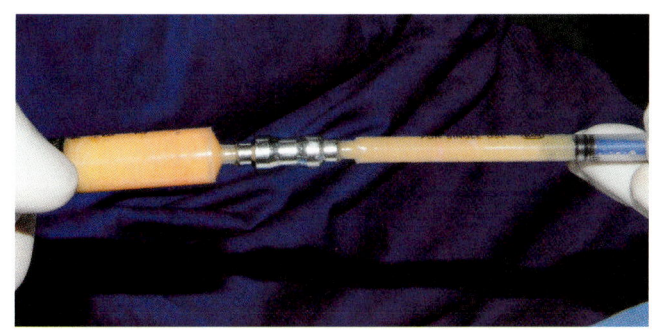

图 19-2　通过转接口将 5ml 注射器内的脂肪颗粒注入 1ml 注射器内

3 漂洗　将抽吸出的组织用林格液或生理盐水漂洗,直到红色全部去掉、脂肪组织呈现橘黄色为止(图 19-3)。反对该方法的学者认为,血液中大量的有益因子及活性细胞都被冲洗干净,减少了脂肪移植后的成活率。

4 静置　将抽吸脂肪的针筒静置 5 分钟左右,再将其下部的液体推掉(图 19-4)。但是,用该方法处理后脂肪中仍然含有大量液体,脂肪组织中的纤维杂质混合在脂肪组织中,因此,目前该方法已经基本被淘汰。

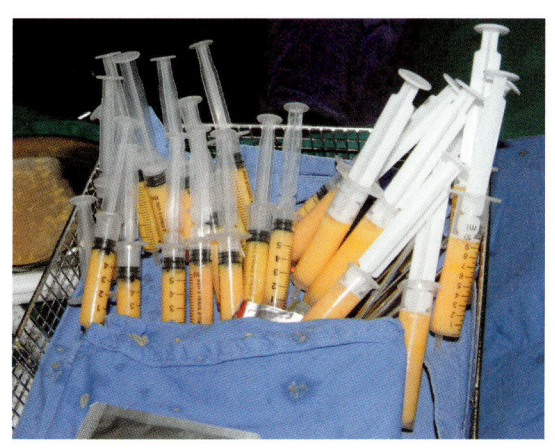

图 19-3　漂洗后的脂肪组织呈现橘黄色

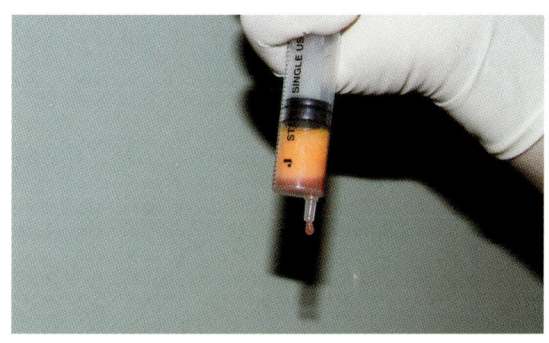

图 19-4　静置 5 分钟左右,将针筒下部的液体推掉

五、颗粒脂肪注射移植

(一) 注射方法

1. **麻醉** 进针点选择在外眦上方眶缘附近,用2%利多卡因0.1ml作浸润麻醉,以锐利针头在皮肤上打孔(图19-5)。

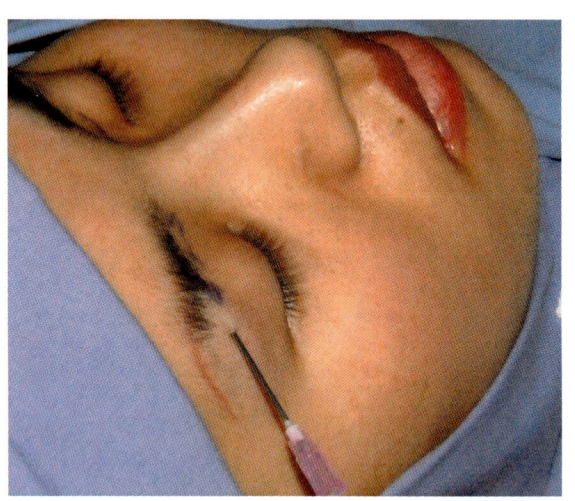

图19-5 进针点选择在外眦上方眶缘附近,局麻后以锐利针头在皮肤上打孔

2. **进针** 用1ml注射器配以12~18号钝针头,由皮肤针眼处进针达眼眶内上侧。

3. **注射层次** 进针至眼轮匝肌下,最好是在眶隔内。上睑凹陷均是由眶内脂肪的丢失或萎缩造成的,所以在眶隔内补充脂肪最符合生理解剖结构。切忌皮下注射,因为眼皮菲薄,脂肪注射后浮在眼轮匝肌上方,容易出现结节。下睑凹陷的注射方法基本同上睑凹陷。

4. **注射方法** 进针后将针管插入最远端,然后一边退针,一边注射浓缩的脂肪颗粒(图19-6)。

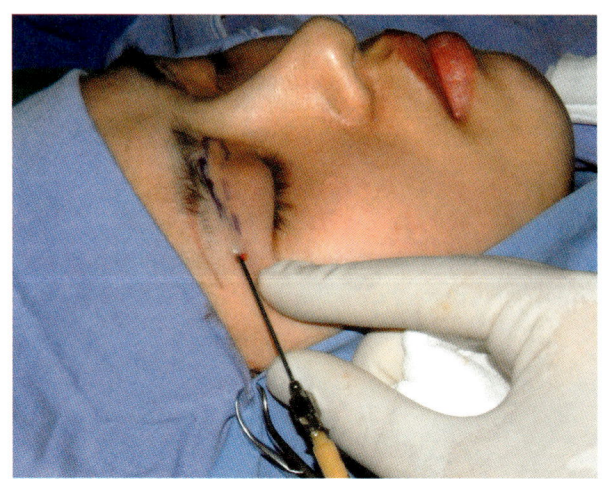

图19-6 一边退针,一边注射浓缩的脂肪颗粒

5. **注射量** 依据凹陷程度而定。一般情况下,提取的脂肪较稀时多注射一点,反之则少注射一些,平均值为1~1.5ml。推进脂肪的量要均匀对称。注射过程中让患者随时睁眼,检查矫正效果,直到满意为止(图19-7)。一般术后即刻上睑凹陷就能得到有效的矫正(图19-8)。

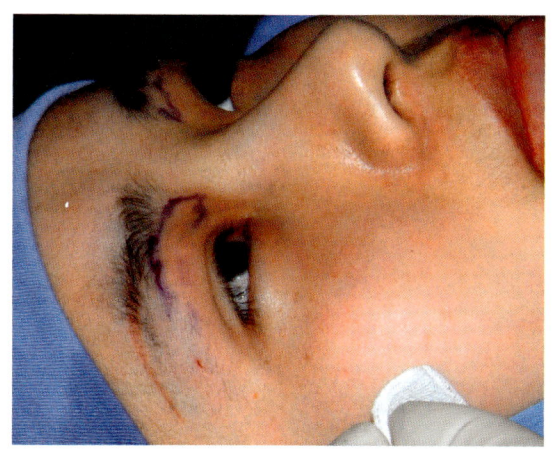

图 19-7　在注射过程中让患者随时睁眼，检查矫正的效果，直到满意为止

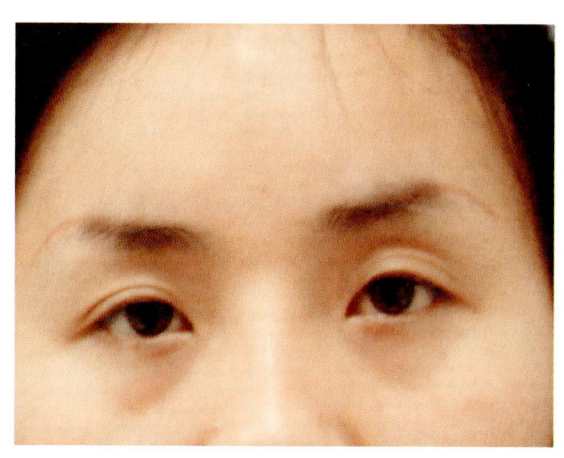
A

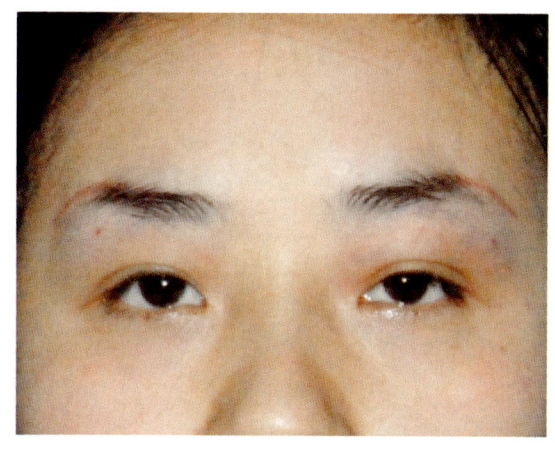
B

图 19-8　颗粒脂肪注射术后即刻上睑凹陷得到有效的矫正
A. 术前上睑凹陷明显　B. 术后即刻上睑凹陷得到有效矫正

6　术后处理　轻轻加压包扎 48 小时或不予包扎。有学者提出注射的脂肪量应超过需要量的 35%。如注射量不足，可于 3~6 个月后进行第二次注射。

（二）手术要点

1　在抽吸脂肪的过程中动作要缓慢，减少对脂肪细胞的机械性损伤和破坏。

2　选择完好的且漂洗过滤掉液化脂肪、纤维组织和血液的浓缩脂肪颗粒。

3　移植后会出现脂肪向中心聚集的现象和疏松的脂肪组织收缩，所以术区应给予适当的压力和塑形，以免受区周边出现新的凹陷。

4　一次注射量不宜过多，因为移植的脂肪颗粒少时容易成活，否则脂肪颗粒数量过多，基底床的养分难以满足脂肪细胞代谢的需要，必然会导致部分脂肪细胞变性、液化。

5　将脂肪分散注射于受区组织中，使脂肪颗粒与受床有充分的接触面。

6　为避免因脂肪变性、液化造成的体积减小，移植的脂肪颗粒应略矫枉过正。

由于眼睑凹陷的脂肪移植量少，局部血供丰富，因此术后脂肪成活率较其他部位明显要好，通常可以取得较满意的临床效果（图 19-9）。

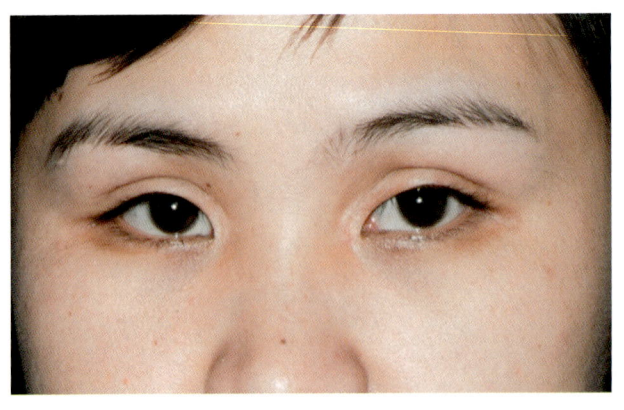

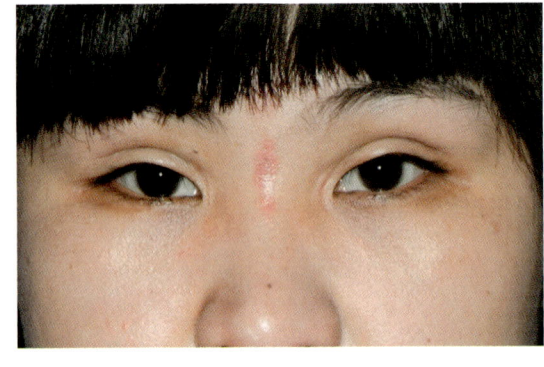

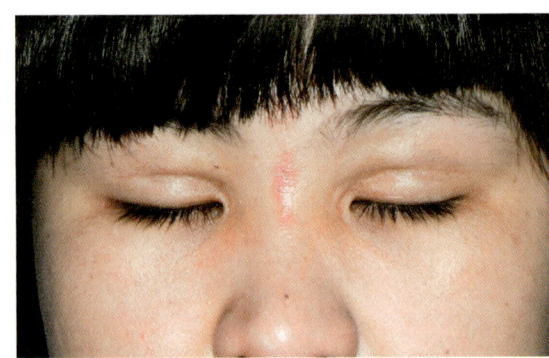

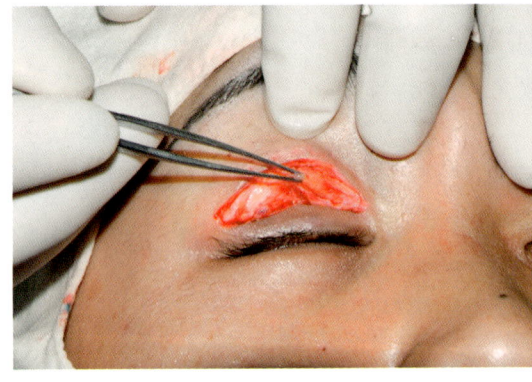

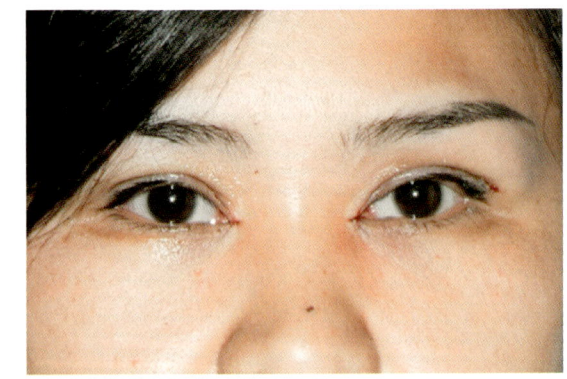

图 19-9　眼睑凹陷的颗粒脂肪注射移植术

A. 重睑手术去脂过多，造成上睑 A 字畸形，中内 1/3 明显凹陷，重睑过宽　B. 颗粒脂肪注射移植术后 6 个月，凹陷明显改善，但重睑依然过宽　C. 颗粒脂肪注射移植术后 6 个月，闭眼时可见上睑饱满，移植脂肪成活良好　D. 术中打开脂肪隔膜，将移植脂肪下移，用以矫正过宽的重睑　E. 术后即刻，上睑凹陷、过宽的重睑及眼形都有明显改善

六、块状脂肪移植

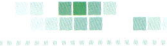

块状脂肪移植用于修复上睑凹陷同样可以取得令人满意的治疗效果（图 19-10）。块状脂肪的供区常常为腹部，取出脂肪后将其修成 3～5ml 大小，并将其植入眶隔膜腔隙，伤口缝合紧密，防止颗粒脂肪溢出，整个手术过程操作应轻柔。

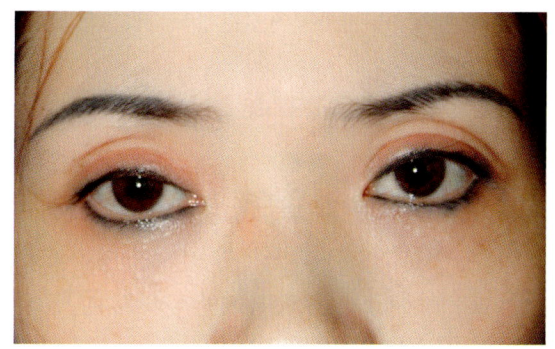

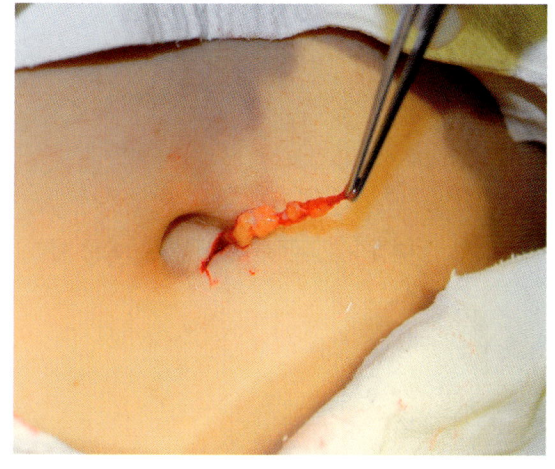

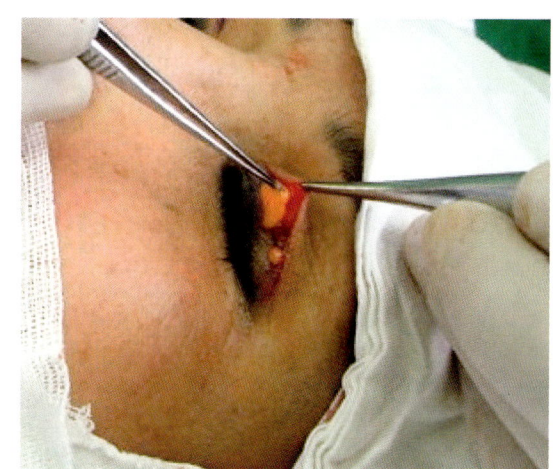

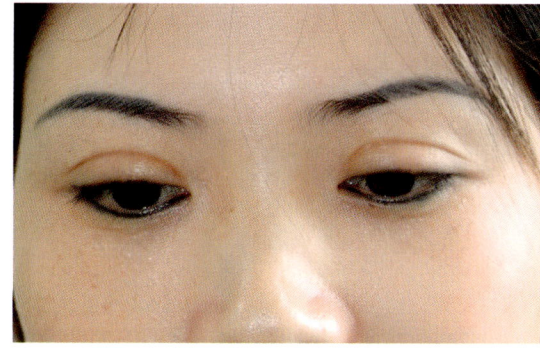

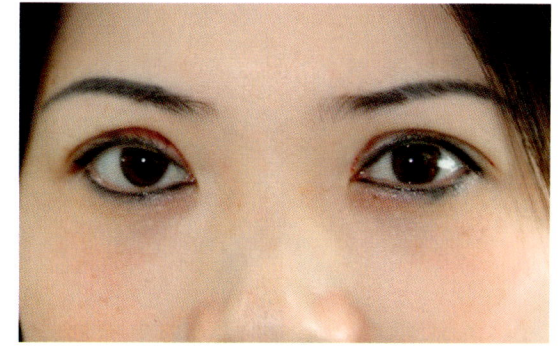

图 19-10 上睑凹陷的块状脂肪移植术

A. 重睑手术造成上睑凹陷、瘢痕粘连 4 年 B. 腹部肚脐旁取块状脂肪 C. 将块状脂肪植入眶隔膜腔隙内 D. 块状脂肪移植术后 8 个月,上睑凹陷明显改善,但重睑依然过宽 E. 实施修复手术后即刻,双眼重睑外形满意

（陈育哲　宋建星）

[1] Salinas H M, Broelsch G F, Fernandes J R, et al. Comparative analysis of processing methods in fat grafting[J]. Plast Reconstr Surg, 2014, 134(4):675-683.

[2] 祁佐良,李二恪,王厚滨,等. 颗粒状脂肪组织移植的实验研究[J]. 中华整形烧

伤外科杂志,1997,1:54-56.

[3] 鲍卫汉,张宗学.脂肪小珠皮下注射的实验研究和临床应用[J].中华整形烧伤外科杂志,1994,5:364-367.

[4] Yuksel E, Weinfeld A B, Cleek R, et al. Increased free fat-graft survival with the long-term, local delivery of insulin, insulin-like growth factor-Ⅰ, and basic fibroblast growth factor by PLGA/PEG microspheres[J]. Plast Reconstr Surg, 2000, 105(5):1712-1720.

[5] Ayhan M, Senen D, Adanali G, et al. Use of beta blockers for increasing survival of free fat grafts[J].Aesthetic Plast Surg, 2001, 25(5):338-342.

[6] 林茂昌.现代眼部整形美容学[M].西安:世界图书出版公司,1997:441.

[7] Heher K L, Katowitz J A, Low J E. Unilateral dermis-fat graft implantation in the pediatric orbit[J]. Ophthal Plast Reconstr Surg, 1998,14(2):81-88.

[8] 王彪,庄福连,黄循镭,等.自体颗粒脂肪注射移植的临床应用[J].中华医学美学美容杂志,2001,6:322.

[9] 祁佐良,李二恪.颗粒状脂肪组织移植的实验研究[J].中华整形烧伤外科杂志,1997,1:54-56.

[10] 张新合,郭东来.取材方法对脂肪细胞损伤程度的人体观察[J].中华整形外科杂志,2001,17(5):290-291.

[11] 刘乃军.自体颗粒脂肪注射移植的临床研究[J].中国美容医学,2008,17(10):1519-1521.

第二十章 眼睑肿瘤的治疗

第一节 良性肿瘤

良性肿瘤可为先天性,也可在儿童期或青春发育期后出现。眼睑部较为多见的良性肿瘤有以下几种:

一、色素痣(黑痣)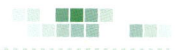

色素痣常见于睑缘和结膜。睑缘的色素痣好发于外眦部,常呈疣状突出,可阻挡视线或引起角膜刺激症,可用电灼、激光或冷冻等方法进行治疗。即使行手术切除,眼睑缺损也不大,可以直接缝合。

波及眶周、面颊、额、眉、眼睑的巨痣或太田痣可以应用激光或切除游离植皮术治疗。

结膜的色素痣好发于角膜缘、半月状皱襞处和睑结膜,也可见于球结膜,一般不影响视线,可不予处理。

色素痣少有恶变,如经数年不变,无粗糙、溃烂、出血等现象,不影响功能且对美容无大碍者无须处理;如突然增大,色素加深,表面有溃烂、出血等现象,则应予以手术彻底切除。

二、乳头状瘤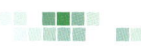

乳头状瘤为上皮细胞瘤的一种,可在中年人或老年人中发生,少见于儿童。

此瘤好发于下睑内眦部、睑缘、泪阜、半月状皱襞或穹隆部黏膜处。瘤体淡红,一般表面光滑,生长缓慢,常以细蒂与正常组织相连,常引起出血。如有恶变则迅速增大,表面粗糙呈菜花状或桑葚状。有时肿瘤发生在角膜缘处,呈淡红色,形似草莓,可累及角膜。常规选择手术切除,有恶变者应考虑放射治疗。

三、黄色瘤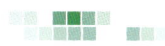

黄色瘤多见于老年妇女,一般发生在上、下睑内眦部,以上睑居多。表现为椭圆形扁平隆起,色黄质软,呈橘皮样改变,常为两侧对称,生长缓慢,局部呈圆形,可伴有高脂血症或高胆固醇血症。一般无须治疗,但若为美容可以手术或行激光治疗,不过术后易复发。

四、皮样囊肿及皮样瘤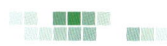

睑皮样囊肿为先天性,发生在眼睑,以上睑外侧多见,其次为内侧下,呈圆形或椭圆形隆起,质软,位置深浅与大小不一,表面光滑黏着。结膜的皮样瘤和一般囊肿不同,为实质性,好发于角膜缘外下方,也可见于眼睑其他部位。病变位于皮下,边界清楚,与皮肤无粘连,但常与骨膜基底、球壁紧密相连,有时可见纤细的毛发附于其上。呈淡黄或淡粉红色半球形突起,质软,囊肿的表皮向内,皮样瘤的表皮朝外。

皮样囊肿应行手术完整切除,如与骨膜黏着,应包括骨膜切除,如有残留容易复发。术中注意避免伤及面神经额支。形体较大又为时已久的囊肿,切除后局部骨面有明显凹陷,应同时行真皮脂肪组织游离移植。

皮样瘤有恶变可能,所以切除后需修复缺损。另外尚有一种结膜皮样脂肪瘤,多见于外眦部,呈淡黄色扁平隆起,形似结膜皱襞,瘤组织由纤维及脂肪构成,无包膜,基底常与眶内脂肪相连,可手术切除。

五、血管瘤

血管瘤为一种先天性良性肿瘤,多数在出生时就有。根据形态,结合病理大致可分为三种类型:

(一)毛细血管瘤

毛细血管瘤在临床上较常见,占眼睑血管瘤的 2/3 左右,局部表现为肤色暗红或鲜红,有时表面粗糙呈乳头状突出,边界清楚,无功能障碍。治疗可采用激光、冷冻、放射性核素贴敷,或手术切除加游离皮片移植。

(二)海绵状血管瘤

海绵状血管瘤的位置较深,临床表现为紫蓝色的局限性隆起,质软,略具弹性,有压缩性,体位变动试验阳性,即俯首或哭泣时瘤体略大,颜色加深,边界不清。瘤体增大时眼睑可变形下垂,位于上睑者可阻挡视线;或因瘤体长期重力牵坠,上睑提肌被拉长,出现上睑下垂。位于下睑者可引起睑外翻。治疗方法很多,有电凝、激光、放射性核素贴敷、硬化剂注射、铜针留置术、冷冻、口服皮质激素、瘤腔注射皮质激素等,但最为彻底且疗程短的应属手术切除。一般认为如手术切除不会遗留组织缺损者应以手术切除为首选,手术过程中要注意勿损伤上睑提肌。

(三)混合型血管瘤

混合型血管瘤是以上两种类型的结合,治疗方法同上。

六、神经纤维瘤

眼睑的神经纤维瘤往往是全身神经纤维瘤病的一种眼部表现,亦可单独存在而被称为丛状神经瘤。本病有明显的家族性,多在儿童时期发生,病程缓慢。病变常起于眼睑皮肤,开始甚小,青春期可迅速增大。眼睑皮肤随之增厚、肥大,表皮有色素沉着,肿块可越出眼睑范围延及颞部和额部,肿块松弛下垂,触之软似脂肪,但有条索状肿物,捏之微痛,可向眼眶深部发展成为眼眶神经纤维瘤,甚至引起眶骨扩大、眶骨疏松和眶顶缺损等一系列症状。此瘤的病程进展虽缓慢,但由于瘤体日益增大,可使眼睑呈袋状下垂,甚至将角膜全部遮蔽,睑裂不能张开,久而久之睑板、上睑提肌、结膜等都可因瘤体下坠而被拉长。治疗方法唯有手术切除,但因瘤组织分布弥漫、境界不清,难以彻底切除,因此只能进行以改善外形和功能为目标的不全切除术。

七、角化棘皮瘤

角化棘皮瘤为假性癌性增殖的特殊型,可能为低度恶性的鳞状细胞癌。多发于中老年人的皮肤暴露区,病变通常生长较快,表现为硬性结节,中央可有火山口样溃疡,其中充满角化物质,基底部不向深部浸润。病变常可于数月或1年内自愈。

八、皮角

皮角是皮肤上皮形成的动物角状增生物,多见于老年人,可发生于眼睑皮肤和前额等处。病变呈浅黄色或棕色,从皮肤面呈疣状突起,基底较大,呈圆锥状或圆柱状。病变属于皮肤的过度角化,一般较为稳定,有时可脱落自愈,偶有发生癌变者。

第二节 恶性肿瘤

恶性肿瘤多源于上皮,常见于老年人,无性别差异,好发于内眦和下睑部,可能与长期承受眼镜压迫和眼内分泌物刺激有关。恶性肿瘤一旦诊断明确应及时手术,并同时修复缺损。放射治疗要慎用,因为射线会引起白内障、结膜炎、泪道阻塞和眼睑瘢痕等不良后果。

一、Bowen 病

Bowen 病好发于角膜缘,外观为灰白色胶样组织隆起,可局限生长,也可沿眼球表面弥漫扩展侵入角膜。病程缓慢,多见于老年人,男多于女。临床需与血管翳、翳状胬肉和角膜表面肉样组织等鉴别。目前认为此病是上皮角化不良的一种,属零级癌。治疗措施是在彻底切除的同时做板层角膜移植术。

二、眼睑基底细胞癌

眼睑基底细胞癌的发病率占眼睑恶性肿瘤的首位(50%以上),多见于老年人,男多于女。病变好发于下睑内眦部,一般呈局限性浸润生长,病程比较缓慢,极少转移。

病变早期呈针头或黄豆大微隆起的半透明结节,逐渐增大,中央部可形成一浅在性溃疡,溃疡基底坚硬,粗糙不平,边缘硬而隆起,呈卷曲状,常有色素,且参差不齐如蚕食状;溃疡表面有棕色痂皮,揭之易出血;溃疡周围皮肤发光变红,这是癌肿向皮下组织浸润扩展的表现。癌肿可以侵犯睑板和睑结膜,当球结膜和眶隔受累后可继续向眶内蔓延,原发于内眦部者常向鼻侧扩展。由于本病外观有时和鳞状细胞癌或恶性黑色素瘤相似,故需予以鉴别,必要时可行活体组织检查予以确诊。本病对放射线敏感,可单独通过放疗而痊愈(治愈率高达90%以上),也可合并彻底切除。

三、睑板腺癌

睑板腺癌原发于睑板腺,发病率仅次于基底细胞癌而占第二位(30%左右),多见于高龄女性,上睑的发病率为下睑的3倍左右,早期即可转移。

早期病变位于睑板内,为一边缘清晰之硬结,表面皮肤完整,病变相应部位的结膜变粗糙,能见到黄白色斑点,形态上极似睑板腺囊肿,应避免误诊。肿块增大后,可于眼睑皮下触到核桃状分叶硬块。多数病例表现为眼睑高度肥厚变形,但皮肤与结膜仍然完整为此病的特点;少数病例有结膜溃破。肿瘤可波及睑缘,由于肿块增大,可引起上睑下垂;如向眶内发展,可引起眼球突出与运动障碍。上睑肿瘤多转移至耳前淋巴结,下睑肿瘤多转移至耳前淋巴结,并可经血液循环转移至肺、肝、胃等器官。本病对放疗不敏感，以彻底手术为宜。

四、鳞状细胞癌

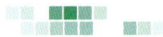

鳞状细胞癌起自皮肤或黏膜层，发病率较低，但发展快，恶性程度高。老年人多见，男性远较女性多。病变好发于睑缘，一部分由良性病变如乳头状瘤恶变而来。

早期为局限性隆起的硬结，可为疣样、乳头状或结节状。临床表现有两种类型：①乳头或菜花样肿块，质脆，易破溃出血；②溃疡型，基底高低不平，向深部发展时，溃疡形似火山口状。

无论哪一型，晚期都可累及周围组织，甚至破坏眼球。按瘤组织分化程度可分为4级，第4级是不分化的，对放射治疗敏感。对本病应早期诊断切除，也可试用化学治疗。

五、恶性黑色素瘤

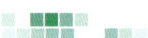

恶性黑色素瘤是一种发展迅速、容易广泛转移的高度恶性肿瘤，可原发于眼睑与结膜，也可由该处的黑痣恶变而来，恶变原因不详。外伤、各种外在刺激及不彻底的手术常被视为诱因。

病变多位于睑缘，尤其是内、外眦部或角膜缘，早期呈大小和高低不等的黑色素结节，以后可形成溃疡，基底不平，富有新生血管，容易出血，周围组织有炎性反应。此瘤有时在外观上恶变表现不显著，但已有远处转移，故一经确诊，必须彻底手术。其对放射治疗不敏感。

1 分期　皮肤黑色素瘤的分期按照AJCC第7版分期（TNM分期）。除来源于眼（结膜、眼睑和脉络膜）的黑色素瘤外，黏膜黑色素瘤没有统一的明确分期。

2 治疗　早期黑色素瘤在活检确诊后应尽快行原发灶的扩大切除手术。扩大切除的安全切缘应当根据病理报告中的肿瘤浸润深度来决定：病灶厚度≤1mm时，安全切缘为1cm；厚度在1.01～2mm时，安全切缘为1～2cm；厚度>2mm时，安全切缘为2cm；当厚度>4mm时，有学者认为安全切缘应为3cm，但目前的循证医学证据还是支持安全切缘2cm就足够。

（王志军　宋建星）

参考文献

[1] Mohs F E. Cancer of eyelids[J]. Bull Am Col Chemosurg,1970,3:10-11.

[2] 赵堪兴,杨培增.眼科学[M].第7版.北京:人民卫生出版社,2008:62.

[3] 李新惠,张西斌,张俊岭.眼睑肿瘤322例临床分析[J].眼科新进展,1997:17(2):114-115.

[4] 徐乃江,朱慧敏,杨丽.眼科整形美容学[M].郑州:郑州大学出版社,2003:157.

[5] 范先群,计菁.老年眼睑疾病的诊治进展[J].实用老年医学,2008:22(5):329-331.

[6] 张燕,陈彦鹏,郑艳珍.眼睑肿物105例临床分析[J].国际眼科杂志,2012,12(6):1183-1184.

《整形美容外科学全书》

·第一辑·

- Vol.1　鼻部整形美容外科学
- Vol.2　形体雕塑与脂肪移植外科学
- Vol.3　皮肤外科学
- Vol.4　乳房整形美容外科学
- Vol.5　正颌外科学
- Vol.6　激光整形美容外科学
- Vol.7　毛发整形美容学
- Vol.8　眶颧整形外科学
- Vol.9　肿瘤整形外科学
- Vol.10　微创美容外科学

·第二辑·

- Vol.11　唇腭裂序列治疗学
- Vol.12　瘢痕整形美容外科学
- Vol.13　面部轮廓整形美容外科学
- Vol.14　眼睑整形美容外科学
- Vol.15　外耳修复再造学
- Vol.16　头颈部肿瘤和创伤缺损修复外科学
- Vol.17　手及上肢先天性畸形
- Vol.18　面部年轻化美容外科学
- Vol.19　显微修复重建外科学
- Vol.20　血管瘤和脉管畸形
- Vol.21　儿童整形外科学
- Vol.22　整形美容外科研究和创新探索

立足创新，博采众长，

传播世界整形美容外科的理念、技艺和未来！

邮购地址：杭州市体育场路347号浙江科学技术出版社　　网购方式：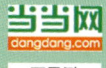 http://www.bookuu.com

邮政编码：310006　　　　　　　　　　　　　　　　　　　　　　　　　　http://www.dangdang.com

联系电话：0571-85058048　0571-85176040　　　　　　　　　　　　　　http://www.amazon.cn